H. Peter Tossmann / Norbert H. Weber (Hg.)

Alkoholprävention in Erziehung und Unterricht

Suchtprävention in Erziehung und Unterricht

herausgegeben von
Dr. H. Peter Tossmann
Prof. Dr. Norbert H. Weber

Band 2

H. Peter Tossmann / Norbert H. Weber (Hg.)

Alkoholprävention in Erziehung und Unterricht

Mit einem Vorwort von
Sabine Bätzing
Drogenbeauftragte der Bundesregierung

2., völlig neue Auflage

Centaurus Verlag & Media UG 2008

Die Herausgeber:

H. Peter Tossmann, Dipl.-Psych., Dr. phil., ist Geschäftsführer der delphi-Gesellschaft für Forschung, Beratung und Projektentwicklung in Berlin.

Norbert H. Weber, Dr. phil., ist Professor (i.R.) für Erziehungswissenschaft/Allgemeine Didaktik an der Technischen Universität Berlin.

Die Deutsche Bibliothek – CIP-Einheitsaufnahme

Bibliographische Information der Deutschen Bibliothek:
Die deutsche Bibliothek verzeichnet diese Publikation in der
Deutschen Nationalbibliographie; detaillierte bibliographische
Daten sind im Internet über http://dnb.ddb.de abrufbar.

ISBN 978-3-8255-0701-5   ISBN 978-3-86226-281-6 (eBook)
DOI 10.1007/978-3-86226-281-6

ISSN 0941-2964

© *CENTAURUS Verlags-GmbH & Co. KG, Herbolzheim* 2008

Satz: Vorlage der Herausgeber
Umschlaggestaltung: Antje Walter, Titisee
Umschlagabbildung: ddp

Inhalt

5

III. Alkoholprävention in außerschulischen pädagogischen Feldern

IV. Alkoholkonsum und Alkoholprävention in ausgewählten europäischen Nachbarländern

Sachinformationen zum Thema „Alkohol"

Auswahlbibliografie

Autorinnen und Autoren   325

Vorwort

„Jugendliche müssen Erfahrungen sammeln und ihre Grenzen kennen lernen." – So abgegriffen diese Platitüde auch ist, so oft findet sie noch gern Anwendung, wenn es um den Alkoholkonsum von Jugendlichen geht. Während der gelegentliche Alkoholkonsum von Heranwachsenden – der Sekt zu Silvester, das Glas Wein zu Familienfesten – gesellschaftlich legitimiert, wenn nicht sogar gewünscht ist, scheint auch das eine oder andere „Besäufnis" seinen festen Platz als Initiationsritus in der Entwicklung eines Jugendlichen zu haben. Damit einher geht oftmals die Annahme, dass Jugendliche, nachdem sie ihre Grenzen in Bezug auf den Alkoholkonsum ausgelotet und erfahren haben, zukünftig darauf achten werden, das richtige Maß einzuhalten und einen *verantwortlichen* Umgang damit zu pflegen. Doch was verstehen Jugendliche darunter?

Alkohol gehört zu den Suchtmitteln, die gesundheitliche, soziale und volkswirtschaftliche Schäden immensen Ausmaßes verursachen. Die Deutsche Hauptstelle für Suchtfragen (DHS) geht davon aus, dass in Deutschland jährlich ca. 42.000 alkoholbedingte Todesfälle anfallen. Der Pro-Kopf-Konsum von Alkohol gilt in Deutschland mit 10 Litern im Jahr im internationalen Vergleich als hoch: 1,6 Mio. Menschen gelten als *alkoholabhängig* und weitere 1,7 Mio. praktizieren einen gesundheitsschädigenden, missbräuchlichen Konsum. Das Jugendschutzgesetz regelt klar die Abgabe von alkoholischen Getränken an Kinder und Jugendliche: Bier und Wein dürfen nicht an Jugendliche unter 16, Spirituosen nicht an Jugendliche unter 18 Jahren abgegeben werden. Wollte man ermitteln, welche gesetzliche Bestimmung in Deutschland am wenigsten eingehalten wird – ich würde dem Abgabeverbot alkoholischer Getränke an Jugendliche gute Chancen auf einen vorderen Platz einräumen. *Formal* verantwortlich für die Einhaltung des Jugendschutzes sind die Ordnungsbehörden vor Ort. *Gesellschaftlich* verantwortlich sind alle Erwachsenen, die die Verletzungen des Jugendschutzes stillschweigend dulden. Die genauen Zahlen über den Alkoholkonsum von Jugendlichen werden ausführlich in den Beiträgen dieses Buches dargestellt.

Als Ende der 1990 Jahre die so genannten Alkopops auf dem Markt angeboten wurden, war speziell für die Zielgruppe der Jugendlichen ein neues Getränk kreiert worden. Dieses mit Zucker versetzte alkoholische Mischgetränk mit Fruchtgeschmack fand bei Jugendlichen reißenden Absatz, vor allem auch bei Mädchen und Jungen, denen andere alkoholische Getränke aufgrund der Bitternis nicht schmeckten. Als Ergebnis dieses Konsumverhaltens stieg u. a. die Zahl von Alkoholintoxikationen unter den Jugendlichen sprunghaft an – auch hier waren Mädchen stark vertreten. Plötzlich stand das Thema „Alkohol und Jugend" im Mittelpunkt der gesellschaftlichen Debatte. Durch eine sehr schnell eingeführte Sondersteuer sank der Konsum dieses Getränks beträchtlich. Entwarnung kann gleichwohl nicht gegeben werden. Als positiv zu vermerken ist jedoch, dass die Gesellschaft durch die Alkopops stärker für das Problem „Jugend und Alkohol" sensibilisiert worden ist.

Die Bundesregierung setzt nicht nur auf die Sondersteuer bei den Alkopops und Abgabeverbote, wenn es darum geht, den Alkoholkonsum bei Jugendlichen einzudämmen. Die in den letzten Jahren erfolgreich durchgeführte Kampagne „Bist Du stärker als Alkohol?" wird nun durch die aktualisierte Kampagne „Na toll!" abgelöst. Daneben führt die Bundeszentrale für gesundheitliche Aufklärung im Auftrag des Bundesministeriums für Gesundheit eine ganze Reihe weiterer, auch interaktiver Projekte zur Alkoholprävention bei Jugendlichen durch. Das Bundesmodellprojekt „HaLT – Hart am LimiT" widmet sich vor allem Jugendlichen, die bereits durch exzessiven Alkoholkonsum (Binge drinking) aufgefallen sind. Gleichzeitig wird im Rahmen des Projekts ein kommunales Umfeld geschaffen, in dem die gesellschaftliche Verantwortung für dieses Problem gestärkt wird.

Verantwortungsvoller Umgang mit Alkohol muss gelernt werden. Ein wichtiger Ort für dieses Erziehungsziel ist – neben dem Elternhaus und den Freizeitvereinen – die Schule. Doch Alkohol ist ein Querschnittsthema: Es kann im Biologie-, Gesellschaftskunde-, Chemieunterricht, aber auch in vielen anderen Fächern beleuchtet werden.

Ich begrüße es außerordentlich, dass sich die vorliegende Publikation dieses Themas annimmt und hoffe, dass sie von vielen Verantwortlichen gelesen wird und die Erkenntnisse Eingang in die Praxis finden.

Sabine Bätzing

Die Drogenbeauftragte der Bundesregierung

Einleitung

Alkoholkonsum in Deutschland – eine gesellschaftliche Herausforderung

H. Peter Tossmann/Norbert H. Weber

Ernüchternde Ausgangslage

Die Drogenbeauftragte der Bundesregierung kommt in ihrem „Drogen- und Suchtbericht" von 2006 zu der Feststellung, dass „der Pro-Kopf-Konsum von *reinem* Alkohol in Deutschland mit 10,1 Litern pro Jahr im internationalen Vergleich als hoch gilt"[1]. Nach Luxemburg (12,6 l), Ungarn (11,4 l), Tschechien (11,0 l) und Irland (10,8 l) nimmt Deutschland nämlich seit Jahren weltweit den 5. Rang[2] ein, eine Spitzenposition, die nach Schätzungen der WHO fast doppelt so hoch ist wie die der Weltbevölkerung im Durchschnitt (5,8 Liter)[3]. Dass ein regelmäßiger bzw. missbräuchlicher Konsum von Alkohol zur Abhängigkeit führen kann, ist hinlänglich bekannt. Weniger bekannt sind jedoch hierzu die genauen Daten[4]:

- ca. 1,6 Millionen Bundesbürger gelten als alkohol*abhängig*, doch nur etwa 10% unterziehen sich einer Therapie;
- ca. 1,7 Millionen weisen einen *riskanten* Alkoholkonsum[5] auf.

Da der alkoholabhängige Personenkreis auch die psychosoziale Gesundheit derjenigen Menschen beeinflusst, die mit diesen Personen zusammen leben – in der Fachsprache wird dieser Adressatenkreis als „Co-Alkoholiker" bezeichnet –, kann davon ausgegangen werden, dass in Deutschland ca. 8-10% aller Bundesbürger, direkt oder indirekt, mit dem Thema Alkoholmissbrauch und Alkoholabhängigkeit konfrontiert sind. Insofern ist die Feststellung der Drogenbeauftragten der Bundesregierung plausibel:

„In Deutschland trinken zu viele Menschen zu viel und zu regelmäßig Alkohol. Ein verantwortungsvoller Umgang mit Alkohol und das Nichttrinken in Risikosituationen (wie z. B. im Straßenverkehr, während der Schwangerschaft, bei der Arbeit, im Kindes- und Jugendalter) müssen gefördert werden." [6]

Obwohl das Nichttrinken in den hier skizzierten Risikosituationen eigentlich selbstverständlich sein sollte, mangelt es bei vielen Bundesbürgern an einem verantwortungsbewussten Umgang mit Alkohol, der nach wie vor die gesellschaftlich legitimierte Volksdroge Nr. 1 ist. Obwohl die Alkoholindustrie allein in Deutschland jährlich ca. 562 Millionen Euro[7] in die Alkoholwerbung investiert, ist der Pro-Kopf-Verbrauch von Alkohol in den vergangenen Jahren leicht rückläufig: Diese

9

Entwicklung kann zwar als Ausdruck eines veränderten Gesundheitsbewusstseins[8] gedeutet werden, dennoch bleibt abzuwarten, ob sich dieser erfreuliche Trend auch in den nächsten Jahren fortsetzt. Grundsätzlich ist jedoch das Bewusstsein der Gesellschaft für einen kritischen und verantwortungsvollen Umgang mit Alkohol zu schärfen.

Da Europa weltweit die Spitzenposition im Alkoholkonsum einnimmt, befassen sich seit Jahren sowohl die WHO als auch die Gesundheitskommission der EU mit dieser Thematik, zumal die vorgelegten Daten dieser Organisationen Besorgnis erregend sind:

- Jährlich sterben in der EU ca. 200.000 Menschen an den Folgen des Alkoholkonsums, davon mehr als 55.000 junge Menschen;
- 23 Millionen Bürger der EU sind alkoholabhängig bzw. pflegen einen riskanten Umgang mit dieser Droge;
- jeder vierte Verkehrstote in der EU stirbt an einem Unfall, der durch Alkohol verursacht wurde; bei jungen Autofahrern ist dies jeder Dritte. [9]

Die vom EU-Gesundheitskommissar im Oktober 2006 vorgelegte Anti-Alkohol-Strategie für die Jahre 2007 bis 2012, z. B. Erhöhung der Alkoholsteuer, Verkaufs- und Werbebeschränkungen, Warnhinweise auf Flaschen sowie eine Null-Promille-Grenze für Fahranfänger, wurde bereits im Vorfeld von Europas Alkohol-Lobby mit Arbeitsplatzargumenten in Brauereien, Winzergenossenschaften und Gastwirtschaften zunichte gemacht. So bleibt zunächst der Status quo der Alkoholpolitik in Europa unverändert.

Die „EU-Strategie zur Unterstützung der Mitgliedsstaaten bei der Verringerung alkoholbedingter Schäden" vom 24.10.2006 enthält für die einzelnen Mitgliedsländer lediglich *Empfehlungen* zur Reduzierung des Alkoholkonsums (z. B. höhere Altersgrenze beim Kauf von Alkohol), jedoch keine konkreten Gesetzesinitiativen. Für Deutschland bleiben damit auch die rechtlichen Maßnahmen des Jugendschutzgesetzes unverändert. Einigen Alkoholproduzenten ist jedoch sehr wohl bewusst, dass sie „als Hersteller gar keine andere Wahl" haben, „als selbst gegen den Alkoholmissbrauch vorzugehen", wenn ihre traditionellen Getränkemarken „im Einklang mit den Grundwerten der Gesellschaft stehen" sollen.[10] So zeichnet sich bereits jetzt ab, dass die Brüsseler Empfehlungen den „Anfang eines langes Weges – wie beim Tabak" markieren könnten.[11]

Trotz des extrem hohen Alkoholkonsums wird Alkohol in Deutschland – nicht wie die anderen Drogen (z. B. Heroin, Kokain) – geächtet, sondern eher geachtet: Alkohol ist integraler Bestandteil der deutschen Gesellschaft und gilt als *gesellschafts-* und *salonfähig*; eine adäquate Risikowahrnehmung in der Bevölkerung ist daher nur gering ausgeprägt. Doch wie sollen Kinder und Jugendliche lernen, dass Alkohol – neben der gesundheitsschädlichen Funktion – auch zur Abhängigkeit von dieser Droge führen kann, wenn ihre Eltern und andere Erwachsene täglich vorleben, dass dieser Stoff vermeintlich nur positive Funktionen hat, z. B. zur „Entspannung" und „Intensivierung von Lebensfreude" beitragen kann?

Seit Jahren beobachten wir bei *Jugendlichen* ein ambivalentes Konsumverhalten beim Alkohol: Einerseits dokumentieren empirische Befunde z. B. in dieser Publikation[12], dass Jugendliche kontinuierlich weniger Alkohol trinken; andererseits hat dieser positive Trend auch eine gegenläufige Tendenz:

- Kinder und Jugendliche machen in immer jüngerem Alter erste Erfahrungen mit dem Alkohol, obwohl in den Bundesländern seit Jahren verstärkt Alkoholpräventionskampagnen stattfinden: 10% der Schüler erleben ihren ersten *Alkoholrausch* zwischen dem 12. und 13. Lebensjahr[13]; zwischen dem 14. und 18. Lebensjahr ist ein rapider Anstieg des Alkoholkonsums zu verzeichnen[14], so dass ca. 34% (2005)[15] der Jugendlichen in dieser Altersgruppe bereits Alkoholrausch-Erfahrung hatten.

- Eine höchst riskante Form des Alkoholkonsums bei Jugendlichen stellt das bis zu einem Rausch führende episodische Trinken von Alkohol dar, das in der fachwissenschaftlichen Literatur als *„Binge drinking"* (engl. *binge* = Gelage, Rausch) bezeichnet wird. Bei diesem Konsummuster werden fünf und mehr Gläser Alkohol bei *einer* Gelegenheit hintereinander getrunken.[16] Viele der meist unter 16-jährigen Jungen und Mädchen werden während solcher „Gelage" mit Alkoholintoxikationen ins Krankenhaus eingeliefert, wo in der Regel ein Blutalkoholwert von über zwei Promille festgestellt wird.[17]

- Eine kommerzielle Variante dieser Saufgelage stellen die so genannten Flatrate-Partys dar, bei denen zu einem Festpreis – schon für 10 Euro – soviel getrunken werden kann, wie der/die betreffende Jugendliche verträgt. Nach dem Jugendschutzgesetz ist zwar die Abgabe von Alkohol an Jugendliche unter 16 Jahren strafbar und nach dem Gaststättengesetz der Ausschank an Betrunkene prinzipiell verboten, gleichwohl nehmen viele Diskotheken den drohenden Verlust ihrer Schankerlaubnis in Kauf – in der Regel finden sowieso keine Kontrollen statt.

- Der bei Jugendlichen beliebte Konsum von *Alkopops*[18] (alkoholische Mixgetränke mit einem Alkoholgehalt von 5-6 Vol.-%) konnte im Sommer 2004 durch das „Alkopopsteuergesetz"[19] erheblich eingedämmt werden. Die jüngsten empirischen Daten (2007) der Bundeszentrale für gesundheitliche Aufklärung (BZgA) bestätigen auch weiterhin den rückläufigen Trend dieser Mixgetränke, insgesamt ist jedoch der wöchentliche Konsum aller anderen alkoholischen Getränke gestiegen und es hat somit nur eine Verlagerung stattgefunden, wobei die größte Zuwachsrate dem Bierkonsum zugeschrieben wird.[20]

Alkoholprävention als gesellschaftliche Aufgabe

Aufgrund der hier skizzierten Problemlage sind präventive Maßnahmen dringend erforderlich, schließlich handelt es sich um die deutsche „Leitdroge", die überall verfügbar ist und gesellschaftlich akzeptiert wird, von vielen Jugendlichen und Erwachsenen aber missbräuchlich verwendet wird. Die gesundheitsschädigenden und riskanten Folgen des Konsums von Alkohol sind deshalb stärker im Bewusstsein der Bevölkerung zu verankern, um Kinder und Jugendliche besser vor Alkoholmissbrauch zu schützen. Damit wird keineswegs der Genuss bei einem verantwortungsbewussten Konsum in Frage gestellt, aber „Genuss ist nicht mehr der Maßstab für Normalität", so Rolf Hüllinghorst, der Geschäftsführer der Deutschen Hauptstelle für Suchtfragen (DHS). „Normal sind der übermäßige Konsum und das zweckgerichtete, auf Wirkung ausgerichtete Trinken. Damit steht Alkoholprävention im Spannungsfeld zwischen gesellschaftlicher und individueller Bewertung."[21]

Alkoholprävention kann nur dann erfolgreich sein, wenn sich *alle* gesellschaftlichen Gruppen und Institutionen daran beteiligen und schon im Elternhaus damit begonnen wird. Insbesondere ist auch die Institution Schule verpflichtet, sich dieser Aufgabe zu stellen, und zwar aus rechtlichen und pädagogischen Gründen:

- Die *rechtlichen* Gründe ergeben sich zunächst aus Artikel 7 Abs. 1 GG, denn die Schule steht „unter der Aufsicht des Staates"[22]. Der Gesetzgeber meint damit nicht nur eine „Beaufsichtigung" der Schulen, sondern beansprucht zugleich auch die Zuständigkeit für den schulischen Bildungsauftrag. Dieser umfasst dabei nicht nur Wissensvermittlung, sondern auch die Erziehung. „Artikel 7 ist somit die verfassungsrechtliche Grundlage für einen eigenständigen *schulischen Erziehungsauftrag* des Staates neben dem der Eltern nach Artikel 6 Abs. 2 GG."[23]

- Der *Erziehungsauftrag* schließt den Schutz der „Würde des Menschen" ein, die nach Artikel 1 Abs. 1 GG „unantastbar", „zu achten" und „zu schützen" ist.[24] Die Schule hat deshalb die Aufgabe, das Grundrecht auf freie Entfaltung der Persönlichkeit zu gewährleisten, die auch schwierigen Lebens- und Belastungssituationen standhalten kann. Überall dort, wo eine Suchtgefahr droht, haben staatliche Einrichtungen *präventive* Maßnahmen zu ergreifen. Insofern ist Sucht- bzw. Alkoholprävention unverzichtbarer Teil des Erziehungsauftrages der Schule (vgl. den Beitrag von Fleck).

Die Bundeszentrale für gesundheitliche Aufklärung (BZgA) bietet seit den 1970er Jahren bundesweit Unterrichtsmaterialien[25] zu den gesellschaftlich akzeptierten Alltagsdrogen Alkohol und Nikotin sowie auch Curricula zu den illegalen Drogen an. Viele Lehrerinnen und Lehrer befassten sich in der Vergangenheit im Unterricht fast ausschließlich mit *illegalen* Drogen[26]. Diese Stoffe waren den Schülern durch die Massen- und Printmedien hinlänglich bekannt, außerdem stellten sie ein

Gefahrenpotenzial für diesen Adressatenkreis dar. Hinzu kommt, dass das Lehrpersonal zu diesen Drogen eine größere Distanz als zu den Alltagsdrogen hatte, da eigene Verwicklungen bzw. Suchtstrukturen nicht hinterfragt werden mussten. Mit anderen Worten: Alkoholprävention stand deshalb lange Zeit nicht im Blickfeld schulischer Suchtprävention.

Seit ca. 20 Jahren vollzieht sich ein Wandel in der Sucht- und Drogenprävention: Setzten die bisherigen traditionellen Konzepte der Suchtprävention auf *Abschreckung* und *Aufklärung*[27], stellen die neueren Präventionsmodelle die Förderung der psychosozialen Entwicklung von Kindern und Jugendlichen in den Vordergrund. Die Kultusministerkonferenz (KMK) von 1990 sieht das Ziel schulischer Suchtprävention deshalb vor allem im „Aufbau eines Gesundheitsverhaltens beim einzelnen Schüler[...], um ihn zu befähigen, gesundheitsschädigendes Suchtverhalten zu vermeiden". In Bezug auf den Alkoholkonsum soll den Schülern ein „selbstkontrollierter Umgang" mit Alkohol vermittelt werden „mit dem Ziel weitgehender Abstinenz".[28] Entsprechend dieser Zielperspektive stehen nicht mehr die *Droge* im Zentrum suchtpräventiven Unterrichts, sondern die *Gesundheitsförderung* und die *Persönlichkeitsentwicklung* dieses Adressatenkreises. Nach dem KMK-Beschluss ist deshalb *jede* Lehrkraft aufgefordert, die *Lebenskompetenzen* der Schülerinnen und Schüler zu fördern sowie ihr Selbstvertrauen und Selbstwertgefühl zu stärken, damit sie in der Lage sind, „alltäglichen Lebensproblemen" und „schwierigen Existenzfragen" standzuhalten und dem Angebot von Suchtmitteln aller Art widerstehen zu können (vgl. den Beitrag von Weichold).

Im Unterschied zu den schulischen Unterrichtsmaterialien werden zahlreiche *außerschulische* Präventionskampagnen der BZgA in der Regel wissenschaftlich begleitet und evaluiert. Hierzu zwei Beispiele:

- Seit 2001 finanziert die BZgA u. a. die in dieser Publikation vorgestellte Internetplattform zur Sucht- und Drogenprävention, die auch zwei Module zur Prävention des Alkoholkonsums enthält (vgl. den Beitrag von Tossmann). Dieses niedrigschwellige Angebot, das täglich von ca. 2.000 Jugendlichen und jungen Erwachsenen genutzt wird, wurde durch die neue alkoholspezifische Internetkampagne „Bist du stärker als Alkohol?" erweitert, mit der Jugendliche angeregt werden sollen, sich kritisch mit dem eigenen Konsum alkoholischer Getränke auseinander zu setzen.

- Seit 2003 fördert das Bundesministerium für Gesundheit das Modellprogramm „HaLT – Hart am LimiT" (vgl. den Beitrag von Kuttler). Das Programm zur Reduzierung riskanten Alkoholkonsums bei Kindern und Jugendlichen wurde in Baden-Württemberg entwickelt, in neun Bundesländern erprobt und wissenschaftlich begleitet. In diesem Zusammenhang konnte nun tatsächlich der empirische Nachweis[29] erbracht werden, dass der Alkoholkonsum verringert werden kann, wenn Vereinbarungen für den Ausschank alkoholischer Getränke an

Jugendliche zwischen Veranstaltern, Gastronomen und entsprechenden Ämtern getroffen werden. Die flächendeckende Einführung dieses Modells scheint aber aus finanziellen Gründen zu scheitern, denn nach der Anschubfinanzierung des Bundes sind weder die Krankenkassen noch die Kommunen bereit entsprechende Kosten zu tragen.

Die Schwierigkeit schulischer und außerschulischer *Alkoholprävention* besteht vor allem darin, dass es an einer breiten *gesellschaftlichen* Unterstützung fehlt, die gesetzlichen Maßnahmen nicht konsequent eingehalten und kontrolliert werden sowie die Vorbildfunktion vieler *Eltern* nicht vorhanden ist.

Zur Konzeption des Buches

Mit der vorliegenden Publikation präsentieren wir einen Beitrag zur „Alkoholprävention in Erziehung und Unterricht". Adressaten sind mit Erziehungsaufgaben befasste Personen, vor allem Lehrerinnen und Lehrer, denen unter fachspezifischer Perspektive pädagogisch-didaktische Handlungsmöglichkeiten aufgezeigt werden.

Im **ersten Themenkomplex** werden die *theoretischen Grundlagen* erörtert, die eine gezielte Alkoholprävention rechtfertigen. Bereits durch die Überschrift *„Jugendliche zwischen Genuss und Missbrauch"* soll dem Leser/der Leserin die altersspezifische Problematik des Umgangs mit dieser Droge deutlich werden; die aktuelle empirische Bestandsaufnahme dokumentiert diesen Tatbestand. Außerdem werden geschlechtsspezifische Konsummuster thematisiert sowie alkoholbedingte Störungen im Jugendalter unter klinischem Aspekt reflektiert. Die gesetzlichen Grundlagen zur Begrenzung des Alkoholmissbrauchs besonders von Kindern und Jugendlichen werden ausführlich erörtert.

Heike Kähnert und Klaus Hurrelmann stellen zum Alkoholkonsum von Jugendlichen Daten aus *repräsentativen Studien* vor. Die Befragungen dokumentieren zwar, dass der regelmäßige Alkoholkonsum von Jugendlichen stark zurückgegangen ist und der Bierkonsum sich in den letzten dreißig Jahren sogar nahezu halbiert hat; zugenommen hat dagegen eine Form des exzessiven Alkoholkonsums, das Binge drinking (Rauschtrinken).

Unter einem *geschlechtsspezifischen* Aspekt analysieren Angela Ittel, Susanne Bergann und Herbert Scheithauer den Alkoholkonsum von Jugendlichen. Weibliche Jugendliche weisen signifikant andere Alkoholkonsummuster auf als ihre männlichen Altersgenossen, u. a. führt eine starke Familienanbindung bei Mädchen dazu, dass sie weniger Alkohol konsumieren als weibliche Gleichaltrige mit schwacher Familienanbindung; bei Jungen dagegen spielen diese innerfamiliären Prozesse keine Rolle.

Oliver Bilke erläutert in seinem Beitrag die von der Fachschaft für Kinder- und Jugendpsychiatrie, Psychotherapie und Psychosomatik aufgestellten Leitlinien zur Diagnose *alkoholbedingter Störungen bei Kindern und Jugendlichen*. Zugleich wird der Leser/die Leserin über die unterschiedlichen Therapiekonzepte informiert.

Die *Gesetzesbestimmungen* hinsichtlich legaler und illegaler Drogen, der Jugendschutz und die rechtlichen Grundlagen im Schulbereich sind Gegenstand des Beitrages von Jürgen Fleck. Ziel des neuen Jugendschutzrechtes ist es u. a., junge Menschen zu befähigen, in sozial tolerierter Weise mit der legalen Droge Alkohol umzugehen.

Der **zweite Themenkomplex** widmet sich ausschließlich der *schulischen Alkoholprävention in Deutschland*. Die Institution Schule ist für Suchtprävention besonders geeignet, weil sie das Lebensumfeld ist, an dem Schüler, Lehrer und Eltern gemeinsam teilhaben. Dass das Thema „Alkohol" Unterrichtsgegenstand zahlreicher Fächer sein kann, belegen die einzelnen Beiträge auf unterschiedliche Weise. Welche Anforderungen an diesen Personenkreis herangetragen werden und wie dieser selbst sein eigenes Engagement einschätzt, ist bislang nur wenig untersucht worden.

In seinem *einleitenden* Beitrag geht Norbert H. Weber auf grundlegende didaktische Aspekte schulischer Alkoholprävention ein. Diese umfassen sowohl die anthropogenen als auch die institutionellen Bedingungen schulischen Lernens sowie Ziele, Inhalte und Methoden dieses Unterrichts. Zugleich verweist der Autor auf die Schwierigkeit, Jugendliche zu motivieren einen *selbstkontrollierten* und *verantwortungsbewussten* Umgang mit der „Volksdroge" Alkohol zu finden.

Karina Weichold stellt ein Präventionsprogramm vor, das 1999 getestet und von 1999-2003 als Pilotstudie durchgeführt wurde; die Evaluation läuft seit 2003. Dieses IPSY (Information + Psychosoziale Kompetenz = Schutz) genannte *Lebenskompetenzenprogramm* hat das Ziel, Schülerinnen und Schüler bei der Entwicklung von Lebenskompetenzen zu fördern. Der Erfolg des Programms zeigt sich darin, dass die Jugendlichen zum Beispiel widerstandsfähiger gegenüber der Gleichaltrigengruppe werden, wenn es um den Konsum von Alkohol geht.

Als klassische Fächer für Alkoholprävention gelten *Sozialkunde, Biologie* und *Religion/Ethik*; andere Fächer wie zum Beispiel der Deutsch- oder der Chemieunterricht behandelten in der Vergangenheit kaum suchtspezifische Fragen. Da auch diese Fächer einen suchtpräventiven Beitrag leisten können, wurden sie in dieser Publikation ebenfalls berücksichtigt.

Das Fach *Sozialkunde* bietet zahlreiche Möglichkeiten für einen alkoholpräventiven Unterricht. Die von Uwe Richter entwickelten Unterrichtssequenzen „Alkohol – ein Problem in Deutschland" haben das Ziel, Schülerinnen und Schüler der 9./10. Klasse zu befähigen, sich eine eigene Position zum Thema „Alkoholkonsum" zu erarbeiten, wobei von der Mehrdimensionalität des Problems ausgegangen wird.

Aus inhaltlicher Sicht ist das Fach *Biologie* für schulische Alkoholprävention besonders geeignet. Wie Stephanie Plückhahn hervorhebt, bietet z. B. der Berliner Rahmenlehrplan „Naturwissenschaften/Biologie" für die Klassenstufe 5/6 bereits Möglichkeiten, suchtspezifische Themen im Unterricht zu behandeln. In ihrem Beitrag geht die Autorin auch der Frage nach, inwieweit die schulischen Biologiebücher der Sekundarstufe I (Klassen 5/7 bis 10) über Alkohol informieren und einen präventiven Ansatz verfolgen.

Zu dem Fächerkanon, der sich mit Alkoholprävention beschäftigt, gehört ebenso die *Religionspädagogik* (Religionsunterricht und Lebenskunde – Ethik – Religion (LER)). In seinem Beitrag stellt Bernd Krebs fest, dass es in diesem Unterricht eben nicht nur um die Vermittlung von Wissen geht, sondern vor allem auch darum, den Schülerinnen und Schülern Lebensorientierung aus unterschiedlichen weltanschaulichen Perspektiven anzubieten.

Auch im Fach *Chemie* ergeben ein Vergleich ausgewählter Rahmenpläne sowie eine Analyse mehrerer Schulbücher, dass Alkohol*prävention* kaum thematisiert wird. Im Mittelpunkt stehen vielmehr nur die chemische Struktur dieses Stoffes und deren Anwendung für andere Produkte (z. B. Weinbereitung). Umso bemerkenswerter sind die methodischen und didaktischen Überlegungen von Maike Michelis zur Alkoholprävention in diesem Fach.

Dass sich auch im *Deutschunterricht* das Thema „Alkohol" behandeln lässt, zeigen Konstanze Jung und Heike Langenheim. Sie untersuchen, ob und inwieweit die Ziele dieses Faches mit drogenspezifischen Zielen korrespondieren. Erst dann formulieren sie Kriterien, die ein (alkoholspezifisches) Jugendbuch für die Präventionsarbeit erfüllen sollte.

Im **dritten Themenkomplex** werden *außerschulische* pädagogische Lernorte thematisiert. Insbesondere die Sozialisationsinstanz *Familie* ist nach wie vor derjenige Ort, an dem Kinder und Jugendliche erste Konsumerfahrungen mit Alkohol erwerben. Dass bereits im *Kindergarten* Handlungskompetenzen erlernt werden, um Kinder relativ früh „stark [zu] machen" gegenüber dem Gebrauch von Drogen, ist Gegenstand des Aufsatzes von Ingeborg Holterhoff-Schulte.

Auch das *Internet* wird zunehmend als Medium der Prävention und Gesundheitsförderung genutzt, und zwar nicht nur im Hinblick auf die Informations- und Wissensvermittlung, wie H. Peter Tossmann feststellt. Gerade in der jungen Generation sind in den letzten Jahren zahlreiche virtuelle Gemeinschaften entstanden, die sich in Foren und Chaträumen auch über Fragen von Süchten und Drogen austauschen.

Seit 2003 fördert das Bundesministerium für Gesundheit das Modellprogramm „HaLT – Hart am LimiT". Nachdem Klinikärzte in Baden-Württemberg einen steilen Anstieg der Zahl der mit einer komatösen Alkoholvergiftung eingelieferten Kinder und Jugendlichen registriert hatten, wurde dieses Programm zur Reduzierung riskanten Alkoholkonsums bei Kindern und Jugendlichen in Baden-Württemberg von Heidi Kuttler (2002) entwickelt, in neun Bundesländern erprobt und wissenschaftlich begleitet. Dieses Modell enthält zwei „Bausteine": einen *reaktiven* Baustein als Hilfe für die betroffenen Jugendlichen und ihre Familien sowie einen *proaktiven* Baustein, der auf regionaler Ebene im Vorfeld von Jugendveranstaltungen Aufklärungsarbeit leistet.

Matthias Wenninger kommt in seinem Beitrag über *alkoholbedingte Freizeitunfälle* jugendlicher Verkehrsteilnehmer zu dem Ergebnis, dass der Unfallverursacher in der Regel 18-24 Jahre alt und männlich ist, aus einer ländlichen Gegend stammt und meist ein niedriges Bildungsniveau besitzt. Der Großteil der Unfälle ereignet sich am Wochenende auf der Fahrt von und zu einer Diskothek. Wenninger plädiert dafür, dieser Personengruppe geeignete Trainingsmaßnahmen zur Unfallreduzierung anzubieten.

Im **vierten Themenkomplex** werden Beispiele suchtpräventiver Maßnahmen in drei ausgewählten *Nachbarländern* vorgestellt. Nach den statistischen Daten der Deutschen Hauptstelle für Suchtfragen (DHS) ist Europa weltweit der Kontinent mit dem höchsten Alkoholkonsum. Alle Staaten der Europäischen Union sind aufgefordert, Maßnahmen zur generellen Reduzierung dieses Problems zu entwickeln.

Suchtprävention in *Österreich* basiert auf einem erweiterten Suchtbegriff und orientiert sich an einer Gesundheitsförderung im Sinne der Ottawa Charta der WHO (1986). Eine „Alkoholkontrollpolitik" wurde in Österreich erst mit der Einbindung in die Europäische Union zum Thema. Alfred Uhl führt als Beispiel der nunmehr eingeschränkten Gestaltungsspielräume der beteiligten Einzelstaaten „Ambivalenzkulturen" mit einer restriktiven und „Permissivkulturen" mit einer liberalen Alkoholpolitik an. Er bezweifelt, dass der in Nordeuropa übliche restriktive Umgang mit Alkohol zur Grundlage der noch zu formulierenden Alkoholpolicy Österreichs werden wird.

Um die zahlreichen Zuständigkeiten in Sachen Alkoholprävention zu bündeln, wird in der *Schweiz* gegenwärtig ein Nationales Programm Alkohol (NPA) erarbeitet, das verschiedene Strategien in der Alkoholpolitik der Jahre 2007-2011 vorsieht. Ausgehend von drei Konsummustern – dem risikoarmen, problematischen und abhängigen Konsum – soll über alle Suchtformen hinweg eine erfolgreiche Präventionsarbeit geleistet werden. Wie die Autorinnen Gabriela Scherer und Anne Lévy hervorheben, wird dabei der Verhältnisprävention (z. B. Besteuerung alkoholhaltiger Getränke bis hin zu Werbeschränkungen) gegenüber der Verhaltensprävention (z. B. Stärkung der persönlichen und sozialen Kompetenz der Individuen) Vorrang eingeräumt.

Obwohl der Alkoholkonsum in *Polen* ein großes gesellschaftliches Problem darstellt, liegt der Pro-Kopf-Konsum reinen Alkohols mit 7,8 Litern im Vergleich zu anderen europäischen Ländern wesentlich niedriger. Bemerkenswert sind jedoch die empirischen Daten über den Alkoholkonsum der Jugendlichen dieses Landes, wie Maria Anna Marchwacka betont. So konsumieren polnische Jugendliche aus finanziell gut gestellten Familien häufiger Alkohol als Jugendliche aus sozial schwachen Familien. Die Autorin weist weiter darauf hin, dass eine emotionale Zufriedenheit in der Familie sowie eine religiöse Einstellung den Alkoholkonsum verringern.

Stephanie Plückhahn (Berlin) und Aleksandra Sander (Szczecin) berichten über eine *empirische Studie* zur Alkoholprävention in der polnischen Grenzstadt Szczecin/Stettin. Dass der Alkoholkonsum der befragten polnischen Jugendlichen stark vom Konsum ihrer Bezugsgruppe abhängig ist, ist sicher kein überraschendes Ergebnis. Kritisch ist jedoch anzumerken, dass den Jugendlichen – genauso wie in Deutschland – das Sucht- und Missbrauchspotenzial alkoholischer Getränke wenig bewusst ist.

Der Sammelband schließt mit einigen grundlegenden *Sachinformationen* zum Thema „Alkohol", die Nina Anderweit zusammenstellte, sowie einer umfangreichen *Bibliografie* von Sandra Rauch.

Dank gilt allen Autorinnen und Autoren, die in Langmut und Geduld die Fertigstellung dieses Buches mitgetragen haben. Ganz herzlich danken möchten wir Frau Karin Dörr, Sekretärin am Institut für Erziehungswissenschaft der TU Berlin, für die intensive redaktionelle Betreuung, das Lektorat und die Koordination des gesamten Manuskripts.

Anmerkungen

[1] Die Drogenbeauftragte der Bundesregierung (Hrsg.): Drogen- und Suchtbericht. Berlin: Bundesministerium für Gesundheit 2006, S. 12.

[2] Vgl. Deutsche Hauptstelle für Suchtfragen e. V. (Hrsg.): Jahrbuch Sucht 2006. Geesthacht 2006, S. 8.

[3] Vgl. WHO Europa: Alkoholpolitik in der Europäischen Region der WHO. Gegenwärtiger Stand und künftiger Weg. Faktenblatt EURO/10/05. Kopenhagen; Bukarest 2005

[4] Vgl. Die Drogenbeauftragte der Bundesregierung (Hrsg.), a.a.O., S. 12; in einer anderen vom Bundesministerium für Gesundheit und Soziale Sicherung herausgegebenen Publikation wird sogar die Zahl von 2,7 Mill. Menschen genannt, die Alkohol missbräuchlich konsumieren; Vgl. Die Drogenbeauftragte der Bundesregierung: Drogen und Sucht. Ein Plan in Aktion. Bonn 2005, S. 24.

[5] Ein *riskanter* Alkoholkonsum liegt vor, wenn Männer täglich mehr als 30 g *reinen* Alkohol, Frauen täglich mehr als 20 g *reinen* Alkohol trinken. Werden diese Grenzwerte dauerhaft überschritten, können sich alkoholbedingte Organschäden oder Folgeerkrankungen entwickeln. Eine Alkohol*abhängigkeit* liegt nach internationaler Klassifikation (ICD 10) vor, wenn folgende Kriterien erfüllt sind: starker Wunsch (eine Art Zwang) nach Alkohol, Kontrollverlust über den Alkoholkonsum, Milderung oder Vermeidung von Entzugssymptomen (z. B. Zittern der Hände, Schweißausbrüche), Hinweise für Toleranzbildung (d. h. man benötigt mehr Alkohol, bevor die gewünschte Wirkung eintritt), eingeengte Verhaltensmuster (z. B. Vernachlässigung sozialer Kontakte und Interessen) und Fortführung des Alkoholkonsums trotz klarer Hinweise auf negative körperliche, psychische oder soziale Folgen.

[6] Die Drogenbeauftragte der Bundesregierung (Hrsg.), a.a.O., S. 12.

[7] Vgl. Dahlkamp, J./Kaiser, S./Ludwig, U.: Die erste Scheibe der Salami. In: Der Spiegel (2006) 40, S. 87.

[8] Zum Gesundheitsbewusstsein siehe BZgA (Hrsg.): Gesundheit von Kindern. Epidemiologische Grundlagen. Köln 1998; Raithel, J.: Gesundheitsrelevantes Verhalten und Lebensstile Jugendlicher. Lengerich 2004; Schwarzer, R.: Psychologie des Gesundheitsverhaltens. Einführung in die Gesundheitspsychologie. 3. überarb. Auflage, Göttingen u. a. 2004; Richter, M.: Gesundheit und Gesundheitsverhalten im Jugendalter. Der Einfluss sozialer Ungleichheit. Wiesbaden 2005

[9] Vgl. Das Parlament 56 (2006) 44/45, S. 12 sowie das diesem Bericht zugrunde liegende Diskussionspapier der Kommission der Europäischen Gemeinschaft „Eine EU-Strategie zur Unterstützung der Mitgliedsstaaten bei der Verringerung alkoholbedingter Schäden" vom 24.10.2006, KOM (2006) 625 endg.

[10] Dahlkamp, J./Kaiser, S./Ludwig, U., a.a.O., S. 89.

[11] Dahlkamp, J./Kaiser, S./Ludwig, U., a.a.O., S. 86.

[12] Vgl. hierzu den Beitrag von Heike Kähnert/Klaus Hurrelmann.

[13] Vgl. Bayerisches Staatsministerium für Umwelt, Gesundheit und Verbraucherschutz (Hrsg.): Gesundheitsverhalten von Jugendlichen in Bayern 2005. Die Ergebnisse der aktuellen repräsentativen bayerischen Gesundheitsstudie. München 2006, S. 9.

[14] Vgl. Shell Deutschland Holding (Hrsg.): Jugend 2006. Eine pragmatische Generation unter Druck. Frankfurt am Main 2006, S. 77ff.

[15] Vgl. BZgA (Hrsg.): Entwicklung des Alkoholkonsums bei Jugendlichen unter besonderer Berücksichtigung der Konsumgewohnheiten von Alkopops. Eine Befragung der BZgA. Kurzbericht. Köln Juni 2005, S. 20.

[16] Vgl. hierzu die Beiträge von Heike Kähnert/Klaus Hurrelmann, Angela Ittel/Susanne Bergann/Herbert Scheithauer und Heidi Kuttler in dieser Publikation.

[17] Vgl. die Pressemitteilung der Drogenbeauftragten der Bundesregierung vom 22. Mai 2007 unter der Überschrift „Agieren statt reagieren in der Alkoholprävention".

[18] Vgl. Deutsche Hauptstelle für Suchtfragen e. V./Bundeszentrale für gesundheitliche Aufklärung (Hrsg.): Alkopops. DHS Info. Eine Information für Eltern, Lehrer und Lehrerinnen. Broschüre. o. J. (2004), S. 6.

[19] Seine Wirksamkeit wurde 2005 im Rahmen einer Repräsentativbefragung überprüft; vgl. Die Drogenbeauftragte der Bundesregierung (Hrsg.): a.a.O., S. 29ff.

[20] Vgl. Bundeszentrale für gesundheitliche Aufklärung (Hrsg.): Alkoholkonsum in Deutschland 2004 bis 2007. Ergebnisse der Repräsentativbefragung der BZgA. Kurzbericht. Köln 2007

[21] Dieses Zitat ist dem „Vorwort" der ersten Auflage dieser Publikation entnommen, das seinerzeit von Rolf Hüllinghorst verfasst wurde.

[22] Grundgesetz für die Bundesrepublik Deutschland vom 23. Mai 1949 mit Gesetz über das Bundesverfassungsgericht. Textausgabe mit Sachregister (Ausgabe Oktober 1997). Hrsg. von Wolfgang Heyde. Stuttgart 1997, S. 24.

[23] Engler, K.: Rechtliche Aspekte schulischer Suchtprävention In: Kollehn, K./Weber, N. H. (Hrsg.): Der drogengefährdete Schüler. 2. überarb. und erw. Aufl. Düsseldorf 1991, S. 148.

[24] Vgl. Bein, E.: Die Ambivalenz des Würdebegriffs unserer Verfassung. Versuch einer geistesgeschichtlichen Ortsbestimmung. In: Geschichte in Wissenschaft und Unterricht 41 (1990) 5, S. 277.

[25] Folgende Unterrichtsmaterialien zum Thema Alkohol wurden unter der wissenschaftlichen Leitung von Professor Karl-Adolf Noack in Berlin entwickelt und im Unterricht erprobt:

1973: Teilcurriculum für die Klassen fünf bis acht. Zum Drogenproblem (Autoren: Renate Fuchs, Karl-Adolf Noack, Gerd Rähme, Peter Rubeau, Norbert H. Weber)

1975: Curriculum Alkohol, Rauchen, Selbstmedikation, Werbung und Gesundheit (Autoren: Barbara Bartsch, Norbert Bartsch, Ingeborg Waldschmidt und Klaus Winter)

1977: Alkohol und Gesundheit. Unterrichtseinheit für das 5. und 6. Schuljahr (Autoren: Klaus Winter und Wolfgang Schill)

1980: Unterrichtswerk zu Drogenproblemen: Illegale Drogen, Arzneimittelmissbrauch, Alkohol, Rauchen. Materialien für die Klassen 5-10. (Autoren: Karl-Adolf Noack, Karlheinz Kollehn, Uwe Richter und Norbert H. Weber)

1985: Unterrichtsmaterialien zum Thema „Sucht – Abhängigkeit – Drogen" für Berufliche Schulen (Autoren: Karl-Adolf Noack, Karlheinz Kollehn, Wolfgang Schill und Günter A. Thiele)

[26] Vgl. hierzu die kritische Analyse von Günter Alfs: Drogenprävention III. Schulische Drogen- und Suchtprävention in der Bundesrepublik Deutschland von 1970 bis heute – ein Vergleich der Unterrichtseinheiten und Materialien unter konzeptionellen Gesichtspunkten; Schlussfolgerungen für die Lehreraus- und Lehrerfortbildung. Oldenburg 1986, S. 12.

[27] Vgl. Alfs, G.: a.a.O.

[28] Beschluss der Kultusministerkonferenz vom 03.07.1990. Abgedruckt in der KMK-Ergänzungslieferung 668 vom Mai 1991, S. 2.

[29] Vgl. die Ergebnisse der wissenschaftlichen Begleituntersuchung dieses Modellprojektes der Prognos AG, über die die Drogenbeauftragte der Bundesregierung in der Pressekonferenz vom 22.05.2007 berichtete.

I. Jugend
zwischen Genuss und Missbrauch

Epidemiologie des Alkoholkonsums bei Kindern und Jugendlichen in Deutschland

Heike Kähnert/Klaus Hurrelmann

Einleitung

In unserem Kulturkreis genießt der Alkoholkonsum eine relativ hohe Akzeptanz und ist in eine Vielzahl sozialer Kontexte mit eingebunden. Entsprechend wachsen Kinder und Jugendliche in einer Gesellschaft auf, in der der Konsum von Alkohol nahezu als eine „normale" Verhaltensweise betrachtet wird: alltäglich wird ihnen ein Konsumverhalten von Freunden oder Erwachsenen, aber auch aus den Medien vorgelebt. Vor allem in der Werbung werden gesundheitsriskante Verhaltensweisen zu Idealen hochstilisiert. *„Mit diesem idealisierten Bild steigt auch die Überzeugung und der innere Druck bei den Jugendlichen, sich auf entsprechendes Verhalten einlassen zu müssen"* (Janin-Jacquat et al. 2001, S. 378). Wenn es um die Analyse des Konsumverhaltens geht, müssen die spezifischen Entwicklungsbedingungen der Heranwachsenden sowie die psychosoziale Funktionalität jugendlichen Verhaltens mit berücksichtigt werden. Die Jugendphase ist aufgrund des Übergangs von der Kindheit in das Erwachsenenalter durch starke Veränderungen, hohe Belastungen und Anforderungen gekennzeichnet. Dabei steht die Bewältigung altersspezifischer Entwicklungsaufgaben, wie beispielsweise die Loslösung vom Elternhaus, der Aufbau von (Freundschafts-)Beziehungen, die Identitätsfindung sowie die Entwicklung von Lebensperspektiven im Vordergrund (Hurrelmann 2004; Reese/Silbereisen 2001). Bei der Lösung dieser Entwicklungsaufgaben greifen Jugendliche auch zu psychoaktiven Substanzen, nicht zuletzt deshalb, weil sie hierüber unmittelbare Ziele – wie Vorteile gegenüber Gleichaltrigen – erreichen und sie sich wichtige Bedürfnisse nach Zusammengehörigkeitsgefühl, Entspannung und Lebensgefühl erfüllen (Hurrelmann 2004). Diese überaus positive Konnotation sowie das geringe Bewusstsein Heranwachsender über die langfristigen Gefahren und Gesundheitsprobleme, die mit dem Konsum psychoaktiver Substanzen verbunden sind, stellen besondere Herausforderungen für präventive Maßnahmen dar.

Für die Konzeption von präventiven Maßnahmen ist es unerlässlich, sich ein genaues Bild über die Verbreitung des Konsums von Alkohol einschließlich der Konsumintensität und Konsumfrequenz bei Kindern und Jugendlichen zu machen. Kinder und Jugendliche stellen jedoch keine einheitliche Gruppe dar. Unterschiedliche Konsummuster findet man zwischen Mädchen und Jungen, sie verändern sich mit dem Alter und können je nach besuchter Schulform bzw. sozioökonomischem Status unterschiedliche Ausprägungen haben. Da die Wirksamkeit präventiver Maßnahmen im Besonderen von ihrer adressatengerechten Ausgestaltung abhängt, sind somit differenzierte und zielgruppenspezifische Aussagen zum Konsumverhalten psychoaktiver Substanzen wesentlich. Im Folgenden werden die Ergebnisse verschiedener, überwiegend repräsentativer Studien zum Gebrauch von Alkohol von Kindern und Jugendlichen vorgestellt und verglichen.

Epidemiologische Studien zum Substanzkonsum

Obwohl verschiedene epidemiologische Studien zum Konsumverhalten von Jugendlichen in Deutschland existieren, können die Daten nicht problemlos miteinander verglichen werden. Unterschiede im Studiendesign und in den untersuchten Zielgruppen sind hierfür verantwortlich. So werden beispielsweise in den einzelnen Studien Jugendliche unterschiedlichen Alters befragt, unterschiedliche Alterseinteilungen bei der Ergebnisdarstellung vorgenommen oder auf eine zielgruppendifferenzierte Darstellung der Ergebnisse verzichtet. Ferner basiert ein Teil der Untersuchungen auf Schülerbefragungen, andere sind Jugendbefragungen, die mittels computergestützter Telefoninterviews erhoben worden sind. Wurden manche Erhebungen im gesamten Bundesgebiet durchgeführt, beschränken sich andere wiederum auf einzelne Bundesländer oder Städte. Zudem existiert eine Vielzahl von Fragemöglichkeiten: uneinheitlich gestaltet sind vor allem Angaben zu den Prävalenzzeiträumen sowie Fragen zu den Mengenangaben konsumierter Getränkesorten und Konsumfrequenzen.

Aufgrund dieser Unterschiede werden im Folgenden hauptsächlich Daten aus repräsentativen Befragungen vorgestellt. Zurückgegriffen wird auf die Ergebnisse der Drogenaffinitätsstudien (BZgA 2001, 2004, 2005), der HBSC-Studie (Richter/Settertobulte 2003; Richter/Hurrelmann 2004; Richter/Bauer/Hurrelmann 2004) und der ESPAT-Studie (Kraus et al. 2004). Für Fragen hinsichtlich des Alkoholmissbrauchs und der Alkoholabhängigkeit unter Jugendlichen werden zusätzlich Ergebnisse der EDSP Studie (Holly et al. 1997), der Bremer Jugendstudie (Essau et al. 1998) sowie eine Erhebung zum Gebrauch psychoaktiver Substanzen in Nordrhein-Westfalen (Kraus/Augustin/Tschernich 2001) vorgestellt.

Eine wichtige Datenquelle zum Konsum psychoaktiver Substanzen bei Jugendlichen stellen die Drogenaffinitätsstudien (DAS) der Bundeszentrale für gesundheitliche Aufklärung dar, die seit 1973 in regelmäßigen Abständen von drei Jahren mit einem vergleichbaren Studiendesign durchgeführt werden. Neben Fragen zu den

Konsumhäufigkeiten von psychoaktiven Substanzen werden auch Daten zu Einstellungen, Konsummotiven und zum sozialen Kontext des Konsums erfasst. In die Auswertung der aktuellen DAS (Erhebungszeitpunkt: Januar/Februar 2004) gingen die Daten von 3 032 Jugendlichen/jungen Erwachsenen im Alter von 12-25 Jahren ein. Eine Zusatzbefragung wurde im März/April 2005 durchgeführt (Stichprobengröße 3 001, Alter: 12-25 Jahre). Das Ziel dieser Erhebung war, die Auswirkungen des Gesetzes zur Verbesserung des Schutzes junger Menschen vor den Gefahren des Alkohol- und Tabakkonsums („Alkopopsteuergesetz" – AlkopopStG vom 2. August 2004) auf das Konsumverhalten zu erfassen.

Die Studie „Health Behaviour in School-aged Children" (HBSC) ist ein internationales Forschungsvorhaben, das von der WHO unterstützt und in insgesamt 35 Ländern durchgeführt wird (Hurrelmann et al. 2003). Ziel der alle vier Jahre durchgeführten Studie ist es, Daten über die Gesundheit und das Gesundheitsverhalten von Jugendlichen aus den 5., 7. und 9. Klassenstufen verschiedener Schultypen zu erheben. In diesem Artikel werden ausschließlich die Ergebnisse des deutschen HBSC-Datensatzes vorgestellt. Erhoben wurde er im Frühjahr 2002 in den Bundesländern Nordrhein-Westfalen, Berlin, Hessen und Sachsen. Er umfasst die Angaben von 5 650 Kindern und Jugendlichen. Da die Altersverteilung in den jeweiligen Klassenstufen abweichen kann, wurden zur Vermeidung eines inadäquaten Altersranges ausschließlich die Fragebögen von Schülern im Alter von 11, 13 und 15 Jahren mit einer Abweichung von etwa einem halben Jahr berücksichtigt (Richter/Hurrelmann 2004).

An der „Europäischen Schülerbefragung zu Alkohol und anderen Drogen" (ESPAD), die seit 1995 regelmäßig in 30 Ländern durchgeführt wird, hat im Jahr 2003 erstmalig auch Deutschland teilgenommen (Kraus et al. 2004). Hierfür wurden Schülerinnen und Schüler der 9. und 10. Jahrgangsstufe aller Regelschulen aus den Bundesländern Bayern, Berlin, Brandenburg, Hessen, Mecklenburg-Vorpommern und Thüringen befragt. Das genaue Alter wird in der Studie nicht angegeben. Die Mehrheit der befragten Schülerinnen und Schüler wird ein Alter von 15 und 16 Jahren haben, mit einer Standardabweichung von etwa 2 Jahren. Insgesamt gingen die Daten von 11 043 Schülerinnen und Schüler in die Auswertung ein.

Verbreitung des Alkoholkonsums bei Kindern und Jugendlichen

Um einen Überblick über das Konsumverhalten von Kindern und Jugendlichen zu erhalten, werden in den epidemiologischen Studien die *Lebenszeit-Prävalenz*, die *12-Monats-Prävalenz* und/oder die *30-Tage-Prävalenz* erfasst. Die Lebenszeit-, aber auch die 12-Monats-Prävalenz umfassen letztlich verschiedene Varianten des Konsumverhaltens, das von einem einmaligen Probierkonsum bis hin zu einem exzessiven Trinkverhalten reichen kann. Demgegenüber wird die 30-Tage-Prävalenz als Indikator eines aktuellen Konsumverhaltens angesehen. Des Weiteren wird nach der Konsumfrequenz und der Konsumintensität innerhalb eines definierten Zeitraumes gefragt. Als Indikatoren für ein riskantes oder gesundheitsgefährdendes Konsumverhalten werden die Anzahl erlebter Trunkenheitserfahrungen sowie die Häufigkeit des Binge drinking erfasst.

Lebenszeit- und 12-Monats-Prävalenz

Der Konsum von Alkohol ist unter Jugendlichen und jungen Erwachsenen weit verbreitet (Tab. 1). Nach der aktuellen DAS haben 90% der Befragten im Alter von 12-25 Jahren mindestens einmal in ihrem Leben Alkohol konsumiert. Die 12-Monats-Prävalenz wird unter den Jugendlichen/jungen Erwachsenen mit 86% angegeben (BZgA 2004). Hinsichtlich beider Prävalenzwerte können keine wesentlichen Unterschiede zwischen den Geschlechtern nachgewiesen werden. Erwartungsgemäß steigen die Prävalenzwerte mit dem Alter der Jugendlichen an, wobei nahezu alle Jugendlichen schon im Alter zwischen 16 und 19 Jahren Erfahrungen mit Alkohol gemacht haben. Zu vergleichbaren Ergebnissen kommt auch die ESPAD-Schülerstudie. Von Schülerinnen und Schüler der 9./10. Klasse haben in ihrem Leben nur 3% und innerhalb der letzten 12 Monate nur 6% noch nie Alkohol getrunken.

		Gesamt	Jungen/Männer 12-25 Jahre	Mädchen/Frauen 12-25 Jahre
DAS 2004	LZP	90	90	89
	12-MP	86	86	85
	Alter	**12-15 Jahre**	**16-19 Jahre**	**20-25 Jahre**
	LZP	72	97	97
	12-MP	66	96	93
		Gesamt	Jungen 9./10. Klasse	Mädchen 9./10. Klasse
ESPAD 2003	LZP	97,0	97,0	97,0
	12-MP	94,4	94,1	94,6

Tab. 1: Lebenszeit-Prävalenzen (LZP) und 12-Monats-Prävalenzen (12-MP) des Alkoholkonsums von Jugendlichen (getrennt nach Geschlecht und Alter); Angaben in Prozent.

Ein früher Einstieg in den Substanzkonsum wird als problematisch angesehen, da er einen Prädiktor für ein gesundheitsriskantes Konsummuster in der späteren Entwicklung des Jugendlichen und jungen Erwachsenen darstellt (DeWitt et al. 2000). Der erste Kontakt mit Alkohol findet bei vielen Befragten schon in der Kindheit statt. Etwa die Hälfte der Neunt- und Zehntklässler hat durchschnittlich mit 12 Jahren das erste Mal Alkohol konsumiert (ESPAD: Kraus et al. 2004). Die HBSC-Studie gibt als durchschnittliches Alter des ersten Alkoholkonsums, berechnet aus den Angaben 15-Jähriger, die jemals Alkohol getrunken haben, 12,8 Jahre an,

24

wobei zwischen Mädchen (12,9 Jahre) und Jungen (12,8 Jahre) keine großen Unterschiede bestehen (Richter/Settertobulte 2003). Im Vergleich hierzu liegt nach der DAS das durchschnittliche Einstiegsalter mit 14,1 Jahren wesentlich höher (BZgA 2004). Methodische Gründe können für die unterschiedlichen Altersangaben zum Konsumeinstieg verantwortlich sein. Bei der DAS bezieht sich das Einstiegsalter auf die Aussagen von 12-25-Jährigen. Fehleinschätzungen sind besonders bei älteren Jugendlichen und jungen Erwachsenen zu erwarten, da sie sich möglicherweise an ihre erste Konsumerfahrung nicht mehr zuverlässig erinnern können. Zudem bezog sich die Frage zum Einstiegsalter im Rahmen der DAS auf das Trinken „eines ganzen Glases Alkohol" und die der HBSC-Studie auf das Trinken „von mehr als nur einem Schluck" Alkohol.

Alkohol zählt zu den psychoaktiven Substanzen, deren Konsum weitgehend von der Gesellschaft akzeptiert wird und ein selbstverständlicher Bestandteil bei vielen Familienfeiern und Festen ist. Der Erstkonsum von Alkoholika findet häufig mit Billigung der Eltern anlässlich solcher Feierlichkeiten im häuslichen Umfeld statt (Freitag 1999). Neben der Initiierung in den Alkoholkonsum können unterschiedliche familiäre Bedingungen den Konsum von psychoaktiven Substanzen im Jugendalter mit bedingen. Hierzu zählt das Konsumverhalten der Eltern selbst, aber auch die Qualität der Beziehungen zwischen den Familienmitgliedern und die Art des Erziehungsstils (Leppin 2000; Lösel/Bliesener 1998). Mit steigendem Alter der Jugendlichen nimmt der Einfluss der Eltern auf das Konsumverhalten ihrer Kinder ab. Gleichzeitig wird der Konsum psychoaktiver Substanzen von Jugendlichen in hohem Maße von der Gleichaltrigengruppe mitbestimmt (Hurrelmann 2004; Leppin 2000; Lösel/Bliesener 1998).

Aktueller Alkoholkonsum unter Jugendlichen: Konsummuster und -frequenz

Der aktuelle Alkoholkonsum wird in den Studien über die 30-Tage-Prävalenz (BZgA 2004; Kraus et al. 2004) oder durch die Frage nach dem „derzeitigen Konsum" erfasst (Richter/Settertobulte 2003). Hierbei werden, getrennt nach verschiedenen Alkoholsorten, die Anzahl getrunkener Getränkeeinheiten, wie Gläser oder Flaschen mit festgelegten Größenangaben, sowie die Konsumhäufigkeit, wie täglicher, (mehrfach) wöchentlicher, monatlicher Konsum, erhoben. Diese Angaben ermöglichen dann, die konsumierte Menge reinen Alkohols (in Gramm) zu berechnen, die eine relativ objektive Maßeinheit für die Konsumintensität darstellt. Hinsichtlich des aktuellen Alkoholkonsums lassen sich aus den Studien zusammenfassend folgende Gemeinsamkeiten ableiten:

➢ Die Mehrheit der befragten Jugendlichen/jungen Erwachsenen hat aktuell keinen Alkohol konsumiert oder trinkt Alkohol nur selten bzw. gelegentlich.[1]

➢ Mit steigendem Alter nimmt die Konsumhäufigkeit erwartungsgemäß zu, wobei der wesentlichste Konsumanstieg im Alter von etwa 14/15 Jahren erfolgt.

> Geschlechtsunterschiede werden offenbar, indem Jungen häufiger bzw. regelmäßiger Alkohol konsumieren und pro Trinkgelegenheit eine größere Alkoholmenge zu sich nehmen als gleichaltrige Mädchen.

> Unter Jugendlichen lassen sich Getränkepräferenzen nachweisen, wobei diese mit dem Geschlecht differieren.

Innerhalb der letzten 30 Tage wurden von Jugendlichen und jungen Erwachsenen am häufigsten, d. h. mindestens einmal im Monat, alkoholische Mixgetränke (einschließlich Alkopops) getrunken (BZgA 2004; Kraus et al. 2004). Insgesamt haben 54% der Befragten im Alter von 12-25 Jahren diese Getränke konsumiert. Danach folgen Bier (43%), Wein/Sekt (36%) und Spirituosen (23%) (BZgA 2004). Auch die ESPAD-Studie weist alkoholische Mixgetränke/Alkopops (63,1%) als beliebteste Getränke aus, die im letzten Monat von Schülerinnen und Schülern der 9./ 10. Klasse mindestens einmal getrunken worden sind. An zweiter Stelle rangiert auch hier Bier (55,7%), gefolgt von Wein/Sekt (50%) und Spirituosen (50%) (Kraus et al. 2004). Während Bier und Spirituosen vorwiegend von Jungen konsumiert werden, ist der Anteil des Wein- und Sektkonsums unter den Mädchen erhöht. Im Rahmen des Konsums von Alkopops lassen sich hingegen keine bzw. nur geringe Unterschiede zwischen Mädchen und Jungen ausmachen (BZgA 2004; Kraus et al. 2004).

Im Vergleich zu älteren Erhebungen rangierten erstmalig alkoholische Mixgetränke/Alkopops anstelle von Bier auf Platz eins. Berücksichtigt werden muss, dass die Datenerhebung der hier vorgestellten Studien vor der Einführung des so genannten „Alkopopsteuergesetz" erfolgte. Nach In-Kraft-Treten dieses Gesetzes im August 2004 nahm unter Jugendlichen im Alter von 12-17 Jahren der Konsum von Alkopops stark ab und zwar sowohl hinsichtlich der Trinkhäufigkeit als auch der konsumierten Menge (BZgA 2005). Tranken noch 28% der 12-17-Jährigen im Jahre 2004 mindestens einmal im Monat Alkopops, so sank dieser Anteil nach Einführung des Gesetzes signifikant auf 16% ab. Auch 12-15-Jährige, die laut Jugendschutzgesetz weder Alkopops kaufen noch in der Öffentlichkeit konsumieren dürfen, weisen ein um die Hälfte reduziertes Konsumverhalten auf. Haben noch 2004 20% der 12-15-Jährigen mindestens einmal im Monat Alkopops getrunken, waren es 2005 „nur" noch 10%. Zeitgleich stieg der Anteil derjenigen, die überhaupt keine Alkopops im letzten Jahr konsumiert haben von 63% (2004) auf 71% (2005) an. Ihr abnehmendes Kaufverhalten begründen 12-17-Jährige damit, dass

> Alkopops zu teuer geworden sind (63%),

> sie über die gesundheitlichen Auswirkungen des Konsums besser Bescheid wissen (40%),

> sie beim Kauf von Alkopops häufig nach dem Alter gefragt werden (27%),

> dieses Getränk nicht mehr so „in" im Freundeskreis ist (23%) (BZgA 2005).

Aufgrund der Datenlage sind wesentliche Zielsetzungen des Gesetzes erreicht worden. Jedoch müssen in regelmäßigen Abständen weitere Erhebungen folgen, um nachzuweisen, ob diese Erfolge auch langfristig Bestand haben.

Regelmäßiger Alkoholkonsum (getrennt nach Alkoholsorten)

Wurde bisher das Konsumverhalten der letzten 30 Tage dargestellt, was auch ein einmaliges Konsumereignis mit einschließt, soll im Folgenden der regelmäßige Konsum alkoholischer Getränke, d.h. ein Trinkverhalten mit täglicher oder wöchentlicher Häufigkeit, unter Jugendlichen thematisiert werden (Tab. 2).

DAS 2004		Gesamt	Jungen/Männer	Mädchen/Frauen
	Bier	22	35	8
	Mixgetränke	16	20	11
	Wein/Sekt	7	6	9
	Spirituosen	5	7	3
	Alkohol ges.	34	-	-
	Alter	**12-15 Jahre**	**16-19 Jahre**	**20-25 Jahre**
	Bier	6	27	29
	Mixgetränke	7	24	10
	Alkopops	6	16	9
	Wein/Sekt	1	6	12
	Spirituosen	2	7	5

HBSC 2004		Gesamt	Jungen 11-15 Jahre		Mädchen 11-15 Jahre	
	Bier	10,8	13,9		7,9	
	Alkopops	8,6	10,6		6,7	
	Wein/Sekt	3,3	3,1		3,5	
	Spirituosen	4,4	5,6		3,3	
	Alkohol ges.	12,4	15,9		10,7	
	Alter	**11 Jahre**		**13 Jahre**		**15 Jahre**
		♂	♀	♂	♀	♂	♀
	Bier	1,7	0,2	9,0	5,9	33,8	18,8
	Alkopops	3,6	1,1	8,2	5,4	22,1	14,7
	Wein/Sekt	0,9	0,4	3,3	2,3	5,7	8,2
	Spirituosen	1,3	-	5,0	2,8	11,7	7,6
	Alkohol ges.	2,4	0,6	11,3	8,5	37,0	24,6

Tab. 2: Regelmäßiger Alkoholkonsum (getrennt nach Getränkesorte, Geschlecht und Alter); Angaben in Prozent. Jugendliche, die angaben mindestens einmal in der Woche oder täglich Alkohol zu konsumieren, werden als regelmäßige Konsumenten bezeichnet.

Insgesamt ist festzuhalten, dass ein regelmäßiger Konsum unter den jüngsten Studienteilnehmern wenig verbreitet ist, jedoch mit dem Alter stark ansteigt, wobei Geschlechtsdifferenzen und Getränkepräferenzen nachgewiesen werden können. Nach Angaben der HBSC Studie haben in der Altersgruppe der 11-15-Jährigen mehr als 50% aktuell keinen Alkohol konsumiert. Hierbei sind zwischen Jungen (57%) und Mädchen (53%) nur geringe Unterschiede festzustellen. Ein regelmäßiger Konsum wird in dieser Altersgruppe von etwa 16% der Jungen und 11% der Mädchen angegeben (Tab. 2; Richter/Settertobulte 2003; Richter/Bauer/Hurrelmann 2004; Richter/Hurrelmann 2004).

Sowohl bei Mädchen als auch bei Jungen steigt der regelmäßige Konsum von Alkohol mit dem Alter an, wobei Jungen wesentlich häufiger regelmäßig Alkohol konsumieren als Mädchen. Trinken 2,4% der 11-jährigen Jungen und 0,6% der gleichaltrigen Mädchen regelmäßig Alkohol, so liegen die entsprechenden Anteile unter den 15-Jährigen bei 37% (Jungen) bzw. 24,6% (Mädchen).

Unter den Alkoholsorten, die regelmäßig getrunken werden, stellt immer noch Bier das beliebteste Getränk dar. Es wird insgesamt von 14% der 11-15-jährigen Jungen und 8% der gleichaltrigen Mädchen regelmäßig getrunken. An zweiter Stelle steht der Konsum von alkoholischen Mixgetränken/Alkopops. Auch diese Alkoholsorte wird wie Bier (signifikant) häufiger von Jungen (11%) als von Mädchen (7%) im Alter von 11-15 Jahren mindestens einmal pro Woche konsumiert. Durchaus geringer liegen die Konsumhäufigkeiten von Wein und Spirituosen. Etwa 3-6% der 11-15-Jährigen trinken regelmäßig Wein/Sekt.

Auch unter älteren Jugendlichen/jungen Erwachsenen setzt sich die altersabhängige Zunahme des Konsums fort, wobei dieser von der Getränkesorte abzuhängen scheint (BZgA 2004). Tranken nach der DAS 6% der 12-15-jährigen Jugendlichen mindestens einmal in der Woche Bier, so steigt dieser Anteil unter den 16-19-Jährigen auf 27% und in der Gruppe der 20-25-Jährigen auf 29% an. Der regelmäßige Weinkonsum steigt von 1% (12-15-Jährige) über 6% (16-19-Jährige) auf 14% (20-25-Jährige) (BZgA 2004). Wie bereits erwähnt, erfreuten sich besonders alkoholische Mixgetränke und Alkopops großer Beliebtheit, und zwar besonders unter den 16-19-Jährigen (Tab. 2; BZgA 2004). Weit weniger werden diese Getränke von jungen Erwachsenen konsumiert. Da Mixgetränke/Alkopops häufig in der Disko- und Partyszene verbreitet sind, steht deren Konsum eher in Beziehung zur „Ausgehkultur" der Jugendlichen (BZgA 2004). Geschlechtsspezifische Unterschiede lassen sich auch in diesen Altersgruppen sowohl in der Häufigkeit des Konsums als auch in den präferierten Alkoholsorten nachweisen (Tab. 2). So werden Bier, Spirituosen und alkoholische Mixgetränke immer noch häufiger von Jungen als von Mädchen regelmäßig konsumiert. Mit 9% liegt der regelmäßige Weinkonsum der Mädchen im Vergleich zu den gleichaltrigen Jungen (6%) höher (BZgA 2004). Hierbei wird deutlich, dass sich über die Altersspanne das typische Konsummuster Erwachsener herausbildet.

Entwicklung des regelmäßigen Alkoholkonsums der letzten drei Jahrzehnte

Die DAS wird seit etwa 30 Jahren regelmäßig durchgeführt, so dass langfristige Aussagen zu Konsumtrends gemacht werden können. Seit 1979 kann für die Gruppe der 12-25-Jährigen jeweils ein Rückgang des regelmäßigen Konsums von Bier, Wein/Sekt und Spirituosen festgestellt werden (BZgA 2004). Tranken 1979 38% der 12-25-Jährigen mindestens einmal in der Woche Bier, so waren es 2004 „nur" noch 22%. Sowohl männliche als auch weibliche Jugendliche trinken im Laufe der letzten 25 Jahre weniger Bier, wobei der Rückgang letztendlich bei Frauen stärker ausgeprägt ist. Der regelmäßige Wein- bzw. Sektkonsum hat sich im gleichen Zeitraum von 24% auf 7% reduziert und der regelmäßige Spirituosenkonsum von 20% auf 5% vermindert. Der Konsum alkoholischer Mixgetränke/Alkopops wird seit 1986 erfasst. Zwischen 1986 und 2001 können keine eindeutigen Konsumtrends festgestellt werden: die Werte des regelmäßigen Konsums alkoholischer Mixgetränke schwanken zwischen 10% (1986) und 8% (2001). Der regelmäßige Konsum dieser Getränkesorten stieg in den folgenden vier Jahren um das Doppelte an und lag 2004 bei 16%. Nach In-Kraft-Treten des Alkopopsteuergesetzes sinkt er jedoch – wie oben beschrieben – wieder ab (BZgA 2004, 2005).

Vom regelmäßigen bis zum riskanten/gesundheitsgefährdenden Konsum

Übermäßiger Alkoholkonsum wirkt sich unmittelbar auf das Urteilsvermögen und auf die motorischen Fähigkeiten einer Person aus. Schon unter Jugendlichen ist ein regelmäßiger oder intensiver Alkoholkonsum mit erhöhten Raten an Unfällen/Verkehrsunfällen, kriminellen Delikten und Suiziden verbunden (Remschmidt 2002). Wird Alkohol über eine längere Zeit intensiv konsumiert, können Organschäden und psychische und soziale Schäden die Folge sein (Singer/Teyssen 2001; Soyka 2001).

Fragt man nach dem regelmäßigen Konsum von Alkohol, kann jedoch nicht zwangsweise davon abgeleitet werden, dass auch gleichzeitig ein gesundheitsgefährdender Gebrauch vorliegt. Regelmäßiger Konsum kleiner Mengen kann durchaus als ein regelorientiertes Verhalten betrachtet werden und eng mit der Bearbeitung von jugendspezifischen Entwicklungsaufgaben zusammenhängen (Reese/Silbereisen 2001). Erst wenn darüber hinaus bekannt ist, welche Alkoholsorte in welcher Menge und welchem Zeitraum konsumiert wird, kann ein relativ objektives Bild über ein riskantes Konsumverhalten gegeben werden. Als Indikatoren für ein riskantes Konsumverhalten werden in den vorliegenden Studien genannt: a) Trinkmenge, b) Binge drinking und c) Anzahl erlebter Rauschzustände.

a) Trinkmenge

Aus der Häufigkeit (durchschnittlich ermittelte Trinkgelegenheiten) und der getrunkenen Menge alkoholischer Getränke (gefragt nach der Anzahl getrunkener Gläser, Flaschen oder Dosen) wird die konsumierte Menge reinen Alkohols in Gramm berechnet (QF-Index, BZgA 2004). Eine Konsummenge ab 120 Gramm reinen Alkohols pro Woche wird nach der DAS als Schwellenwert für einen intensiven Alkoholkonsum Jugendlicher festgelegt. Der durchschnittliche Alkoholgehalt von Bier (0,33 Liter) beträgt 13 Gramm, von Wein (0,2 Liter) 16 Gramm und von Korn (0,02 Liter) 5 Gramm Alkohol (DHS 2003). Trinken beispielsweise Jugendliche mehr als 3 Liter Bier pro Woche, überschreiten sie den Schwellenwert von 120 Gramm Alkohol.

DAS	2001 Mittelwert g Alk./Woche	2004 Mittelwert g Alk./Woche	< 1 g Alk./Woche [%]	1-120 g Alk./Woche [%]	>120 g Alk./Woche [%]
DAS 2001	53,9		35	51	14
DAS 2004		68,8	31	52	17
Jungen	77,1	96,5	26	48	26
Mädchen	29,3	39,2	36	56	8
12-15 J.	14,1	20,9	64	31	5
16-19 J.	65,5	97,5	15	61	24
20-25 J.	73,1	82,2	19	59	22

Tab. 3: Trinkmenge reinen Alkohols in Gramm (g) pro Woche (getrennt nach Alter und Geschlecht).

Auch wenn die Hälfte der 12-25-Jährigen Alkoholmengen zwischen 1-120 g/ Woche und nahezu ein Drittel (31%) weniger als 1g/Woche zu sich nehmen, zählt etwa jeder sechste Jugendliche bzw. junge Erwachsene (17%) zu den Intensivkonsumenten mit einer Alkoholmenge von 120 g/Woche (Tab. 3; BZgA 2004). Im Vergleich zu den Trinkmengen, die 2001 ermittelt wurden (BZgA 2001), ist die durchschnittliche Konsummenge im Jahre 2004 unter den 12-25-Jährigen gestiegen und zwar von 53,9 auf 68,8 g/Woche. Dieser Anstieg basiert hauptsächlich auf dem erhöhten Konsum alkoholischer Mixgetränke und Alkopops (BZgA 2004).

Zudem lassen sich wesentliche Geschlechts- und Altersunterschiede hinsichtlich der getrunkenen Alkoholmenge feststellen (Tab. 3): So konsumieren im Durchschnitt Jungen/Männer (96,5 g/Woche) erheblich mehr Alkohol als Mädchen/ Frauen (39,2 g/Woche) und zeigen auch vermehrt ein riskantes Trinkverhalten; denn gut ein Viertel der Jungen/Männer zählt zu den Intensivkonsumenten. Unter den Mädchen/Frauen sind es „nur" 8%. Im Zeitverlauf (2001 → 2004) kann sowohl unter Jungen/Männern als auch unter Mädchen/Frauen ein Anstieg der Kon-

summengen beobachtet werden, der bei Mädchen/Frauen mit 33% sogar höher aus-
fällt als unter Jungen/Männern (25%) (Tab. 3; BZgA 2004). Im Altersvergleich
wird deutlich, dass 12-15-Jährige (20,9 g/Woche) gegenüber 16-19-Jährigen
(97,5 g/Woche) durchschnittlich etwa nur ein Fünftel der Menge reinen Alkohols
konsumieren. Junge Erwachsene (82,2 g/Woche) trinken wiederum im Durchschnitt weniger Alkohol als 16-19-Jährige. Betrachtet man die Gruppe der Intensivkonsumenten, so nehmen in der jüngsten Altersgruppe schon 5% eine Alkoholmenge von über 120 g/Woche zu sich. Dieser Anteil liegt unter den 16-19-Jährigen
bei 24%, unter den 20-25-Jährigen bei 22%. Von 2001 bis 2004 hat sich in allen
Altersgruppen die aufgenommene Alkoholmenge zum Teil erheblich erhöht (Tab.
3). Nach In-Kraft-Treten des „Alkopopsteuergesetzes" ging jedoch nicht nur der
Konsum alkoholischer Mixgetränke zurück (s. o.), sondern es wurde insgesamt
weniger Alkohol von Jugendlichen konsumiert (BZgA 2005). Unter 12-17-Jährigen
sank von 2004 bis 2005 die konsumierte Alkoholmenge *ohne* Berücksichtigung
von Alkopops von 35,1 g/Woche auf 31,1 g/Woche und *mit* Berücksichtigung von
Alkopops von 43,9 g/Woche auf 35,7 g/Woche ab. Blieb unter Jugendlichen die
Häufigkeit des Bier- und Spirituosenkonsums weitgehend konstant, wurden nach
Einführung des Gesetzes Alkopops, Sekt/Wein und Cocktails/Longdrinks weit
weniger häufig konsumiert (BZgA 2005).

b) Binge drinking

In den letzten Jahren stellt das Binge drinking (Rauschtrinken), insbesondere bei
der jüngeren Bevölkerung, eine bevorzugte Form des exzessiven Alkoholkonsums
dar, und zwar nicht nur in Deutschland, sondern auch in anderen europäischen
Ländern (Gmel et al. 2003). Hierbei treffen sich Jugendliche und junge Erwachsene, um sich durch eine kurzfristige und maßlose Alkoholaufnahme einfach nur „die
Kante zu geben". Diese Trinkexzesse werden mitunter bis zum vollständigen
Rauschzustand bzw. zur Bewusstlosigkeit betrieben. Auch wenn ein solches Verhalten für viele Jugendliche eine Modeerscheinung ist, wird befürchtet, dass neben
den unmittelbaren Folgen, wie z. B. einer Alkoholvergiftung, sich langfristig Konsummuster bei einem Teil der Jugendlichen festigen, die zu Alkoholmissbrauch
oder -abhängigkeit führen können (Gmel et al. 2003).
Die DAS 2004 erfasst erstmalig das Binge drinking als ein Konsummuster des
Alkoholtrinkens, „bei dem die Jugendlichen bei einer Trinkgelegenheit fünf oder
mehr Gläser Alkohol hintereinander trinken" (BZgA 2004, S. 25).
Insgesamt berichten 34% der 12-25-Jährigen, dass sie innerhalb der letzten 30 Tage
mindestens eine Trinkgelegenheit erlebt haben, bei denen sie fünf und mehr Gläser
Alkohol hintereinander getrunken haben (Tab. 4; BZgA 2004). Kam bei 19% der
Befragten an 1 bis 2 Tagen im Monat ein Rauschtrinken vor, berichten 10% über
Rauschtrinken an 3 bis 6 Tagen und 5% an mehr als sechs Tagen innerhalb des

letzten Monats. Das Phänomen des Rauschtrinkens ist unter Männern (43%) insgesamt stärker verbreitet als unter Frauen (25%). Zudem nimmt die Häufigkeit des Rauschtrinkens mit dem Alter zu, wobei dieses Verhalten besonders unter den 16-19-Jährigen ausgeprägt ist. Erwähnenswert ist, dass bei 6% der Befragten über 16 Jahren ein Rauschtrinken an mehr als sechs Tagen innerhalb des letzten Monats stattgefunden hat, so dass bei dieser Personengruppe von einem regelmäßigen Konsummuster gesprochen werden kann. Wesentlich häufiger sind hiervon Jungen als Mädchen betroffen (BZgA 2004).

DAS 2004	Häufigkeit des Konsums von 5 und mehr Alkoholeinheiten pro Trinkanlass innerhalb der letzten 30 Tage. Angaben in Prozent			
	Gesamt	an 1-2 Tagen/Monat	an 3 bis 6 Tagen/Monat	> 6 Tage/Monat
2004	34	19	10	5
Jungen	43	21	14	8
Mädchen	25	17	6	2
12-15 Jahre	12	8	3	1
16-19 Jahre	46	26	12	6
20-25 Jahre	41	23	12	6

ESPAD 2003	nie	1-2 mal/ Monat	3-5 mal/ Monat	6-9 mal Monat	>10 mal/ Monat
2003	41,2	29,8	17,2	6,0	5,8
Schüler (9./10. Klasse)	37,2	28,5	18,5	7,7	8,1
Schülerinnen (9./10. Klasse)	45,0	31,0	16,0	4,5	3,6

Tab. 4: Häufigkeit des Binge drinking innerhalb der letzten 30 Tage (getrennt nach Alter, Klassenstufe (Kl.) und Geschlecht); Angaben in Prozent.

Im Vergleich zu den Daten der DAS (16-19-Jährige) berichtet die ESPAD-Studie von einer noch stärkeren Ausprägung des Binge drinking unter Schülerinnen und Schülern der 9. und 10. Jahrgangsstufe. Unter den befragten Neunt- und Zehntklässlern berichten 11,8% von mindestens sechs Trinkgelegenheiten innerhalb der letzten 30 Tage, an denen sie jeweils fünf oder mehr Alkoholeinheiten konsumiert haben. Auch in dieser Untersuchung berichten mehr Jungen als Mädchen von einem höheren Alkoholkonsum pro Gelegenheit. In den beiden höchsten Konsumgruppen (≥ 6 Trinkgelegenheiten mit mehr als 5 Konsumeinheiten) liegen die Anteile unter den Jungen bei 15,8% und unter den Mädchen bei 8,1% (Tab. 4). Nicht auszuschließen ist, dass die Unterschiede in der Häufigkeit des Binge drinking auf methodische Ursachen zurückzuführen sind. So können die Altersgruppen beider Studien nicht unmittelbar miteinander verglichen werden. Zudem wird in der DAS nach der Anzahl der Tage, bei der ESPAD-Studie hingegen nach der Anzahl der Trinkgelegenheiten gefragt.

c) Alkoholbedingte Rauscherfahrungen

Die Häufigkeit alkoholbedingter Rauschzustände wird ebenfalls als ein Kriterium eines riskanten und gesundheitsgefährdenden Verhaltens betrachtet. Gerade unter Rauschzuständen ist das Urteilsvermögen der Person eingeschränkt und Hemmschwellen sind erniedrigt. Dieses wiederum erhöht das Unfallrisiko und das Risiko, ein deviantes Verhalten zu zeigen.

Die Häufigkeit der Trunkenheitserfahrungen bezieht sich zumeist auf die gesamte Lebenszeit; weit weniger wird sie auf die Alkoholräusche der letzten 12 Monate oder der letzten 30 Tage bezogen. Gerade der Bezug auf die Lebenszeit birgt besonders bei Personen, bei denen das Ereignis schon längere Zeit zurückliegt, die Gefahr der Fehlschätzungen, da diese nicht mehr genau zu quantifizieren sind (Erinnerungseffekte). Tabelle 5 stellt die Ergebnisse zur Trunkenheitserfahrung getrennt nach Geschlecht und Alter dar.

| DAS 2004 | Häufigkeiten von Alkoholräuschen in Prozent (Lebenszeit) | | | |
	Gesamt	1-2-mal	3-5-mal	> 6-mal
2004	60	22	17	21
Jungen	64	19	17	28
Mädchen	57	26	17	14
12-15 Jahre	21	13	5	3
16-19 Jahre	73	34	20	19
20-25 Jahre	80	23	22	35
HBSC 2001	Häufigkeiten von Alkoholräuschen in Prozent (Lebenszeit)						
	Gesamt		5. Kl. (11 J.)		7 Kl. (13. J.)		9. Kl. (15 J.)	
	♂	♀	♂	♀	♂	♀	♂	♀
nie	69,3	72,9	88,7	95,3	73,1	75,1	40,9	45,0
1-mal	11,9	12,6	8,0	3,8	13,9	14,6	14,8	20,6
2-mal und mehr	18,8	14,4	3,3	0,9	12,9	10,3	44,3	34,4
ESPAD 2003	Häufigkeiten von Alkoholräuschen in Prozent (Monatspräv.)			
	Gesamt	Jungen (9./10. Kl.)		Mädchen (9./10. Kl.)
nie	62,1	58,1		65,8
1-2-mal	26,7	27,9		25,5
3-5-mal	7,9	9,3		6,7
>6-mal	3,3	4,7		2,0
Lebenszeit	74,7	77,5		72,1

Tab. 5: Häufigkeiten der alkoholbedingten Rauscherfahrungen (getrennt nach Alter, Klassenstufe (Kl.) und Geschlecht); Angaben in Prozent.

Eng verbunden mit den Ergebnissen zur Konsumhäufigkeit und dem Binge drinking weisen auch die Daten zu den Rauscherfahrungen die bekannten Alters- und Geschlechtsunterschiede auf. So steigt die Häufigkeit des Betrunkenseins mit dem Alter an, und zwar sowohl unter Jungen als auch unter Mädchen. In jeder Altersgruppe geben jedoch wesentlich häufiger Jungen/Männer als Mädchen/Frauen an Alkoholrauscherfahrungen in ihrem Leben gehabt zu haben. Etwa ab dem 15. Lebensjahr berichten Jugendliche besonders häufig von intensiven alkoholbedingten Rauscherlebnissen (Tab. 5).

Nach der HBSC-Studie haben etwa 70% der Jugendlichen im Alter zwischen 11-15 Jahren noch keine Rauscherfahrungen in ihrem Leben gehabt. Mit steigendem Alter nimmt der Anteil derjenigen ohne Rauscherfahrung bei beiden Geschlechtern ab, und zwar durchschnittlich von 92% (11-Jährige) auf 43% (15-Jährige). Im geschlechtsspezifischen Vergleich haben unter den 11-jährigen Jungen 3,3%, unter den 13-jährigen 12,9% und unter den 15-jährigen 44,3% mehr als 3 Rauscherlebnisse gehabt. Unter den Mädchen betragen die entsprechenden Anteile 0,9%, 10,3% resp. 34,4%. Von mehr als 10 alkoholbedingten Rauscherlebnissen berichten 15,4% der Jungen und 5,9% der Mädchen – also in einem Verhältnis von 3:1 (Richter/Settertobulte 2003).

In den weiter gefassten Altersgruppen der 16-19- bzw. 20-25-Jährigen steigt der Anteil Jugendlicher mit Rauscherfahrung erheblich an, und zwar auf 73% resp. 80% (BZgA 2004). Nicht nur die Rauscherfahrung insgesamt, sondern auch die Häufigkeit des Betrunkenseins nimmt ab der Altersgruppe der 16-19-Jährigen übermäßig zu. Berichten 3% der 12-15-Jährigen mehr als 6-mal in ihrem Leben betrunken gewesen zu sein, so sind es unter den 16-19-Jährigen 19% und unter den 20-25-Jährigen 35%. Wie weiter aus Tabelle 5 hervorgeht, konsumieren Jungen in jeder Altersgruppe mehr und häufiger Alkohol als gleichaltrige Mädchen und sind auch häufiger in ihrem Leben betrunken gewesen. Im Zeitverlauf kann ein deutlicher Anstieg erlebter Alkoholräusche unter 12-25-jährigen Frauen und Männern festgestellt werden. Berichteten 1997 insgesamt 6% der Frauen 6-mal oder häufiger einen Rausch erlebt zu haben, so sind es im Jahr 2004 14%. Unter Männern steigt der Wert ebenfalls von 18% (1997) auf 28% (2004) an.

Nach Aussagen der HBSC-Studie liegt das Durchschnittsalter des ersten Alkoholrausches, berechnet aus den Angaben 15-Jähriger, bei 13,8 Jahren, wobei zwischen Mädchen (13,9 Jahre) und Jungen (13,7 Jahre), statistisch betrachtet, Unterschiede bestehen. Entsprechend haben Jugendliche, nachdem sie ihre ersten Erfahrungen mit Alkohol gemacht haben, durchschnittlich ein Jahr später ihr erstes Trunkenheitserlebnis (Richter/Settertobulte 2003). Die ESPAD-Studie kommt zu dem Ergebnis, dass die Hälfte der Neunt- und Zehntklässler ihren ersten Alkoholrausch mit durchschnittlich 14 Jahren erlebt haben. Mit 16 Jahren waren 83% der Jungen und 77% der Mädchen mindestens einmal betrunken (Kraus et al. 2004).

Im Vergleich zu der HBSC- und ESPAD-Studie weist die DAS (2004) nicht nur ein höheres Einstiegsalter in den Alkoholkonsum auf (s. o.), sondern berichtet auch von einem höheren Durchschnittsalter für die erste Trunkenheitserfahrung. Ihren ersten alkoholbedingten Rausch haben 12-25-jährige Frauen wie Männer durchschnittlich mit 15,5 Jahren erlebt. Wie bereits dargelegt, lassen sich die unterschiedlichen Altersangaben damit erklären, dass bei der Berechnung die Aussagen von Personen unterschiedlichen Alters eingingen und besonders ältere Jugendliche und junge Erwachsene sich nicht mehr zuverlässig an ihren ersten Alkoholrausch erinnern können.

Im Vergleich zu den beiden oben dargestellten Studien erhob die ESPAD die Rauscherfahrungen von Neunt- und Zehntklässlern der letzten 30 Tage, so dass Aussagen zum aktuellen und riskanten Konsumverhalten von 15-16-Jährigen getroffen werden können (Kraus et al. 2004). Insgesamt waren in den letzten 30 Tagen vor der Befragung 37,9% der Schülerinnen und Schüler mindestens einmal betrunken gewesen. Erwartungsgemäß haben Jungen (41,9%) häufiger diese Erfahrung gemacht als Mädchen (34,2%). Berichtet die Mehrheit der Befragten von ein bis zwei Trunkenheitserfahrungen innerhalb der letzten 30 Tage, so waren 3,3% der Jugendlichen nach eigenen Angaben mehr als 6-mal innerhalb dieses Zeitraums betrunken. Mehr als doppelt so viele Jungen (4,7%) wie Mädchen (2%) berichten von solchen exzessiven Rauscherfahrungen (Kraus et al. 2004).

Alkoholmissbrauch und -abhängigkeit unter Jugendlichen

Wie die vorangehenden Abschnitte verdeutlichen, existieren repräsentative Erhebungen zum jugendlichen Substanzkonsum, die schon über Jahre durchgeführt werden. Auch wenn diese Studien einen relativ verlässlichen Überblick über das Konsumverhalten einschließlich eines riskanten Gebrauchs geben, fehlen Messungen hinsichtlich der Verbreitung des Alkoholmissbrauchs und der Alkoholabhängigkeit unter Jugendlichen. Diese werden zuverlässig nach den Kriterien der Internationalen Klassifikation psychischer Störungen (ICD-10) oder im Diagnostischen und Statistischen Manual psychischer Störungen (DSM-IV) ermittelt (Saß et al. 1998). Aussagen zum missbräuchlichen und abhängigen Verhalten werden in der EDSP-Studie (Holly et al. 1997), der „Bremer Jugendstudie" (Essau et al. 1998) und einer Repräsentativbefragung aus NRW (Kraus/Augustin/Tschernich 2001) erhoben.

Nach den Kriterien des DSM-IV konnten 9,7% der 14-24-Jährigen als alkoholmissbrauchend und weitere 6,2% als alkoholabhängig diagnostiziert werden (Holly et al. 1997). Hierbei konnten ausgeprägte Geschlechtsunterschiede nachgewiesen werden: Die Prävalenzen unter den männlichen Befragten liegen mit 15,1% für eine Missbrauchsdiagnose wesentlich höher als unter den weiblichen Befragten

(4,5%). Mit 10% liegt auch die Abhängigkeitsdiagnose unter den Jungen/Männern wesentlich höher als unter den Mädchen/Frauen (2,5%). Schon in der Altersgruppe der 16-17-Jährigen sind 8,9% als alkoholmissbrauchend und 3,9% als alkoholabhängig eingestuft worden (Holly et al. 1997). Weitere Untersuchungen zum Missbrauchs- und Abhängigkeitsverhalten erbrachten vergleichbare Ergebnisse: In der „Bremer Jugendstudie" diagnostizierten Essau und Mitarbeiter (1998) nach den Kriterien des DSM-IV 5,7% der 12-17-jährigen Jugendlichen als alkoholmissbrauchend und zusätzlich 3,6% als alkoholabhängig. Den Ergebnissen einer Repräsentativerhebung aus NRW zufolge wurde eine Missbrauchsdiagnose am häufigsten für die Altersgruppe der 18-24-Jährigen (11%) gestellt, gefolgt von den 25-29-Jährigen (6,2%) und den 15-17-Jährigen (5,9%). In den älteren Jahrgängen (30-59 Jahren) trat ein Alkoholmissbrauch (1,5%-2,4%) wesentlich seltener auf. Zusätzlich wurde eine Alkoholabhängigkeit bei 3,2% der 15-17-Jährigen und 3,8% der 18-24-Jährigen diagnostiziert (Kraus/Augustin/Tschernich 2001).

Die Ergebnisse zeigen klar, dass alkoholbedingte Störungen schon unter Jugendlichen verbreitet sind und Missbrauchs- und Abhängigkeitssymptomatiken weit vor dem 18. Lebensjahr, also auch schon nach einer relativ kurzen Konsumzeit, diagnostiziert werden können.

Einfluss des sozioökonomischen Status und des Schultyps auf das Konsumverhalten Jugendlicher

Unverkennbar ist, dass zwischen Jungen und Mädchen, aber auch zwischen Jugendlichen verschiedenen Alters zum Teil erhebliche Unterschiede im Konsumverhalten bestehen. Gerade solche Aspekte müssen bei der Konzeption von Präventionsprogrammen mit berücksichtigt werden, um für die jeweilige Zielgruppe adäquate Unterstützungsangebote zur Verfügung stellen zu können. Darüber hinaus stellt sich die Frage, ob noch weitere Zielgruppen identifiziert werden können, die einen erhöhten oder riskanten Konsum psychoaktiver Substanzen aufweisen, denn besonders diesen Jugendlichen sollten präventive Maßnahmen vorbehalten sein.

In den folgenden repräsentativen Studien werden differenzierte Aussagen zum Alkoholkonsum Jugendlicher in Abhängigkeit vom sozioökonomischen Status und dem besuchten Schultyp gemacht.

Sozioökonomischer Status

Unterschiedliche Untersuchungen weisen den Einfluss sozialer und ökonomischer Faktoren auf den Gesundheitszustand und das Gesundheitsverhalten von Erwachsenen nach (Mielck 2000). Für Kinder und Jugendliche gibt es hingegen wenige Untersuchungen zum Einfluss des sozioökonomischen Status auf das Gesundheitsverhalten einschließlich des Substanzkonsums (Richter 2005). Zudem sind die vorliegenden Ergebnisse inkonsistent und widersprüchlich. Während einige Studien den Einfluss des sozioökonomischen Status auf das Konsumverhalten von Jugendlichen hervorheben, konnten andere einen entsprechenden Zusammenhang nicht nachweisen (Richter 2005).

Der Einfluss des sozioökonomischen Status auf das Konsumverhalten von 11-15-Jährigen wurde in der HBSC-Studie untersucht (Richter/Settertobulte 2003; Richter/Hurrelmann 2004). Als Indikatoren hierfür wurden zum einen der Berufsstatus der Eltern, zum anderen eine Skala zum familiären Wohlstand (Family Affluence Scale) herangezogen. Diese beinhaltet Fragen zum familiären Besitz eines Autos, nach der Anzahl von Urlaubsreisen im letzten Jahr, nach dem eigenen Zimmer des Jugendlichen und nach der Anzahl von Computern im Haushalt. Nach Bildung eines Summenindex erfolgt eine Klassifizierung nach niedrigem, mittlerem und hohem familiären Wohlstand (Richter/Bauer/Hurrelmann 2004). Insgesamt sind die Ergebnisse wenig konsistent. So wirkt sich der Berufsstatus der Eltern weder auf das Trinkverhalten der Jungen noch auf das der Mädchen aus. Der familiäre Wohlstand übt hingegen einen schwachen Einfluss auf den regelmäßigen Alkoholkonsum von Jugendlichen aus. Jedoch kann ein signifikanter Effekt nur bei den Jungen festgestellt werden, der in erster Linie auf den Bierkonsum zurückzuführen ist (Richter/Hurrelmann 2004). Hierbei konnte, entgegen den bisherigen Erwartungen, gezeigt werden, dass Jungen aus Familien mit niedrigem familiären Wohlstand ein 40% geringeres Risiko zeigen, regelmäßig Alkohol zu konsumieren, als Jungen aus der höchsten Wohlstandsgruppe (Richter/Bauer/Hurrelmann 2004). Vergleichbar mit dem Ergebnis zum regelmäßigen Konsum haben auch Jungen aus der untersten Wohlstandskategorie ein geringeres Risiko zu alkoholbedingten Rauscherfahrungen als Jungen mit höherem Wohlstand. Ein möglicher Grund für diesen Effekt könnte eine überhöhte Leistungserwartung der Eltern ihren Kindern gegenüber sein. Setzt man voraus, dass Jugendliche mit hohem sozioökonomischen Status einem stärkeren elterlichen Erwartungsdruck unterliegen als andere Jugendliche, besteht die Möglichkeit, dass Alkohol zur Bewältigung dieser Belastungssituation vermehrt konsumiert wird (Richter/Settertobulte 2003).

Schultyp

Lassen sich zum Tabakkonsum von Jugendlichen schulformspezifische Unterschiede nachweisen, sind die entsprechenden Ergebnisse zum Alkoholkonsum weniger eindeutig bzw. variieren je nach Studie (Kolip 2000; Kraus et al. 2004; Richter/Hurrelmann 2004; Roth 2001).

Betrachtet man die Ergebnisse der HBSC-Studie, so übt der Schultyp keinen wesentlichen Einfluss auf den regelmäßigen Alkoholkonsum bei 11-15-jährigen Jungen und Mädchen aus (Richter/Hurrelmann 2004). Zu vergleichbaren Ergebnissen kommen auch andere Schülerbefragungen (Kolip 2000; Roth 2001). Anders verhält es sich, wenn zusätzlich die Häufigkeit des Konsum alkoholischer Getränke sowie ein riskantes Konsumverhalten mit berücksichtigt werden. Hier sind es überwiegend Hauptschüler, die häufiger Alkohol trinken und eine höhere Alkoholmenge konsumieren, als Schüler anderer Schulformen. Wird die Konsumhäufigkeit von Neunt- und Zehntklässlern getrennt nach Schulformen analysiert, so wird deutlich, dass ein häufiger Alkoholkonsum ($\geq$ 10mal in den letzten 30 Tagen) unter Hauptschülern (17,6%) verbreiteter ist als unter Gymnasiasten (9,2%). Unter Realschülern beträgt der Anteil 15,4% und unter Gesamtschülern 13% (Kraus et al. 2004).

Schulformspezifische Unterschiede lassen sich auch bei dem Auftreten und der Häufigkeit alkoholbedingter Rauscherlebnisse nachweisen. Berichten 34,6% der Gymnasiasten der 9./10. Klasse von mindestens einem alkoholbedingten Rausch innerhalb der letzten 30 Tage, so waren es unter den Hauptschülern 41,4% (Kraus et al. 2004). Ein Zusammenhang zwischen dem Schultyp und den alkoholbedingten Rauscherfahrungen lässt sich auch bei Jugendlichen im Alter von 11-15 Jahren nachweisen (Richter/Hurrelmann 2004). Hierbei weisen sowohl Mädchen als auch Jungen, die nicht auf ein Gymnasium gehen, ein um etwa 40% höheres Risiko wiederholter Rauscherfahrungen auf.

Hinsichtlich des Binge drinking können ebenfalls Schulformunterschiede festgestellt werden: Gymnasiasten der 9./10. Klasse geben im Vergleich zu Schülern aus anderen Schultypen weniger Binge drinking-Episoden an. Von mindestens sechs Trinkgelegenheiten innerhalb der letzten 30 Tage mit jeweils fünf oder mehr Alkoholeinheiten berichten 16,9% der Hauptschüler, 14,1% der Gesamtschüler, 14% der Realschüler, aber „nur" 6,6% der Gymnasiasten (Kraus et al. 2004). Im Gegensatz hierzu können nach der DAS (2004) keine wesentlichen Unterschiede im Binge drinking zwischen Schülern der Sekundarstufe I aus Hauptschulen, Realschulen und Gymnasien nachgewiesen werden.

Vergleicht man die Ergebnisse der beiden untersuchten Indikatoren miteinander, so weisen sie darauf hin, dass die außerfamiliäre Lebenswelt einen größeren Einfluss auf das Konsumverhalten Jugendlicher ausübt als der sozioökonomische Status der Eltern. Neben dem Einfluss der Peergroup kommt hierbei der Schule offensichtlich eine besondere Rolle zu (Richter/Hurrelmann 2004). Mit der Schule sind Faktoren verbunden, wie schulische Belastungen, Schul- und Klassenklima, Unterrichtsqualität, die je nach Ausprägung mit gesundheitsriskanten Verhaltensweisen in Zusammenhang stehen (Bilz et al. 2003). So können beispielsweise eine mangelnde Unterstützung seitens der Mitschüler oder Lehrer, ein konfliktreiches Klassenklima oder schulischer Leistungsstress zu einem erhöhten Konsum von Alkohol oder anderen psychoaktiven Substanzen führen (Bilz et al. 2003; Freitag 1998). Trotz der Unterschiede in den Studienergebnissen zeichnet sich ab, dass ein zusätzlicher Bedarf an präventiven Maßnahmen besonders für Hauptschulen besteht. Im Umkehrschluss heißt das jedoch nicht, dass für Schüler anderer Schulformen Präventionsangebote reduziert werden sollten.

Zusammenfassung und Implikationen für die Prävention

Die Ergebnisse der Repräsentativerhebungen zeigen, dass der regelmäßige Alkoholkonsum unter Jugendlichen bzw. jungen Erwachsenen im Laufe der letzten drei Jahrzehnte kontinuierlich zurückgegangen ist. Der Anteil Jugendlicher, der regelmäßig Bier konsumiert, hat sich innerhalb der letzten dreißig Jahre nahezu halbiert. Auch die Getränkesorten Wein/Sekt und Spirituosen wurden 2004, im Vergleich zu 1973, von jeweils deutlich weniger als einem Drittel der Jugendlichen regelmäßig getrunken (BZgA 2004). Der Konsumrückgang hat sicherlich vielfältige Gründe und ist vermutlich auf ein verändertes Gesundheitsbewusstsein unter Jugendlichen zurückzuführen. Dies kann möglicherweise als Erfolg gesundheitserzieherischer bzw. präventiver Maßnahmen gewertet werden.

Positiv ist weiterhin festzuhalten, dass die Mehrheit der Jugendlichen keinen oder nur gelegentlich Alkohol konsumiert. Auch unter den regelmäßigen Konsumenten trinken viele Alkohol in Maßen. Hierbei kann man wohl zu Recht von einem regelorientierten Gebrauch sprechen.

Diese positive Gesamtentwicklung darf jedoch nicht darüber hinwegtäuschen, dass eine Gruppe von Jugendlichen übermäßig häufig psychoaktive Substanzen konsumiert und ein riskantes Konsummuster aufweist. Hierbei fällt besonders das Phänomen des Binge drinking auf, das von gut einem Drittel der Heranwachsenden in dem Monat vor der jeweiligen Erhebung mindestens einmal praktiziert wurde. Damit eng verbunden stieg auch bei Mädchen und Jungen die Häufigkeit der alkoholbedingten Rauscherfahrungen beträchtlich an. Bei etwa 6% der Jugendlichen unter 18 Jahren wurde zudem ein Alkoholmissbrauch und bei etwa 4% eine Alkoholabhängigkeit diagnostiziert. Wird weiterhin berücksichtigt, dass deutsche Jugendliche sowohl im Alter von 13 als auch von 15 Jahren im internationalen Vergleich beim Alkoholkonsum eine Position im obersten Drittel einnehmen, wird der Bedarf an präventiven Maßnahmen umso deutlicher (Schmid/Nic Gabhainn 2004). Auch wenn hohe Konsummengen und häufige Rauscherlebnisse Indikatoren für ein riskantes Konsumverhalten sind, können aus diesen beiden Faktoren allein nicht unmittelbar Rückschlüsse auf eine Gefährdung bzw. eine zwangsläufige Missbrauchsentwicklung geschlossen werden. Um hierüber Aussagen treffen zu können, sind weiterhin die Konsumgründe und die funktionelle Bedeutung des Konsums für Jugendliche zu berücksichtigen.

Unbestritten ist, dass der Konsum psychoaktiver Substanzen in der subjektiven Wahrnehmung der Heranwachsenden ein hohes Kompensationspotenzial aufweist und zur Bewältigung von Entwicklungsaufgaben eingesetzt wird (Hurrelmann 2004; Reese/Silbereisen 2001). So kann beispielsweise der Konsum von Alkohol einem Jugendlichen Vorteile im Ansehen gegenüber Gleichaltrigen verschaffen, ihm verhelfen, Hemmungen ab- oder Kontakte zum anderen Geschlecht aufzubauen. Durch die Erfahrungen von grenzüberschreitenden Situationen und dem Austesten von Lebensstilen wird der Jugendliche unterstützt, ein eigenes Selbstkonzept und Wertesystem sowie eine eigene Identität zu entwickeln. Werden jedoch psychoaktive Substanzen verstärkt zur Bewältigung scheinbar unlösbarer Probleme eingesetzt, besteht die Gefahr, dass die Substanz zum Ersatzziel wird und eine selbst herbeigeführte Lösung der zugrunde liegenden Probleme unterbleibt, was ein missbräuchliches Konsumverhalten vorantreiben kann (Hurrelmann 2004).

Für die *Mehrheit* der Jugendlichen ist aber der (auch hohe) Substanzkonsum auf die Jugendphase beschränkt und wird beim Übergang zum Erwachsenen reduziert oder sogar beendet (Moffitt 1993; Reese/Silbereisen 2000). Trotz dieser zeitlich befristeten Konsumphase besteht für die Heranwachsenden ein Bedarf an präventiven Maßnahmen, denn auch ein (zeitlich) begrenztes Konsumverhalten kann für den Jugendlichen mit gesundheitlichen und finanziellen Folgen verbunden sein. Zusätzlich können hieraus negative Auswirkungen auf das soziale Umfeld (Lehrer, Eltern, Freundeskreis, Schulabschlüsse) resultieren (Reese/Silbereisen 2001). Bei einer *Minderheit* der Heranwachsenden beschränkt sich der übermäßige Konsum psychoaktiver Substanzen jedoch nicht nur auf die Jugendphase. Offensichtlich fehlen gerade diesen Jugendlichen gewisse Bewältigungskompetenzen, um die an sie gestellten Anforderungen konstruktiv lösen zu können: der Substanzkonsum kann hierbei als Ausdruck von Anpassungsproblemen verstanden werden und zu dauerhaften Beeinträchtigungen führen (Silbereisen/Reese 2001).

Präventionsprogramme, die darauf abzielen Lebenskompetenzen der Jugendlichen zu fördern, stellen wesentliche Angebote für sie dar. Durch solche Maßnahmen sollen Jugendliche befähigt werden ihre Probleme selbstständig und ohne den Gebrauch psychoaktiver Substanzen zu lösen (Kähnert et al. 2005).

Aus den referierten epidemiologischen Daten lassen sich folgende Anforderungen an präventive Aktivitäten ableiten: Da schon ein deutlicher Anstieg im Konsumverhalten etwa zwischen dem 11. und 13. Lebensalter erfolgt, sollten präventive Maßnahmen frühzeitig beginnen und zwar spätestens in der fünften Jahrgangsstufe. Aber auch der Einsatz primärpräventiver Programme in den Grundschulen wäre sinnvoll. Betrachtet man ferner die zum Teil erheblichen alters-, geschlechts- und schulformspezifischen Unterschiede im Konsumverhalten, wird deutlich, dass Präventionsprogramme einen hinreichenden Differenzierungsgrad aufweisen sollten. Adressatenspezifische Module, die speziell auf die Bedürfnisse der jeweiligen Zielgruppe ausgerichtet sind, wie die von Jungen oder Mädchen, sollten integrale Bestandteile von Präventionsangeboten sein. Da offensichtlich unter konsumierenden Jugendlichen die substanzbezogenen Erwartungen bereits so weit ausgebildet sind, dass der Konsum für sie eine vergleichsweise hohe Verstetigung aufweist, sollten neben primärpräventiven auch sekundärpräventive Maßnahmen angeboten werden (Kähnert et al. 2005).

Beziehen sich die bisher genannten Anforderungen hauptsächlich auf *verhaltenspräventive* Maßnahmen, die Kognition, Verhaltensweisen und individuelle Kompetenzen der Jugendlichen beeinflussen, so sollte ein weiterer Schwerpunkt auf jene *verhältnispräventiven* Maßnahmen gelegt werden, die auf die Lebensverhältnisse der Heranwachsenden abzielen. Hierbei gilt es besonders die Lebenswelt Schule gesundheitsförderlicher zu gestalten.

Anmerkungen

[1] Als „regelmäßige Alkoholkonsumenten" werden Jugendliche bezeichnet, die angeben, mindestens einmal wöchentlich bis täglich Alkohol zu trinken. Gelegenheitskonsumenten trinken weniger als einmal in der Woche Alkohol.

Literatur

Bilz, L./Hähne, C./Melzer, W.: Die Lebenswelt Schule und ihre Auswirkungen auf die Gesundheit von Jugendlichen. In: Hurrelmann, K./Klocke, A./Melzer, W./Ravens-Sieberer, U. (Hrsg.): Jugendgesundheitssurvey. Weinheim: Juventa 2003, S. 243-299.

BZgA (Hrsg.): Die Drogenaffinität Jugendlicher in der Bundesrepublik Deutschland 2001. Köln: Bundeszentrale für gesundheitliche Aufklärung 2001

BZgA (Hrsg.): Die Drogenaffinität Jugendlicher in der Bundesrepublik Deutschland 2004. Köln: Bundeszentrale für gesundheitliche Aufklärung 2004

BZgA (Hrsg.): Entwicklung des Alkoholkonsums bei Jugendlichen unter besonderer Berücksichtigung der Konsumgewohnheit von Alkopops. Köln: Bundeszentrale für gesundheitliche Aufklärung 2005

DeWitt, D. J./Adlaf, E. M./Offord, D. R.: Age at first alcohol use: a risk factor for the development of alcohol disorders. In: American Journal of Psychiatry 157 (2000), S. 745-750.

DHS (Hrsg.): Alkoholabhängigkeit. Suchtmedizinische Reihe. Band 1. Hamm: Wissenschaftliches Kuratorium der Deutschen Hauptstelle für Suchtfragen (DHS) e.V. 2003

Essau, C. A./Karpinski, N. A./Petermann, F./Conradt, J.: Häufigkeit und Komorbidität psychischer Störungen bei Jugendlichen. Ergebnisse der Bremer Jugendstudie. In: Zeitschrift für Kinderpsychologie und Kinderpsychiatrie 46 (1998), S. 105-124.

Freitag, M.: Was ist eine gesunde Schule? Einflüsse des Schulklimas auf Schüler- und Lehrergesundheit. Weinheim: Juventa 1998

Freitag, M.: Familiäre Determinanten des Alkoholkonsums von Kindern: Implikation einer prospektiven Längsschnittstudie für die Prävention. In: Kolip, P. (Hrsg): Programme gegen Sucht. Internationale Ansätze zur Suchtprävention im Jugendalter. Weinheim: Juventa 1999, S. 163-182.

Gmel, G./Rehm, J./Kuntsche, E.: Binge drinking in Europe: definitions, epidemiology, and consequences. In: Sucht 49 (2003) 2, S. 105-116.

Holly, A./Türk, D./Nelson, C. B./Pfister, H./Wittchen, H. U.: Prävalenz von Alkoholkonsum, Alkoholmißbrauch und -abhängigkeit bei Jugendlichen und jungen Erwachsenen. In: Zeitschrift für Klinische Psychologie 26 (1997) 3, S. 171-179.

Hurrelmann, K.: Lebensphase Jugend. Eine Einführung in die sozialwissenschaftliche Jugendforschung. Weinheim: Juventa 2004

Hurrelmann, K./Klocke, A./Melzer, W./Ravens-Sieberer, U. (Hrsg.): Jugendgesundheitssurvey. Internationale Vergleichsstudie im Auftrag der WHO. Weinheim: Juventa 2003

Janin-Jacquat, B./Francois, Y./Schmid, H.: Der Konsum psychoaktiver Substanzen. In: Schmid, H./Kuntsche, E. N./Delgrande, M. (Hrsg.): Anpassen, ausweichen, auflehnen? Fakten und Hintergründe zur psychosozialen Gesundheit und zum Konsum psychoaktiver Substanzen von Schülerinnen und Schülern. Bern: Haupt Verlag 2001, S. 347-394.

Kähnert, H./Bauer, U./Hurrelmann, K.: Suchtprävention und Schule. In: Pädagogik 57 (2005) 2, S. 6-9.

Kraus, L./Heppenkausen, K./Barrera, A./Orth, B.: Die Europäische Schülerstudie zu Alkohol und anderen Drogen (ESPAD). IFT-Bericht Bd. 141. München 2004

Kraus, L./Augustin, R./Tschernich, S.: Repräsentativerhebung zum Gebrauch psychoaktiver Substanzen in Nordrhein-Westfalen. IFT-Bericht Bd. 120. München 2001

Kolip, P.: Tabak- und Alkoholkonsum bei Jugendlichen: Entwicklungstrends, Prävalenzen und Konsummuster in den alten Bundesländern. In: Leppin, A./Hurrelmann, K./Petermann, H. (Hrsg.): Jugendliche und Alltagsdrogen. Konsum und Perspektiven der Prävention. Neuwied; Berlin: Luchterhand 2000, S. 24-44.

Leppin, A.: Alkoholkonsum und Alkoholmissbrauch bei Jugendlichen: Entwicklungsprozess und Determinanten. In: Leppin, A./Hurrelmann, K./Petermann, H. (Hrsg.): Jugendliche und Alltagsdrogen. Konsum und Perspektiven der Prävention. Neuwied; Berlin: Luchterhand 2000, S. 64-94.

Lösel, F./Bliesener, T.: Zum Einfluß des Familienklimas und der Gleichaltrigengruppe auf den Zusammenhang zwischen Substanzgebrauch und antisozialem Verhalten von Jugendlichen. In: Kindheit und Entwicklung, Schwerpunkt: Alkohol und Drogen im Jugendalter 7 (1998) 4, S. 208-220.

Mielck, A.: Soziale Ungleichheit und Gesundheit. Empirische Ergebnisse, Erklärungsansätze, Interventionsmöglichkeiten. Bern: Hans Huber 2000

Moffitt, T.: Adolescence-limited and life-course-persistent antisocial behavior: A developmental taxonomy. In: Psychological Review 100 (1993), S. 674-701.

Remschmidt, H.: Alkoholabhängigkeit bei jungen Menschen. In: Deutsches Ärzteblatt, Serie: Alkoholismus 99 (2002) 12, 22. März 2002, A 787-792.

Reese, A./Silbereisen, R. K.: Allgemeine versus spezifische Primärprävention von jugendlichem Risikoverhalten. In: Freund, Th./Lindner, W. (Hrsg.): Prävention. Zur kritischen Bewertung von Präventionsansätzen in der Jugendarbeit. Opladen: Leske + Budrich 2001, S. 139-162.

Richter, M.: Gesundheit und Gesundheitsverhalten im Jugendalter. Der Einfluss sozialer Ungleichheit. Wiesbaden: VS Verlag für Sozialwissenschaften 2005

Richter, M./Settertobulte, W.: Gesundheits- und Freizeitverhalten von Jugendlichen. In: Hurrelmann, K./Klocke, A./Melzer, W./Ravens-Sieberer, U. (Hrsg.): Jugendgesundheitssurvey. Weinheim: Juventa 2003, S. 99-157.

Richter, M./Hurrelmann, K.: Sozioökonomische Unterschiede im Substanzkonsum von Jugendlichen. In: Sucht 50 (2004) 4, S. 258-268.

Richter, M./Bauer, U./Hurrelmann, K.: Konsum psychoaktiver Substanzen im Jugendalter: Der Einfluss sozialer Ungleichheit. Ergebnisse der WHO-Studie „Health Behaviour in School-aged Children". In: Aus Politik und Zeitgeschichte B1-2 (2004), S. 30-38.

Roth, M.: Verbreitung und Korrelate des Konsums legaler und illegaler Drogen bei Jugendlichen. In: Zeitschrift für Gesundheitspsychologie 10 (2002) 1, S. 23-35.

Saß, H./Wittchen, H. U./Zaudig, M./Houben, I.: Diagnostische Kriterien des Diagnostischen und Statistischen Manuals Psychischer Störungen DSM-IV. Göttingen: Hogrefe 1998

Schmid, H./Nic Gabhainn, S.: Alcohol use. In: Currie, C./Roberts, C./Morgan, A./Smith, R./ Settertobulte, W./Samdal, O./Barnekow Rasmussen, V. (eds.): Young people´s health context. Health behaviour in school-aged children study: International report from the 2001/ 2002 survey. Kopenhagen: WHO-Europe 2004.

Singer, M. V./Teyssen, S.: Alkoholassoziierte Organschäden. In: Deutsches Ärzteblatt, Serie: Alkoholismus 98 (2001) 33, 17. August 2001, A 2109-2120.

Soyka, M.: Psychische und soziale Folgen chronischen Alkoholismus. In: Deutsches Ärzteblatt, Serie: Alkoholismus 98 (2001) 42, 19. Oktober 2001, A 2732-2736.

Alkohol und der Gender Gap: Geschlechterspezifische Bedingungen des Alkoholkonsums im Jugendalter

Angela Ittel/Susanne Bergann/Herbert Scheithauer

Einleitung

Der Alkoholkonsum erfährt im Jugendalter einen besonders starken Anstieg, erreicht im frühen Erwachsenenalter seinen Höhepunkt und nimmt dann wieder ab (Kandel & Yamaguchi 1999; Loeber et al. 1998; Windle 1995; Wittchen et al. 1998a). Nach einer Repräsentativbefragung der Bundeszentrale für gesundheitliche Aufklärung (BZgA 2001) haben lediglich 8% der Jugendlichen in Deutschland im Hinblick auf Alkohol bisher völlig abstinent gelebt. 30% der 12- bis 25-Jährigen gehören zu regelmäßigen Konsumenten, das heißt sie trinken mindestens einmal in der Woche Alkohol (Wittchen et al. 1999). Es gibt verschiedene, entwicklungsbedingte Gründe für den Anstieg des Alkoholkonsums (und anderer Substanzen) im Jugendalter, die von Freitag und Hurrelmann (1999) an anderer Stelle ausführlich diskutiert werden und den Bedarf an frühzeitiger Intervention und Prävention des Alkoholkonsums Jugendlicher verdeutlichen. Häufig wird dabei aber hauptsächlich auf den Alkoholkonsum von Jungen aufmerksam gemacht, weil Alkoholkonsum gemeinhin als Problemverhalten männlicher Jugendlicher gilt. Aktuelle Daten zeigen aber die Dringlichkeit, auch das geschlechterspezifische Bedingungsgefüge des Alkoholkonsums zu berücksichtigen, besonders im Hinblick auf die Konzeption der Präventions- und Interventionsarbeit mit Jungen und Mädchen. Ziel dieses Beitrags ist es, die Ansätze zur Erklärung des geschlechterspezifischen Alkoholkonsums zu erörtern und anhand empirischer Befunde aus einer eigenen aktuellen Erhebung (Ittel et al. 2006) exemplarisch zu erläutern. Abschließend werden Implikationen für schulische und außerschulische Präventions- und Interventionsprogramme diskutiert.

Geschlechterspezifische Unterschiede im Alkohohlkonsum von Jugendlichen

In Bezug auf den geschlechterspezifischen Alkoholkonsum im Jugendalter fassen Ham & Hope (2003) eine Vielzahl von Befunden aus unterschiedlichen Studien zusammen (vgl. Biber et al. 1980; Stabenau 1990; Wittchen et al. 1996):

- Männliche Jugendliche trinken insgesamt häufiger und in größeren Mengen Alkohol als weibliche Jugendliche und werden häufiger mit einer Störung durch Substanzkonsum diagnostiziert.
- Männliche Jugendliche zeigen häufiger ein Konsummuster, das als „Binge drinking" oder „riskant" bezeichnet wird.
- Alkoholkonsummuster weiblicher Jugendlicher gleichen sich jedoch in gemischtgeschlechtlichen Gruppen denen der männlichen Jugendlichen an.
- Die Beteiligung weiblicher Jugendlicher an problematischen Trinkmustern nimmt im Verlauf des Jugendalters zu.
- Es lassen sich geschlechterspezifische Gebrauchsmuster ermitteln: männliche Jugendliche bevorzugen eher Bier und harte Alkoholika, weibliche Jugendliche hingegen Wein und Sekt.
- Auch berichten männliche Jugendliche häufiger von alkoholinduzierten Rauscherlebnissen. Zudem zeigen sich geschlechter- und altersbedingte Unterschiede hinsichtlich der Häufigkeit von Episoden intensiven Alkoholkonsums (vgl. Hurrelmann et al. 2003).
- Für männliche Jugendliche scheint der Alkoholkonsum vermehrt negative Konsequenzen aufzuweisen; doch die Belastung gleicht sich zwischen den Geschlechtern aus, wenn unterschiedliche Konsequenzen berücksichtigt werden (wie z. B. Selbstschädigungen, negative Schulleistungen, ungeplante sexuelle Aktivitäten, Erinnerungsverluste, Unfälle, Übelkeit).

Geschlechterspezifische Betrachtung in der Entwicklung des Alkoholkonsums

Betrachtet man die hier skizzierten Befunde und Entwicklungspfade des (problematischen) Alkoholkonsums, so zeigen sich die immanente Bedeutung geschlechterspezifischer Erklärungsmodelle des Alkoholkonsums und der Wert frühzeitiger Präventions- und Interventionsprogramme, die diese geschlechterspezifischen Aspekte berücksichtigen. Diese Idee aufgreifend fasst Bettina Schmidt (1998) unterschiedliche Risiko- und Schutzfaktoren zusammen, die bei einer geschlechterspezifischen Betrachtung des Alkoholkonsums bedeutsam werden können. Die Faktoren liegen auf der individuellen und sozialen Ebene, definieren sich aber für Jungen und Mädchen inhaltlich auf unterschiedliche Weise (siehe Tab. 1).

Ebene	Risiko- und Schutzfaktoren	Mädchen	Jungen
Indivi-duum	Biomedizinische Faktoren	Frühe physiologische Reife	Späte physiologische Reife
	Persönlichkeitsmerkmale	Geringe Selbstwirksamkeits-erwartung	Hohe Aggressivität
	Einstellungen/Werte	Religiosität	Befürwortende Konsum-einstellungen
	Verhaltensweisen	/	Früher Konsumeinstieg/ Delinquenz
Sozialer Kontext	Schulische Bedingungen	/	Schulische Belastungen
	Familiäre Bedingungen	Berufstätige Mutter, Konsum der Mutter	Anleitung der Eltern/ behütendes Familienklima
	Gleichaltrige	Konsum des Partners, fehlende Integration	Konsum der Freunde/ außerhäusliche Freizeit
	Sozioökonomischer Status		Finanzielle Belastung

Tab. 1: Geschlechterspezifische Risiko- und Schutzfaktoren des Alkoholkonsums (vgl. Schmidt 1998).

Diese von Schmidt zusammengestellten Faktoren werden in unterschiedlichen Ansätzen mit biologischer, soziologischer oder psychologischer Schwerpunktsetzung aufgegriffen. Die Grundannahmen dieser Ansätze fassen wir im Folgenden zusammen:

Biologische Erklärungsansätze gehen davon aus, dass die körperliche Konstitution von Männern mitbedingt, dass Männer mehr trinken als Frauen (Corrigan 1985; Smolka/Mann 2002). Biologische Geschlechterunterschiede bei der Alkoholverträglichkeit existieren zum Beispiel vor allem in der Metabolisierung (d. h. des Stoffwechsels bzw. des Abbaus) des konsumierten Alkohols. Bei gleicher Alkoholmenge erreichen Frauen eine höhere Blutalkoholkonzentration als Männer, die sich zudem entsprechend langsamer wieder abbaut als bei Männern. Schon bei der körperlichen Verarbeitung von Alkohol bestehen also geschlechterspezifische Unterschiede, die in der Erklärung, Prävention und Intervention von geschlechterspezifischen Trinkmustern zu berücksichtigen sind. Dennoch können biologische Ansätze allein nicht die unterschiedlichen Trinkmuster von Frauen und Männern erklären.

Soziologische Erklärungsansätze postulieren demgegenüber komplexere Bedingungsgefüge geschlechterspezifischer Trinkmuster und argumentieren, dass gesellschaftlich definierte Rollenbilder und Verhaltensnormen ein offenes Trinkverhalten von Männern legitimieren, jenes von Frauen hingegen verurteilen (Robbins 1989; Kreschl 2002; Huselid & Cooper 1992). So warnten Wilsnack & Wilsnack (1978)

Ende der 1970er Jahre, dass die zu Zeiten der Frauenbewegung sich stark verändernden weiblichen Rollenbilder den zunehmenden Alkoholkonsum von Frauen mitverantworteten. Nicht nur die Möglichkeiten und Gelegenheiten für Frauen öffentlich zu trinken hätten sich vermehrt, sondern auch der zunehmende Druck, gesellschaftlich als positives Vorbild im Vordergrund stehen zu müssen, würde von Frauen durch vermehrten Alkoholkonsum kompensiert. Zur Untermauerung dieses Erklärungsversuchs wird angeführt, dass Frauen mit höherer Schulbildung, Ausbildung und höheren beruflichen Positionen gewöhnlich mehr als andere Frauen trinken. Neuere Daten einer kulturvergleichenden Studie aus Deutschland, Finnland und den Niederlanden zeigen, dass diese Annahmen allerdings nur teilweise belegt werden können (Bloomfield et al. 2001). Obwohl es nur geringe geschlechterspezifische Unterschiede in dem Anteil der Personengruppe gibt, die überhaupt Alkohol trinkt, unterscheiden sich die Geschlechter jedoch im Hinblick auf die monatliche Trinkhäufigkeit und den monatlichen Alkoholverbrauch weiterhin deutlich.

Psychologische Erklärungsansätze widmen sich weniger dem gesellschaftlichen Einfluss traditioneller Wertvorstellungen auf das Trinkverhalten, sondern befassen sich mit dem Einfluss individueller Eigenschaften und den unmittelbaren psychosozialen Kontexten auf geschlechterspezifische Unterschiede im Trinkverhalten (Engs & Hanson 1990). Wir fassen zunächst einen prominenten Ansatz der Entwicklungspsychopathologie zu geschlechterspezifischen Entwicklungspfaden zum Alkoholkonsum nach Moffitt (1993) zusammen (siehe Kasten 1) und erörtern dann weitere Faktoren, die nach entwicklungspsychologischen Annahmen als geschlechterspezifische Korrelate des Alkoholkonsums bedeutsam werden können.

Moffitt (1993) betrachtet die Entwicklung zum Alkohol- und Drogenmissbrauch im Jugendalter im Rahmen des weitergefassten Verhaltensbereichs als „antisoziales Verhalten" und unterscheidet im Wesentlichen zwei Entwicklungspfade: den auf das Jugendalter beschränkten (*adolescence-limited*) und den über den Lebenslauf stabilen (*life-course-persistent*; ca. 10% der Bevölkerung) Entwicklungspfad. Moffitt stellt insbesondere früh auftretendes Problemverhalten und Aggressivität als wesentliche Risikobedingungen für die Entwicklung von Störungen durch Substanzkonsum in den Mittelpunkt. Am Beispiel aggressiv-dissozialen Verhaltens, das häufig mit Substanzmissbrauch und -abhängigkeit einhergeht, verdeutlichen Silverthorn & Frick (1999; vgl. Silverthorn et al. 2001) aber ein zweipfadiges, heterogenes Entwicklungsmodell. Dieses Modell orientiert sich an Verhaltensauffälligkeiten, wie etwa aggressiv-dissoziale Verhaltensweisen, die bei Jungen häufig schon relativ früh in der Kindheit zu beobachten sind. Für Mädchen beschreiben die Autoren einen verspäteten Entwicklungspfad: Betroffene Mädchen weisen zum Beispiel schon früh ein schwieriges Temperament und weitere Risikobedingungen auf. Dies führt jedoch nicht – wie bei Jungen – zu einem häufigen aggressiv-dissozialen Verhalten, vielmehr ist bei Mädchen zunächst ein Rückgang aggressiv-dissozialen Verhaltens zu beobachten. Elterliche Erziehungsmaßnahmen und der Einfluss Gleichaltriger führen offenbar dazu, dass Mädchen – stereotypen Geschlechterrollen entsprechend – eher internalisierende Störungen entwickeln. Darüber hinaus können aber Depressionen, die bei Mädchen ab dem frühen Jugendalter massiv zunehmen, über eine Verkettung mit weiteren Risikobedingungen (z. B. sozialer Rückzug) das Risiko für Alkoholkonsum erhöhen (Obeidallah & Earls 1999).

Kasten 1: Geschlechterspezifische Entwicklungspfade zum Alkoholkonsum nach Moffitt (1993).

Der im Kasten 1 dargestellte Ansatz von Moffitt verdeutlicht geschlechterspezifische Entwicklungspfade zum Alkoholkonsum, basierend auf einem unterschiedlichen Einstiegsalter und geschlechterspezifischen Risikofaktoren. Andere Studien erklären den Gender Gap im Alkoholkonsum anhand geschlechterspezifischer Verarbeitungsmechanismen. Schon von früher Kindheit an werden Jungen eher entmutigt, über ihre Gefühle zu sprechen, und lernen daher, die Auseinandersetzung mit ihren Gefühlen zu vermeiden (Goldstein 2006; Nolen-Hocksema 1987). Der Alkoholkonsum dient Jungen möglicherweise als Vermeidungsstrategie in der Bewältigung von Gefühlen. Mädchen hingegen setzen sich meist extensiv mit ihrem emotionalen Befinden auseinander, ein Bewältigungsmechanismus, der mit Depression – aber weniger mit erhöhtem Alkoholkonsum – assoziiert ist (Lehmicke & Hicks 1995).

Neben den individuellen Eigenschaften und Entwicklungswegen zum Alkoholkonsum nehmen Prozesse innerhalb der unmittelbaren sozialen Kontexte einen wichtigen Einfluss auf die Ausprägung des Alkoholkonsums (siehe auch Tab. 1). Dabei gelten die Gleichaltrigen (Baumann & Ennett 1994; Musher-Eizenman et al. 2003) und die Familie (Hops et al. 1999; Scheller & Balkenhol 1986) als zentrale Kontexte. Die unterschiedliche Bedeutsamkeit von Alkohol in weiblichen und männlichen Gleichaltrigengruppen wird anhand folgender Ergebnisse deutlich:

- Mädchen sprechen sich eher gegenseitig auf eventuelle Probleme in Bezug auf Drogenkonsum an, während Jungen dazu neigen, derartige Probleme zu ignorieren und im Zweifelsfalle die Freundschaft zu beenden (Tolson & Urberg 1993).
- Mädchen äußern sich auch eher negativ zu der Frage, ob sie gerne auf Parties gehen, wo viel getrunken wird, während Jungen diese Gelegenheiten öfter und bereitwilliger wahrnehmen (Urberg et al. 1997).
- Mädchen geben auch massivere Schuldgefühle an, wenn sie eine Freundin betrunken sehen, ohne etwas dagegen zu tun (Urberg et al. 1997).
- Biber et al. (1980) beobachteten zudem, dass Trinken für Jungen in eine breite Spanne von Freizeitaktivitäten eingebettet ist, während Mädchen eher darauf bedacht sind, nicht in der Öffentlichkeit und in großen Gruppen Alkohol zu sich zu nehmen.

Die Familie ist ein weiterer wichtiger sozialer Kontext bei der Vorhersage späterer Trinkgewohnheiten (Kreschl 2002), wobei der wohl wichtigste Prädiktor für den späteren Alkoholkonsum Jugendlicher der Alkoholkonsum der Eltern und besonders der des Vaters ist (Biber et al. 1980; Kreschl 2002; Lindsey Veal & Thomson Ross 2004).

In Bezug auf die Bedeutsamkeit familiärer Faktoren haben Biber und Kollegen (1980) herausgefunden, dass Mädchen mit starker Familienanbindung weniger Alkohol trinken als Mädchen, die keine starke Familienanbindung erleben. Für Jungen zeigt sich, dass innerfamiliale Prozesse im Allgemeinen weniger bedeutsam in der Vorhersage ihres Trinkverhaltens sind als für Mädchen. Ergebnisse des neuesten WHO-Jugendgesundheitssurveys implizieren jedoch, dass externale familiale Faktoren, wie etwa die sozioökonomische Situation der Familie, einen größeren Einfluss auf das Trinkverhalten von Jungen ausüben: Jungen, die über familiären Wohlstand berichten, trinken häufiger und haben häufiger Rauscherfahrungen als Jungen aus niedrigeren sozialen Schichten (Hurrelmann et al. 2003); für Mädchen gelten diese Zusammenhänge nicht (Hurrelmann 2004).

Ein empirisches Beispiel

Anknüpfend an die vorherigen theoretischen Überlegungen und empirischen Befunde sollen im Folgenden einige Auswertungen aktueller Daten zum Alkoholkonsum von Mädchen und Jungen vorgestellt werden. Diese entstammen dem dritten Messzeitpunkt einer Berliner Längsschnittstudie (Ittel et al. 2006), bei der im Herbst 2004 244 Jugendliche zwischen 12 und 25 Jahren (Durchschnittsalter: 18,5) befragt wurden.

Um geschlechterspezifische Korrelate des Alkoholkonsums dieser Jugendlichen darzustellen, wurden, in Anlehnung an die hier vorgestellten Überlegungen, Daten zu individuellen Faktoren wie z. B. *Geschlechtsidentität* (Wilson & Liu 2003), *Aggression* (Fahrenberg et al. 2001) und *Depressivität* (Schwarzer 1986) sowie *Anomie* (Kohn et al. 1983) in diese Auswertungen mit einbezogen. Auf der Ebene der sozialen Kontexte wurden eine Skala zur *Wichtigkeit von Freunden* (Reinders 2003) und auf familialer Ebene das *Kontrollverhalten* von Mutter und Vater (Hagan 1991) genutzt. Zudem wurden die *sozialökonomische Situation* (SÖS) und das *Berufsprestige* der Eltern berücksichtigt. Hinsichtlich des Alkoholkonsums der Jugendlichen wurden sowohl die *Häufigkeit des Alkoholkonsums im letzten Jahr* als auch die *Menge des konsumierten Alkohols* sowie die *Intensität des Rausches*[1] von den Jugendlichen erfragt. Um das gleichzeitige Auftreten problematischer Verhaltensweisen abbilden zu können, wurden verschiedene Skalen hierzu erhoben, wie etwa *Risikoneigung, Problemverhalten in der Schule, Problemverhalten zu Hause* oder *Relationale Aggression* (Hadjar et al. 2001). Ziel war es, geschlechterspezifische Faktoren in der Vorhersage von Alkoholkonsum zu überprüfen.

Ergebnisse

Die Auswertung des Konsumverhaltens der Mädchen und Jungen ergab, in Übereinstimmung mit den theoretischen Überlegungen und empirischen Resultaten anderer Studien, dass diese signifikant *unterschiedliche Konsummuster* im Hinblick
auf Menge, Intensität und Häufigkeit des Konsums aufweisen. Von den befragten
Mädchen gaben insgesamt nur 29,3% an, Alkohol zu konsumieren bis sie „be-
schwipst" oder betrunken sind. Im Unterschied dazu beträgt der Wert bei den Jungen 38,2%. Des Weiteren ist der Anteil an Mädchen, die noch nie eine Erinnerungslücke nach dem Konsum von Alkohol erlebt haben, mit 88,5% (N=215) deutlich höher als der Anteil der Jungen in dieser Kategorie mit nur 76,3% (N=180).
Ähnliche signifikante geschlechterspezifische Unterschiede im Konsumverhalten
zeigen sich auch bezüglich der *Häufigkeit* des Alkoholkonsums. Wie in Abbildung 1 dargestellt, konsumieren Jungen im Vergleich zu Mädchen deutlich häufiger Alkohol: Während 54,1% der Mädchen (N=131) angaben, nie oder höchstens
ein Mal im Monat Alkohol zu konsumieren, ist dies nur für 38,9% der Jungen
(N=93) zu konstatieren (Abb. 1).

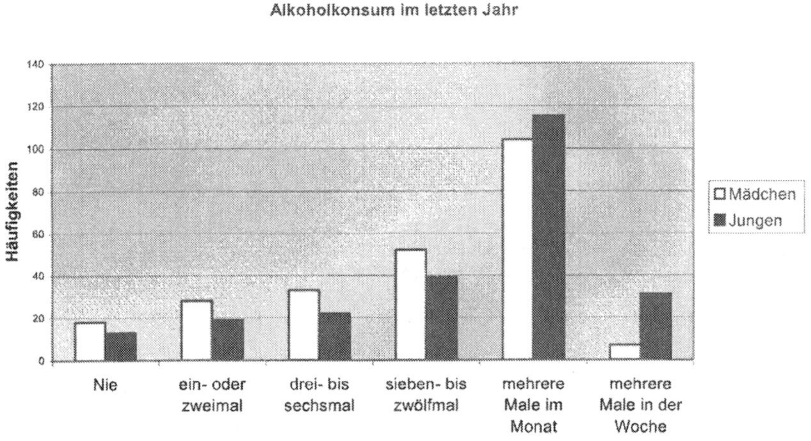

Abb. 1: Häufigkeiten des Alkoholkonsums im letzten Jahr.

61,1% der Jungen (N=146) und nur 45,9% der Mädchen (N=111) geben zudem an,
mehrmals im Monat oder sogar mehrmals in der Woche Alkohol zu sich zu nehmen. Der Gender Gap im Alkoholkonsum zeigt sich also weiterhin auch in unseren
aktuellen Daten: Mädchen zeigen sowohl hinsichtlich der Häufigkeit und Menge
als auch bezüglich der Intensität einen moderateren Alkoholkonsum als ihre männlichen Altersgenossen.

Individuelle Prädiktoren von Alkoholkonsum und Faktoren des sozialen Kontexts

Um den Einfluss individueller Faktoren und Variablen des sozialen Kontexts auf die Häufigkeit des Alkoholkonsums von Jugendlichen zu bestimmen, wurden, mithilfe regressionsanalytischer Verfahren, die Zusammenhänge der oben beschriebenen Variablen mit dem Alkoholkonsum der Mädchen und Jungen getrennt untersucht:

Für die *männlichen* Untersuchungsteilnehmer zeigt sich, dass vor allem ein hoher sozioökonomischer Status des Vaters (ß=.20; p<.01) und ein allgemein delinquentes Verhalten (ß=.19; p<.05) in positivem Zusammenhang mit dem Konsumverhalten der Jungen stehen. Damit werden die bereits vorgestellten Ergebnisse des WHO-Jugendgesundheitssurvey (Hurrelmann et al. 2003) zum Zusammenhang von hoher sozialökonomischer Situation (SÖS) und einem erhöhten Substanzgebrauch bei männlichen Jugendlichen bestätigt. Auch zeigt sich übereinstimmend mit Swan (1995), dass problematische und aggressive Verhaltensweisen nur für die männlichen Jugendlichen signifikante Prädiktoren des Alkoholkonsums sind.

Demgegenüber zeigt sich für die *weiblichen* Untersuchungsteilnehmer, dass vor allem die eigene „typisch weibliche" Geschlechteridentität auf der individuellen Ebene (ß=-.17; p<.05) und das mütterliche Kontrollverhalten als familialer Faktor (ß=-.24; p<.01) als protektive Faktoren für den Alkoholkonsum gelten. Die Tatsache, dass Mädchen, die stärker ihre Identität als Frau wahrnehmen, in geringerem Umfang Alkohol konsumieren, unterstützt die Annahme, dass auch gesellschaftliche und kulturelle Normen über adäquate geschlechtertypische Verhaltensweisen einen Einfluss auf das Trinkverhalten von Mädchen haben können. Der Befund, dass für Mädchen die elterliche Kontrolle als protektiver Faktor gilt, fügt sich spiegelbildlich zu den Befunden über die Zusammenhänge zwischen geringerem Kontrollverhalten und dem erleichterten Zugang zu Alkohol im Jugendalter (Kuther & Higgins-D`Allessandro 2003; Hermida et al. 2003).

Eine starke Konzentration und Orientierung auf die Peergroup scheinen für Mädchen allerdings einen Risikofaktor darzustellen. Die Ergebnisse zeigen, dass mit steigender Wichtigkeit der Freunde auch die Häufigkeit des Alkoholkonsums signifikant zunimmt (ß=.17, p<.01). Wie bereits dargelegt, sind adoleszente Mädchen im Allgemeinen stärker als Jungen an persönlichen Kontakten orientiert und in ihrer Identitätsentwicklung stärker vom Freundeskreis abhängig als männliche Jugendliche; möglicherweise passen sich diese eher den Normen Gleichaltriger an, die im Jugendalter den Alkoholkonsum stark befürworten (vgl. auch Thomsen et al. 2004).

Fazit und Implikationen für pädagogische Maßnahmen

Der vorliegende Beitrag konnte die Notwendigkeit der Betrachtung geschlechterspezifischer Bedingungsfaktoren und deren Berücksichtung in präventiven Maßnahmen anhand der Zusammenstellung theoretischer Ansätze und empirischer Befunde verdeutlichen (vgl. Bölcskei et al. 1997). Eine wirksame Suchtprävention muss die unterschiedlichen Lebensbedingungen von Jungen und Mädchen, die zu einer Suchtentwicklung beitragen, berücksichtigen. Ein geschlechterspezifischer Zugang in der Suchtprävention ist daher absolut erforderlich und sollte in der praktischen Arbeit mit Jugendlichen unbedingt Beachtung finden. Eine weitere, wichtige Überlegung für die Konzeption geschlechterspezifischer pädagogischer Maßnahmen ist, dass die angewendeten Methoden für Jungen und Mädchen unterschiedliche Effekte zeigen: Jungen berichten beispielsweise schon nach kurzer Zeit über einen Rückgang des Konsums, während Erfolgserlebnisse bei den Mädchen erst nach einiger Zeit erkennbar sind (Department of Health and Human Services 2002). Des Weiteren scheinen Jungen vor allem von interaktiven Methoden wie Rollenspielen oder Gruppenarbeiten zu profitieren, während Mädchen eher von der Vermittlung so genannter „Life Skills" (wie z. B. die Fähigkeiten, Entscheidungen zu treffen, Probleme zu lösen, kritisch und kreativ zu denken, sich selbst zu kennen, Empathie aufzuweisen sowie mit Gefühlen und Stress umgehen zu können) profitieren (Department of Health and Human Services 2002). Interessanterweise zeigen *mono-edukative* Maßnahmen allerdings im Vergleich zu *ko-edukativen* Programmen keinen erhöhten positiven Effekt auf die Intervention und Prävention des Alkoholkonsums Jugendlicher (Department of Health and Human Services 2002). Das heißt, Präventions- und Interventionsmaßnahmen sollten zwar sensibel für die Bedürfnisse beider Geschlechter konzipiert werden, müssen aber keinesfalls in geschlechtshomogenen Gruppen stattfinden.

Die Tatsache, dass Jungen, die über einen relativ hohen familiären Wohlstand berichten, häufiger Alkohol konsumieren, oder der Fakt, dass besonders gebildete Frauen in hohen beruflichen Positionen zu einer Alkoholabhängigkeit im Erwachsenenalter neigen, verdeutlichen die Bedeutung von Präventionsmaßnahmen, die breite Bevölkerungsschichten und nicht nur potenziell gefährdete und sozial benachteiligte Mädchen und Jungen ansprechen. Einen geeigneten Ort für die Implementierung gezielter geschlechtersensibler Präventionsmaßnahmen stellt dabei die Schule dar. Zum einen bietet sie als gesellschaftliche Institution und wichtige Sozialisationsinstanz die Möglichkeit, relativ ökonomisch eine große Gruppe von Jungen und Mädchen anzusprechen. Zudem können auch die Lehrer/innen als geeignete Multiplikatoren und Multiplikatorinnen für präventive Inhalte gelten und wertvolle Einblicke zu geschlechterspezifischen Dynamiken in Gleichaltrigengruppen geben. Inhaltlich und methodisch ist, nicht nur für Mädchen, der Lebenskompetenzenansatz zu empfehlen, da er interaktive Methoden und die (alters- und geschlechterangemessene) Vermittlung wesentlicher personaler und sozialer Kompetenzen zur Bewältigung alltäglicher und jugendspezifischer Probleme beinhaltet. Diese Ansätze können Jungen wie Mädchen einen angemessenen Umgang mit sozialen Situationen und Einflüssen vermitteln und so helfen, ein größeres Selbstbewusstsein und geeignete Bewältigungsmechanismen zu entwickeln und auch Druck von Gleichaltrigen oder der Gesellschaft besser standzuhalten.[2] Zudem sollten die Maßnahmen auch Prozesse in Kontexten wie der Familie oder der Gleichaltrigengruppe mit einbeziehen (Department of Health and Human Services 2002; Tobler et al. 2000).

(Schulische) Präventionsprogramme müssen dabei in stärkerem Maße berücksichtigen, dass männliche und weibliche Jugendliche Entwicklungsaufgaben in unterschiedlicher Qualität, Intensität und zu unterschiedlichen Zeitpunkten zu bewältigen haben. Damit einher gehen unterschiedliche, geschlechterspezifische Erwartungen an die Jugendlichen. Präventionsprogramme müssen somit in stärkerem Maße als bisher geschlechterspezifische Kompetenzen, Defizite, Ressourcen und Erwartungen anvisieren (Department of Health and Human Services 2002).

Anmerkungen

[1] Erfragt wurde die Häufigkeit des Alkoholkonsums mit anschließender Erinnerungslücke am nächsten Tag.

[2] Ausführlichere Informationen zu einzelnen Programmen zum Beispiel in: Botvin (1983), Kalke et al. (2004) sowie Maiwald/Reese (2000).

Literatur

Baumann, K. E/Ennett, S. T.: Peer influence on adolescent drug use. In: American Psychologist 49 (1994), S. 820-822.

Biber, S. H./Hashway, R. N./Annick, I. F.: Drinking patterns of male and female collegians: Are the patterns converging? In: Journal of College Student Personnel 21 (1980), S. 349-53.

Bloomfield, K./Gmel, G./Neve, R./Mustonen, H.: Investigating gender convergence in alcohol consumption in Finland, Germany, the Netherlands, and Switzerland: A repeated survey analysis. In: Substance Abuse 22 (2001), S. 39-53.

Bölcskei, P. L./Hörmann, A./Hollederer, A./Jordan, S./Fenzel, H.: Suchtprävention an Schulen – Besondere Aspekte des Nikotinabusus. In: Prävention – Rehabilitation 9 (1997), S. 82-88.

Botvin, G. J.: Life Skills Training. New York: Smithfield Press 1983

Bundeszentrale für gesundheitliche Aufklärung: Die Drogenaffinität Jugendlicher in der Bundesrepublik Deutschland. Köln: BZgA 2001

Corrigan, E. M.: Gender differences in alcohol and other drug use. In: Addictive Behavior 10 (1985), S. 313-317.

Department of Health and Human Services (Ed.): Making Prevention Effective for Adolescent Boys and Girls: Gender Differences in Substance Use and Prevention Making Prevention Effective for Adolescent. The National Cross-Site Evaluation of High-Risk Youth Programs. Rockville: Center for Substance Abuse Prevention 2002. http://ncadistore.samhsa.gov/catalog/productDetails.aspx?ProductID=16192 (01.02.2006)

Engs, R. C./Hanson, D. J.: Gender differences in drinking patterns and problems among college students: A review of the literature. In: Journal of Alcohol and Drug Education 35 (1990), S. 36-47.

Fahrenberg, J./Hempel, R./Selg, H.: Das Freiburger Persönlichkeitsinventar: FPI-R. Göttingen: Hogrefe 2001

Freitag, M./Hurrelmann, K.: Illegale psychoaktive Substanzen – die neuen Alltagsdrogen des Jugendalters? In: Freitag, M./Hurrelmann, K. (Hrsg.): Illegale Alltagsdrogen. Weinheim: Juventa 1999, S. 7-22.

Goldstein, B. I.: Why do Women get Depressed and Men get Drunk? An Examination of Attributional Style and Coping Style in Response to Negative Life Events Among Canadian Young Adults. In: Sex Roles 54 (2006), S. 27-37.

Hadjar, A./Hoffmann, D./Ittel, A./Morgenroth, O./Baier, D.: Dominanzideologien, Geschlechtsrollen und Delinquenz im Leben Jugendlicher in Toronto und Berlin. Unveröffentlichter Projektbericht des DFG-Projekts. Berlin: DFG 2001 (hektografiert)

Hagan, J.: Destiny and drift: Subcultural preferences, status attainment and the risks and rewards of youth. In: American Sociological Review 56 (1991), S. 567-582.

Ham, L. S./Hope, D. A.: College Students and Problematic Drinking: A Review of the Literature. In: Clinical Psychology Review 23 (2003), S. 719-759.

Hermida, J. R. F./Secades Villa, R./Seco, G. V./Errasti Pèrez, J. M.: Evaluation of What Parents know about Their Children's Drug Use and How they perceive the most Common Family Risk Factors. In: Journal of Drug Education 33 (2003), S. 337-353.

Hops, H./Davis, B./Lewin, L. M.: The Development of Alcohol and other Substance Use: a Gender Study of Family and Peer Context. In: Journal of Studies on Alcohol. Supplement 13 (1999), S. 22-31.

Hurrelmann, K.: Lebensphase Jugend: eine Einführung in die sozialwissenschaftliche Jugendforschung. 7. vollst. überarb. Auflage, Weinheim u. a.: Juventa 2004

Hurrelmann, K./Klocke, A./Melzer, W./Ravens-Sieberer, U.: Jugendgesundheitssurvey. Internationale Vergleichsstudie im Auftrag der Weltgesundheitsorganisation (WHO). Weinheim: Juventa 2003

Huselid, R. F./Cooper, M. L.: Gender Roles as Mediators of Sex Differences in Adolescent Alcohol Use and Abuse. In: Journal of Health and Social Behavior 33 (1992), S. 348-362.

Ittel, A./Kuhl, P./Hess, M.: Geschlechterrollen im Jugendalter – Ein Projektbericht. In: Ittel, A./ Merkens, H. (Hrsg.): Interdisziplinäre Jugendforschung. Jugendliche zwischen Familien, Freunden und Feinden. Wiesbaden: Verlag für Sozialwissenschaften 2006, S. 105-134.

Kalke, J./Raschke, P./Kern, W./Langemann, C./Frahm, H.: Handbuch der Suchtprävention. Programme, Projekte und Maßnahmen aus Deutschland, Österreich und der Schweiz. Freiburg i. B.: Lambertus Verlag 2004

Kandel, D. B./Yamaguchi, K.: Developmental stages of involvement in substance use. In: Ott, P. J./ Tarter, R. E./Ammermann, R. T. (Eds.): Sourcebook on Substance Abuse. Boston: Allyn and Bacon 1999, S. 51-74.

Kohn, M./Schooler, C./Miller, J./Miller, K./Schoenbach, C./Schoenberg, R.: Work and personality: An inquiry into the impact of social stratification. Norwood, NJ: Ablex Publishing 1983

Kreschl, A. V.: Weiblicher Alkoholismus – frauenspezifische Perspektiven in Theorie, Forschung und Behandlung. In: Mann, K. (Hrsg.): Neue Therapieansätze bei Alkoholproblemen. Lengerich: Pabst Science Publishers 2002, S. 135-144.

Kuther, T. L./Higgins-D`Allessandro, A.: Attitudinal and Normative Predictors of Alcohol Use by Older Adolescents and Young Adults. In: Journal of Drug Education 33 (2003), S. 71-90.

Lehmicke, N./Hicks, R. A.: Relationship of response-set differences on Beck Depression Inventory scores of undergraduate students. In: Psychological Report 76 (1995), S. 15-21.

Loeber, R./Farrington, D. P./Stouthamer-Loeber, M./Van Kammen, W. B.: Antisocial Behavior and mental Health Problems. Mahwah: Lawrence Erlbaum Associates 1998

Lyndsey Veal, M./Thomson Ross, L.: Gender, Parental Monitoring and Binge Drinking. In: Annual Review of Undergraduate Research at the College of Charleston 3 (2004), S. 229-241.

Maiwald, E./Reese, A.: Effektivität suchtpräventiver Lebenskompetenzenprogramme – Ergebnisse deutscher Evaluationsstudien. In: Sucht aktuell (2000) 1, S. 8-12.

Moffitt, T. E.: „Life-course-persistent" and „adolescence-limited" antisocial behavior: A development taxonomie. In: Psychological Review 100 (1993), S. 674-701.

Musher-Eizenman, D. R./Holub, S. C./Arnett, M.: Attitude and Peer Influences on Adolescent Substance Use: The Moderating Effect of Age, Sex, and Substance. In: Journal of Drug Education 33 (2003), S. 1-23.

Nolen-Hocksema, S.: Sex Differences in Unipolar Depression: Evidence and Theory. In: Psychological Bulletin 101 (1987), S. 259-282.

Obeidallah, D. A./Earls, F. J.: Adolescent girls: The role of depression in the development of delinquency. National Institute of Justice Research Preview. Washington: US Department of Justice 1999

Reinders, H.: Jugendtypen: Ansätze zu einer differentiellen Theorie der Adoleszenz. Opladen: Leske + Budrich 2003

Robbins, C.: Sex Differences in Psychosocial Consequences of Alcohol and Drug Abuse. In: Journal of Health and Social Behavior 30 (1989), S. 117-130.

Scheller, R./Balkenhol, P.: Einflüsse des Elternhauses als Determinanten der Alkoholabhängigkeit bei Frauen. In: Zeitschrift für Klinische Psychologie 15 (1986), S. 34-46.

Schmidt, B.: Suchtprävention bei konsumierenden Jugendlichen. Sekundärpräventive Ansätze in der geschlechtsbezogenen Drogenarbeit. Weinheim: Juventa 1998

Schwarzer, R.: Skalen zur Befindlichkeit und Persönlichkeit. Forschungsbericht 5. Berlin: Freie Universität, Institut für Psychologie 1986

Silverthorn, P./Frick, P. J.: Developmental pathway to antisocial behavior: The delayed-onset pathways in girls. In: Development and Psychopathology 11 (1999), S. 101-126.

Silverthorn, P./Frick, P. J./Reynolds, R.: Timing of onset of severe conduct problems in adjudicated girls and boys. In: Journal of Psychopathology and Behavioral Assessment 23 (2001), S. 171-181.

Smolka, M. N./Mann, K.: Geschlechtsspezifische Unterschiede bei Entwicklung und Verlauf der Alkoholabhängigkeit. In: Mann, K. (Hrsg.): Neue Therapieansätze bei Alkoholproblemen. Lengerich: Pabst Science Publishers 2002, S. 145-160.

Stabenau, J. R.: Additive independent factors that predict risk for alcoholism. In: Journal of Studies on Alcohol 51 (1990), S. 164-174.

Swan, N.: Early Childhood Behavior and Temperament Predict Later Substance Use. In: Nida Notes 10 (1995), o. S. www.drugabuse.gov

Thomsen, S. R./Rekve, D./Lindsay, G. B.: Using „Bud World Party" Attendance to Predict Adolescent Alcohol Use and Beliefs about Drinking. In: Journal of Drug Education 34 (2004), S. 179-195.

Tobler, N. S./Roona, M. R./Ochshorn, P./Marshall, D. G./Streke, A. V./Stackpole, K. M.: School-based adolescent drug prevention programs: 1998 meta-analysis. In: The Journal of Primary Prevention 20 (2000), S. 275-336.

Tolson, J. M./Urberg, K. A.: Similarity between Adolescent best Friends. In: Journal of Adolescent Research 8 (1993), S. 274-288.

Urberg, K. A./Degirmencioglu, S. M./Pilgram, C.: Close friend and group influence on adolescent smoking and alcohol use. In: Developmental Psychology 33 (1997), S. 834-844.

Wilsnack, R. W./Wilsnack, S. C.: Sex roles and drinking among adolescent girls. In: Journal of Studies on Alcohol 39 (1978), S. 1855-1875.

Wilson, M. S./Liu, J. H.: Social dominance orientation and gender: The moderating role of gender identity. In: British Journal of Social Psychology 42 (2003), S. 187-198.

Windle, M.: An alcohol involvement typology for adolescents: Convergent validity and longitudinal stability. In: Journal of Studies on Alcohol 57 (1995), S. 627-637.

Wittchen, H.-U./Höfler, M./Perkonigg, A./Sonntag, H./Lieb, R.: Wie stabil sind Drogenkonsum und das Auftreten klinisch-diagnostisch relevanter Missbrauchs- und Abhängigkeitsstadien bei Jugendlichen? In: Kindheit und Entwicklung 7 (1998) 4, S. 188-198.

Wittchen, H.-U./Lieb, R./Perkonigg, A.: Early developmental stages of substance abuse and dependence. In: Bibliotheca Psychiatrica 168 (1999), S. 7-22.

Wittchen, H.-U./Perkonigg, A./Reed, V.: Comorbidity of mental disorders and substance use disorders. In: European Addiction Research 2 (1996), S. 36-47.

Klinische Aspekte zum Alkoholmissbrauch bei Kindern und Jugendlichen

Oliver Bilke

1. Einleitung

Alkoholbedingte Störungen bei Jugendlichen stellen schwere Belastungen für den Patienten und seine Familie dar und gefährden seine Entwicklung in höchstem Maße. Kommt eine Abhängigkeit hinzu, dann kumulieren die klinischen und sozialen Probleme. Im klinischen Alltag hat sich in den letzten zehn Jahren die Tendenz verfestigt, dass jugendliche Patienten nur selten auf Drogen verzichten und vor allem der Alkoholkonsum zum täglichen Begleiter jugendlicher Patienten im Sinne der Selbstmedikationshypothese geworden ist. Auf der anderen Seite können psychische Störungen auch primär direkt durch den Konsum von Alkohol entstehen. Die klinische Gruppe umfasst verschiedene Störungen, deren Schweregrad von einer akuten Vergiftung bis hin zu dauerhaften psychotischen Störungen oder schweren Abhängigkeitssyndromen reicht. Psychiatrische und psychotherapeutische Interventionen helfen, frühzeitig die individuelle Bedeutung des missbräuchlichen Alkoholkonsums zu erkennen und Wege aus der Suchtentwicklung zu zeigen.

2. Klassifikation des Drogenkonsums bei Jugendlichen nach der ICD-10

Grundlage jeder Intervention in der Kinder- und Jugendpsychiatrie ist eine sorgfältige Mehrebenendiagnostik, die nach der Internationalen Klassifikation der Krankheiten, der so genannten ICD-10 (International Classification of Diseases) erfolgt.

2.1 Schädlicher Gebrauch

Der Konsum von Alkohol führt zu einer manifesten Gesundheitsschädigung, die eine körperliche Störung (z. B. Hepatitis) oder eine psychische Störung (z. B. Konzentrationsstörung) sein kann. Diese Kategorie umfasst auch Jugendliche, bei denen aufgrund ihres Substanzgebrauchs gravierende negative Konsequenzen in Familie, Schule und in ihren Beziehungen zu Gleichaltrigen mit einer Verschlechterung ihres psychosozialen Funktionsniveaus eingetreten sind.

2.2 Abhängigkeitssyndrom

Ein entscheidendes Charakteristikum der Substanzabhängigkeit ist der oft starke, gelegentlich übermächtige Wunsch, Alkohol zu konsumieren. Diese Diagnose soll

57

sorgfältig und nur dann gestellt werden, wenn drei oder mehr der folgenden Kriterien in den letzten 12 Monaten mindestens einen Monat lang gleichzeitig bestanden oder während der letzten 12 Monate wiederholt vorhanden waren:

- starker Wunsch oder starker Zwang Alkohol oder andere psychotrope Substanzen zu konsumieren;
- verminderte Kontrollfähigkeit bezüglich des Beginns, der Beendigung und der Menge des Konsums;
- Auftreten eines körperlichen Entzugssyndroms bei Beendigung oder Reduktion des Konsums, entweder in Form substanzspezifischer Entzugssymptome oder durch die Einnahme der gleichen oder einer nahe verwandten Substanz, um Entzugssymptome zu mildern oder zu vermeiden;
- Nachweis einer Toleranz im Sinne erhöhter Dosen, die erforderlich sind, um die ursprünglich durch niedrigere Dosen erreichten Wirkungen hervorzurufen;
- fortschreitende Vernachlässigung anderer Vergnügen oder Interessen zugunsten des Substanzkonsums sowie erhöhter Zeitaufwand, um die Substanz zu beschaffen, zu konsumieren oder sich von den Folgen zu erholen;
- anhaltender Substanzkonsum trotz Nachweises eindeutiger körperlicher, psychischer oder sozialer schädlicher Folgen; dabei sollte festgestellt werden, dass der Konsument sich tatsächlich über Art und Ausmaß der schädlichen Folgen im Klaren war bzw. dass zumindest davon auszugehen ist.

2.3 Psychotische Störung

Durch Alkohol können psychische Syndrome induziert werden, die nichtsubstanzinduzierten psychotischen oder wahnhaften Störungen ähneln oder gleichen. Kennzeichnend sind lebhafte Halluzinationen (typischerweise akustische, oft aber auf mehr als einem Sinnesgebiet), Personenverkennungen, Beziehungs- oder Verfolgungsideen sowie Wahn. Ebenso kommen psychomotorische Störungen wie Erregung oder Stupor (Bewegungsstarre) sowie ein abnormer Affekt vor – in Form von intensiver Angst, von erheblicher Aggression oder im Einzelfall ekstatischen Zuständen.
Die Symptome treten gewöhnlich während oder unmittelbar (meist innerhalb von 48 Stunden) nach dem Alkoholgebrauch auf, gehen typischerweise innerhalb eines Tages zumindest teilweise zurück, innerhalb einer Woche in der Regel vollständig.

2.4 Alkoholbezogene Aspekte bei psychisch kranken Jugendlichen

Bei akuter Alkoholvergiftung kommt es zu affektiver Enthemmung, Aggressivität und Affektlabilität, Stand- und Gangunsicherheit und verwaschener Sprache, bei sehr hohen Blutspiegeln zu Beruhigung und Bewusstseinsstörung bis hin zum Koma. Beim (seltenen) Alkoholentzugssyndrom können vegetative Hyperaktivität,

Zittern, Schlaflosigkeit, Übelkeit und Erbrechen, flüchtige visuelle, taktile oder akustische Halluzinationen, illusionäre Verkennungen, psychomotorische Agitiertheit, paranoide Ängste und „Grand-mal"-Anfälle auftreten. In den letzten Jahren ist bei Jugendlichen beiderlei Geschlechts das so genannte Binge drinking in Mode gekommen, die Einnahme großer Alkoholmengen in sehr kurzer Zeit mit dem expliziten Ziel eines starken Rausches. Dieses Verhalten ist klinisch erfreulicherweise bei bereits psychisch Kranken sehr selten zu beobachten, muss aber in die Differentialdiagnose jedes veränderten Bewusstseinszustandes miteinbezogen werden.

3. Störungsspezifische Diagnostik

Die Diagnostik erfolgt nach Leitlinien der Fachgesellschaften und konzentriert sich nicht nur auf den Alkoholkonsum, sondern umfasst auch die Suche nach anderen Suchtmitteln und so genannten komorbiden Begleiterkrankungen.

3.1 Symptomatik

Hierzu gehört die Befragung des Patienten und seiner Eltern (getrennt und zusammen, evtl. zusätzlich andere Familienmitglieder). Seelisch kranke Jugendliche neigen dazu, ihr Konsumverhalten zu bagatellisieren, wobei die Eltern oft nicht über das volle Ausmaß der Problematik informiert sind. Es muss in jedem Fall eine differenzierte Analyse des Suchtverhaltens erfolgen. Zu explorieren sind:

*   alle konsumierten Substanzen mit Beginn des Konsums sowie des regelmäßigen Konsums, Konsumfrequenz, -dauer und -intensität, Konsumgewohnheiten;
*   subjektiv erlebte, erwünschte und unerwünschte Substanzwirkungen, bisher erlebte Entzugssymptomatik;
*   Reduktion bestehender psychotischer Symptome durch Drogenkonsum;
*   Intensität der Beschäftigung mit dem Substanzkonsum, Vernachlässigung von Freunden und Hobbys zugunsten von Substanzbeschaffung und -konsum;
*   Vergesellschaftung mit Alkohol- und Drogenkonsumierenden und/oder sozial auffälligen Jugendlichen;
*   bisherige negative Konsequenzen des Substanzkonsums in familiärer, schulischer und psychosozialer Hinsicht;
*   kleinkriminelle Aktivitäten , z. B. Diebstähle, Dealen;
*   bisherige Strafen wegen Verstoßes gegen das Betäubungsmittelgesetz; Eigentumsdelikte oder aggressive Gewalthandlungen im Zusammenhang mit Substanzkonsum;
*   körperliche Entgiftungen und Entwöhnungen, Abstinenzphasen;
*   Therapieauflagen seitens der Schule, der Eltern oder durch Gerichtsbeschluss;

- riskantes Sexualverhalten (ungeschützter Sexualverkehr, Promiskuität, Prostitution);
- erhöhte Impulsivität;
- „Sensation seeking" oder erheblicher Rückzug;
- Motivation zur Konsumreduktion oder Abstinenz;
- Ressourcen des Kindes bzw. des Jugendlichen;
- Einholen von Informationen aus der Schule (mit Einverständnis der Eltern!) über den aktuellen Leistungsstand, die Leistungsentwicklung (Leistungsknick?), Fehlzeiten (entschuldigt und unentschuldigt) sowie auffälliges Verhalten in der Schule (Übermüdung, Verlangsamung, Geistesabwesenheit im Unterricht, inadäquater Affekt, ungewöhnliche affektive Ausbrüche).

3.2 Störungsspezifische Entwicklungsgeschichte

- Pränatale und Geburtsanamnese (auch mütterlicher Nikotin-, Alkohol- oder Drogenmissbrauch);
- medizinische Anamnese, insbesondere des Zentralnervensystems (z. B. Anfallsleiden, Schädel-Hirn-Traumata, Hirn-Infektionen);
- Einnahme von (medizinisch indizierten) Medikamenten;
- allgemeiner Entwicklungsverlauf inkl. Schul- und Ausbildungskarriere, Klassen- und Schulwechsel, bisherige Schulabschlüsse, höchstes erreichtes Funktionsniveau;
- soziale Fertigkeiten und soziale Integration;
- Vorgeschichte bzgl. körperlichen und/oder sexuellen Missbrauchs, Viktimisierung durch Gleichaltrige;
- Vorgeschichte bzgl. Stieffamilie, Adoptionen, Unterbringung in Pflegefamilien oder Einrichtungen der Jugendhilfe.

3.3 Störungsrelevante Rahmenbedingungen

- Umgang mit Zigaretten, Alkohol, Drogen und Medikamenten in der Familie;
- psychische Störungen in der Familie (einschließlich Störungen durch psychisch wirksame Substanzen);
- innerfamiliäre Beziehungen und Kommunikationsstil;
- Ressourcen und Bewältigungsmechanismen in der Familie;
- Vernachlässigung, Missbrauch oder Misshandlung;
- Armut oder Verwahrlosung im direkten Wohnumfeld;
- Einstellungen im Freundeskreis des Jugendlichen zu Zigaretten, Alkohol und anderen Drogen;
- wichtigste Bezugsperson des betroffenen Jugendlichen, die sein Vertrauen genießt und durch die er ggf. erreicht werden kann.

3.4 Apparative, Labor- und Testdiagnostik

* Körperliche Untersuchung;
* Allgemeinzustand (Kleidung, äußeres Erscheinungsbild, Zahnstatus, Einstichstellen, gerötete Augen, vegetative Funktionen; auf Misshandlungszeichen achten);
* Infektionen, Scabies (Krätze), Läuse;
* neurologische Untersuchung;
* Bei Verdacht auf weitere Drogenabhängigkeit ist auf die folgenden Merkmale zu achten:

Pupillen: Verengung (Opiate), Erweiterung (Kokain, Amphetamine, Alkaloide);

Haut: Hautfarbe, Einstichstellen, Spritzenabszesse;

Koordination: Gangstörung, FNV (akute Vergiftung);

Herz: Rhythmusstörungen (Amphetamine, Ecstasy, Kokain).

3.5 Testpsychologische Diagnostik

* Standard-Fragebogen für Eltern/Lehrer bezüglich des Verhaltens des Kindes/ Jugendlichen (Child Behaviour Check List – CBCL; Teacher Report Form – TRF), eventuell Selbsteinschätzung des Jugendlichen (z. B. Youth Self Report – YSR);
* Bestimmung des Intelligenzniveaus; bei entsprechenden Hinweisen auch Testdiagnostik bezüglich Teilleistungsstörungen der Sprache und/oder der schulischen Fertigkeiten;
* neuropsychologische Funktionen (in der Regel erst nach einem alkohol- bzw. drogenfreien Intervall).

3.6 Weitergehende Diagnostik und Differenzialdiagnostik

Besondere diagnostische Schwierigkeiten ergeben sich beim plötzlichen Vorliegen vielgestaltiger psychischer Symptome. In solchen Fällen muss die Diagnose einer akuten Vergiftung erwogen werden. Andererseits kann durch Drogenkonsum ein psychischer Zustand induziert werden, der über die Dauer der akuten Alkoholwirkung hinaus anhält. Differenzialdiagnostisch und prognostisch müssen weiterhin Frühsymptome beginnender schizophrener und schizoaffektiver Erkrankungen besonders beachtet werden.

3.7 Identifizierung entwicklungspsychopathologischer Symptome und Belastungen

Das multiaxiale Diagnoseschema (MAS) nach ICD-10 umfasst neben der klassischen psychiatrischen Störung auf Achse I die weiteren entwicklungspsychiatrisch und therapeutisch relevanten Problembereiche. Zentral ist die systematische Identifizierung weiterer entwicklungspsychopathologischer Symptome und Belastungen in jedem Einzelfall durch folgende Fragen:

- Bestehen spezifische Entwicklungsstörungen (MAS-Achse II), vor allem im Bereich der Sprache, der Schriftsprache oder des Rechnens?
- Besteht eine Intelligenzminderung (MAS-Achse III)?
- Bestehen somatische Bedingungen/Erkrankungen (MAS-Achse IV), die Substanzmissbrauch begünstigen (z. B. hirnorganische Beeinträchtigungen), oder Erkrankungen als Folge des Konsums psychoaktiver Substanzen (Hepatitis, HIV, hirnorganische Störungen)?
- Bestehen psychosoziale Belastungsfaktoren (MAS-Achse V), die Substanzmissbrauch begünstigen?
- Welches psychosoziale Funktionsniveau (MAS-Achse VI) besteht aktuell bei dem Kind/Jugendlichen?

4. Interventionen und Therapie

Grundsätzlich ist das am wenigsten restriktive Behandlungssetting zu wählen, in dem eine hinreichende Sicherheit und Effektivität der Behandlung gewährleistet werden kann (American Association of Child and Adolescent Psychiatry, AACAP 2005). Dies betrifft zunächst die physische Sicherheit des Jugendlichen selbst (akute körperliche Gefährdung, rauschhaft bedingte Eigengefährdung) und die dritter Personen (Fremdgefährdung durch den Jugendlichen).

Wenn keine Notwendigkeit für eine akute stationäre Aufnahme aufgrund einer somatischen oder psychiatrischen Indikation besteht, ist für die weitere Auswahl des Interventionssettings Art und Schweregrad der Substanzabhängigkeit maßgeblich (Art und Menge der konsumierten Substanzen, Gefahr einer signifikanten Entzugssymptomatik, frühere Behandlungsmisserfolge in einem weniger restriktiven Setting).

Falls erforderlich, sollte die „Entgiftung" als stationäre qualifizierte Entzugsbehandlung durchgeführt werden, gefolgt von einer Rehabilitation in einer Einrichtung für Jugendliche mit Substanzabhängigkeit.

Nachfolgend werden allgemeine Grundsätze der Behandlung jugendlicher Patienten mit einer Störung durch Alkohol dargestellt (siehe auch AACAP 2005):

- Primäres Behandlungsziel bei psychisch kranken Jugendlichen ist das Erreichen und Aufrechterhalten von Abstinenz. Vertretbare Zwischenziele können im Einzelfall jedoch sein: Verringerung des Substanzkonsums und sich daraus ergebender negativer Folgen, Verringerung von Rückfallhäufigkeit und -schwere, Verbesserung des Funktionsniveaus des Jugendlichen.
- Gelingt es einem Patienten nicht, z. B. aufgrund paranoider Verzerrungen, Einsicht in seine Abhängigkeitsproblematik zu gewinnen, so stellt es ein wichtiges primäres Therapieziel dar, Problemeinsicht und die Motivation zu einer weiterführenden Behandlung zu bewirken.
- Hohe Eigenmotivation ist jedoch keine Voraussetzung für die Effektivität einer Behandlung, sondern auch Sanktionen durch wichtige Bezugspersonen oder juristische Auflagen können den Behandlungserfolg signifikant erhöhen.
- Eine Entgiftung ist besonders bei schizophrenen Patienten nur *ein* Bestandteil einer effektiven Behandlung, die von weiteren Interventionen begleitet werden muss.
- Da es häufig zu Therapieabbrüchen kommt und die Behandlungsdauer mit dem Therapieerfolg positiv korreliert, sind Maßnahmen zur Verminderung der Abbruch-Wahrscheinlichkeit von hoher Bedeutung. Die Jugendlichen benötigen bei jedem Therapieschritt Klarheit über die weitere Entwicklung, verlässliche Zusagen und transparente Kommunikation der Hilfeanbieter.
- Verhaltensorientierte Interventionen sind unverzichtbare Komponenten jedes Behandlungsprogramms.
- Familientherapeutische Interventionen sind ein außerordentlich wichtiger Bestandteil der Behandlung substanzabhängiger Patienten.
- Die Wirksamkeit der Behandlung muss wiederholt durch objektive Befunde, in der Regel mittels Urinkontrollen und Bestimmung der Medikamentenspiegel im Sinne eines therapeutischen „drug-monitoring", überprüft werden. Bereits im Vorfeld sind im Rahmen der Entwicklung des Behandlungsplans verbindliche Absprachen zu treffen, welche Konsequenzen ein positiver Testbefund nach sich zieht.
- Die Zusammenarbeit mit sozialen Diensten, Schule und Jugendamt ist zur Entwicklung weiterer Lebensperspektiven für den Jugendlichen von hoher Bedeutung.
- Zum Erreichen dauerhafter Abstinenz ist der Aufbau eines substanzfreien Lebensstils mit Beziehungen zu prosozialen, abstinenten Jugendlichen und der Entwicklung geeigneter Freizeitaktivitäten von hoher Bedeutung.
- Vor der Störung durch psychoaktive Substanzen behandeln: Selbstmordgefährdung.
- Bei weiteren komorbiden psychiatrischen Störungen: wenn nicht durch Entgiftung ausreichend behandelt, Abwägung des Behandlungsbedarfs; bei signifikanter komorbider psychiatrischer Störung: gleichzeitige Behandlung aller Störungen.

4.1. Psychotherapeutische Ansätze

Unspezifische verhaltensorientierte Ansätze sind in jedem Interventionssetting (ambulant, teilstationär, vollstationär) und jedem Interventionskontext (Kinder- und Jugendpsychiatrie, Suchthilfe, Jugendhilfe) unverzichtbar. Hierzu gehören:

- Psychoedukation (Patient, Eltern);
- Motivierende Gesprächsführung („motivational interviewing"):
  Durch diese nicht-konfrontative Kurzintervention zur Erhöhung der Veränderungsbereitschaft konnten bei Jugendlichen signifikante Verminderungen des Konsums von Tabak (Hollis et al. 2005), Alkohol (Tait & Hulse 2003) und Cannabis (McCambridge & Strang 2004) erzielt werden; dies gilt ebenso für durch Substanzkonsum beeinträchtigte Verhaltensweisen, und zwar insbesondere bei Probanden mit höherem Substanzkonsum und mit geringerer Veränderungsbereitschaft (O'Leary Tevyaw & Monti 2004). Somit sollte diese Intervention bei jedem Jugendlichen, der Substanzkonsum betreibt, zum Einsatz kommen.
- Interventionen zur Schadensminimierung („harm reduction") bezüglich des Substanzkonsums – insbesondere dann, wenn Abstinenz nicht kurzfristig realisierbar erscheint – und damit im Zusammenhang stehenden Risikoverhaltens, z. B. Unterlassen gefährlicher Aktivitäten in vergiftetem Zustand, Verminderung des Risikos von Infektionskrankheiten, u. a. durch safer sex (St. Lawrence et al. 2002).

Familientherapeutische Interventionen sind in der Behandlung von Jugendlichen mit Substanzmissbrauch und -abhängigkeit unverzichtbar (AACAP 2005). Familientherapie ist effektiver als Einzeltherapie, Gruppentherapie und familienbezogene Psychoedukation (Stanton & Shadish 1997). Am besten evaluiert sind *verhaltens- und problemlösungsorientierte Behandlungsansätze* (Weinberg et al. 1998).
Wichtige *Therapieziele* sind: Psychoedukation, Erhöhung von Therapiemotivation und Mitarbeit aller Familienmitglieder, Förderung konsistenten elterlichen Erziehungsverhaltens und Überprüfung der Aktivitäten des Jugendlichen, Anwendung negativer Konsequenzen bei Substanzkonsum des Jugendlichen, Erhöhung der Problem- und Konfliktlösefähigkeiten der Familienmitglieder und Verbesserung der innerfamiliären Kommunikation, (Vermitteln von) Interventionen für signifikante Probleme anderer Familienmitglieder. Die Wirksamkeit von Familientherapie wurde sowohl bezüglich des Konsums von Alkohol und Cannabis als auch von „harten" Drogen nachgewiesen (Liddle 2004).
Auch *kognitiv-verhaltenstherapeutische Interventionen*, einzeln oder in der Gruppe durchgeführt, weisen eine hohe Effektivität auf (Waldron & Kaminer 2004). Ziele sind u. a.: Gewahrwerden interner und externer Stimuli, die Substanzkonsum fördern; Erkennen und Vermeiden Rückfall begünstigender Situationen sowie Anwen-

dung geeigneter Coping-Strategien; Aufbau von Fertigkeiten, um sozialem Druck zum Substanzkonsum zu widerstehen; Entwicklung von Strategien zum Umgang mit psychosozialen Belastungen, Triggern für Substanzkonsum und Rückfällen. Zur Wirksamkeit *tiefenpsychologisch orientierter Behandlungsansätze* bei Kindern und Jugendlichen mit schädlichem Gebrauch bzw. Abhängigkeit von psychoaktiven Substanzen liegen zwar noch keine kontrollierten Untersuchungen vor, dennoch wird dieser Ansatz gerade bei komplexen Fällen in vielen Institutionen erfolgreich eingesetzt.

4.2 Pharmakotherapie

Eine signifikante Entzugssymptomatik im Jugendalter – die überwiegend bei Konsum illegaler Drogen, nur selten bei überhöhtem Alkoholkonsum auftritt – sollte in ähnlicher Weise wie bei Erwachsenen behandelt werden. Eine medikamentöse Verminderung der Entzugssymptomatik, stellt keine „ultima ratio", sondern eine Behandlung „lege artis" dar. Obwohl bei Jugendlichen noch nicht speziell etabliert, stellt eine pharmakologische Behandlung der Grunderkrankung eine wichtige Grundlage der Rückfallverhütung dar

4.3 Ambulantes Setting

Voraussetzungen für eine ambulante Behandlung sind:

- Vorhandensein von Tagesstruktur und sozialen Beziehungen, die nicht durch Substanzkonsum bestimmt sind;
- Fähigkeit zur kurzfristigen Abstinenz – zumindest vor Beginn der Behandlung;
- Mitwirkungsbereitschaft und Absprachefähigkeit.

Dennoch ist gerade bei Drogenabhängigen eine gewisse Unregelmäßigkeit festzustellen, die nicht zu einem vorzeitigen Behandlungsabbruch verleiten darf. Therapieverlauf und -erfolg müssen durch wiederholte, für den Patienten unvorhersehbare Urinkontrollen überprüft werden. Zu Beginn einer *ambulanten Behandlung* sollte definiert werden, unter welchen Bedingungen die Behandlung in einem stärker geschützten Setting (teilstationär oder vollstationär) fortgesetzt wird. Hierzu ist auch ein umfassendes Drogenscreening erforderlich, da der nicht erkannte Konsum psychotroper Substanzen durch Intoxikations- oder Entzugssymptome zu einer Komplikation des Behandlungsverlaufes führen kann.
Eine *teilstationäre Behandlung* kann eventuell eine stationäre Behandlung ersetzen oder als Vorbereitung oder zur Verkürzung einer vollstationären Behandlung eingesetzt werden. Wichtig ist, einen möglichst kontinuierlichen Übergang zwischen den verschiedenen Behandlungssettings sicherzustellen.

Bei signifikantem Substanzkonsum sollte aufgrund der spezifischen Konsummuster bei Jugendlichen (sehr häufig polyvalenter Gebrauch) und der erheblichen Bedeutung familientherapeutischer und schulischer Interventionen die qualifizierte Entzugsbehandlung grundsätzlich in einer geeigneten *vollstationären* jugendpsychiatrischen Einrichtung durchgeführt werden. Zu Beginn der Entzugsbehandlung ist ein umfassendes Drogenscreening erforderlich.

4.4 Nachsorge

Eine Nachbehandlung ist für die Stabilisierung des Behandlungserfolges sehr wichtig, denn die Wahrscheinlichkeit eines Rückfalls ist innerhalb der ersten drei Monate nach Abschluss der Behandlung am größten. Jugendliche mit weiteren komorbiden psychiatrischen Störungen, hoher psychosozialer Belastung, geringem Interesse an Schule bzw. Beruf, geringen sozialen Fertigkeiten und wenig aktiver Freizeitgestaltung und Jugendliche, bei denen keine Nachbehandlung erfolgt, sind am stärksten rückfallgefährdet (Kaminer 1999).

Im Rahmen der Behandlung sollte ein möglichst kontinuierlicher Übergang des Patienten in die multimodale Nachbehandlung sichergestellt werden.

Literatur

AACAP Official Action: Practice Parameter for the Assessment and Treatment of Children and Adolescents with Substance Use Disorders. J Am Acad Child Adolesc Psychiatry 44 (2005), p. 609-621.

APA: Diagnostic and statistical manual of mental disorders, 4th ed. – DSM-IV. Washington, DC: American Psychiatric Association 1994; deutsche Bearbeitung: Saß, H./Wittchen, H. U./ Zaudig, M.: Diagnostisches und Statistisches Manual psychiatrischer Störungen DSM-IV. Göttingen: Hogrefe 1996

Gaebel, W. (Hrsg.): Evidenzbasierte Suchtmedizin. Behandlungsleitlinie Suchtbezogene Störungen. Köln: Dt. Ärzte-Verlag, S. 193-239.

Kaminer, Y.: Addictive disorders in adolescents. Psychiatr Clin North Am 22 (1999), p. 275-288.

Liddle, H.: Family-based therapies for adolescent alcohol and drug use: research contributions and future research needs. Addiction 99 (2004) (Suppl. 2), p. 76-92.

O'Leary Tevyaw, T./Monti, P. M.: Motivational enhancement and other brief interventions for adolescent substance abuse: foundations, applications and evaluations. Addiction 99 (2004) (Suppl. 2), p. 3-75.

Stanton, M. D./Shadish, W. R.: Outcome, attrition, and family-couples treatment for drug abuse: a meta-analysis and review of the controlled, comparative studies. Psychol Bull 122 (1997), p. 170-191.

Waldron, H. B./Kaminer, Y.: On the learning curve: the emerging evidence supporting cognitive-behavioral therapies for adolescent substance abuse. Addiction 99 (2004) (Suppl. 2), p. 93-105.

Weinberg, N. Z./Rahdert, E./Colliver, J. D./Glantz, M. D.: Adolescent substance abuse: a review of the past 10 years. J Am Acad Child Adolesc Psychiatry 37 (1998), p. 252-161.

Gesetzliche Grundlagen gegen die Gefährdung Jugendlicher durch Alkohol

Jürgen Fleck

I. Recht und Sucht

Nicht nur in der Schule, sondern in der Gesellschaft allgemein wird vielfach von einer Verrechtlichung gesprochen. Für den Suchtbereich kann hiervon nicht die Rede sein. Eine allgemeine gesetzliche Grundlage, die auch den Schulbereich umfassen könnte, existiert nicht. Sucht wird als Schlagwort in der juristischen Literatur kaum erwähnt. Auch in der Rechtsprechung wird Sucht verhältnismäßig stiefmütterlich behandelt. Erstmals ist der Begriff Sucht in der grundlegenden Entscheidung des Bundessozialgerichts vom 1. Juni 1968 näher dargestellt – nach Meinung des Bundessozialgerichts eine Abhängigkeit, die sich im „Nicht-mehr-Aufhören-Können" äußert. Es ist die erste höchstrichterliche Entscheidung, die Sucht als Krankheit ansieht. Es ging um die Frage der Alkoholabhängigkeit.[1] Nach wie vor ist Alkohol in der Bundesrepublik Deutschland die Droge Nr. 1, so dass trotz der aktuellen Diskussion über Heroinfreigabe die Gefährdung Jugendlicher durch Alkohol ein zentrales Problem ist.

Alkohol ist in unserer Gesellschaft nicht nur eine beliebte und tolerierte Droge[2], sondern auch eine legale Droge. Diese Differenzierung in legale und illegale Drogen – wie Cannabisprodukte – hat das Bundesverfassungsgericht für gerechtfertigt gehalten. Nach der berühmten Haschisch-Entscheidung des Bundesverfassungsgerichts schützt Art. 2 Abs. 2 S. 1 GG den einzelnen vor hoheitlichen Eingriffen in sein Leben und seine körperliche Unversehrtheit. Außerdem verpflichtet er in Verbindung mit Art. 1 Abs. 1 S. 2 GG den Staat, sich schützend und fördernd vor diese Rechtsgüter zu stellen, d. h. vor allem, sie vor rechtswidrigen Eingriffen von Seiten anderer zu bewahren.[3] Die staatliche Schutzpflicht – so das Bundesverfassungsgericht – würde in ihr Gegenteil verkehrt, wenn man vom Gesetzgeber forderte, den unerlaubten Umgang mit Cannabisprodukten nur deshalb nicht unter Strafe zu stellen, weil andere, nicht dem Betäubungsmittelgesetz unterstellte Rauschmittel – gemeint ist hier der Alkohol – unter Umständen größere gesundheitliche Gefahren bewirken können.[4] Für die unterschiedliche Behandlung von Cannabisprodukten einerseits und Alkohol andererseits sind nach Meinung des Bundesverfassungsgerichts gewichtige Gründe vorhanden. So ist zwar anerkannt, dass der Missbrauch von Alkohol Gefahren sowohl für den einzelnen als auch für die Gemeinschaft mit sich bringt, die denen des Konsums von Cannabisprodukten gleichkommen oder sie sogar übertreffen, gleichwohl ist zu beachten, dass Alkohol eine Vielzahl von Verwendungsmöglichkeiten hat, denen auf Seiten der rauscherzeugenden Bestandteile und Produkte der Cannabispflanze nichts Vergleichbares gegenübersteht. Alkoholhaltige Substanzen dienen als Lebens- und Genussmittel; in Form von Wein werden sie auch im religiösen Kult verwandt. In allen Fällen, meint das Bundesverfassungsgericht weiter, dominiert eine Verwendung des Alkohols, die nicht zu Rauschzuständen führt; seine berauschende Wirkung ist allgemein bekannt und wird durch soziale Kontrolle überwiegend vermieden.[5] Diese vielfach falsch interpretierte Entscheidung des Bundesverfassungsgerichts vom 9. März 1994 hat das im Vorlagebeschluss des Landgerichts Lübeck postulierte „Recht auf Rausch", das mit der allgemeinen Handlungsfreiheit des Art. 2 Abs. 1 GG begründet sein soll, gerade nicht bestätigt.[6] Vielmehr hat das Bundesverfassungsgericht zutreffend festgestellt, dass für den Umgang mit Drogen die Schranken des Art. 2 Abs. 1 GG gelten. Ein „Recht auf Rausch", das diesen Beschränkungen entzogen wäre, gibt es nicht.[7]

Art. 2 Abs. 1 GG schützt jede Form menschlichen Handelns ohne Rücksicht darauf, welches Gewicht der Betätigung für die Persönlichkeitsentfaltung zukommt. Absolut geschützt und damit der Einwirkung der öffentlichen Gewalt entzogen, ist jedoch nur ein Kernbereich privater Lebensgestaltung. Dazu kann der Umgang mit Drogen, insbesondere auch das Sich-Berauschen, aufgrund seiner vielfältigen sozialen Aus- und Wechselwirkungen nicht gerechnet werden. Die allgemeine Handlungsfreiheit steht unter dem Vorbehalt der verfassungsmäßigen Ordnung. Hierzu zählen alle Rechtsnormen, die formell und materiell mit der Verfassung in Einklang stehen. Zu diesen Normen gehören auch die Vorschriften, die dem Kinder- und Jugendschutz dienen. Das Bundesverfassungsgericht hat in der zitierten Entscheidung mehrfach auf den Jugendschutz hingewiesen und festgestellt, dass die Festigung der Persönlichkeit von Jugendlichen und Heranwachsenden durch berauschende Mittel behindert werden könne.[8] So sind die Gesetze zum Kinder- und Jugendschutz als Regelungen zu verstehen, die die allgemeine Handlungsfreiheit aus Art. 2 Abs. 1 GG in zulässiger Weise einschränken. In der Studentenbewegung der „68er" galt Drogenkonsum als Ausdruck des Protestes gegen die repressive bürgerliche Gesellschaft und als Symbol für das emanzipatorische Streben nach Freiheit und Selbstverwirklichung. Dieser Mythos könnte auch für die legale Droge Alkohol gelten. Sind aber Drogen auf dem legalen Markt erhältlich, sind sie vielen Menschen zugänglich, die die Gefährlichkeit und Tragweite des Drogenkonsums nicht abzusehen vermögen, insbesondere Kinder und Jugendliche.[9] Diese bedürfen des angesprochenen Schutzes.

II. Regelungen zum Jugendschutz

1. Jugendschutz hatte bis in die jüngste Vergangenheit und auch heute noch den Hautgout staatlicher Bevormundung und wurde als überholt und rückständig be-

zeichnet.[10] Dies verwundert insofern nicht, als das Gesetz für die Jugendwohlfahrt, zurückgehend auf das Reichsjugendwohlfahrtsgesetz, ein eingriffs- und ordnungsrechtliches Instrumentarium darstellte. Heute ist ein grundlegender Wandel durch die Normierung des SGB VIII – Kinder- und Jugendhilfegesetz (KJHG) vom 26. Juni 1990 – zuletzt geändert 08.09.2005 – eingetreten. Das Eingriffsrecht des Staates ist nahezu völlig den Gerichten belassen, bei der Neuregelung handelt es sich um ein modernes, präventiv orientiertes Leistungsgesetz. Es soll dazu beitragen, die Erziehungssituation von Kindern und Jugendlichen zu verbessern, indem die Eltern, denen grundsätzlich die Erziehungsverantwortung obliegt, bei der Durchführung ihrer Aufgaben unterstützt werden.[11]

Der Schutz Jugendlicher, insbesondere gegen Reizüberflutung und negative Einflüsse, wird ergänzt durch das neu gefasste Jugendschutzgesetz (JuSchG) vom 23.07.2002, zuletzt geändert 23.07.2004, mit dem u.a. auch das Gesetz zum Schutze der Jugend in der Öffentlichkeit abgelöst worden ist. Schutz im Arbeitsleben gewährt den Jugendlichen das Jugendarbeitsschutzgesetz (JArbSchG) vom 12. April 1976 – zuletzt geändert 21.06.2005. Daneben befindet sich eine Regelung zum Jugendschutz in verschiedenen anderen Gesetzen, wie dem Bürgerlichen Gesetzbuch, dem Strafgesetzbuch, dem Bundesausbildungsförderungsgesetz, dem Berufsbildungsgesetz und dem Jugendgerichtsgesetz sowie sonst noch in vereinzelten Normen verschiedener Gesetze.

2. Dennoch existiert eine Regelung zur Sucht auch in diesen Gesetzen generell nicht. Alkohol ist nur in einigen wenigen Bestimmungen angesprochen.

Nach § 9 JuSchG dürfen in Gaststätten, Verkaufsstellen oder sonst in der Öffentlichkeit Branntwein, branntweinhaltige Getränke oder Lebensmittel, die Branntwein in nicht nur geringfügiger Menge enthalten, an Kinder und Jugendliche sowie andere alkoholische Getränke an Kinder und Jugendliche unter 16 Jahren weder abgegeben, noch darf ihnen der Verzehr gestattet werden.

Nach § 31 Abs. 2 JArbSchG darf derjenige, der Jugendliche beschäftigt, Jugendlichen unter 16 Jahren keine alkoholischen Getränke und Tabakwaren, Jugendlichen über 16 Jahre keinen Branntwein geben. Damit ist die Regelung von Alkoholkonsum in den allgemeinen Bestimmungen auch schon erschöpft. Für die spezielle Situation im strafrechtlichen Verfahren sieht das Jugendgerichtsgesetz (JGG) nach § 10 Abs. 2 die Anordnung einer Entziehungskur vor und nach § 12 Abs. 2 der Jugendarrestvollzugsordnung (JAVollzO) ist Jugendlichen Alkoholgenuss nicht gestattet.

3. Das neue Jugendschutzrecht versteht sich wesentlich als präventives Recht. So gesehen ist die Prophylaxe bei Kinder- und Jugendalkoholismus, wie Suchtprophylaxe allgemein, gesetzlich geboten. Das neue KJHG im SGB VIII hat einen Perspektivwechsel von der Aufsicht zur Kontrolle, von der Therapie zur ambulan-

ten Hilfe und Prophylaxe vollzogen. Nach § 14 SGB VIII sollen jungen Menschen und Erziehungsberechtigten Angebote des erzieherischen Kinder- und Jugendschutzes gemacht werden. Vor allem sollen nach Abs. 2 dieser Vorschrift diese Maßnahmen junge Menschen befähigen, sich vor gefährdenden Einflüssen zu schützen und sie zu Kritikfähigkeit, Entscheidungsfähigkeit und Eigenverantwortlichkeit sowie zur Verantwortung gegenüber ihren Mitmenschen führen.

Dabei kann es nicht darum gehen, Abstinenzler zu erziehen, sondern einen normalen Umgang mit Alkohol zu ermöglichen. Suchtprophylaxe wendet sich deshalb nicht nur an Kinder und Jugendliche, sie wendet sich vielmehr darüber hinaus an Eltern, Erzieher, Unternehmer, Behörden, Institutionen, kurz die ganze Gesellschaft.[12] In jedem Fall sollte Alkoholprophylaxe darauf zielen, dass wenigstens die gesetzlichen Mindestvorschriften des Jugendschutzgesetzes eingehalten werden, möglichst eine totale Abstinenz für Kinder unter 14 Jahren, vor allem aber sollte auch das Problembewusstsein für die Gefahren im Umgang mit der legalen Droge Alkohol geschärft werden.

4. Nach § 1 Abs. 1 SGB VIII hat jeder junge Mensch ein Recht auf Förderung seiner Entwicklung und auf Erziehung zu einer eigenverantwortlichen und gemeinschaftsfähigen Persönlichkeit. Dieses Recht auf Erziehung ist im Kontext der Jugendhilfe in erster Linie von programmatischer Bedeutung. Hierin kommt zum Ausdruck, dass Erziehung und Förderung der Entwicklung und damit auch die Tätigkeit der Jugendhilfe zuallererst dem Kind und dem Jugendlichen selbst sowie der Entwicklung und Entfaltung seiner Persönlichkeit dienen, nicht dem Interesse und der Selbstverwirklichung der Eltern, aber auch nicht dem Interesse des Staates, z. B. verkörpert durch die Schule. Dennoch: Normadressat sind die Eltern. So wiederholt Abs. 2 des § 1 den Wortlaut von Art. 6 Abs. 2 GG. Damit sollte vom Gesetzgeber verdeutlicht werden, dass das Recht auf Erziehung nicht isoliert bewertet, sondern im Kontext des höherrangigen Verfassungsrechts interpretiert wird.[13] Hier nun entsteht das Spannungsfeld zwischen dem Erziehungsrecht der Eltern aus Art. 6 Abs. 2 GG einerseits und dem aus der Schulaufsicht fließenden Recht des Staates zur schulischen Erziehung aus Art. 7 Abs. 1 GG. Wenngleich das Jugendhilferecht der Elternverantwortung zuzurechnen ist, existieren doch identische Programmsätze mit der Erziehungsaufgabe der Schule. Grundsätzlich ist der staatliche Erziehungsauftrag selbstständig neben dem Elternrecht und unabhängig vom Willen der Eltern. Auch für den Schulbereich behält jedoch das Elternrecht seine Bedeutung. Weder der staatlichen Schulhoheit, noch dem Elternrecht kommt ein absoluter Vorrang zu. Es besteht vielmehr eine Wechselwirkung und teilweise eine Identität in den Zielen. Beide – Eltern und Schule – haben das Recht des Kindes auf Selbstentfaltung nach Art. 2 Abs. 1 GG zu beachten.[14]

III. Gesetzliche Regelungen und Grundlagen im Schulbereich

1. Die zentrale Norm des Schulrechts in Deutschland ist Art. 7 Abs. 1 GG, danach steht das gesamte Schulwesen unter Aufsicht des Staates. Unter Aufsicht könnte nur Kontrolle von Schulträgern verstanden werden. Eine solche Interpretation stünde jedoch im Gegensatz zur geschichtlichen Entwicklung des deutschen Schulwesens, was von einem starken staatlichen Einfluss geprägt wurde und auf das Allgemeine Preußische Landrecht von 1794 zurückgeht. Dort war normiert, dass Schulen Veranstaltungen des Staates sind. Bundesverfassungsgericht und Bundesverwaltungsgericht interpretieren Art. 7 Abs. 1 GG dahin, dass Aufsichtsrecht der Inbegriff der staatlichen Herrschaftsrechte über die Schule, nämlich die Gesamtheit der staatlichen Befugnisse zur Organisation, Planung, Leitung und Beaufsichtigung des Schulwesens ist.[15] Die ausschließliche Gesetzgebungs- und Verwaltungskompetenz für das Schulwesen ist nach dem Grundgesetz den Ländern übertragen (Art. 30 und 70 ff. GG). Die einzelnen Schulgesetze der Länder ähneln sich, deshalb soll der Norminhalt am Beispiel des neu gefassten Berliner Schulgesetzes (2004) dargestellt werden.

Nach § 1 des Schulgesetzes für Berlin ist Aufgabe der Schule,

„alle wertvollen Anlagen der Kinder und Jugendlichen zur vollen Entfaltung zu bringen und ihnen ein Höchstmaß an Urteilskraft, gründliches Wissen und Können zu vermitteln. Ziel muss die Heranbildung von Persönlichkeiten sein, welche fähig sind [...], das staatliche und gesellschaftliche Leben auf der Grundlage der Demokratie, des Friedens, der Freiheit, der Menschenwürde und der Gleichberechtigung der Geschlechter [...] zu gestalten. Diese Persönlichkeiten müssen sich der Verantwortung gegenüber der Allgemeinheit bewusst sein, und ihre Haltung muss bestimmt werden von der Anerkennung der Gleichberechtigung aller Menschen, von der Achtung vor jeder ehrlichen Überzeugung und von der Anerkennung der Notwendigkeit einer fortschrittlichen Gestaltung der gesellschaftlichen Verhältnisse sowie einer friedlichen Verständigung der Völker. [...]"[16]

Auch hier ist programmatisch als Erziehungsziel eine eigenverantwortliche und gemeinschaftsfähige Persönlichkeit bestimmt, obwohl es sich um andere Adressaten handelt:

Der Programmsatz ist identisch mit dem Programm des Jugendhilferechts (§ 1 Abs. 1 SGB VIII). Kinder- und Jugendhilfe wie auch Schule verfolgen das gemeinsame Ziel, die Persönlichkeit junger Menschen zu stärken, sie zum eigenverantwortlichen Handeln und zur Wahrnehmung von Aufgaben für die Gesellschaft zu befähigen und sie auf die beruflichen Qualifikationen und das Leben in der Erwachsenenwelt vorzubereiten. Die Verpflichtung der Träger der Jugendhilfe zur Kooperation mit der Schule ist in § 81 SGB VIII ausdrücklich statuiert. Damit ist Suchtprävention ebenso ein Auftrag der Schule wie der Jugendhilfe.

Es versteht sich von selbst, dass die Schutzvorschriften für Jugendliche, die allgemein gelten, auch im Schulbereich anzuwenden sind. Um es an einem extremen Beispiel zu verdeutlichen:

Ein Ausschank von Alkohol in der Schule an Jugendliche unter 16 Jahren würde schon gegen die Bestimmungen des Jugendschutzgesetzes verstoßen. Schwieriger ist es, wenn es sich um ein Klassenfest mit 17-jährigen Schülern handelt. Eine gesetzliche Grundlage existiert nicht. Dennoch ist auch hier aus dem Erziehungsauftrag der Schule die Prophylaxe geboten. Wenn der normale Umgang mit Alkohol vermittelt werden soll, kann es durchaus zulässig und angezeigt sein, geringen Alkoholkonsum zu gestatten. Grundsätzlich ist es eine Frage des Einzelfalles.

2. Aus dem Präventionsgebot heraus ist es angezeigt, allgemeine Regelungen zu treffen. Da die konkreten gesetzlichen Grundlagen fehlen, ist es Aufgabe der Schulbehörde, Handlungsmaximen zu umreißen. So hat in Berlin die Senatsverwaltung für Schule, Jugend und Sport in dem Rundschreiben II Nr. 20/1997 Ziele und Aufgaben, Organisation und Felder der suchtprophylaktischen Arbeit beschrieben.[17]
Im Gesetz ist, wie schon erwähnt, eine Regelung des Aufgabengebiets von Suchtbeauftragten nicht enthalten, wenngleich es sonst in vielen Bereichen Beauftragte gibt, wie Sicherheitsbeauftragte, Frauenbeauftragte, ja selbst Gewässerbeauftragte etc. Eine diesbezügliche Regelung der Arbeit von Suchtbeauftragten gibt es daher weder in der Schule noch sonst im Rechtsleben. Am ehesten ist die Institution des Suchtbeauftragten noch im Arbeitsrecht beschrieben.[18]
Das so genannte Stufenprogramm, das sich im Arbeitsrecht in den Betriebsvereinbarungen entwickelt hat, ist zum Teil in der Literatur für die Prävention in der Schule empfohlen.[19] Danach werden im ersten Schritt Verhaltensauffälligkeiten aufgezeigt und Vereinbarungen über Verhaltensveränderungen getroffen. Der zweite Schritt sieht eine schriftliche Ermahnung mit der Darstellung des Fehlverhaltens und wiederum eine Vereinbarung über Verhaltensveränderungen vor. Im dritten Schritt soll das Problem dargestellt werden, gefolgt von erneuten Vereinbarungen über Verhaltensveränderungen. Im vierten Schritt soll zusätzlich die Inanspruchnahme von Hilfen, die zuvor angeboten wurden, eingefordert werden und im letzten und fünften Schritt kann schließlich der Schulausschluss erfolgen. Grundsätzlich ist ein solches Stufenprogramm zulässig, die rechtlichen Schwierigkeiten liegen jedoch im Detail.

3. Lehrer unterliegen grundsätzlich der Schweigepflicht. Soweit sie Beamte sind, haben sie das Dienstgeheimnis nach § 39 Beamtenrechtsrahmengesetz zu wahren. Dies gilt jedoch nicht für Mitteilungen im dienstlichen Verkehr oder über Tatsachen, die ohnehin offenkundig sind. Entsprechend gilt eine Schweigepflicht auch für angestellte Lehrer nach einschlägigen Tarifvorschriften. Vor allem aber ergeben sich Schweigepflichten für Lehrer aus § 203 des Strafgesetzbuches. Öffentlich angestellte Lehrer und Beamte sind schweigepflichtig nach § 203 Strafgesetzbuch, da sie unter dem Amtsträgerbegriff des § 11 Abs. 1 Nr. 2 StGB fallen.[20] Aus dem

beamtenrechtlichen Status ist der Lehrer jedoch verpflichtet, dem Schulleiter Auskünfte zu erteilen, wenn es sich um Mitteilungen im dienstlichen Verkehr handelt. Auch hierzu ein Beispiel:

Der Lehrer L. hat in Gesprächen mit Schülern erfahren, dass mehrere Schüler Drogen nehmen und auch gelegentlich kleinere Mengen Drogen in der Schule verkaufen. Der Schulleiter hat Gerüchte über Drogenkonsum und -handel in der Schule gehört und fordert nun den Lehrer auf, ihm die Namen der Schüler zu benennen, die ihm als Konsumenten und Händler bekannt sind.

Hier kann sich der Lehrer nicht auf die Schweigepflicht berufen, vielmehr ist er sogar gehalten, die Schweigepflicht zu durchbrechen, da der Schutz der Mitschüler vor Drogengefährdung uneingeschränkten Vorrang vor den Interessen der Drogenmissbrauchenden oder mit Drogen handelnden Schüler hat.[21]

Es geht hier um die allgemeine Schweigepflicht. Vor ähnliche Probleme sind die im Gesetz genannten Personenkreise, wie Ärzte und Rechtsanwälte ebenfalls gestellt. Der Lehrer muss hier eine Ermessensentscheidung treffen, ob die ihm in seiner Funktion anvertrauten Tatsachen und Geheimnisse eine Gefährdung Dritter bewirken könnten. Von dieser Güterabwägung ist jeder, der der Schweigepflicht unterliegt, betroffen. Hier kommt es darauf an, eine sorgfältige Abwägung des Geheimhaltungsbedürfnisses einerseits und der Drittgefährdung andererseits zu treffen. Allgemeine Verhaltensrichtlinien sind daher nicht möglich, vielmehr kommt nur eine auf jeden Einzelfall bezogene Lösung in Betracht. Ein Grund zur Furcht besteht jedoch nicht; selbst wenn die Interessenabwägung zu einem unzutreffenden Ergebnis gelangen sollte, ist damit noch keineswegs die Strafbarkeit des Lehrers begründet, vielmehr könnte auch ein so genannter Verbotsirrtum vorliegen.

4. Bei allen Präventivmaßnahmen sind die jeweiligen Bestimmungen über den Datenschutz zu beachten. So enthält beispielsweise das neu gefasste Schulgesetz für das Land Berlin vom 26. Januar 2004 in der ab 01.08.2005 geltenden Fassung ausdrücklich einen Abschnitt über Datenschutz. Nach § 64 Abs. 1 dieses Gesetzes dürfen Schulen personenbezogene Daten von Schülern, ihren Erziehungsberechtigten, Lehrkräften und sonstigen schulischen Mitarbeitern verarbeiten, soweit dies zur Erfüllung der ihnen durch Rechtsvorschriften zugewiesenen schulbezogenen Aufgaben erforderlich ist. Nach § 64 Abs. 2 des Schulgesetzes für das Land Berlin dürfen gespeicherte personenbezogene Daten im internen Geschäftsbetrieb anderen Personen (nur) zugänglich gemacht werden, wenn und soweit dies für die Erfüllung der dienstlichen Aufgaben erforderlich ist. Diese Regelungen stimmen inhaltlich im Kern mit den Bestimmungen des Bundesdatenschutzgesetzes, wie auch den Regelungen über den Schutz von Sozialdaten in den §§ 61 ff. SGB VIII überein und ergänzen diese teilweise. Die allgemeinen Bestimmungen über den Datenschutz sind neben den Datenschutzbestimmungen der jeweiligen Schulgesetze anzuwenden.[22]

Die Argumentation zum Datenschutz ist jedoch oft sehr schwammig. Grundsätzlich gilt Datenschutz nur für die Erhebung, Verarbeitung und Nutzung personenbezogener Daten. Soweit eine Durchbrechung der Schweigepflicht, wie in dem vorgenannten Beispiel, angezeigt ist, rechtfertigt dies auch die Weitergabe personenbezogener Daten, jedenfalls, soweit dies zur Information notwendig ist. Hier ist die gleiche Güterabwägung zu treffen wie bei der Schweigepflicht.

5. Im Grundsatz geht der Schweigepflicht das Informationsrecht der Eltern nach Art. 6 Abs. 2 GG vor. Hier kommt es darauf an, ob durch die Information der Eltern möglicherweise die Kinder gefährdet würden. Liegen also beispielsweise Fälle von Kindesmisshandlung oder Suchtprobleme im Elternhaus vor, kann wiederum in einer Güterabwägung das Schweigerecht vorrangig gegenüber dem Informationsrecht der Eltern sein. Auch hier gilt es, im Einzelfall die Abwägung zu treffen. Es ist bisher kein einziger Fall bekannt geworden, in dem ein Lehrer in dieser Situation wegen Verletzung des § 203 StGB verurteilt worden wäre.

6. Disziplinarischen Maßnahmen des Lehrers oder Schulleiters haben auch ihre Grenzen. Ein Automatismus in einem Stufenprogramm bis zur Entlassung aus der Schule wäre beispielsweise unzulässig, da ein Schulverweis grundlegend in die Rechtsstellung des Schülers und der Eltern eingreift. Durch Automatismen würden individuelle Schutzrechte verletzt, ähnlich dem Gedanken des Kündigungsschutzes im Arbeitsrecht. Im Übrigen unterlägen diese Maßnahmen der gerichtlichen Überprüfung.

Aber auch sonst bestehen Schranken für – selbst gut gemeinte – Eingriffe, um auch dies an einem Beispiel zu verdeutlichen:

Klassenlehrer L. bemerkt, dass Schüler A. ständig mit einer Alkoholfahne zum Unterricht erscheint. Daraufhin ordnet der Lehrer in Übereinstimmung mit dem Schulleiter an, dass sich A. einer Entziehungskur unterziehen muss.

Eine solche Anordnung wäre rechtswidrig, da sie in das Persönlichkeitsrecht des Schülers und in das Erziehungsrecht der Eltern ohne ausreichende Rechtfertigung eingriffe. Lediglich in einem gerichtlichen Verfahren – und dies auch noch in einem Strafverfahren – wäre eine solche Anordnung zulässig. Nach der bereits erwähnten Vorschrift des § 10 Abs. 2 JGG kann nur der Richter dem Jugendlichen mit Zustimmung des Erziehungsberechtigten und des gesetzlichen Vertreters auferlegen sich einer Entziehungskur zu unterziehen.

7. Der Auftrag zur Prävention ergibt sich aus dem Erziehungsauftrag der Schule und richtet sich direkt an die Lehrer. *„Wer Schweine erzieht, ist ihr ein produktives, wer Menschen erzieht, ein unproduktives Mitglied der Gesellschaft."* [23] Diese Äußerung in der Schmährede von Friedrich List mag in verhüllter Form noch heute ihre Wirkung haben. Die hervorragende Aufgabe des Lehrers in der Erziehung ist

in einer auf Konsum und Produktion gerichteten Gesellschaft keineswegs von allen anerkannt. Dennoch: Die Botschaft der Prävention richtet sich an die Lehrer direkt. Ihre Vorbildfunktion ergibt sich nicht nur aus seiner beamtenrechtlichen Stellung, sondern vor allem aus der im Erziehungsauftrag der Schule enthaltenen Forderung nach Suchtprävention. Es gilt wie in allen Bereichen der Erziehung:

verba docent, exempla trahunt
(Worte lehren, Beispiele ziehen).

Anmerkungen

[1] BSGE 28, S. 114.

[2] Vgl. Gernert, Wolfgang: Jugendschutz bei Kinder- und Jugendalkoholismus: Vorbeugende Maßnahmen und Kontrollmöglichkeiten. In: Zentralblatt für Jugendrecht 1989, S. 1.

[3] BVerfG, Beschluß vom 9.3.1994, NJW 1994, S. 1577 ff., S. 1584.

[4] BVerfG, a.a.O.

[5] BVerfG, a.a.O., S. 1585.

[6] LG Lübeck, NJW 1992, S. 1571.

[7] BVerfG, a.a.O.: Fleck, Jürgen: Illegale Drogen im Betrieb. In: Partner 1994, S. 47 f.; Fleck, Jürgen: Rechtliche Praxis bei Drogenkonsum von Arbeitnehmern. In: Grotenhermen, Franjo/ Karus, Michael (Hrsg.): Cannabis, Straßenverkehr und Arbeitswelt. Berlin 2002, S. 61 ff.

[8] BVerfG, a.a.O., S. 1579.

[9] Vgl. Dölling, Dieter: Eindämmung des Drogenmißbrauchs zwischen Repression und Prävention. 1995. Heidelberg 2001, S. 15 und 18f.

[10] Vgl. Gernert, Wolfgang: Perspektiven für den Jugendschutz mit neuen rechtlichen Grundlagen. In: Kind, Jugend, Gesellschaft. Zeitschrift für Jugendschutz 1991, S. 3f.

[11] Vgl. Deisenhofer, August und Ulrich: Einführung Jugendrecht. 21. Aufl. München 1997, S. XXII (Beck/dtv, Textausgabe).

[12] Vgl. Gernert, Wolfgang, a.a.O., S. 6.

[13] Wiesner, Reinhard/Kaufmann, Ferdinand/Mörsberger, Thomas/Oberloskamp, Helga/Struck, Jutta: SGB VIII Kinder- und Jugendhilfe, Kommentar. München 1995, Anm. 13 und 15 zu § 1.

[14] Vgl. Hemmrich, Ulfried: In: Maunz-Dürig u. a.: Grundgesetz-Kommentar. München 1996, Anm. 14 zu Art. 7.

[15] Vgl. Böhm, Thomas: Grundriß des Schulrechts in Deutschland. Unterschleißheim/München 1995, S. 3.

[16] Senatsverwaltung für Bildung, Jugend und Sport Berlin (Hrsg.): Schulgesetz für das Land Berlin vom 26. Januar 2004. Berlin 2004, S. 31.

[17] Vgl. Rundschreiben II Nr. 20/1997 der Senatsverwaltung für Schule, Jugend und Sport.

[18] Vgl. Fleck, Jürgen/Fuchs, Reinhard. In: Suchtreport 1991, S. 54 ff.

[19] Vgl. Mack, Friedrich/Schneider, Rolf/Wäschle, Hubert: Sucht im Schulalltag. 1996, S. 59ff. Zum Arbeitsrecht: Fleck, Jürgen/Ludwig, Rainer/Wienemann, Elisabeth: Betriebsvereinbarungen – notwendiger Bestandteil betrieblicher Alkoholpräventionsprogramme? In: Deutsche Hauptstelle für Suchtfragen (Hrsg.): Suchtprobleme am Arbeitsplatz. Schriftenreihe zum Problem der Suchtgefahren. Hamm (1989) 31, S. 264 ff.

[20] Vgl. Jescheck, Hans-Heinrich/Ruß, Wolfgang/Willms, Günther (Hrsg.): Leipziger Kommentar. Strafgesetzbuch. Band 1. 10. Aufl. Berlin 1989, Anm. 42 zu § 11.

[21] Vgl. Böhm, Thomas: Schulrechtliche Fallbearbeitungen für Pädagogen. 2. Aufl. Unterschleißheim/München 1994, S. 85. Vgl. auch das Beispiel bei Engler, Konrad: Rechtliche Aspekte schulischer Suchtprävention. In: Kollehn, Karlheinz/Weber, Norbert H. (Hrsg.): Der drogengefährdete Schüler. 2. erw. Aufl. Düsseldorf 1991, S. 152ff.

[22] Vgl. Gola, Peter/Schomerus, Rudolf/Ordemann, Hans-Joachim: Bundesdatenschutzgesetz (BDSG). 6. Aufl. München 1997, Anm. 1.1 zu § 11.

[23] List, Friedrich: Das nationale System der politischen Ökonomie (1841). 4. Aufl. Jena 1922, S. 231. Vgl. auch Kaufmann, Franz-Xaver: Herausforderungen des Sozialstaates. Frankfurt/Main 1997, S. 78.

Abkürzungsverzeichnis

a.a.O.	am angegebenen Ort
BAT	Bundesangestelltentarifvertrag
BDSG	Bundesdatenschutzgesetz
BSGE	Entscheidungen des Bundessozialgerichts
BVerfG	Bundesverfassungsgericht
GG	Grundgesetz für die Bundesrepublik Deutschland
JArbSchG	Jugendarbeitsschutzgesetz
JAVollzO	Jugendarrestvollzugsordnung
JGG	Jugendgerichtsgesetz
JuSchG	Jugendschutzgesetz
KJHG	Kinder- und Jugendhilfegesetz
LG	Landgericht
NJW	Neue Juristische Wochenschrift
SchulG	Schulgesetz für Berlin
SGB (VIII)	Sozialgesetzbuch (Achtes Buch)
StGB	Strafgesetzbuch

II. Alkoholprävention im schulischen Kontext

Didaktische Reflexionen zur Alkoholprävention

Norbert H. Weber

Vorbemerkungen

Der Begriff „Didaktik" umfasst von seiner etymologischen Bedeutung her *alle* Formen des Lehrens und Lernens und bedeutet nach Dolch die „Wissenschaft vom Lernen und Lehren"[1]; demgegenüber wird der Bedeutungsgehalt des Begriffs Didaktik in der Lehrerbildung oft auf die Planung und Analyse von Unterricht eingeschränkt. Das „Berliner Modell" der Didaktik, als „Wissenschaft vom Unterricht" definiert, hat nicht nur die Lehrerbildung der letzten 40 Jahre beeinflusst, sondern zugleich auch Ordnung in das didaktische Handeln der Lehrkräfte gebracht.[2] Der große Vorteil dieses didaktischen Ansatzes besteht darin, dass mithilfe sechs *formaler* Strukturelemente (zwei Bedingungs- und vier Entscheidungsfelder) eine „Totalerfassung" *aller* im Unterricht wirksamen Faktoren angestrebt wird. Insofern hat dieses Modell keinen normativen Charakter, es soll vielmehr die „wertfreie" Analyse und Planung von Unterricht ermöglichen:[3]

• Jede Lehrkraft wird, bevor sie einen Unterricht plant, zunächst eine kritische Bestandsaufnahme der Unterrichtswirklichkeit bzw. der Lernvoraussetzungen *ihrer* Klasse vornehmen, z. B. der individuellen (anthropogenen) sowie der institutionellen (soziokulturellen) *Bedingungen* der Schule, die den Unterricht beeinflussen können. Dazu gehören in der Regel die Feststellung vorhandener Kenntnisse und Erfahrungen, die Sichtung bereits erprobter Unterrichtsmaterialien, eine themenspezifische Analyse vorhandener Schulbücher sowie einschlägiger Lernmanuale[4], die Anregungen für die eigene Unterrichtsplanung geben können.

• Da nach dem Berliner Modell die *Entscheidungen* über Ziele, Inhalte, Methoden und Medien in einem Interdependenzverhältnis zueinander stehen, wird die Lehrkraft sich folgende Fragen stellen: An welchen Unterrichtsinhalten/Themen kann sie die Zielsetzungen des suchtpräventiven Unterrichts in ihrer Klasse realisieren? Welche methodischen Entscheidungen muss sie treffen, um einen interaktiven Lernprozess zu initiieren, und mit welchen audio-visuellen Medien kann dieser unterstützt werden?

Der folgende Beitrag orientiert sich größtenteils an diesen formalen Strukturelementen, die zu Beginn jedes Abschnittes stichwortartig skizziert werden; die weiteren Ausführungen beziehen sich dann ausschließlich auf die Sucht- bzw. Alkoholprävention. Das besondere Interesse gilt hierbei den *individuellen* und *institutionel-*

len Bedingungen (vgl. Abschn. 1 u. 2) sowie den *Zielen* (vgl. Abschn. 3) und *Methoden* (vgl. Abschn. 4) schulischer Suchtprävention. Während die *inhaltliche* Struktur (Thema „Alkohol") durch die Beiträge dieser Publikation gebührend abgedeckt ist, wird der *Medienbereich* nicht explizit thematisiert. Stattdessen wird das Konzept „Ganzheitliche Suchtprävention" (vgl. Abschn. 5) vorgestellt. Der Artikel schließt mit kritischen Anmerkungen zur „schulischen Alkoholprävention" (vgl. Abschn. 6).

1. Individuelle (anthropogene) Bedingungen des Unterrichts

Mithilfe des Strukturmoments „individuelle Bedingungen" sollen die konkreten Voraussetzungen der zu unterrichtenden Lerngruppe/Klasse berücksichtigt werden, wie z. B. Vorkenntnisse und themenbezogene Erfahrungen der Schüler im Umgang mit Alkohol, (geschlechtsspezifische) Schülerinteressen an der Thematik, Lern- und Leistungsbereitschaft, Sprachvermögen, Arbeits- und Sozialverhalten.

Bedeutung von Alkohol bei Jugendlichen

Die Frage, *warum* Jugendliche überhaupt Alkohol trinken und im Umgang damit große Probleme haben, kann sicher nicht damit beantwortet werden, dass Alkohol eine beliebte „Jugenddroge" oder der „Durstlöscher" schlechthin sei; der Umgang mit dieser Droge hat vielmehr eine *funktionale* Bedeutung, wie den hier vorgestellten Modellen von Bärsch und Silbereisen/Kastner zu entnehmen ist:

Für Bärsch[5] hat der Alkoholkonsum von Jugendlichen drei Funktionen:

- *Alkoholkonsum als Statushandlung:* Jugendliche orientieren sich am Trinkverhalten der Erwachsenen (Verträglichkeit von Alkohol gilt z. B. bei Jungen als Symbol von Männlichkeit, Stärke) und glauben dadurch ihr Sozialprestige zu erhöhen.
- *Alkoholkonsum als Konformitätshandlung*: Da Alkoholkonsum integraler und ritualisierter Bestandteil zahlreicher sozialer Situationen (z. B. bei Festen, Familienfeiern und Partys) ist, unterliegen Jugendliche vielfach gesellschaftlichen „Trinkzwängen".
- *Alkoholkonsum als Ersatzhandlung*: Alkohol wird konsumiert, um entweder einen bestimmten Bewusstseinszustand wie Enthemmung, Rausch etc. herbeizuführen oder aber um Konflikte und Stress zu überwinden: Alkohol als vermeintliche (Konflikt-)Lösung.

Silbereisen/Kastner[6] haben im Zusammenhang mit dem Gebrauch illegaler Drogen ein Modell entwickelt, das ebenso wie Bärsch den Stellenwert jugendlichen Drogenkonsums kennzeichnet und die Droge Alkohol mit einbezieht:

- Alkoholgebrauch als *Ersatzziel;*
- Alkoholgebrauch als *gewollte Normverletzung;*

- Alkoholgebrauch als *Demonstration des Erwachsenseins;*
- Alkoholgebrauch als *Bewältigungsstrategie* entwicklungstypischer Belastungssituationen,
- Alkoholgebrauch als *Zugang zur Peergroup;*
- Alkoholgebrauch als Ausdruck eines *persönlichen Stils.*

Dass der Alkoholgebrauch Jugendlicher durch solche Modelle hinreichend erklärt werden kann, muss bezweifelt werden – zu vielfältig sind Motive und Trinkverhalten in der Gesellschaft ausgeprägt: Sie hängen einerseits ab von der jeweiligen Kultur oder der Zugehörigkeit zu einer bestimmten sozialen Klasse bzw. Schicht, andererseits von spezifischen Einstellungen gegenüber alkoholischen Getränken. Der missbräuchliche Umgang mit Alkohol unterliegt – wie alle Normabweichungen – sehr unterschiedlichen, oft auch extrem widersprüchlichen Deutungen und Sanktionen. Schon die jeweils vorfindbaren Trinknormen und -sitten selbst sind außerordentlich facettenreich und ambivalent.

Entwicklungsaufgaben von Jugendlichen

Die frühe Adoleszenz stellt für viele Jugendliche eine schwierige Entwicklungsphase dar, die durch komplexe physiologische, psychische und soziale Übergangsprozesse geprägt ist. Den Jugendlichen werden von Gesellschaft und sozialem Umfeld eine Reihe von *Entwicklungsaufgaben* auferlegt, für deren Bewältigung sie aufgrund ihrer individuellen Sozialisation unterschiedlich ausgestattet sind und deren Resultate maßgeblich die zukünftige Persönlichkeitsstruktur beeinflussen. Havighurst[7] hat diese Entwicklungsaufgaben bereits 1952 als *normative Orientierungen* beschrieben. In zahlreichen sozialwissenschaftlichen Untersuchungen wurden diese Erkenntnisse in den folgenden Jahren weiter ausdifferenziert.[8] Dazu gehören u. a.:

- das Akzeptieren der eigenen physischen und psychischen Befindlichkeit;
- das Anerkennen oder Finden der eigenen Geschlechtsrolle;
- der Erwerb differenzierter Beziehungen zu Altersgenossen beiderlei Geschlechts;
- die Entwicklung von Berufs- und Lebensperspektiven, die oft genug mit Misserfolgen und Versagen verbunden sind;
- das Finden von Anerkennung und Sicherheit in der Peergroup;
- das Erreichen emotionaler Unabhängigkeit von den Eltern sowie die Ablösung vom Elternhaus;
- der Aufbau eines Wertesystems und eines ethischen Bewusstseins als Richtschnur für eigenes Verhalten (moralische Entwicklung);
- der Umgang mit Lebensrisiken im Freizeit- und Konsumsektor;
- die Entwicklung einer eigenen Einstellung zu legalen und illegalen Drogen.

Gerade in dieser Phase werden die ersten Erfahrungen im Umgang mit Alkohol gemacht, die von vielen Jugendlichen nicht immer adäquat bewältigt werden und zu Alkoholmissbrauch – mitunter sogar zur Alkoholabhängigkeit – führen können.

> Begünstigende Faktoren für Alkoholmissbrauch und -abhängigkeit im Jugendalter sind häufig nicht bewältigte Entwicklungsaufgaben.

Theorien zur Erklärung von „Sucht" und „Abhängigkeit"

Über die *Entstehungsbedingungen* von Sucht und Abhängigkeit besteht in der Wissenschaft weitgehend Unklarheit: Vielmehr gibt es je nach wissenschaftlicher Disziplin zahlreiche Theorieansätze (z. B. Psychoanalytische Theorien, Lerntheorien, Neurobiologische Theorien, Soziologische und Sozialpsychologische Theorien), die einerseits einzelne Erklärungsdimensionen akzentuieren, sich andererseits überschneiden. Im Unterschied dazu stellt das von Kielholz/Ladewig[9] entwickelte *multifaktorielle Modell* (vgl. Abb. 1) den Versuch dar, die Komplexität des heterogenen Bedingungsgefüges der Trias von Alkohol, Person und sozialem Umfeld realitätsbezogener abzubilden als die o. a. eher *monokausal* ausgerichteten Theorien: Drogenmissbrauch und -abhängigkeit haben nie nur eine Ursache. Aus heuristischen Gründen wird dieses Modell nach wie vor zur „Erklärung" von Sucht und Abhängigkeit herangezogen. Festzuhalten bleibt aber:

> Noch gibt es keine geschlossene und in sich widerspruchsfreie Theorie der Entstehungsbedingungen von Sucht und Abhängigkeit.

Wie Abbildung 1 zu entnehmen ist, basiert das Modell auf drei zentralen Faktoren, die unterschiedlich wirksam werden können: dem *sozialen Umfeld (Nahraum)*, den spezifischen Eigenschaften der *Droge Alkohol* sowie den bestimmten *Persönlichkeits*strukturen der Betroffenen, denen sich wiederum viele Merkmale (Variablen) zuordnen lassen. Obwohl dieses Modell ausschließlich *beschreibende* Funktion hat, kennzeichnet es dennoch die Ursachen süchtigen Verhaltens als ein *komplexes* Bedingungsgefüge. Im Folgenden werden nur diejenigen Aspekte genannt, von denen angenommen werden kann, dass sie durch *pädagogische* und *strukturelle* Maßnahmen (Familie, Schule, Peergroup, soziales Umfeld) beeinflusst werden können:

Faktor: Alkohol

Da die Wirkungsprofile der Droge Alkohol auf den menschlichen Körper in allen einschlägigen Publikationen[10] ausführlich thematisiert werden, wird hier nicht näher darauf eingegangen. Unstrittig ist, dass Alkohol nur als mittelbare Ursache von Alkoholabhängigkeit anzusehen ist. Für das Trinkverhalten der Jugendlichen scheinen mir insbesondere drei Gründe relevant zu sein:

- die Allgegenwart alkoholischer Getränke und die leichte Griffnähe zu ihnen;
- positiv erlebte Eigenschaften durch den Konsum von Alkohol (z. B. beziehungsstiftende, erleichternde, spannungslösende Funktion);
- fehlende billige Angebote nicht alkoholischer Getränke (z. B. in Discotheken).

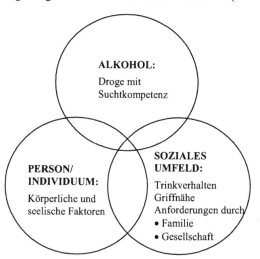

Abb. 1: Modell zur Erklärung von Alkoholabhängigkeit (Quelle: Schmidt, L.: Alkoholkrankheit und Alkoholmissbrauch. 4. erw. Aufl. Stuttgart 1997, S. 61).

Faktor: Soziales Umfeld

Im sozialen Umfeld der Jugendlichen (Familie, Schule, Peergroup, Partnerschaft, Jugendkultur) ist eine Reihe spezifischer Bedingungen festzustellen, die die Entstehung abweichender Verhaltensweisen (einschließlich des Alkoholmissbrauchs) begünstigen. Ohne Zweifel spielt das Elternhaus eine entscheidende Rolle beim Zustandekommen von Einstellungen gegenüber Alkohol, denn es dient in vielfacher Hinsicht als Rollenmodell für Kinder.[11] Von ausschlaggebender Bedeutung sind das Erziehungsverhalten bzw. das emotionale Klima in der Familie sowie die „Qualität der Aktionsfelder", die Kindern und Jugendlichen in Familie (und Schule) geöffnet werden:

- das Vorbild der Eltern und Geschwister im Umgang mit Alkohol;
- unerlaubter Verkauf alkoholischer Getränke an Kinder und Jugendliche;
- negative Erfahrungen in der Schule (z. B. Misserfolge, Schikanen, Demütigungen);
- negative Erfahrungen in der Peergroup (z. B. Rivalitätskämpfe);
- Misserfolge bei der Partnersuche und der Gestaltung von Partnerschaften.

Faktor: Person/Individuum

Von den zahlreichen Gründen, die den Alkohol*missbrauch* Jugendlicher begünstigen, sind für die Alkoholprävention folgende besonders relevant:

- Niedriges Selbstwertgefühl, fehlende Entschlussfähigkeit, Schwierigkeiten im Erkennen und Ausdrücken eigener Gefühle, Ich-Schwäche usw. werden von Jugendlichen als unerwünschte Persönlichkeitsfacetten wahrgenommen, die scheinbar durch Alkoholkonsum zu kompensieren sind.
- Eingeschränkte Kommunikations- und Handlungskompetenz verringern u. a. die Chance, (in Verführungssituationen) Argumente gegen den Alkoholkonsum zu formulieren.
- Krisen- und Problemsituationen, aber auch Orientierungslosigkeit können u. a. mit Alkohol „zugedeckt" bzw. verdrängt werden.

2. Institutionelle (soziokulturelle) Bedingungen des Unterrichts

Die institutionellen Bedingungen einer Lerngruppe/Klasse beziehen sich auf folgende Merkmale: Schultyp, Schulprofil, soziokulturelles Umfeld der Schule, Zusammensetzung der Klasse (Alter, Geschlecht, Migrationshintergrund), Ausstattung der Schule (z. B. mit Medien), Rahmen- bzw. Lehrplan, aber auch die Einstellung der Eltern und Lehrkräfte (z. B. zu alkoholischen Getränken).

Die Einstellung zu Alkohol ist in Deutschland vorwiegend permissiv[12], zum Teil – wie bereits angedeutet – ambivalent, auf jeden Fall voller Widersprüche und Brüche. So ist vielen Menschen nicht bewusst, dass Alkohol nicht nur ein *Genussmittel*, sondern zugleich auch aufgrund seiner vielfältigen Wirkungsprofile (z. B. Stressreduktion, Entspannung, Kontakterleichterung, Enthemmung) und seines Abhängigkeitspotenzials eine *psychoaktive Droge* ist, deren Konsum bei vielen Menschen oft zu Alkoholmissbrauch bzw. -abhängigkeit führt. 1968 wurde Alkoholabhängigkeit durch ein Urteil des Bundessozialgerichts sogar als Krankheit anerkannt, weil dieser Krankheitszustand von der Norm menschlichen Verhaltens abweicht – und durch ärztliche Behandlung behoben bzw. gelindert werden kann.

Lebenswelt: Familie

Die neuesten empirischen Untersuchungen[13] bestätigen, dass die Familie nach wie vor der Ort ist, an dem grundlegende Verhaltensweisen und Konsummuster im Umgang mit Alkohol entwickelt und erlernt werden. Eltern haben für Kinder und Jugendliche in der Regel Vorbildfunktion: Gehen sie selbst *verantwortungsbewusst* mit Alkohol um, besteht die Chance, dass auch ihre Kinder später dieses Verhalten praktizieren. Dagegen trägt überdurchschnittlicher Alkoholkonsum der Eltern sicher nicht dazu bei, den Trinkbeginn bei Kindern und Jugendlichen möglichst lange hinauszuzögern.

So werden die Grundlagen der Primärprävention – inzwischen wird dieser Begriff von der WHO nur noch als *universelle* Prävention bezeichnet – bereits im frühen Kindesalter gelegt. Angesichts der Tatsache, dass die Familie aufgrund tiefgreifender soziologischer Veränderungen ihre Erziehungs- und Stabilisierungsfunktion weitgehend einzubüßen droht, kommen insbesondere der vorschulischen Erziehung und der Schule eine bedeutende Rolle zu, familiäre Erziehungsdefizite zu erkennen und möglichst zu kompensieren.

Lebenswelt: Schule

Der Schule wird im Rahmen der Sucht- und Drogenprävention ein wichtiger Stellenwert eingeräumt: Sie ist nicht nur gewissermaßen „Bindeglied und Übergangsmedium vom Leben in der Familie zum Leben in der Gesellschaft"[14], sondern auch eine Einrichtung der Erziehung. Ihr erklärtes Erziehungsziel ist es, den Jugendlichen auf dem Weg zu einer mündigen, selbstbestimmten, kommunikations- und handlungskompetenten Persönlichkeit zu begleiten, die auch Süchten und Drogen kritisch gegenübersteht. Insofern darf die Institution Schule bei der Sucht- und Drogenprävention *keine* neutrale Rolle spielen. Vielmehr hat sie die Chance und Aufgabe, Sucht- und Drogenprävention *zielgruppenspezifisch* zu gestalten, da sie *alle* Kinder und Jugendlichen in der entscheidenden Phase ihrer Persönlichkeitsentwicklung erreicht. Deshalb sollte sie die psychosozialen Belastungen der Schüler ernst nehmen und nicht selbst Verursacher Sucht begünstigender Faktoren sein (z. B. Leistungsdruck, Schwächung des Selbstwertgefühls, Selektionsfunktion). Skeptiker fragen jedoch, ob bzw. inwieweit die Rahmenbedingungen der Schule überhaupt ein pädagogisches Klima gewährleisten, das diesem Erziehungsziel auch gerecht wird.[15]

Zur Rolle des Lehrkräfte

Lehrkräften kommt im suchtpräventiven Unterricht eine Schlüsselposition zu. Voraussetzung ist allerdings ein *positives* Lernklima, das wiederum von sehr unterschiedlichen institutionellen Bedingungen beeinflusst wird (z. B. dem sozialen Klima der Schule, der Ausstattung des Klassenraums, dem Lehrplan, den Interessen der Schüler, der sozialen Zusammensetzung des Klassenverbandes sowie der Zusammenarbeit mit dem Elternhaus). Diese Bedingungen gelten in gleicher Weise für den Erfolg von Suchtprävention, der nicht allein von erprobten oder evaluierten Curricula abhängt, sondern in hohem Maße auch von der Bereitschaft und dem Engagement der Lehrkräfte, diesen Unterricht *gemeinsam* mit den Schülern zu planen und zu realisieren. Deshalb muss jede Lehrkraft für sich selbst folgende Fragen beantworten, bevor sie einen suchtpräventiven Unterricht beginnt:

• Welche Einstellung habe ich zu Drogen und wie ehrlich gehe ich selbst damit um?

- Welche Konzeption schulischer Suchtprävention halte ich für geeignet?
- An welchen (aktuellen) Problemen der Schülerinnen und Schüler kann ich anknüpfen?
- Wie kann ich meine Schülerinnen und Schüler zur Mitgestaltung motivieren?
- Gelingt es mir, mit den Eltern offen über das Thema Alkohol zu sprechen, ohne deren Privatsphäre zu tangieren?

Im Vergleich zu Biologie- und Chemielehrkräften, die in vielen Schulen zugleich auch die Funktion einer (Drogen-)Kontaktlehrkraft haben, fühlen sich die anderen Lehrkräfte für einen solchen Unterricht fachlich nicht kompetent. Dass Suchtprävention aber eine *pädagogische* Aufgabe ist, die vor allem in der Vermittlung von Lebenskompetenzen und nicht ausschließlich in der Vermittlung von Kenntnissen besteht, scheint bei vielen Lehrenden nicht stark verankert zu sein – trotz der Aufforderung der KMK (1990), dass „Suchtprävention [...] zum pädagogischen Handlungsprinzip aller Lehrerinnen und Lehrer werden muss"[16].

Aber auch aus verfassungs- und schulrechtlichen Gründen ist jeder Lehrende verpflichtet, an der Ausbildung individueller und sozialer Wertvorstellungen sowie an der Entwicklung und Einübung von Handlungskompetenzen mitzuwirken. Dies gilt z. B. auch für den Mathematik- oder Physiklehrer, der seine pädagogische Kompetenz nicht allein auf die didaktische Wissensvermittlung seines Faches reduzieren darf. Denn menschliches Lernen wird ganz entscheidend auch von der Vorbildwirkung einer Lehrperson beeinflusst. Viele Lehrende sind sich jedoch nicht bewusst, dass sie für Schülerinnen und Schüler ein Verhaltensmodell darstellen, mit dem sich dieser Adressatenkreis oft identifiziert. Für Petermann ist Suchtprävention sogar eine „Lebenshaltung", die „der Lehrer [...] seinen Schülern bildhaft vorleben sollte"[17].

3. Ziele schulischer Alkoholprävention

Schulischer Unterricht unterliegt in der Regel mehreren Zielsetzungen, die kognitiver, pragmatischer und/oder emotionaler Art sein können. So hat jede Lehrkraft selbst zu entscheiden, welche Kenntnisse, Fähigkeiten und Fertigkeiten sie vorrangig anstrebt. Im Zusammenhang mit der Entwicklung nationaler Bildungsstandards hat sich inzwischen der „Kompetenzbegriff" im schulischen Alltag etabliert. Nach Weinert sind Kompetenzen „kognitive Fähigkeiten und Fertigkeiten, um bestimmte Probleme zu lösen", sowie die Bereitschaft und Fähigkeit, das erworbene Instrumentarium „in variablen Situationen erfolgreich und verantwortungsvoll nutzen zu können".[18] Insofern stellen Kompetenzen eine „dynamische Kombination aus Wissen, Verstehen und Fähigkeiten"[19] dar, die lern- und trainierbar sind.

Die KMK hat am 3.07.1990 Ziele und Grundsätze zur „Sucht- und Drogenprävention in der Schule"[20] beschlossen, die Kinder und Jugendliche im Rahmen eines solchen Unterrichts erwerben sollen. Obwohl der Kompetenzbegriff nicht explizit erwähnt wird, handelt es sich dennoch um den Erwerb von drogenspezifischen als auch drogen*un*spezifischem Kompetenzen. Beide Zielvorstellungen sollen hier näher erläutert werden.

a) Drogenspezifische Kompetenzen

Es ist unstrittig, dass das gesundheitsrelevante Verhalten im Kindes- und Jugendalter positiv beeinflusst werden muss. Die realistische Zielsetzung schulischer Alkoholprävention kann deshalb nur darin bestehen,

* totale Abstinenz für *Kinder* zu fordern und auch durchzusetzen, zumal die entsprechenden gesetzlichen Maßnahmen diese Intention unterstützen;
* jugendliche *Nichtkonsumenten* in ihrem abstinenten Verhalten zu stärken und möglichst lange zu stabilisieren oder
* sie zu motivieren, mit dem *Erstkonsum* alkoholischer Getränke möglichst spät zu beginnen.

Jugendliche, die dennoch auf den Konsum alkoholischer Getränke nicht verzichten wollen, sind nach dem KMK-Beschluss für einen

* „selbstkontrollierten und verantwortungsbewussten" Konsum im Umgang mit dieser Droge zu sensibilisieren bzw. dazu zu befähigen, sowie
* den eigenen Alkoholkonsum *selbstkritisch* zu hinterfragen.

Der Gesetzgeber hat im „Aktionsplan Alkohol" (1997) die noch von der KMK (1990) unrealistische Zielsetzung, „weitgehende Abstinenz" im Umgang mit Alkohol anzustreben, korrigiert und plädiert nunmehr für den oben geforderten Umgang mit dieser Droge.[21]

Aufgrund des breiten Interpretationsspielraums der beiden Adjektive „verantwortungsbewusst" und „selbstkontrolliert" wirft diese Zielsetzung u. a. folgende grundsätzliche Fragen auf:

* Welche *Kenntnisse* und *Fähigkeiten* benötigen Jugendliche, um einen „selbstkontrollierten" und „verantwortungsbewussten" Umgang mit Alkohol zu praktizieren?
* Wie lernen Jugendliche zwischen *angemessenem* und *missbräuchlichem* Trinkverhalten zu unterscheiden?
* Wann sind Jugendliche in der Lage, das *gesundheitliche Risiko* abzuschätzen, das durch Alkoholmissbrauch entsteht?
* Welchen Einfluss haben *Trinkempfehlungen* für Jugendliche auf ihr eigenes Trinkverhalten?

Dieser sicher noch zu erweiternder Fragenkatalog kennzeichnet bereits die Problematik der vorgegebenen Zielsetzung: Sie ist nicht präzise formuliert – und auch nicht präzise formulierbar. Die von der BZgA bereits vor mehr als 20 Jahren herausgegebenen Unterrichtsmaterialien zum Thema „Alkohol" für die Klassen 9/10 gehen mit dieser Problematik folgendermaßen um: „[...] es geht darum, ihn [den Jugendlichen; d. V] zu einem kontrollierten Umgang mit Alkohol zu befähigen, das heißt einen Trinkstil zu entwickeln, der ein Höchstmaß an Genuß gewährleistet, ohne gleichzeitig ein gesundheitliches oder auch ein anderes Risiko einzugehen, also z. B. am Straßenverkehr teilzunehmen." [22]

Nicht ohne Grund sucht die Lehrkraft in den angebotenen Unterrichtsmaterialien und Lernmanualen nach Präzisierung dieser Zielsetzung:

- Was versteht man unter einem *genussvollen* Trinkstil?
- Wie kann er gemeinsam mit Schülern entwickelt werden?

In der fachspezifischen Literatur (z. B. Psychologie, Soziologie, Gesundheitswissenschaft und Pädagogik) wird diese Thematik – abgesehen von wenigen Ausnahmen – ebenso ausgeblendet. [23] So hängt es schließlich von der didaktischen Kompetenz der Lehrkraft ab, wie sie ihren Schülerinnen und Schülern einen solchen Trinkstil nahe bringen kann.

Auch in der dazu entwickelten Lerneinheit *„Kontrollierter Umgang mit Alkohol"* wird nicht explizit darauf Bezug genommen, dennoch kommt das im Unterricht zu erarbeitende Tafelbild dieser Zielsetzung relativ nahe:

- „Keinen Alkohol am Arbeitsplatz,
- Alkohol nicht als Problemlöser benutzen,
- sich nicht gegen seinen Willen zum Alkoholtrinken verleiten lassen,
- niemanden gegen dessen Willen zum Alkoholkonsum verleiten (wollen),
- nicht mehr trinken, als man vertragen kann,
- bestimmte Trinkregeln beachten:
  - nicht auf nüchternen Magen trinken,
  - nicht verschiedene alkoholische Getränke durcheinander trinken,
  - kein Sturztrinken,
  - nicht um die Wette trinken." [24]

Zu ergänzen wäre dieser Unterrichtsabschnitt – und damit auch das Tafelbild – mit der Erarbeitung von Merkmalen für einen „genussvollen Umgang", den jede Schülerin/jeder Schüler für sich selbst definieren muss. Die Schule kann hier nur *Katalysatorfunktion* haben: Indem die Schülerinnen und Schüler aber zu einem offenen Erfahrungsaustausch ermutigt werden, setzen sie sich zugleich selbst mit diesem Lernziel auseinander. Mithilfe bereits im Elternhaus und in der Schule erworbener *Handlungskompetenzen* können sie befähigt werden, ihr individuelles Trinkverhalten zu begründen, andere von Alkoholabstinenz zu überzeugen, in bestimmten Situationen zum Verzicht auf Alkoholkonsum bereit zu sein, Gruppendruck in der Peergroup auszuhalten und Enttäuschungen auch ohne den Griff zur Flasche zu verarbeiten.

> **Alkoholprävention**
> besteht nicht nur in der Vermittlung substanzspezifischer Informationen
> über Alkohol, sondern muss zugleich auch auf den
> Erwerb von Handlungskompetenzen zielen.

b) Drogen*un*spezifische Kompetenzen

Die KMK fordert die Lehrkräfte deshalb auf, auch „solche Einstellungen und Handlungsmöglichkeiten zu fördern, die zu konstruktiven Lösungen alltäglicher Lebensprobleme wie auch zur Bewältigung schwieriger Existenzfragen beitragen"[25]. Diese drogen*un*spezifischen Kompetenzen, von der WHO (1994) als „Life Skills"[26] (Lebenskompetenzen) bezeichnet, sind grundlegende Fähigkeiten und Fertigkeiten, die eine Person zur effektiven Auseinandersetzung mit Alltag- und Lebensproblemen auszeichnet. Hierzu zählen folgende Kompetenzbereiche:

- *Selbstwahrnehmung* (z. B. Erkennen eigener Stärken und Schwächen, Wünsche und Abneigungen);
- *Empathie* (die Fähigkeit, sich in eine andere Person hineinzuversetzen, um diese verstehen und akzeptieren zu können; dadurch wird Toleranz gegenüber anderen gefördert);
- *Fertigkeit Entscheidungen zu treffen* (z. B. die Fertigkeit, auch unkonventionelle Entscheidungen gegen den Widerstand von anderen zu treffen und argumentativ zu behaupten);
- *Problemlösefertigkeit* (z. B. durch Aneignung verschiedener Lösungsstrategien),
- *Kreatives Denken* (z. B. die Fertigkeit zu schöpferischen Problemlösungen);
- *Kritisches Denken* (z. B. die Fertigkeit, Behauptungen von Freunden hinterfragen zu können, Alltagssituationen angemessen zu meistern);
- *Effektive Kommunikationsfertigkeit* (z. B. in der Lage sein, Meinungen, Wünsche, Ängste, aber auch Bedürfnisse zu äußern);
- *Interpersonale Beziehungsfertigkeiten* (z. B. die Fähigkeit, Freundschaften zu schließen und aufrechterhalten, aber auch Beziehungen konstruktiv beenden zu können),
- *Gefühlsbewältigung* (z. B. sich der eigenen Gefühle bewusst zu werden, die der anderen wahrzunehmen und zu respektieren);
- *Stressbewältigung* (z. B. deren Ursachen erkennen), ggf. Einstellung zum eigenen Körper oder Lebensstil verändern.

Lebenskompetenzprogramme

Die Einbeziehung von „Life Skills" (Lebenskompetenzen) in die Suchtprävention hat viele Drogencurricula bzw. Unterrichtsmaterialien, die in den 1990er Jahren entwickelt wurden, maßgeblich beeinflusst. Diese orientieren sich vor allem am Life-Skills-Trainingsprogramm von Botvin und seinen Mitarbeitern (1980,1988)[27], das verschiedene psychosoziale Konzepte aus der Entwicklungs-, Lern- und Sozialpsychologie integriert und insgesamt 22 Sitzungen umfasst: sechs Sitzungen für den Erwerb *sozialer Fertigkeiten* (z. B. Einübung von Kommunikation, Überwindung von Schüchternheit), jeweils vier für *Informationsvermittlung* und *Entscheidungstraining* sowie jeweils zwei zu *Angstbewältigung* und zu Einübung *selbstbestimmter Verhaltensänderungen* (z. B. Umsetzung eines kurzfristigen, mittelfristigen oder längerfristigen Plans).

Der Lebenskompetenzansatz basiert auf der von Bandura (1979) entwickelten sozial-kognitiven Lerntheorie, die mit anderen psychosozialen Theorien verknüpft wird, vor allem mit der Theorie der psychologischen Immunisierung gegenüber Einflüssen der Gleichaltrigengruppe (McGuire 1964, Evans 1988), der Theorie des geplanten Verhaltens (Fishbein/Ajzen 1975) und der Theorie des Problemverhaltens Jugendlicher (Jessor/Jessor 1977).[28]

Durch die Aneignung bzw. den Erwerb von Lebenskompetenzen können Jugendliche in ihrer Persönlichkeit emotional, sozial und psychisch stabilisiert werden. Wie der suchtpräventiven Forschung zu entnehmen ist, stellen diese Kompetenzen *Schutzfaktoren* dar, die den Konsum von Drogen zumindest hinausschieben – wenn nicht gar verhindern.[29] Erwartet wird, dass die Jugendlichen (z. B. im Umgang mit Alkohol) nicht nur eine kritische Einstellung entwickeln und diese auch verbal vertreten können, sondern auch in der Lage sind, belastende Situationen ohne Drogen adäquat zu bewältigen.

In ihren jüngsten Materialien zur *Alkoholprävention* hat die BZgA (2004) erstmals einen Katalog der zu vermittelnden Kompetenzen entwickelt, die sich im Großen und Ganzen mit denen der WHO decken. Im Einzelnen wird unterschieden zwischen Selbstkompetenz, Sozialkompetenz und Sachkompetenz[30]:

- Zur *Selbstkompetenz* zählen z. B. Entwicklung von Selbstbewusstsein; Wahrnehmung von und Umgang mit Gefühlen; Reflexionsfähigkeit; Urteilsvermögen; die Fähigkeit, einen eigenen Standpunkt zu finden, eigenverantwortlich zu handeln sowie den eigenen Drogenkonsum kritisch zu reflektieren.
- Zur *Sozialkompetenz* gehören z. B. sprachliche Ausdrucksfähigkeit; Teamfähigkeit; die Fähigkeit, persönliche Kontakte aufzunehmen bzw. zu verbessern; Konflikte situationsadäquat lösen zu können; Toleranz; soziale Verantwortung; Rücksichtnahme; solidarisches Verhalten; das Trinkverhalten in der Peergroup zu hinterfragen; dem Gruppendruck widerstehen zu können.
- Zur *Sachkompetenz* gehören u. a. sich ein fundiertes Wissen über Süchte und Drogen anzueignen, aber auch die Fähigkeit, kreative Ideen zur Lebens-, Arbeits- und Freizeitgestaltung zu entwickeln.

Welche Kompetenzen gefördert werden können, wenn die altersgemäßen sowie die geschlechtsspezifischen Entwicklungsbedingen von Kindern (5./6. Klasse) und Jugendlichen (7.-10. Klasse) berücksichtigt werden, ist Tabelle 1 zu entnehmen.

Zielbereich/Klasse	Selbstkompetenz	Sozialkompetenz	Sachkompetenz
5/6	„Gute Gefühle – schlechte Gefühle" (Wahrnehmung eigener Gefühle)	„Stell dich doch nicht so an!" (erste Trinkanlässe)	„Wie wirkt Alkohol?" (biologische Wirkung des Alkohols)
7/8	„Was Mädchen dürfen, was Jungen müssen ..." (Rollenstereotype)	„Karin, 14 Jahre alt, erzählt ..." (Verhalten in der Clique)	„Party machen ohne scharfe Sachen" (alkoholfreie Getränke)
9/10	„Alkohol ist doch gar nicht so schlimm!" (eigenen Standpunkt finden)	„Alkohol – ein Sanitäter in der Not?" (Alkohol als Alltagsdroge)	„Promille und Prozent" (Alkoholkonsum und Blutalkoholkonzentration)

Tab. 1: Inhaltliche Themenschwerpunkte zur Droge Alkohol für die Klassen 5-10 – gegliedert nach Selbstkompetenz, Sozialkompetenz und Sachkompetenz[31].

Bezogen auf die *Alkoholprävention* sind folgende Kompetenzen zu fördern:

Selbstkompetenz:

- Trinkregeln einhalten, um die mit dem Alkoholkonsum verbundenen Risiken zu reduzieren (z. B. alkoholarme Getränke trinken; nicht auf nüchternen Magen trinken; nicht zur Entspannung trinken; kein Alkohol im Straßenverkehr und am Arbeitsplatz; nicht „kippen", sondern Schluck für Schluck);
- Bereitschaft entwickeln, sich über die Gefahren des Alkoholkonsums zu informieren (z. B. Alkoholabhängigkeit, präventive Maßnahmen);
- Fähig und bereit sein, jederzeit die Kontrolle über den eigenen Alkoholkonsum zu behalten;
- Bereit sein, die eigene Abstinenz in Erwägung zu ziehen und ggf. nach außen argumentativ zu vertreten (d. h. nicht Scheingründe vorzuschieben, sondern sich offen zur Abstinenz zu bekennen);
- Fähig sein, mögliche Alkoholismusgefährdung bei sich selbst und anderen zu erkennen;
- Bewusstsein entwickeln für die Gefahren, die mit dem gewohnheitsmäßigen Trinken von Alkohol verbunden sind;
- Einschlägige Werbestrategien kritisch hinterfragen;
- Alkoholabstinente tolerieren und einsichtiges, hilfsbereites Verhalten im Umgang mit „trockenen" Alkoholikern zeigen.

Sozialkompetenz:

- Fähig und bereit sein, in bestimmten Situationen angebotene alkoholische Getränke konsequent abzulehnen (z. B. „Nein" sagen zu können) und umgekehrt anderen prinzipiell keinen Alkoholkonsum aufdrängen zu wollen;
- Fähig und bereit sein, andere notfalls vom Alkoholkonsum bzw. vom Autofahren unter Alkoholeinfluss abzuhalten.

Sachkompetenz:

- Verschiedene Arten alkoholischer Getränke und den Umfang des Konsums in unserer Gesellschaft kennen;
- Wirkung des Alkohols im menschlichen Organismus kennen (z. B. mögliche Gesundheitsschäden bei unkontrolliertem Alkoholkonsum, Formen und Folgen der Alkoholabhängigkeit);
- Beratungs- und Hilfsinstitutionen kennen (z. B. Suchtberatungsstellen, Anonyme Alkoholiker, Das Blaue Kreuz, Guttemplerorden, Al-Anon).

Exemplarisch werden nun die inhaltlichen Schwerpunkte zweier bundesweit bekannter Lernmanuale zum Substanzmissbrauch[32] präsentiert, die die *neue* Struktur der schulischen Präventionsprogramme kennzeichnen; dabei wird offensichtlich, dass die didaktischen Schwerpunkte in der Einübung von Handlungskompetenzen liegen (vgl. Tab. 2).

ALF-Programm (2000)	BZgA-Materialien Alkohol (2004)
5. Klasse	**5./6. Klasse**
„Sich kennen lernen"	„Gute Gefühle – schlechte Gefühle"
„Sich wohl fühlen"	(Wahrnehmung und Ausdruck von Gefühlen)
„Informationen zum Rauchen"	„Unser Klassenbild"
„Gruppendruck widerstehen"	(Bewusstmachung eigener Stärken und Schwä-
„Kommunikationsfertigkeiten und	chen)
soziale Kontakte"	„Stell dich doch nicht so an!"
„Gefühle ausdrücken"	(Reflexionen über Trinkanlässe)
„Selbstsicherheit"	„Auf dein Wohl!"
„Informationen zum Alkohol"	(Bewusstmachung über die gesellschaftliche All-
„Medien und Werbung widerstehen"	gegenwart von Alkohol)
„Entscheidungen treffen/Problemlösung"	„Was zeigt uns die Alkoholwerbung?"
„Verbesserung des Selbstbildes"	(Analyse von Werbung, um Imagevermittlung zu
„Zusammenfassung/Freizeitgestaltung"	erkennen)
6. Klasse	„Jugendschutzbestimmungen – wozu?"
„Gruppendruck widerstehen"	(Auseinandersetzung mit rechtlichen Aspekten)
„Einstellungen zum Rauchen"	„Wie wirkt Alkohol?"
„Klassenklima verbessern"	(Alkoholkonsum als Risiko)
„Mit Frust umgehen/Problemlösung"	
„Freundschaften/Kommunikation"	
„Angst und wie man damit umgeht"	
„Einstellungen zu Alkohol"	
„Positives Selbstbild"	

Tab. 2: Inhaltliche Schwerpunkte des „ALF-Programms" (ALF = Allgemeine Lebenskompetenzen und Fertigkeiten) für die Klassen 5 und 6 sowie die „BZgA-Materialien Alkohol" für die Klassen 5/6.

Im Mittelpunkt der Präventionsprogramme stehen Hilfestellungen bei der Bewältigung von Entwicklungsaufgaben, mit denen Kinder und Jugendliche im Alter von zwölf bis achtzehn Jahren konfrontiert sind. Ziel ist es deshalb, die oben erwähnten Kompetenzen der Kinder und Jugendlichen zu fördern. Dies sehen beide Programme auf unterschiedliche Weise vor:

Während das „ALF-Programm (2000)" ein *strukturiertes Lernmanual* aus 20 Unterrichtseinheiten mit einem festen zeitlichen Ablauf darstellt, umfassen die „BZgA-Materialien Alkohol (2004)" insgesamt 27 *Unterrichtsbausteine* für die Klassen 5-10, für die 5./6. Klasse sind beispielsweise 7 Bausteine vorgesehen. Mithilfe dieses Baukastensystems wird es der Lehrperson ermöglicht, geeignete Materialien für den Unterricht auszuwählen. Das Spektrum reicht von Gesprächsanregungen über Arbeits- und Informationsmaterial, künstlerischen Visualisierungen, Rollen- und Planspielszenarien bis hin zu eigenen Internet-Recherchen.[33]

4. Methoden

Nach dem „Berliner Modell" der Didaktik stehen Ziele, Inhalte, Methoden und Medien in Wechselwirkung, d. h. in einem Interdependenzverhältnis, zueinander. Obwohl in der Erziehungswissenschaft kein Konsens über den Begriff „Unterrichtsmethode" besteht, ist man sich dennoch einig über die verschiedenen Dimensionen, die diesen Gegenstandsbereich strukturieren:

- *Methoden dienen der Erreichung vorgegebener Unterrichts- oder Lernziele, sind also „Mittel zur Zielerreichung";*
- *Methoden sind „Vermittlungsinstanzen zwischen Lernenden und anzueignenden Gegenständen/Sachen";*
- *Methoden bieten „Anregungen zur Schaffung günstiger Lernbedingungen/Lernarrangements";*
- *Methoden sind den institutionellen Bedingungen schulischen Lernens unterworfen, d. h. die „Rahmenbedingungen für Lehr-Lernprozesse"[34] sind bei der Methodenwahl zu berücksichtigen.*

Um einen „guten" Unterricht zu gestalten, wird von jeder Lehrkraft ein umfangreiches Methodenrepertoire erwartet, denn dieses Strukturmoment gehört nach Meyer[35] zu den zehn wichtigsten Merkmalen. Diese auf empirische Befunde gestützte These wird in der didaktischen Literatur zwar immer wieder gefordert, entspricht jedoch nur selten der Schulrealität.

Aufgrund jüngster Evaluationsstudien[36] lassen sich einige grundlegende Aussagen über die *Wirksamkeit* suchtpräventiven Unterrichts machen, die im Prinzip für jeden *guten* Unterricht zutreffen. „Wirksamkeit" wird hier definiert als „Verhinderung, Verzögerung oder Reduktion des Konsumverhaltens von Tabak, Alkohol, Cannabis […] bei Kindern und Jugendlichen"[37]:

- Die Wirksamkeit schulischer Präventionsprogramme ist relativ groß, wenn sich die präventiven Maßnahmen schwerpunktmäßig auf substanz*un*spezifische Kompetenzen (*Lebenskompetenzen*) beziehen. Dabei lernen die Heranwachsenden ihre individuellen Stärken und Schwächen, aber auch ihre psychosozialen

Defizite (z. B. niedriges Selbstwertgefühl, Schwierigkeiten im Artikulieren eigener Gefühle) kennen, die durch ein adäquates Training reduziert werden können.

- *Interaktive* Lernformen (z. B. Kleingruppenarbeit, Falldarstellungen, Interaktions- und Lernspiele, Rollenspiele, Paarübungen) sind besonders geeignet, um alle am Unterricht beteiligten Personen (Lehrende und Lernende) mit einzubeziehen. Voraussetzung ist jedoch, dass die Lehrkräfte ihr umfangreiches Methodenrepertoire auch den Schülern vermitteln können.

- Die im Unterricht zu bearbeitenden Themen sollen Bezug zur *aktuellen* Lebenswelt der Heranwachsenden haben; die ihnen vertrauten Alltagsprobleme bieten einen hohen Grad an Identifikation, so dass eher eine Motivation entsteht, sich konkret damit auseinander zu setzen.

- Die aus der Lernpsychologie bekannte Erkenntnis, dass *selbstständig* erworbenes Wissen eine bessere Speicherung im Langzeitgedächtnis bewirkt, sollte auch im suchtpräventiven Unterricht berücksichtigt werden; der herkömmliche Frontalunterricht ist hierzu wenig geeignet.

- Alkoholprävention sollte möglichst schon in der 5./6. Klasse beginnen, bevor die ersten Konsumerfahrungen stattgefunden haben. Dadurch kann die Alkoholabstinenz um mehr als ein Jahr verzögert werden. Bei Jugendlichen, die erst in der 7. Klasse mit dem Thema Alkohol konfrontiert wurden, zeigte sich dagegen kein suchtpräventiver Effekt in Bezug auf den Konsum dieser Droge.

- Die *isolierte* Vermittlung von Informationen über Drogen und Süchte (Aufklärung) sowie die Darstellung *abschreckender* Informationen, die die Drogencurricula der 1970er und 1980er Jahre dominiert haben – und leider noch immer an einigen Schulen praktiziert werden –, bewirken günstigstenfalls einen Zuwachs an Wissen, sind jedoch nicht verhaltensrelevant für Jugendliche im Umgang mit Drogen.

5. Das Konzept „Ganzheitliche Suchtprävention"

Suchtprävention wird seit Beginn der 1990er Jahre vorrangig im Zusammenhang mit der Förderung von Lebenskompetenzen diskutiert, um die Heranwachsenden gegen Drogen und Süchte zu immunisieren, zugleich aber auch um ihr *Gesundheitsbewusstsein* zu schärfen. Diese für die pädagogische Praxis bedeutsamen Erkenntnisse haben zu einem *Paradigmenwechsel* in der Suchtprävention geführt: Der Focus konzentrierte sich nun nicht mehr ausschließlich auf die Wirkungsprofile der Droge (z. B. Wie wirkt Alkohol auf den menschlichen Organismus?) sowie die Ursachen von Substanzge- und -missbrauch (z. B. Warum trinken Jugendliche überhaupt Alkohol?), in den Vordergrund rückte vielmehr die Frage: Welche Kompetenzen benötigen Kinder und Jugendliche, um ihre soziale Widerstandsfähigkeit gegenüber dem Konsum von Drogen zu stärken?

Das neue Verständnis von Suchtprävention, unter dem Begriff „Ganzheitliche Suchtprävention"[38] zusammengefasst, stellt im Vergleich zu den traditionellen Konzepten der Suchtprävention (Abschreckung, Aufklärung/Drogenkunde) kein in sich geschlossenes didaktisches Konzept dar, sondern eine *Kombination* suchtspezifischer und such*un*spezifischer Kompetenzen. Das diesem Ansatz zugrunde liegende Lernkonzept ist nicht einseitig auf Kognition ausgerichtet, sondern versucht gleichgewichtig auch emotionale, soziale und handlungsbezogene Lernprozesse zu initiieren, mit dem Ziel, den Erstkonsum von Drogen möglichst weit hinauszuschieben.

Dieser konzeptionelle Wechsel basiert auf dem KMK-Beschluss von 1990, in dem Suchtprävention nicht mehr vorrangig in der Vermittlungen von Kenntnissen *über* Drogen und Süchte besteht, sondern im „Aufbau eines *Gesundheitsverhaltens* beim einzelnen Schüler, das auf dem Bewusstsein der Verantwortung gegenüber dem eigenen Körper, der eigenen geistig-seelischen Entwicklung und seinem unmittelbaren sozialen Umfeld sowie der Gesellschaft beruht"[39]. Damit ist Suchtprävention *Teil* der schulischen Gesundheitsförderung mit dem Ziel, diejenigen Faktoren bei Kindern und Jugendlichen zu fördern, die zur Stabilisierung der psychischen Gesundheit beitragen, so dass ein gesundheitsschädigendes (Sucht-)Verhalten vermieden oder deutlich reduziert wird.

Die WHO hat bereits 1948 eine Definition von *Gesundheit* formuliert, die einen Wechsel vom naturwissenschaftlich-medizinischen Gesundheitsverständnis hin zu einem systemisch-sozialwissenschaftlichen eingeleitet hat:

„Gesundheit ist der Zustand des völligen körperlichen, geistigen und seelischen Wohlbefindens und nicht nur das Freisein von Krankheiten und Gebrechen."[40]

Die Kritik an diesem Gesundheitsbegriff bezieht sich vor allem auf zwei Aspekte, die hier nur angedeutet werden:

• Gesundheit ist *kein* „statischer" Zustand, sondern ein „dynamischer" Prozess, was bereits in den Begriffen „Gesund-Sein" und „Krank-Werden" zum Ausdruck kommt.

• Der Begriff des „völligen Wohlbefindens" ist eine utopische Zieldimension, die in der Regel nicht der Realität der Menschheit entspricht.

Nach Hurrelmann (1988) setzt sich *Gesundheit* vielmehr „aus physischen, psychischen und sozialen Anteilen zusammen, die sich wechselseitig beeinflussen. Gesundheit ist eng mit individuellen und kollektiven Wertvorstellungen verbunden, die sich in der persönlichen Lebensführung niederschlagen. Sie ist ein Balancezustand, der zu jedem lebensgeschichtlichen Zeitpunkt immer erneut hergestellt werden muss. [...] Soziale, ökonomische, ökologische und kulturelle Lebensbedingungen bilden dabei den Rahmen für die Entwicklungsmöglichkeit von Gesundheit"[41].

Das 1986 in Ottawa verabschiedete gesundheitspolitische Programm der WHO hat
die an dem Gesundheitsbegriff geübte Kritik aufgegriffen und stattdessen den Begriff „Gesundheitsförderung" (Health Promotion) eingeführt.

> **Gesundheitsförderung**
> wird als ein „Prozess" definiert, „allen Menschen ein höheres Maß an Selbstbestimmung über ihre Gesundheit zu ermöglichen und sie damit
> zur Stärkung ihrer Gesundheit zu befähigen".[42]

Diese Definition hat weite Verbreitung und hohe Akzeptanz erfahren, fordert sie
doch mehr „Gesundheit auf dieser Welt", was auf den ersten Blick zwar plausibel,
jedoch nicht realisierbar erscheint – zu unterschiedlich sind die Lebens-, Lern- und
Arbeitsbedingungen auf dieser Welt. Schwerpunkt der Gesundheitsförderung ist
nicht mehr allein die Ermittlung von „Risikofaktoren", wie z. B. Übergewicht oder
erhöhte Blutfettwerte, sondern zugleich auch die Förderung *psychosozialer* Kompetenzen (Lebenskompetenzen), die zum individuellen Reifungsprozess beitragen,
aber auch dem gesundheitlichen Wohlbefinden dienen. Insofern setzt Gesundheitsförderung selbstbestimmtes Handeln des Individuums voraus.

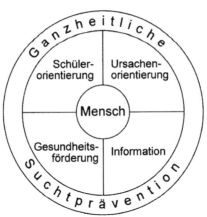

Abb. 2: Modell ganzheitlicher Suchtprävention (Entwurf: Christiane Lammert)

Nach Abbildung 2 liegen der „Ganzheitlichen Suchtprävention" vor allem vier
Komponenten zugrunde: Gesundheitsförderung, Ursachenorientierung, Schülerorientierung und Informationsvermittlung. Hierzu einige Erläuterungen:

Gesundheitsförderung

Die institutionalisierte „Gesundheitserziehung" in den Schulen hat eine lange Tradition, auch wenn sie sich meist auf medizinische Schuluntersuchungen (z. B. in
Form von Zahnhygiene, Reihenuntersuchungen) und die hygienische Überwachung

von Schulräumen und Schulgebäuden bezog. Obwohl diese Form der Gesundheits-erziehung zum größten Teil noch heute praktiziert wird, hat sie durch das Konzept der Gesundheitsförderung eine *Neuorientierung* erfahren. Dass „Gesundheit" für Kinder und Jugendliche eine andere Bedeutung hat als für Erwachsene oder alte Menschen, ist hinlänglich bekannt. Für diesen Adressatenkreis erschließt sich das Gesundheitsbewusstsein in der Regel erst durch eigene Krankheitserfahrungen. Gesundheitsförderung will jedoch die retrospektive Sichtweise zugunsten eines prospektiven Verständnisses verändern: Wenn beispielsweise mangelndes Selbst-bewusstsein ein Risikofaktor für Alkoholmissbrauch ist, gilt es diejenigen Kompe-tenzen zu fördern, die eine Steigerung des Selbstbewusstseins bewirken – auch wenn das Thema Süchte und Drogen dabei nicht explizit thematisiert wird. Voraus-setzung ist allerdings ein soziales Klima innerhalb der Schule, das entsprechende Lernprozesse ermöglicht.

Ursachenorientierung

Weder monokausale Erklärungsansätze noch eine in sich schlüssige Theorie rei-chen aus, um die Ursachen süchtigen Verhaltens zu beschreiben. Das bereits skiz-zierte *multifaktorielle Modell* (vgl. Abb. 1) hat dagegen eher eine „erklärende" Funktion, denn es demonstriert die vielschichtigen und multikausalen *Ursachen* jugendlichen Drogengebrauchs, die darüber hinaus auch individuell sehr unter-schiedlich ausgeprägt sind. Hierzu gehören sowohl entwicklungspsychologische und stressbedingte Probleme (z. B. körperliche und sexuelle Reifung, Abnabelung vom Elternhaus, Freizeitgestaltung in der Peergroup, schulische Probleme, Kon-flikte mit dem Elternhaus) sowie die in der Jugendphase beginnende Identitäts-entwicklung. Zu den Ursachen des Drogengebrauchs gehören aber auch Defizite nicht vorhandener bzw. rudimentär entwickelter Lebenskompetenzen.

Schülerorientierung

Mit dieser Komponente werden Lehrerinnen und Lehrer an die Reformpädagogik erinnert, die sich gegen Ende des 19. und im ersten Drittel des 20. Jahrhundert in Deutschland gegen die pädagogischen Missstände der Preußischen Schule richtete und durch Stichworte wie „autoritäres Lehrerverhalten", „Stofffülle", „Buch- und Lernschule" sowie „Leistungsdruck" gekennzeichnet werden kann.
Ein wichtiger Impuls schülerorientierten Unterrichts ging von der schwedischen Pädagogin Ellen Key aus, die in ihrem Buch „Das Jahrhundert des Kindes" (1902) mit Entschiedenheit für die Entfaltung des Kindes eintrat und insofern an Rousseaus Erziehungskonzeption anknüpfte. Sie forderte für das Kind einen schüt-zenden Raum, damit es in Freiheit und Selbstbestimmung aufwachsen kann.
Die historische Parallele mit der Gegenwart ist deshalb so frappierend, weil wir auch heute um die gleichen Fragen ringen:

- Wo ist in der heutigen Schule der didaktische Ort, an dem über Themen, die dem Lebens- und Erfahrungsbereich der Schüler entstammen, reflektiert wird?
- Welches Leitbild repräsentiert die Schule im 21. Jahrhundert?

Da die meisten Kinder mehr als zehn Jahre die Schule besuchen, darf sie nach Hartmut von Hentig nicht ausschließlich *Lernort* sein, sie muss zugleich auch zum *Lebensort* werden, an dem Kindern und Jugendlichen grundlegende Lebenserfahrungen ermöglicht werden; erst dadurch gewinnt sie ihre pädagogische Qualität. Schülerorientierung kann aber nur dort erfolgreich praktiziert werden, wo dieses Leitziel auch dem (demokratischen) Selbstverständnis der Lehrenden entspricht.

Informationsvermittlung

Obwohl Informationen über Süchte und Drogen nicht den Schwerpunkt ganzheitlicher Suchtprävention darstellen, kann im Unterricht nicht darauf verzichtet werden. Schließlich haben Schüler ein Recht darauf, auch Kenntnisse über die Drogen (z. B. über Alkohol, Nikotin, Haschisch oder Ecstasy) zu erwerben, mit denen sie in ihren Lebenswelten konfrontiert werden. Dies gilt insbesondere für solche Stoffe, die gesundheitliche Gefährdungen auslösen können und/oder über zum Teil erhebliche Abhängigkeitspotenziale verfügen. Wie bereits erwähnt, sollte die Vermittlung von Informationen jedoch mithilfe *interaktiver* Methoden erfolgen. In Bezug auf die Droge Alkohol sind Phänomene anzusprechen, die nicht nur für Jugendliche nachvollziehbar sind, sondern auch Einfluss auf die Reduzierung des eigenen Drogengebrauchs haben können (z. B. individuelle Verträglichkeit von Alkohol, Folgen des Alkoholrausches, Alkoholvergiftung).

Unterrichtsfach „Suchtprävention"?

Mit dieser Publikation soll dokumentiert werden, dass Alkoholprävention in verschiedenen Schulfächern (Biologie, Chemie, Sozialkunde, Religion/Ethik und Deutsch) thematisiert werden kann, denn ganzheitliche Suchtprävention umfasst eben nicht ausschließlich die Vermittlung *suchtspezifischer* Informationen, sondern zugleich auch die Förderung sucht*un*spezifischer Kompetenzen (Lebenskompetenzen), die in *allen* Fächern – auch im Mathematik- und Physikunterricht – möglich ist. Mit Recht kommt die KMK deshalb zu dem Beschluss:

> „Suchtprävention ist nicht an ein bestimmtes Unterrichtsfach gebunden, sondern in verschiedenen Unterrichtsfächern [...] möglich."

Mit anderen Worten: Die Einbeziehung des Lebenskompetenzansatzes verdeutlicht, dass Suchtprävention *fächerübergreifenden* Charakter hat und nicht nur auf das Fach Biologie und/oder Sozialkunde zu beziehen ist. Insofern wäre ein Unterrichtsfach „Suchtprävention" nicht zu rechtfertigen; schließlich geht es hierbei nach

Herbart (1806) um einen „erziehenden Unterricht", der Aufgabe *aller* Lehrkräfte sein sollte.

6. Grenzen schulischer Alkoholprävention

Warum Alkoholprävention bisher kaum erfolgreich war, hat unterschiedliche Ursachen. Das Hauptproblem liegt vor allem darin, dass diese zwar von staatlicher Seite gefordert wird, im schulischen und außerschulischen Bereich jedoch nur halbherzig und nicht mit konsequenter Ernsthaftigkeit vertreten wird. Alkoholprävention hat aber auch deshalb keine ernstzunehmende Lobby, weil wir Bürger nicht so recht bereit sind, unser *eigenes* Konsumverhalten zu überprüfen bzw. in Frage zu stellen und zu ändern. So konzentrieren sich Politik und Wirtschaftsverbände weitgehend auf verbale Forderungen, indem sie einerseits an die Vernunft der Konsumenten appellieren, verantwortungsbewusst mit Alkohol umzugehen, andererseits auf die freiwillige „Selbstbeschränkung bei der Alkoholwerbung" des Zentralverbandes der Deutschen Werbewirtschaft hoffen. Es ist schon befremdlich festzustellen, dass Sportveranstaltungen nur noch durch Bandenwerbung für alkoholische Getränke zu finanzieren sind oder die öffentlich-rechtlichen Fernsehanstalten sich nach 20.00 Uhr oft des Sponsorings der Alkoholindustrie bei der Ausstrahlung von Spielfilmen bzw. Sportsendungen bedienen.

Bereits 1975 hatten Bund und Länder ein „Aktionsprogramm [...] zur Eindämmung und Verhütung des Alkoholmissbrauchs"[43] beschlossen, um die freie Verfügbarkeit alkoholischer Getränke für Kinder und Jugendliche einzuschränken sowie die Werbewirtschaft zur Selbstbeschränkung aufzufordern. Ähnliche Intentionen enthält auch der von den Gesundheitsministerien der einzelnen Bundesländer 1997 aufgelegte „Aktionsplan Alkohol"[44]. Bemerkenswert ist jedoch, dass die Konferenz der Gesundheitsminister nach mehr als zwanzig Jahren feststellen musste, „dass die Ergebnisse insgesamt nicht ausreichen und eine Trendwende bisher nicht eingetreten ist"[45]. An der grundsätzlichen Zielsetzung wird jedoch festgehalten, die in Abstimmung mit der Europäischen Alkoholcharta erfolgt. Speziell werden auch die Ordnungsbehörden aufgefordert, die Einhaltung der gesetzlichen Maßnahmen zum Schutze der Jugend in der Öffentlichkeit (*Jugendschutzgesetz, Gaststättengesetz, Gewerbeordnung, Jugendarbeitsschutzgesetz)* zu überwachen.

Im Jahre 2000 wurde eine „Gemeinsame Arbeitsgruppe – Vorschläge zum verantwortungsvollen Umgang mit alkoholhaltigen Getränken" unter der Federführung des Bundesgesundheitsministeriums gegründet, an der sich auch die Verbände der Alkoholbranchen (Bier, Wein, Sekt und Spirituosen) beteiligten. 2004 konnte die Gesundheitsministerkonferenz die in der Arbeitsgruppe erarbeiteten Grundsätze zur „Förderung eines verantwortlichen Umganges mit alkoholhaltigen Getränken"[46] verabschieden. Damit erlegt sich die Alkoholwirtschaft eine freiwillige Beschränkung bzw. Selbstkontrolle ihrer Werbeaussagen auf. Diese sollen

- nicht zu missbräuchlichem Alkoholkonsum auffordern,
- keine Alkohol trinkenden Kinder, Jugendlichen, Leistungssportler und Fahrzeugführende zeigen,
- hohen Alkoholgehalt nicht besonders herausstellen sowie
- nicht nahe legen, dass Alkoholkonsum bei der Beseitigung oder Überwindung psychosozialer Konflikte oder der psychischen Leistungsfähigkeit hilft.

Trotz dieser Werbebeschränkung darf nicht vergessen werden, dass die Alkoholindustrie und das Gastgewerbe letztlich ein kommerzielles Interesse daran haben, den Absatz von Alkohol zu steigern, wie an folgenden Beispiel deutlich wird: Da die Erhöhung der Alkopopsteuer zu radikalen Umsatzeinbußen geführt hat, produzierte die Alkoholindustrie neue Mischprodukte (mit Bier und Wein), um das Gesetz der Steuererhöhung zu umgehen. Diese Schizophrenie spiegelt sich auch in vielen Kriminal- und Familienserien des Deutschen Fernsehens wider, in denen sozial akzeptiertes Trinken geradezu als gesellschaftliches Leitbild herausgestellt wird, während negative Folgen des Alkoholkonsums, z. B. Missbrauch und Abhängigkeit, selten veranschaulicht oder aber nur im Zusammenhang mit gesellschaftlichen Randgruppen thematisiert werden.[47]

Wenn in der Presse über Alkoholprobleme berichtet wird, wird Alkohol in seinem jeweiligen gesellschaftlichen Kontext bewertet: Er gilt in unserer Gesellschaft als Genussmittel und wird nicht in Frage gestellt; nur in wenigen Fällen werden die negativen Auswirkungen des Alkoholkonsums (z. B. am Steuer, während der Schwangerschaft, Binge drinking) thematisiert.[48] Insofern ist es auch nicht verwunderlich, dass im Umgang mit Alkohol zugleich auch die *Doppelmoral* unserer Gesellschaft zum Ausdruck kommt: Der Staat verdient durch die Alkoholsteuer gerade an dem Produkt, das er zu bekämpfen vorgibt.

Angesichts der hier aufgezeigten Zusammenhänge mag es verständlich erscheinen, dass die Politik den gesetzlichen Rahmen für eine Erfolg versprechende Alkoholprävention schaffen müsste, jedoch in der Praxis gegen die mächtige Alkohol-Lobby zu schwach agiert. Weitere Gründe für die Zurückhaltung des Gesetzgebers sind darin zu sehen, dass Politiker, die sich im permanenten Wahlkampf befinden, notgedrungen und gewissermaßen berufsbedingt zum Alkohol und seinem Konsum eine besonders tolerante Einstellung haben. Man stelle sich nur vor, dass ein Abgeordneter den üblichen Frühschoppen für seine Wählerinnen und Wähler mit Limonade bestreiten oder der Münchener Oberbürgermeister den Beginn des Oktoberfestes mit einem Glas Mineralwasser in der Hand eröffnen würde – der Spott der Nation wäre ihm sicher. Daran wird deutlich, dass Suchtprävention nicht nur ein bildungspolitisches, sondern auch ein gesellschaftspolitisches Problem ist.

Anmerkungen

[1] Vgl. Dolch, J.: Grundbegriffe der pädagogischen Fachsprache. Nürnberg 1952

[2] Vgl. Heimann, P./Otto, G./Schulz, W.: Unterricht – Analyse und Planung. Hannover 1965 sowie die Weiterentwicklung der „Berliner Didaktik" zum „Hamburger Modell", das ausschließlich von W. Schulz formuliert wurde.

[3] Vgl. Schulz, W.: Aufgaben der Didaktik. Eine Darstellung aus lehrtheoretischer Sicht. In: Kochan, D. C. (Hrsg.): Allgemeine Didaktik. Fachdidaktik. Fachwissenschaft. Ausgewählte Beiträge aus den Jahren 1953-1969. Darmstadt 1970, S. 414.

[4] Das von J. Kalke, P. Raschke, W. Kern, Ch. Legemann und H. Frahm herausgegebene „Handbuch der Suchtprävention" enthält 108 Programme, Projekte und Maßnahmen aus Deutschland (55), Österreich (21), der Schweiz (28) und Südtirol (4). Das Handbuch, das im Freiburger Lambertus-Verlag (2003) erschienen ist, spiegelt somit den aktuellen Stand der Suchtprävention im deutschsprachigen Raum wider.

[5] Vgl. Bärsch, W.: Die Behandlung des Drogenproblems im Unterricht. Hamburg 1974, S. 23.

[6] Vgl. Silbereisen, R. K./Kastner, P.: Jugend und Drogen. Entwicklung von Drogengebrauch – Drogengebrauch als Entwicklung? In: Oerter, R. (Hrsg.): Lebensbewältigung im Jugendalter. Weinheim 1985, S. 192-219.

[7] Vgl. Havighurst, R. J.: Developmental task and education. 2. Aufl. New York 1952

[8] Vgl. hierzu folgende Publikationen: Oerter, R.: Entwicklungspsychologie. Ein Lehrbuch. München 1982, S. 244ff.; Kollehn, K./Weber, N. H. (Hrsg.): Der drogengefährdete Schüler. Perspektiven einer schülerorientierten Drogen- und Suchtprävention. Düsseldorf 1985, S. 18f.; Fend, H.: Entwicklungspsychologie des Jugendalters. Ein Lehrbuch für pädagogische und psychologische Berufe. Opladen 2000, S. 210ff.; BZgA (Hrsg.): Alkohol. Materialien für die Suchtprävention in den Klassen 5-10. Autoren: W. Schill, L. Staeck, G. Teutloff. Köln 2004, S. 10ff.

[9] Vgl. Kielholz, P./Ladewig, D.: Die Abhängigkeit von Drogen. München 1973, S. 23-36.

[10] Vgl. z. B. Feuerlein, W./Küfner, H./Soyka, M.: Alkoholismus, Missbrauch und Abhängigkeit: Entstehung – Folgen – Therapie. 5. Aufl. Stuttgart 1998; Schmidt, L.: Alkoholkrankheit und Alkoholmissbrauch. 4. überarb. u. erw. Aufl. Stuttgart 1997

[11] Vgl. die empirische Studie von M. Freitag mit dem Titel „Familiäre Determinanten des Alkoholkonsums von Kindern: Implikationen einer prospektiven Längsschnittstudie für die Prävention". In: Kolip, P. (Hrsg.): Programme gegen die Sucht. Internationale Ansätze zur Suchtprävention im Jugendalter. Weinheim, München 1999, S. 163-182.

[12] Nach Bales (1946) werden hinsichtlich des Alkoholkonsums vier Kulturformen unterschieden: Abstinenzkulturen (Verbot jeglichen Alkoholkonsums), Ambivalenzkulturen (Konflikt zwischen koexistenten Wertstrukturen gegenüber Alkohol), Permissivkulturen (Akzeptanz von Alkoholkonsum, Ablehnung von Trunksucht) und Permissiv-funktionsgestörte Kulturen (Akzeptanz des Alkoholkonsums sowie seiner Exzesse).

[13] Vgl. z. B. die Untersuchung von M. Freitag, a.a.O., S. 163-182.

[14] Waibel, E, M.: Von der Suchtprävention zur Gesundheitserziehung in der Schule. Der lange Weg der kleinen Schritte. 3. Aufl. Frankfurt am Main 1994, S. 74.

[15] Vgl. Vontobel, J.: Erziehung zu süchtigem Verhalten in der Schule? In: Kollehn, K./Weber, N. H. (Hrsg.), a. a. O., S. 100-108.

[16] KMK-Beschluss vom 3.7.1990. Abgedruckt in der KMK-Ergänzungslieferung 668 vom Mai 1991, S. 2.

[17] Petermann, H. u. a.: Erwachsen werden ohne Drogen. Ergebnisse schulischer Drogenprävention. Weinheim, München 1997, S. 178.

[18] Weinert, F. E.: Vergleichende Leistungsmessung in Schulen – eine umstrittene Selbstverständlichkeit. In: Weinert, F. E. (Hrsg.): Leistungsmessung in Schulen. Weinheim 2001, S. 27f.

[19] Hochschulrektorenkonferenz (Hrsg.): Glossery on the Bologna Process. English – German – Russian. Beiträge zur Hochschulpolitik 7/2006. Bonn 2006, S. 59.

[20] KMK-Beschluss vom 3.7.1990. Abgedruckt in der KMK-Ergänzungslieferung 668 vom Mai 1991, S. 2.

[21] Vgl. Aktionsplan Alkohol. Entschließung der 70. Konferenz der für das Gesundheitswesen zuständigen Ministerinnen und Minister, Senatorinnen und Senatoren der Länder 1997 zur Umsetzung des Aktionsplans Alkohol. März 1998. Zitiert nach: Handbuch Sucht. Bearbeitet von H. Grigoleit, M. Wenig und R. Hüllinghorst. (12. Lieferung – Oktober 1998 , Band 1) Sankt Augustin 2000, S. 4.14-16.

[22] BZgA (Hrsg.): Unterrichtswerk zu Drogenproblemen. Illegale Drogen, Arzneimittelmissbrauch, Alkohol, Rauchen. Materialien für die Klassen 5 bis 10. Bearbeitet von K.-A. Noack, K. Kollehn, U. Richter, N. H. Weber. Stuttgart 1980, S. 274.

[23] Für die damalige Zeit stellt das Standardwerk „Droge und Gesellschaft" von J. Schenk (Berlin 1975) eine Ausnahme dar. Zu Beginn der 1990er Jahre ist diese Thematik Gegenstand eines Symposiums, deren Texte 1991 unter dem Titel „Prävention zwischen Genuß und Sucht" (hrsg. vom Ministerium für Arbeit, Gesundheit und Soziales Nordrhein-Westfalen) erschienen sind.

[24] BZgA (Hrsg.): Unterrichtswerk zu Drogenproblemen, a. a. O., 1980, S. 353.

[25] KMK-Beschluss vom 3.7.1990, a. a. O., S. 2.

[26] Vgl. WHO (Hrsg.): Life Skills Education in Schools. Genf 1994; zitiert nach BZgA (Hrsg.): Gesundheitsförderung durch Lebenskompetenzprogramme in Deutschland. Grundlagen und Kommentierte Übersicht. Köln 2005, S. 16-19 (=Reihe: Gesundheitsförderung Konkret, Band 6)

[27] Botvin und seine Mitarbeiter haben bereits Ende der 1970er Jahre Life-Skills-Trainingsprogramme entwickelt und diese mit Erfolg für die Raucherprävention eingesetzt. Vgl. hierzu Botvin, G. J./Eng, A.: A comprehensive school-based smoking prevention program. In: Journal of School Health 50 (1980), S. 209-213; ähnlich erfolgreich verlief auch das leicht modifizierte Programm für Alkoholprävention: vgl. Botvin, G. J./Tortu, S.: Preventing Adolescent Substance Abuse through Life Skills Training. In: Price, R. H. et. al. (Eds.): Fourteen ounces of prevention. Washington 1988, S. 98-110.
Die von Bandura publizierten Arbeiten liegen größtenteils in Übersetzungen vor; vgl. Bandura, A. (Hrsg.): Lernen am Modell. Stuttgart 1976 und Bandura, A.: Sozial-kognitive Lerntheorien. Stuttgart 1979; alle anderen hier erwähnten Arbeiten liegen nur in englischer Sprache vor: vgl. das ausführliche Literaturverzeichnis der „Expertise zur Primärprävention des Substanzmißbrauchs", bearbeitet von J. Künzel-Böhmer, G. Bühringer und T. Janik-Konecny. Baden-Baden 1993, S. 119-160. (Schriftenreihe des Bundesministeriums für Gesundheit. Band 20)

[28] Ausführliche Erläuterungen hierzu enthalten die Arbeiten von H. Kähnert (Evaluation des Lebenskompetenzförderprogramms „Erwachsen werden". Dissertation an der Universität Bielefeld 2004, S.49ff.) sowie die von der BZgA herausgegebenen Forschungsberichte „Gesundheitsförderung durch Lebenskompetenzprogramme in Deutschland. Grundlagen und kommentierte Übersicht". Bearbeitet von A. Bühler und K. Heppekausen. IFT München. Köln 2005, S. 19ff. sowie die „Expertise zur Prävention des Substanzmissbrauchs". Bearbeitet von A. Bühler u. Ch. Kröger. Köln 2006, S. 17ff.

[29] Vgl. BZgA (Hrsg.), Expertise, a. a. O., 2006, S. 18ff.

[30] Vgl. BZgA (Hrsg.): Alkohol. Materialien für die Suchtprävention in den Klassen 5-10. Bearbeitet von W. Schill, L. Staeck, G. Teutloff. Köln 2004, S. 12.

[31] BZgA (Hrsg.), Alkohol, a. a. O., 2004, S. 14.

[32] Vgl. BZgA (Hrsg.), Alkohol, a. a. O., 2004 sowie das ALF-Programm: Allgemeine Lebenskompetenzen und Fertigkeiten. Programm für Schüler und Schülerinnen der 5. Klasse mit Informationen zu Nikotin und Alkohol. Lehrermanual mit Kopiervorlagen zur Unterrichtsgestaltung. Autoren: K. Walden, R. Kutza, Ch. Kröger, J. Kirmes. Baltmannsweiler 2000.

[33] Vgl. BZgA (Hrsg.), Alkohol, a. a. O., 2004, S. 38ff.

[34] Vgl. Terhart, E.: Dimensionen des Methodenproblems im Unterricht. In: Pädagogik 52 (2000) 2, S. 32-34.

[35] Vgl. Meyer, H.: Was ist guter Unterricht? Berlin 2004

[36] Vgl. die von der BZgA herausgegebenen Forschungsberichte zur Suchtprävention: a) Suchtprävention in der Bundesrepublik Deutschland, a. a. O. Köln 2004; b) Gesundheitsförderung durch Lebenskompetenzprogramme in Deutschland. Grundlagen und kommentierte Übersicht, a. a. O., Köln 2005; c) Expertise zur Prävention des Substanzmissbrauchs, a. a. O., Köln 2006

[37] Die Drogenbeauftragte der Bundesregierung (Hrsg.): Drogen- und Suchtbericht 2006. Berlin 2006, S. 61.

[38] Der Begriff „Ganzheitliche Suchtprävention" wird erstmals in der Publikation von Günter Alfs näher erörtert: „Drogenprävention III. Schulische Sucht- und Drogenprävention in der Bundesrepublik Deutschland von 1970 bis heute – ein Vergleich der Unterrichtseinheiten und Materialien unter konzeptionellen Gesichtspunkten; Schlussfolgerungen für die Lehreraus- und Lehrerfortbildung. Oldenburg 1986, S. 249-308".

[39] KMK-Beschluss vom 3.7.1990 zur „Sucht und Drogenprävention in der Schule", a. a. O., S. 2.

[40] Zitiert nach Wulfhorst, B.: Theorie der Gesundheitspädagogik. Legitimation, Aufgabe und Funktionen von Gesundheitserziehung. Weinheim u. München 2002, S. 20.

[41] Hurrelmann, K.: Sozialisation und Gesundheit. Somatische, psychische und soziale Risikofaktoren im Lebenslauf. Weinheim u. München 1988, S. 17. Zitiert nach Wulfhorst, B., a. a. O., S. 20.

[42] Zitiert nach Wulfhorst, B., a.a.O., S. 28.

[43] Aktionsprogramm zur Eindämmung und Verhütung des Alkoholmissbrauchs. Gemeinsame Erklärung der für das Gesundheitswesen zuständigen Minister und Senatoren der Länder sowie des Bundesministeriums für Jugend, Familie und Gesundheit. Köln 1975, S. 2.

[44] Vgl. Aktionsplan Alkohol 1997, a. a. O., S. 4.14-16.

[45] Aktionsplan Alkohol 1997, a. a. O., S. 4.14-15.

[46] Vgl. Beschluss der 77. Gesundheitsministerkonferenz der Länder vom 18.6.2004 [http://wwww.gmkonline. de]

[47] Vgl. Weiderer, M.: Aspekte des Alkoholkonsums und -missbrauchs in Familien- und Kriminserien des Deutschen Fernsehens. In: Sucht 43 (1997) 4, S. 254-262.

[48] Vgl. Rosse, Ch.: Die Drogenberichterstattung der deutschen überregionalen Tagespresse. Ergebnisse einer Inhaltsanalyse von FAZ, FR, taz und Welt. In: Sucht 41 (1995) 1, S. 34-42.

Alkoholprävention durch Lebenskompetenzenprogramme

Karina Weichold

1. Einleitung: Entwicklungspsychologische Grundlagen

Das Jugendalter ist eng mit der Initiation des Konsums von Alkohol verbunden, die Konsummengen steigen in diesem Lebensabschnitt schnell an (BZgA 2004; Muthén & Muthén 2000) und bei einem Teil der Jugendlichen zeigen sich problematische Trinkmuster. Angesichts der Tatsache, dass insbesondere der frühe Konsumeinstieg und Missbrauch von Alkohol im Jugend- und Erwachsenenalter negative Konsequenzen für Gesundheit, Bewältigung von Entwicklungsaufgaben, Konflikte mit dem Gesetz oder die Entstehung längerfristiger Suchtprobleme haben kann (vgl. zur Zusammenfassung Silbereisen/Weichold, im Druck), ist die Entwicklung und Verbreitung effektiver theoriengeleiteter Präventionsmaßnahmen besonders wichtig.

Vor einem entwicklungspsychologischen Hintergrund resultiert der Konsumanstieg im Jugendalter für die Mehrheit aus der Divergenz zwischen immer früher stattfindender biologischer Reife und durch Aus- und Weiterbildung verzögerter Übernahme eines sozialen Erwachsenenstatus (Moffitt 1993). In diesem Spannungsfeld oder der so genannten „Reifelücke" wird Alkoholkonsum als typisches Verhalten Erwachsener interessant und kann einerseits die Lösung anstehender Entwicklungsaufgaben befördern (z. B. das Etablieren erster romantischer Beziehungen oder die Abgrenzung vom Elternhaus; vgl. Silbereisen/Kastner 1985; Silbereisen/ Weichold, im Druck), andererseits kann der Konsum von Alkohol und anderen Drogen auch als Kompensationsstrategie dienen, wenn beispielsweise Jugendliche in der Bewältigung von Entwicklungsaufgaben scheitern oder diese verzögerter lösen als Gleichaltrige. Mit der Übernahme von „realen" Erwachsenenübergängen wie Partner- oder Elternschaft reduzieren sich bei den meisten jungen Erwachsenen die Konsummengen (Labouvie 1996). Deutlich wird jedoch, dass die Mehrheit in der Lösung ihrer Entwicklungsaufgaben unterstützt werden muss, wenn man Substanzmissbrauch im Jugendalter weniger wahrscheinlich machen will. Maßnahmen sollten für diese Gruppe demnach spätestens mit Beginn des Jugendalters platziert werden. Nur für eine Minderheit der Jugendlichen ist der ausgeprägte Konsum von Substanzen demgegenüber als eine Facette lebenslanger Anpassungsprobleme zu verstehen. Ursachen für diesen längerfristig problematischen Entwicklungspfad liegen in frühen Persönlichkeitsmerkmalen und aversiven Kontextbedingungen, die in frühe Verhaltensauffälligkeiten und spätere Anpassungsprobleme münden. Für diese kleine Gruppe (ca. 5-10% der jugendlichen Konsumenten;

Moffitt 1993) sind Auswachsungseffekte in Verbindung mit Übergängen ins Erwachsenenalter weniger wahrscheinlich. Maßnahmen für diese Risikogruppe setzen optimal in der Kindheit an, z. B. in Form von Verhaltenstrainings und familienzentrierten Strategien.

Zur Entwicklung effektiver Präventionsprogramme gegen den Missbrauch von Alkohol und anderen Drogen im Jugendalter ist es bedeutsam, sowohl Theorien zur Entstehung von Substanzmissbrauch als auch empirische Belege für Faktoren, die die Wahrscheinlichkeit für Missbrauch erhöhen (Risikofaktoren) oder aber verringern (Schutzfaktoren), zu berücksichtigen (vgl. Silbereisen/Weichold, im Druck). *Risikofaktoren* können sowohl in der Person selbst, als auch in verschiedenen Entwicklungskontexten vorliegen. Entsprechend einem Ordnungsschema von Petraitis und Mitarbeitern (1995) liegen Einflussfaktoren auf den experimentellen Substanzkonsum in *inter*personalen Beziehungen (unmittelbare Beziehungen und Unterstützungssysteme), der Kultur und den Einstellungen (Werte, positive Einstellungen gegenüber dem Konsum) sowie im *intra*personalen Bereich (Persönlichkeit und emotionale Befindlichkeiten). Dabei stehen die Einflüsse unterschiedlich nah am tatsächlichen Verhalten (Übersicht einzusehen unter Weichold/Silbereisen 2006). Gesicherte empirische Erkenntnisse liegen in den folgenden Bereichen von Einflussfaktoren vor:

Erstens ist eine hohe emotionale Bindung an einflussreiche Rollenmodelle (z. B. geringe Orientierung an Norm vermittelnde Institutionen wie Elternhaus und Schule, hohe Bindung an Peers), die die Annahme stützen, dass früher und ausgeprägter Konsum normativ ist, mit jugendlichem Substanzmissbrauch verbunden.

Zweitens befördern eine positive Einstellung gegenüber Substanzkonsum und die Erwartung positiver Folgen den eigenen Konsum der Jugendlichen.

Drittens steht im intrapersonalen Bereich eine Reihe von Persönlichkeitseigenschaften (z. B. geringe Impulskontrolle, Aggressivität) mit Substanzkonsum in Beziehung (vgl. Petraitis et al. 1998).

Im Bereich *Schutzfaktoren* liegen insgesamt weniger Theorien und empirische Befunde vor, jedoch weiß man, dass intrapersonale Kompetenzen, negative Konsumerwartungen, Selbstsicherheit sowie die Fähigkeit, überlegte Entscheidungen zu treffen (Trudeau et al. 2003), mit verzögertem Einstieg und geringeren Konsummengen bei Jugendlichen einhergehen. Darüber hinaus spielen soziale und personale Kontrollen als Schutzfaktoren eine Rolle. Dazu zählen mit Substanzkonsum inkompatible Aktivitäten und positive normative Rollenmodelle (Jessor et al. 1998).

Ob die genannten Einflussfaktoren (Risiko- und Schutzfaktoren) spezifisch zur Vorhersage von Alkoholmissbrauch im Jugendalter sind oder aber Allgemeingültigkeit für mehrere Problemverhaltensweisen besitzen, ist empirisch noch nicht vollständig geklärt. Befunde zeigen jedoch, dass problematischer Alkoholkonsum, Cannabiskonsum, frühe sexuelle Aktivität und Delinquenz durch die gleichen Faktoren beeinflusst werden. Besonders bedeutsam waren hier die Risikofaktoren Peers, die das entsprechende Problemverhalten zeigen, geringer Selbstwert und Hoffnungslosigkeit. Demgegenüber gehen eine ausgeprägte Bindung an die Schule und konventionell eingestellte Vorbilder in der Peergruppe mit einer geringen Auffälligkeit in verschiedenen Problemverhaltensweisen einher (Jessor et al. 1998). Insgesamt haben die Befunde zu unterschiedlichen Entwicklungspfaden hin zu jugendlichem Substanzkonsum sowie zu Risiko- und Schutzfaktoren unmittelbare Relevanz für die Entwicklung effektiver Präventionsprogramme, deren Komponenten sowie deren Implementationszeitpunkt. Bezogen auf die Komponenten ergibt sich, dass Programme sowohl allgemeine Risiko- und Schutzfaktoren anvisieren als auch spezifisch auf den Alkoholkonsum gerichtet sein sollten (vgl. Reese/ Silbereisen 2001). Weiterhin kann man davon ausgehen, dass Maßnahmen für die Mehrheit am effektivsten sind, wenn sie vor oder zu Beginn des Jugendalters durchgeführt werden und der Konsumeinstieg noch nicht erfolgt ist. Da die meisten Jugendlichen erste Erfahrungen mit Alkohol zwischen dem 13. und 14. Lebensjahr (etliche aber auch früher, BZgA 2004) machen, sollte spätestens ab dem 11. Lebensjahr mit präventiven Maßnahmen begonnen werden. Darüber hinaus wird aus der positiven Funktion, die Alkoholkonsum für die Lösung jugendtypischer Entwicklungsaufgaben hat (vgl. Silbereisen/Kastner 1985), sowie der hohen kulturellen Einbindung dieses Alkoholkonsums deutlich, dass Präventionsziele auf die Verzögerung des Einstiegsalters und die Reduktion des jugendtypischen Konsumanstiegs gerichtet sein müssen. In diesem Sinne sollen Jugendliche den verantwortungsvollen Umgang mit Alkohol lernen.

2. Das suchtpräventive Lebenskompetenzenprogramm IPSY

Empirische Studien und Metaanalysen haben gezeigt, dass Präventionsprogramme (insbesondere solche, die in der Schule durchgeführt werden und auf dem Lebenskompetenzenansatz beruhen) in der Tat effektiv sein können, um den Konsumbeginn hinauszuzögern und auch längerfristig die Konsummengen zu reduzieren (Bühler/Kröger 2006; Cuijpers 2002; Donaldson et al. 1996; Tobler et al. 2000).

Im Folgenden soll ein schulbasiertes Lebenskompetenzenprogramm vorgestellt werden, das in Thüringen entwickelt und evaluiert wurde. Zunächst wird auf die Grundlagen und die Komponenten des Programms eingegangen werden; im Weiteren werden die Durchführbarkeit des Programms in der Schule und die Akzeptanz unter Lehrern und Schülern diskutiert. Abschließend werden die Ergebnisse der Evaluationsstudien zur Analyse der Effektivität vorgestellt.

2.1 Grundlagen und Aufbau des Programms

IPSY (Information + Psychosoziale Kompetenz = Schutz) ist ein universelles Präventionsprogramm gegen Substanzmissbrauch im Jugendalter (insbesondere der Konsum von Alkohol und Zigaretten stehen im Mittelpunkt), das auf der Vermittlung von Lebenskompetenzen (auch Life-Skills) basiert. Lebenskompetent ist derjenige Jugendliche, der sich in die Lage anderer hinein versetzen kann, Stress und Konflikte bewältigen kann, durchdachte Entscheidungen trifft, über kommunikative Fertigkeiten verfügt und sich seiner Fähigkeiten bewusst ist. Lebenskompetenzen sollen Kinder und Jugendliche befähigen, alterstypische Entwicklungsaufgaben zu lösen und mit den Herausforderungen ihres täglichen Lebens effektiver umzugehen (WHO 1997).

Der inhaltliche Fokus des Programms IPSY liegt auf der Förderung dieser grundlegenden Kompetenzen, zu denen Empathie, Kommunikation, Selbstwert, Problemlösestrategien, Kreativität und Selbstsicherheit gehören. Darüber hinaus vermittelt das Programm spezifische Fähigkeiten, die für den Substanzkonsum bei Jugendlichen relevant sind, wie z. B. selbstsicheres Neinsagen beim Angebot von Alkohol oder Zigaretten im Freundeskreis. Außerdem wird in eher geringem Umfang Wissen über die kurzfristigen (für Jugendliche relevanten) Konsequenzen des Konsums und über die alterstypischen (realistischen) Prävalenzraten vermittelt. Letztendlich umfasst IPSY auch Komponenten, die die Förderung des Klassenklimas und der Schulbindung, die Vermittlung einer kritischen Einstellung gegenüber Werbung und die Förderung strukturierter Freizeit betreffen.

Entsprechend dem theoretischen Modell, auf dem die meisten Lebenskompetenzenprogramme basieren (WHO 1997), wird angenommen, dass durch diese sowohl Einstellungen, Werte und Wissen bei den Jugendlichen verändert (Ajzen & Fishbein 1980) als auch die psychosozialen Kompetenzen verbessert bzw. entwickelt werden. Beide Veränderungen werden jedoch nur erzielt, wenn die neu erlernten Verhaltensweisen längerfristig und konsistent von außen bekräftigt werden (WHO 1997). Neben diesem Modell waren für die Entwicklung des Programms IPSY aktuelle entwicklungspsychologische Modelle zur Entstehung von Substanzmissbrauch und empirische Befunde zu einflussreichen Risiko- und Schutzfaktoren maßgebend (zur Zusammenfassung Weichold/Silbereisen 2006). Das Programm hat das Ziel, allgemeine und substanzspezifische Lebenskompetenzen, Wissen und Schulbindung zu fördern sowie den Erstkonsum von Alkohol und Zigaretten bei Jugendlichen hinauszuzögern bzw. den typischen Konsumanstieg im Jugendalter zu reduzieren.

IPSY besteht insgesamt aus drei Teilen für die Klassenstufen 5 bis 7 (11.-13. Lebensjahr):

- In Klassenstufe 5 werden in 15 Einheiten (10 x 90 min, 5 x 45 min) Grundfertigkeiten vermittelt, d. h. der Fokus liegt auf den Lebenskompetenzen (z. B. selbstsichere Kommunikation).
- In Klasse 6 und 7 (je 4 x 90 min, 3 x 45 min) wird das Gelernte wiederholt und die Kompetenzen in altersadäquater Weise in für Jugendliche kritischen Situationen aktiv geübt. Dabei stehen (in Klassenstufe 6) Situationen mit geringer Relevanz für Substanzkonsum im Mittelpunkt (z. B. „Ein Freund will dich überreden im Kino einen Film anzusehen, der aber erst ab 18 erlaubt ist ...").
- In Klassenstufe 7 haben die vorgegebenen Szenarien zum Üben der Kompetenzen mehr mit Substanzkonsum zu tun (z. B. „Ein Freund will dich überreden, bei ihm am Wochenende zu übernachten und die Hausbar der Eltern zu plündern...").

Insgesamt steigt über die Zeit der Anteil interaktiver Komponenten an. Das Programm IPSY setzt das von der WHO vorgeschlagene Optimum längerfristig wirksamer Lebenskompetenzenprogramme mit seinem dreijährigen Curriculum um (vgl. Abb. 1).

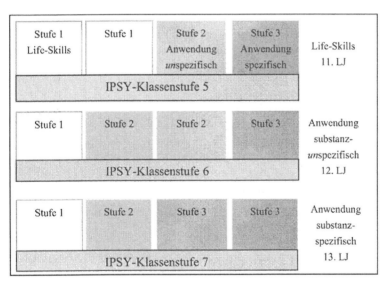

Abb. 1: Optimales dreijähriges Curriculum für Lebenskompetenzenprogramme nach WHO (1997) und seine Umsetzung in IPSY.

IPSY wird durch Lehrer als Multiplikatoren im Schulunterricht vermittelt: einerseits als Block im Rahmen einer Projektwoche oder aber über einen längeren Zeitraum. Jede Einheit steht für sich und folgt gewöhnlich einem allgemeinen Ablauf: Zuerst wird eine Warm-up-Übung durchgeführt und das Thema der Einheit vorgestellt. Dann erfolgt das selbstständige Erarbeiten (z. B. durch Arbeitsblätter); die Ergebnisse werden in Kleingruppen oder der gesamten Klasse diskutiert, wobei hier oft weiterführende Informationen vom Lehrer gegeben werden. Das aktive Anwenden und das Üben der gelernten Kompetenzen erfolgen danach in Rollenspielen, die entweder paarweise oder in Kleingruppen mit wechselnden Rollen durchgeführt werden. Am Ende jeder Einheit stehen eine abschließende Reflexion sowie eine Bewegungs- oder Entspannungsübung. Den Lehrern wird im Rahmen eines eintägigen Workshops ein gut strukturiertes Manual an die Hand gegeben, das für jeden Programmblock in Klassenstufe 5 bis 7 vorliegt.

Der IPSY-Unterricht zeichnet sich durch interaktive Lehrmethoden aus. Im Vordergrund stehen das praktische Üben von Verhaltensweisen in Rollenspielen, das gemeinsame Erarbeiten von Themen und Beiträgen in kleinen Gruppen, die immer wieder aus verschiedenen Schülerinnen und Schülern zusammengesetzt werden, sowie Gruppendiskussionen oder Feedbackrunden. Diese Methoden ermöglichen, dass Verhaltensweisen praktisch im Peerkontext geübt werden können, dass untereinander in einer angstfreien Situation Feedback gegeben werden kann und dass der Kontakt zwischen allen Schülerinnen und Schülern einer Klasse sehr hoch ist.

Das Lehrerverhalten ist zumindest während der Programmvermittlung (optimal aber auch darüber hinaus) explizit ressourcenorientiert, d. h. es wird mit Lob statt Strafe gearbeitet. Ziel ist es, in jedem Jugendlichen Stärken, Begabungen oder positive Eigenschaften zu entdecken und zu fördern. Dies ermöglicht es insbesondere den ansonsten leistungsschwächeren Schülerinnen und Schülern, positives Feedback zu ihrer Person zu erhalten.

2.2 Evaluation des Lebenskompetenzenprogramms IPSY

Seit 1999 wurde das Programm in einer Reihe von Evaluationsstudien auf seine Durchführbarkeit, Akzeptanz und Effektivität hin getestet (Projektleitung: K. Weichold und R. K. Silbereisen). Allen Studien lag ein längsschnittliches Kontroll- und Versuchsgruppendesign zugrunde. Daten wurden jeweils im Rahmen der Prozess- und Ergebnisevaluation erhoben und analysiert.

2.2.1 Pilotstudie

In der Pilotstudie (1999-2003) wurde IPSY erstmals anhand einer kleinen Stichprobe von Gymnasiasten (N=105) erprobt. Dabei wurde die Entwicklung von drei Gruppen miteinander verglichen: Jugendliche, die am Programm teilnahmen, das entweder durch Lehrer oder ältere Schüler vermittelt wurde (zwei Versuchsgruppen), und solche, die an einem Projekt zum Erstellen einer Schülerzeitung teilnahmen (Kontrollgruppe). In dieser Studie konnte gezeigt werden, dass das Programm durchführbar und akzeptiert ist. Außerdem wirkte das Programm suchtpräventiv, insbesondere dann, wenn das Training durch Lehrer (und nicht durch ältere Schüler derselben Schule) vermittelt wurde. Noch drei Jahre (Ende Klassenstufe 7) nach Beginn der Implementation des Programms IPSY in Klassenstufe 5 zeigten sich positive Effekte auf das Verhalten der Schüler. Beispielsweise lag der Anteil der Nichtraucher in Klassen, die mit ihren Lehrern IPSY durchgeführt hatten, fast drei Jahre später bei 60%, verglichen mit 35% nikotin-abstinenten Schülern in der Kontrollgruppe. Weiterhin konnte IPSY Stabilisierung oder Zuwachs in verschiedenen substanzspezifischen Kompetenzen (z. B. Neinsagen bei Konsumangebot) bewirken. Die längerfristigen suchtpräventiven Effekte wurden insbesondere durch eine Verbesserung des Klassenklimas und Erhöhung der Bindung an die Schule infolge des Programms vermittelt (Weichold 2004). Darüber hinaus wurde anhand der Pilotstudie deutlich, dass Jugendliche zusätzlich von der Teilnahme an den Aufbauprogrammen IPSY in Klassenstufe 6 und 7 profitieren. Basierend auf dem Feedback der vermittelnden Lehrer wurde das Manual überarbeitet und optimiert und eine groß angelegte Studie zur Evaluation des Programms geplant.

2.2.2 Evaluation des Programms in Gymnasien, Regelschulen und Förderzentren

Seit 2003 wird das Programm IPSY in 44 Gymnasien und Regelschulen[1] (zu gleichen Anteilen) evaluiert. 23 Schulen bilden die Versuchsgruppe, weitere 21 Schulen die begleitende Entwicklungsstudie (Kontrollgruppe ohne Teilnahme am Programm). Die Datenerhebungen der Studie dauern zwar noch an, doch zum heutigen Zeitpunkt liegen für drei Wellen (Beginn und Ende Klassenstufe 5 sowie Ende Klassenstufe 6) Ergebnisse zur Analyse vor. Im Sommer 2006 wird die vierte Welle am Ende der 7. Klasse erhoben. Zur ersten Messung (vor der Durchführung des Programms) beläuft sich die Stichprobe auf N=1.674 Schülerinnen und Schüler, davon haben N=1.131 an allen drei Wellen teilgenommen. Neben der Befragung der Schüler wurden auch die Klassenlehrer jeder teilnehmenden Klasse befragt.

Prozessevaluation: Die Befunde der Prozessevaluation nach Durchführung des Basisprogramms in Klassenstufe 5 zeigen, dass IPSY sowohl in Gymnasien als auch in Regelschulen sehr gut vermittelbar war. Die Lehrer der Versuchsgruppe konnten die im Manual definierten Ziele der IPSY-Einheiten zu 80% umsetzen. Das Programm IPSY hatte eine ausgesprochen hohe Akzeptanz bei den Schülern. Insgesamt 86% waren der Meinung, dass es IPSY an ihrer Schule weiterhin geben sollte. Auch die Lehrer waren vom Programm begeistert, wobei sie insbesondere die positive Entwicklung des Klassenklimas schätzten. Die Aussage einer Lehrerin verdeutlicht dies:

„[...] ein Außenseiter der Klasse bekam durch IPSY positives Feedback von Mitschülern, hat Freunde gefunden. Er hat auch erlebt, wie es ist, wenn man sich aktiv in der Gruppe beteiligt. Er und die gesamte Klasse haben IPSY als Integrationschance genutzt. Nun sitzt er im Unterricht aufrecht, schlägt und neckt andere nicht mehr und sagt, dass er sich erleichtert fühlt und Freunde gefunden hat. Ich denke, dass sich unabhängig vom suchtpräventiven Aspekt das Projekt schon deshalb gelohnt hat. Ich hoffe, dass die positiven Entwicklungen in meiner Klasse in Zukunft ausgebaut werden können [...]."

Insgesamt 92% der Lehrer, die IPSY unterrichtet haben, würden dies auch außerhalb eines Forschungsprojekts tun. Der Aufwand für die Vorbereitung der Einheiten wurde als angemessen eingeschätzt und es wurden keine Verbesserungen von Manual, Schulungen oder Aufbau des Programms angemahnt. Einziger Kritikpunkt der Lehrer war die mangelnde Unterstützung und Kooperation im Kollegium während der Implementationsphase (z. B. hinsichtlich Zeitplanung). Insgesamt favorisierten die Lehrer eine Programmvermittlung verteilt über mehrere Wochen gegenüber der Vermittlung als Blockveranstaltung über eine Woche.

Das Programm IPSY hatte viele positive Effekte bei den Lehrern: 78% gaben nach der Vermittlung an, ihr methodisches Repertoire habe sich *etwas* oder *sehr* verbessert. Bei über der Hälfte der Lehrer (58%) hat IPSY auch die Wahl der Inhalte in anderen Fächern *etwas* oder *sehr* beeinflusst. Demnach haben das Programm bzw. die damit verbundenen Schulungen bei den Lehrern nicht nur eine ausgesprochen positive Resonanz, sondern sie berichten auch über Verbesserungen ihrer pädagogischen Kompetenzen, die sich auch auf andere Schulfächer übertragen. Diese Effekte zeigen sich sowohl bei Lehrern aus Regelschulen als auch Gymnasien.

Auch das IPSY-Aufbautraining für Klassenstufe 6 wurde von Lehrern und Schülern sehr gut akzeptiert. Die Qualität der Durchführung von IPSY/6 durch die Lehrer war ebenfalls sehr hoch. Durchschnittlich konnten 84% der im Manual vorgegebenen Inhalte vermittelt werden. Auch den Schülern scheint IPSY weiterhin Spaß gemacht zu haben: Von ihnen sind 76% der Meinung, dass es den IPSY-Unterricht auch weiterhin an ihrer Schule geben sollte. Dies ist ein sehr positives Ergebnis, da mit steigendem Alter die Akzeptanz solcher Programme gewöhnlich abnimmt. Insgesamt zeigen die Befunde, dass das Programm im Schulkontext (Klassenstufe 5 und 6) sehr gut durchführbar war und bei Schülern wie Lehrern eine hohe Akzeptanz besaß.

Ergebnisevaluation: Zur Analyse der Effekte des Programms wurde die Veränderung der Mittelwerte (Substanzkonsum, Kompetenzen, schulbezogene Variablen) in der Versuchs- und Kontrollgruppe über drei Messzeitpunkte (11.-13. Lebensjahr) mittels multivariater Varianzanalysen (MANOVA) verglichen. Damit wird nicht nur auf die kurzfristigen Effekte des Programms fokussiert (unmittelbar nach der Teilnahme am ersten Programmteil in Klassenstufe 5), sondern es werden auch längerfristige Effekte (durchschnittlich 1,5 Jahre nach Beginn des Programms) berücksichtigt.

Die Befunde zeigen, dass IPSY längerfristig positive Effekte auf intra- und interpersonale Lebenskompetenzen und Wissen hat. IPSY-Schüler weisen einen stärkeren Zuwachs an psychosozialen Ressourcen auf als Kontrollschüler. Ihr Wissen über selbstsicheres Verhalten wird gesteigert und auch in Bezug auf das Gruppenverhalten ist bei ihnen ein stärkerer Wissenszuwachs als in der Kontrollgruppe zu beobachten. Zudem vermindert sich die Beeinflussbarkeit durch Druck von Gleichaltrigen bei IPSY-Schülern mehr als bei den Kontrollschülern. Auch das Klassenklima und die Schulbindung profitieren in starkem Maße vom Programm.

Obwohl das Programm auch signifikante Effekte auf den Zigarettenkonsum hat, zeigen die Befunde zum Alkoholkonsum besonders deutlich den positiven Einfluss auf den geplanten und tatsächlichen Konsum der teilnehmenden Jugendlichen. IPSY-Schüler planen seltener, zukünftig regelmäßig Alkohol zu trinken, während in der Kontrollgruppe diese Erwartung über die drei Zeitpunkte immer mehr ansteigt. IPSY verzögert auch den Einstieg in den Konsum, was sich in einem geringeren Anstieg der Lebenszeitprävalenz von Bier, Wein und Spirituosen im Vergleich zur Kontrollgruppe niederschlägt. Zusätzliche Analysen zur Vorhersage des Konsumentenstatus (logistische Regressionen) ergaben, dass Schüler, die zu Beginn der 5. Klasse keinen Alkohol getrunken haben und an IPSY teilnahmen, eine geringere Wahrscheinlichkeit haben, am Ende der 6. Klasse im letzten Monat Wein oder Mixgetränke zu trinken (Wein: Exp(B)=1.7, p<.01; Mixgetränke: Exp(B)=1.5, p<.05).

Auch für schon konsumierende Schüler zeigt sich ein positiver sekundärpräventiver Effekt: IPSY-Schüler, die schon zu Beginn des Programms Alkoholkonsumenten waren, reduzieren die pro Trinkgelegenheit konsumierte Menge an alkoholischen Mixgetränken, während diese bei den Kontrollschülern über alle drei Messzeitpunkte ansteigt. Auch die Konsumhäufigkeit des letzten Monats kann längerfristig positiv beeinflusst werden, da der alterstypische Konsumanstieg von Bier und Wein bei allen IPSY-Schülern vermindert werden konnte. Schließlich wurden logistische Regressionen durchgeführt zur Vorhersage des Konsumentenstatus am Ende der 6. Klasse durch die Teilnahme am Programm. Die Befunde zeigen, dass Jugendliche, die zu Beginn der 5. Klassenstufe schon Alkohol getrunken haben, mit einer geringeren Wahrscheinlichkeit bis zum Ende der 6. Klassenstufe ihren Konsumentenstatus für Bier und Wein beibehielten, wenn sie am Programm IPSY teilnahmen (Bier: Exp(B)=1.7, p<.05; Wein: Exp(B)=2.0, p<.05).

Neben den allgemeinen Interventionseffekten wurde auch überprüft, ob Geschlecht und Schultyp die Stärke der Programmeffekte beeinflussen. Die Analysen ergaben, dass das Geschlecht keinen Einfluss auf die Wirksamkeit des Programms hat, d. h. das Programm hat bei Jungen und Mädchen die gleichen positiven Effekte (Weichold & Silbereisen 2006).

Alle suchtpräventiven Effekte des Programms, die sich auf die Allgemeinheit der Schüler beziehen, gelten für beide Schultypen gleichermaßen, so dass von einer suchtpräventiven Wirkung des Programms sowohl in Gymnasien als auch in Regelschulen ausgegangen werden kann (Wenzel 2005). Unterschiede zwischen den beiden Schultypen ergaben sich jedoch hinsichtlich des Wissens über selbstsicheres Verhalten und der Beeinflussbarkeit durch Peerdruck. Die Wissenssteigerung konnte nur bei den IPSY-Schülern aus Gymnasien beobachtet werden: in den Regelschulen ergab sich hier kein signifikanter Effekt. Demgegenüber haben nur Regelschüler hinsichtlich einer abnehmenden Beeinflussbarkeit durch Peerdruck über die Zeit vom Programm profitiert, nicht jedoch die Gymnasiasten.

Das Programm IPSY wurde – die Hauptstudie begleitend – auch in Förderzentren für Kinder und Jugendliche mit verschiedenen Eingangsdiagnosen (Lern- und Verhaltensstörungen, körperliche Behinderung etc.) erprobt (Jandova 2005). Dafür wurden N=230 Schülerinnen und Schüler in Versuchs- und Kontrollgruppen mit einem Intervall von 6 Monaten zwischen Prä- und Posttest untersucht. Die Befunde zeigen, dass das Programm trotz besonders hoher Akzeptanz und Qualität der Durchführung durch die Lehrer nicht die gleichen eindeutigen Effekte hat wie in Gymnasien und Regelschulen. Es wurden keine allgemeinen Interventionseffekte gefunden; das Programm war jedoch bei einzelnen Gruppen von Schülern mit definierten Diagnosen effektiv (z. B. solchen mit Impulskontrollstörungen). Dies deutet darauf hin, dass das Programm entsprechend den Diagnosen der Schülerinnen und Schüler adaptiert werden müsste, um für alle erfolgreich zu sein. Die Implementation solcher spezifisch zugeschnittener Programmversionen dürfte jedoch bei der Heterogenität der Klassen in der Praxis schwierig sein.

2.2.3 Zusammenfassung

Wie gezeigt wurde, kann IPSY über einen längeren Zeitraum den Erstkonsum von Alkohol bei Jugendlichen hinauszögern, den Anstieg der Konsumhäufigkeit reduzieren und die Erwartungen zukünftigen Konsums beeinflussen. Weiterhin fördert das Programm Kompetenzen und Wissen, macht Schüler widerstandsfähiger gegenüber dem Druck von Peers und wirkt sich positiv auf Klassenklima und Schulbindung aus. Dabei ist IPSY allgemein anwendbar und effektiv, da unabhängig von Geschlecht und Schultyp (Gymnasium vs. Regelschule). Gymnasiasten scheinen jedoch eher von Wissenskomponenten zu profitieren, während bei Regelschülern vor allem Widerstandsfähigkeiten (durch die interaktive Methodik) gestärkt werden. In der Stichprobe der Regelschüler und Gymnasiasten ergaben sich für längerfristige Effekte auf Kompetenzen, Wissen und schulbezogene Variablen im Durchschnitt ES=.20 (Effektstärken) und auf Variablen zum Substanzkonsum ES=.29. Damit rangieren die allgemeinen Effekte des IPSY-Programms im oberen Bereich der für Lebenskompetenzenprogramme zu erwartenden Effektstärken (vgl. Tobler et al. 2000).

In einer Zusatzstudie wurde das Programm von einer italienischen Forschergruppe in der Region um Turin erprobt und evaluiert. Auch hier war das Programm sehr gut akzeptiert, durchführbar und die Effekte (trotz des unterschiedlichen kulturellen Kontexts) ähnlich den deutschen Befunden (Weichold et al. 2006). Weitere laufende Unternehmungen zur umfassenden Evaluation des Programms betreffen einerseits die Fortführung der groß angelegten Evaluationsstudie um zu prüfen, ob die posi-tiven Effekte auch noch Jahre nach der Implementation des Programms fortbestehen. Andererseits werden in einer Intensivstudie unter Nutzung verschiedener Methoden (u. a. Beobachtungsstudie, Validierung der Angaben zum Substanzkonsum durch Speichelproben etc.) die vermittelnden Prozesse der Programmwirkung untersucht, denn bislang weiß man in der Forschung noch relativ wenig darüber, warum Lebenskompetenzenprogramme suchtpräventive Effekte haben (vgl. Cuijpers 2002). Bisherige Analysen an den vorliegenden Datensätzen zur Evaluation von IPSY zeigen, dass die Verbesserungen in der Schulbindung und dem Widerstand gegen Peers Mediatoren sein können; andere Variablen wie allgemeine Kompetenzen, die ebenfalls durch das Programm gefördert wurden, mögen demgegenüber eher zusätzliche Ergebnisse sein.

3. Ausblick

Insgesamt wird deutlich, dass Lebenskompetenzenprogramme einen wichtigen Beitrag in der schulischen Suchtprävention darstellen können. Es wurde auch gezeigt, dass sie die Kultur einer Schule bereichern können, denn die teilnehmenden Schüler fühlen sich in ihrer Klasse wohler, haben eine positive Einstellung zur Schule. Damit wurde durch das Programm eine allgemeine Ressource für positive Entwicklung (vgl. Scales et al. 2000; Weichold, im Druck) bzw. ein Schutzfaktor gegen Substanzmissbrauch und andere Problemverhaltensweisen (Jessor et al. 1998) gefördert. Darüber hinaus berichten Lehrerinnen und Lehrer vom Zuwachs eigener Kompetenzen und einem generalisierten Einsatz der neuen Methoden in verschiedenen Unterrichtsfächern.

Schulbasierte Lebenskompetenzenprogramme wie IPSY sollten nach ihrer erfolgreichen Evaluation in Schulen verbreitet werden. Um die Effekte jedoch zu erhöhen und der multifaktoriellen Verursachung von jugendlichem Substanzgebrauch Rechnung zu tragen (vgl. Petraitis et al. 1995), sind zusätzliche Maßnahmen in anderen Entwicklungskontexten der Jugendlichen sowie der gesamten Gemeinde zu empfehlen. Bezogen auf die Prävention von Alkoholmissbrauch scheinen insbesondere gesetzgeberische Maßnahmen wichtig zu sein (legale Altersgrenze für Konsum) und auch Maßnahmen, die bei der Familie ansetzen (Bühler/Kröger 2006). Studien belegen beispielsweise, dass durch die Kombination von Lebenskompetenzenprogrammen mit familienbasierten Präventionsmaßnahmen Jugendliche deutlicher und hinsichtlich des Substanzkonsums längerfristiger positiv beeinflusst wurden (Spoth et al. 2002). Andere Möglichkeiten in der Optimierung oder Ergänzung bestehender Programme liegen in zusätzlichen Komponenten zur umfassenden Förderung strukturierter Freizeit und dem Eröffnen von Möglichkeiten zur Partizipation in Schule oder Gemeinschaft (Weichold, im Druck). In diesem Konvoi verschiedener Maßnahmen, die positive Entwicklungsprozesse anstoßen und Problemverhalten wie Alkoholmissbrauch verhindern wollen (Lerner 2000), nehmen die Lebenskompetenzenprogramme eine bedeutende Rolle ein.

4. Anmerkungen

[1] In Thüringen wird nicht zwischen Haupt- und Realschüler unterschieden; beide Gruppen besuchen nach der Grundschule (1-4) die Regelschule (5-10) und werden je nach Qualifikation als Haupt- oder Realschüler entlassen.

5. Literatur

Ajzen, I./Fishbein, M.: Understanding attitudes and predicting social behavior. Englewood Cliffs, NJ: Prentice Hall 1980

Botvin, G. J.: Preventing drug abuse in schools: Social and competence enhancement approaches targeting individual-level etiologic factors. In: Addictive Behaviors 25 (2000) 6, p. 887-897.

Bühler, A./Kröger, C.: Expertise zur Prävention des Substanzmissbrauchs. Forschung und Praxis der Gesundheitsförderung. Bd. 29. Köln: BZgA 2006

BZgA (Bundeszentrale für Gesundheitliche Aufklärung): Die Drogenaffinität Jugendlicher in der Bundesrepublik Deutschland 2004. Eine Wiederholungsbefragung der Bundeszentrale für gesundheitliche Aufklärung. Köln: BZgA 2004

Cuijpers, P.: Effective ingredients of school-based drug prevention programs. A systematic review. In: Addictive Behaviors 27 (2002), p. 1009-1023.

Donaldson, S. I. et al.: Drug abuse prevention programming: Do we know what content works? In: American Behavioral Scientist 39 (1996), p. 868-883.

Jandova, A.: Evaluation eines Lebenskompetenzprogramms: Suchtprävention in Förderschulen. Universität Jena: Unveröffentlichte Diplomarbeit 2005

Jessor, R./Turbin, M. S./Costa, F. M.: Risk and protection in successful outcomes among disadvantaged youth. In: Applied Developmental Science 2 (1998), p. 194-208.

Labouvie, E.: Maturing out of substance use: Selection and self-correction. In: Journal of Drug Issues 26 (1996), p. 457-476.

Lerner, R. M.: Developing civil society through the promotion of positive youth development. In: Journal of Developmental and Behavioral Pediatrics 21 (2000) 1, p. 48-49.

Moffitt, T. E.: Adolescence-limited and life-course-persistent antisocial behavior: A developmental taxonomy. In: Psychological Review 100 (1993) 4, p. 674-701.

Muthén, B./Muthén, L.: The development of heavy drinking and alcohol-related problems from ages 18 to 37 in a U.S. national sample. In: Journal of Studies on Alcohol 61 (2000), p. 290-300.

Petraitis, J./Flay, B. R./Miller, T. Q.: Reviewing theories of adolescent substance use: Organizing pieces in the puzzle. In: Psychological Bulletin 117 (1995) 1, p. 67-86.

Petraitis, J./Flay, B. R./Miller, T. Q.: Illicit substance use among adolescents: A matrix of prospective predictors. In: Substance Use and Misuse 33 (1998), p. 2561-2604.

Reese, A./Silbereisen, R. K.: Allgemeine versus spezifische Primärprävention von jugendlichem Risikoverhalten. In: Freund, T./Lindner, W. (Hrsg.): Prävention. Opladen: Leske & Budrich 2001, S. 139-162.

Scales, P. C./Benson, P. L./Leffert, N.: Contribution of developmental assets to the prediction of thriving among adolescents. In: Applied Developmental Science 4 (2000) 1, p. 27-46.

Silbereisen, R. K./Kastner, P.: Entwicklungspsychologische Perspektiven für die Prävention des Drogengebrauchs Jugendlicher. In: Brandtstädter, J./Gräser, H. (Hrsg.): Entwicklungsberatung unter dem Aspekt der Lebensspanne. Göttingen: Hogrefe 1985, S. 83-102.

Silbereisen, R. K./Weichold, K.: Entwicklungspsychologische Aspekte von Drogenkonsum. In: Hasselhorn, M./Schneider, W. (Hrsg.): Handbuch der Psychologie. Band Entwicklungspsychologie. Göttingen: Hogrefe 2007.

Skara, S./Sussman, S.: A review of 25 long-term adolescent tobacco and other drug use prevention program evaluations. In: Preventive Medicine 37 (2003), p. 451-474.

Spoth, R. L./Redmond, C./Trudeau, L./Shin, C.: Longitudinal substance initiation outcomes for a universal preventive intervention combining family and school programs. Psychology of In: Addictive Behaviors 16 (2002), p. 129-134.

Tobler, N. S. et al.: School-based adolescent drug prevention programs: 1998. Meta analysis. Journal of Primary Prevention 20 (2000), p. 275-336.

Trudeau, L./Lillehoj, C./Spoth, R./Redmond, C.: The role of assertiveness and decision making in early adolescent substance use initiation: Mediating Processes. In: Journal of Research on Adolescence 13 (2003), p. 301-328.

Weichold, K.: Effectiveness of a Life-Skills program against substance misuse in adolescence: Moderators and mediators. Paper presented at the 10th Biennial Meeting of the SRA. March, 11-14, 2004. Baltimore/USA 2004

Weichold, K.: Prevention against substance misuse: Life-Skills and Positive Youth Development. In: Silbereisen, R. K./Lerner, R. M. (Eds.): Approaches to positive youth development. Thousand Oaks: Sage (im Druck)

Weichold, K./Giannotta, F./Silbereisen, R. K./Ciairano, S./Wenzel, V.: Cross-cultural evaluation of a life-skills program to combat adolescent substance misuse. In: Sucht – German Journal for Addiction Research and Practice 52 (2006) (4), p. 268-278.

Weichold, K./Silbereisen R. K.: Illegale Drogen. In: Lohaus, A./Jerusalem, M./Klein-Heßling, J. (Hrsg.): Gesundheitsförderung bei Kindern und Jugendlichen. Göttingen: Hogrefe 2006, S. 155-175.

Weichold, K./Silbereisen, R. K.: Preventing problematic developmental pathways to substance misuse via a theory-based program – Long term effects and moderation by school type. Paper presented at EARA Meetings. May, 02-06, 2006. Antalya/Turkey 2006

WHO (Ed.): Life-Skills Education in schools. Geneva: World Health Organization (WHO) 1997

Wenzel, V.: Vergleich der Wirksamkeit des suchtpräventiven Lebenskompetenzprogramms IPSY zwischen Gymnasien und Regelschulen in Thüringen. Universität Jena: Unveröffentlichte Diplomarbeit 2005

Das Thema „Alkohol"
im Sozialkundeunterricht

Uwe Richter

Vorbemerkungen

Politische Bildung ist heute im gesamten Bildungswesen der Bundesrepublik
Deutschland fest verankert. Schulen, Hochschulen, Einrichtungen der allgemeinen
Erwachsenenbildung, der außerschulischen Jugendbildung und der beruflichen
Aus- und Weiterbildung vermitteln politische Bildung im Rahmen ihres regulären
Lehrangebotes. Die Ziele, die mit politischer Bildung erreicht werden, sind vielfäl-
tig und im Einzelnen umstritten. Dennoch besteht ein Konsens bei folgenden Zie-
len. Es gilt

- Interesse und Verständnis für Politik zu wecken,
- Voraussetzungen für eine selbstständige politische Analyse- und Urteilsfähigkeit
  zu schaffen,
- Möglichkeiten politischer Partizipation zu entwickeln und zu stärken sowie
- eine Identifizierung mit den demokratischen Werten zu ermöglichen, die unverzichtbare Grundlage menschenwürdigen Zusammenlebens sind.

Im Prinzip sind sich alle an der politischen Bildung beteiligten Personen und Institutionen darüber einig, dass die Schule einen wesentlichen und unverzichtbaren
Beitrag zur politischen Sozialisation der Kinder und Jugendlichen leisten kann und
soll. Hinzu kommen weitere Einflüsse, die das politische Weltbild prägen. Zu nennen sind die Familie, die Gleichaltrigen-Gruppe, die Massenmedien und das Kon-
sum- und Freizeitsystem (vgl. Giesecke 1993).
Politische Bildung in der Schule greift zu kurz, wenn sie nur als Aufgabe eines
Faches verstanden wird. Schon 1973 hat Fischer deshalb zwischen politischem
Unterricht und politischer Erziehung in der politischen Bildung an der Schule
unterschieden und beiden Dimensionen noch einmal je zwei Aspekte politischen
Lernens zugeordnet, die sich gewissermaßen als „Bausteine" für ein umfassendes
Gesamtkonzept schulischer politischer Bildung verstehen lassen (vgl. Sander 1997
und Abb. 1).
Politische Handlungserfahrungen als Aspekt schulischer politischer Bildung können Schülerinnen und Schüler vor allem in der Schule selbst machen, bei der Mit-
wirkung an den gemeinsamen Angelegenheiten durch Schülervertretungen und
andere Formen der Vertretung eigener Interessen. *Soziales Lernen* als Aspekt politischer Bildung bezieht sich bei Fischer auf den Interaktionsstil und auf Unter-
richtsformen und -verfahren, die den Zielen politischer Bildung in der Demokratie.

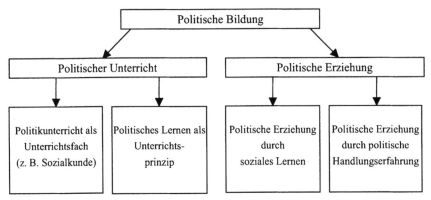

Abb. 1: „Bausteine" für ein Gesamtkonzept schulischer politischer Bildung (nach Fischer 1973).

nicht widersprechen dürfen. Als *Unterrichtsprinzip* realisiert sich politische Bildung in der unterrichtlichen Reflexion der politischen Implikationen eines Unterrichtsfaches, wobei sich solche politischen Implikationen in allen Fächern nachweisen lassen (vgl. Sander 1985 und 1997). Kern der politischen Bildung ist der Politikunterricht, der in den Stundentafeln der Bundesländer verschiedene Bezeichnungen hat; die häufigste ist „Sozialkunde". Dieser Fachunterricht der politischen Bildung wird vor dem Hintergrund von Bezugswissenschaften gegeben. An erster Stelle werden in der Regel Politikwissenschaft und Soziologie genannt, aber auch Wirtschaftswissenschaft, Rechtswissenschaft und Psychologie werden gefordert. Politisches Lehren und Lernen im Fach Sozialkunde vollziehen sich in der Offenheit gegenüber den Fragen, die sich aus der Lebensaktualität von Schülerinnen und Schülern ergeben. Diese aktuellen Problemfragen und Konflikte, die in der Regel mit großen Problemen der gegenwärtigen und zukünftigen Gesellschaft zusammenhängen, können – in Anlehnung an Klafki – als „Schlüsselprobleme" thematischer Bezugsrahmen für das Lernen in bestimmten Zeitabschnitten sein (vgl. Klafki 1990). Zu diesen „Schlüsselproblemen" gehören für mich auch der wachsende Missbrauch und die Abhängigkeit von Suchtmitteln. Vergleicht man die stoffgebundenen Suchtformen miteinander und stellt eine Rangfolge nach Missbrauchs- und Abhängigkeitshäufigkeit auf, so gelangt man zu der Feststellung, dass der Missbrauch und die Abhängigkeit von Alkohol den ersten Rang einnehmen.

1. Alkoholprävention im Fach Sozialkunde – eine Standortbestimmung

Alkoholprävention im Fach Sozialkunde entwickelt sich nicht unabhängig vom allgemeinen theoretischen und empirischen Erkenntnisstand der Primärprävention des Substanzmissbrauchs. Im Hinblick auf präventive Aktivitäten zur Vermeidung von Alkoholproblemen bietet die Unterscheidung zwischen personenbezogenen und umweltbezogenen Faktoren jeweils Ansatzpunkte für die Ableitung präventiver Maßnahmen:

- So müssen Maßnahmen der *verhältnisbezogenen* Prävention den Versuch machen, die Sucht erzeugenden und Sucht fördernden Lebensbedingungen zu verändern. Diese Aufgabe ist eine gesamtgesellschaftliche, zu deren konstruktiver Bewältigung alle Politikfelder aufgerufen sind.
- Maßnahmen der *verhaltensbezogenen* Prävention richten sich auf die personalen Ressourcen eines Individuums. Ziel ist die Beeinflussung und Modifikation von Einstellungen, Verhaltensweisen, Handlungskompetenzen und Verhaltensgewohnheiten des Adressaten (vgl. Hurrelmann 1991).

Unumstritten unter den Fachleuten ist das Ziel suchtpräventiver Arbeit: Sie wollen Kinder und Jugendliche „stark machen" und bei ihnen Einstellung und Verhaltensweisen fördern, die vor Missbrauchs- und Suchtverhalten schützen können. Für didaktische Zwecke ist der – von Petermann (1997) modifizierte – Einteilungsvorschlag von Sieber (1993) hilfreich:

Interventionsebene	personenorientiert	strukturorientiert
allgemeine Gesundheitsförderung	Stärkung der Selbstwertschätzung und sozialer Kompetenzen. Entwicklung von Lebenssinn	Verbesserung der allgemeinen Lebensbedingungen im Setting
Prävention von Suchtverhalten	Erhöhung spezieller Handlungskompetenzen und Erwartungen der Selbstwirksamkeit bei Gruppendruck und Suchtmittelkonsum	Abbau suchtbegünstigender Strukturen in Schule und Freizeitbereich
Prävention des Suchtmittelmissbrauchs	Vermittlung von Wissen über Drogen, Drogenmissbrauch und Abhängigkeit	Kenntnisvermittlung zur Drogengesetzgebung

Abb. 2: Gesundheitsförderung und Suchtprävention (Sieber 1993), modifiziert von Petermann (1997).

Es wird ersichtlich, dass eine *ganzheitliche* Suchtprävention versucht, die Entwicklung der Persönlichkeit und den Erwerb von Lebenskompetenzen in den Vordergrund zu stellen. Suchtvorbeugung als Bestandteil von Gesundheitsförderung ist auch eingebunden in soziale und gesellschaftliche Lebenszusammenhänge. Deshalb müssen wir uns auch mit den Lebensbedingungen von Kindern und Jugendlichen in unserer Gesellschaft sowie mit dem Einfluss der Schule und der Schulatmosphäre auf das Wohlbefinden von Schülerinnen und Schülern, Lehrerinnen und Lehrern befassen.

Darüber hinaus wird deutlich, dass im Rahmen dieser Konzeption der Primärprävention von Substanzmissbrauch die Ausbildung von Sachkompetenz unverzichtbar ist. Zum Spektrum der Sachkompetenz gehören in erster Linie Kenntnisse über Zusammenhänge der „Alkoholproblematik" aus sozialwissenschaftlicher Perspektive. Sie ermöglichen es den Kindern und Jugendlichen, sich mit dem Themenkreis auseinanderzusetzen und entsprechend zu handeln.

Suchtprävention im schulischen Feld, die der Lebenskompetenzförderung verpflichtet ist, setzt die Anwendung spezieller didaktischer Prinzipien voraus.

Die folgende Übersicht verdeutlicht, dass die speziellen didaktischen Methodenprinzipien schulischer Suchtvorbeugung (vgl. Kollehn/Weber 1988) eine starke Affinität zu den Lehr- und Lernprinzipien aufweisen, durch die die Arbeit im Fach Sozialkunde gekennzeichnet ist:

Methodenprinzipien schulischer Suchtvorbeugung	Lehr- und Lernprinzipien im Fach Sozialkunde
Schülerorientierter Unterricht	Prinzip der Erfahrungsorientierung
Situationsbezogener Unterricht	Prinzip der Gegenwarts- und Zukunftsorientierung
Handlungsorientierter Unterricht	Prinzip der Handlungsorientierung
	Prinzip der Wissenschaftsorientierung
„Exemplarischer" Unterricht	Prinzip des „Exemplarischen"

Abb. 3: Didaktische Prinzipien.

Diese didaktischen Prinzipien ergänzen und stützen einander und erfüllen so den Anspruch ganzheitlichen Lernens.

2. Janssens Methode zur Planung von Unterrichtseinheiten

Für das Fach Sozialkunde ist die Unterrichtseinheit die grundlegende Planungseinheit für den schulischen Lehr- und Lernprozess. Die Unterrichtseinheit ist formal als eine Abfolge mehrerer zusammenhängender Unterrichtsstunden zu verstehen; zur „Einheit" werden diese Unterrichtsstunden durch den thematischen Zusammenhang.

Für die Planung von Unterrichtseinheiten stehen folgende Planungsaufgaben an:

- die Ermittlung der (inhaltsbezogenen) personalen und institutionell-organisatorischen Voraussetzungen,
- die so genannte „Sachanalyse" (hier setzt sich der Lehrer mit dem Gegenstandsfeld auseinander, aus dem die Themen für den Unterricht hervorgehen),
- die didaktischen Entscheidungen über Ziele, Inhalte, Methoden und Medien,
- Überlegungen zur Auswertung des Unterrichts.

Artikulations- oder Strukturmodelle sind dabei nützliche Handlungspläne, die zielorientiertes fachliches Lernen erleichtern. Für den politischen Unterricht hat der Didaktiker Bernd Janssen einen Lehr-/Lernweg zur Bearbeitung und Verarbeitung gesellschaftlicher Probleme (hier: „Alkoholproblematik") entworfen, der sowohl gegenstands- als auch schülerbezogen ist. Dieser Lehr-/Lernweg besteht aus einer systematischen Abfolge von acht Lernschritten, wobei die zugeordneten Schlüsselfragen inhaltlich das Anspruchsniveau des jeweiligen Lehr- und Lernschrittes konkretisieren (vgl. Janssen 1992, S. 33ff.).

1. Schritt:	Problematische Sachverhalte beschreiben und Stellung nehmen
Schlüsselfrage	*In welchen Tatsachen zeigt sich das allgemeine gesellschaftliche Problem, und wie reagiere ich auf diese Missstände?*
2. Schritt:	Betroffene verstehen
Schlüsselfrage	*Wie erleben und verarbeiten die direkt Betroffenen diese Situation?*
3. Schritt:	Sich selbst befragen
Schlüsselfrage	*Welche Bedeutung hat das Problem für mich und mein zukünftiges Leben?*
4. Schritt:	Ursachen erkennen
Schlüsselfrage	*Auf welche grundlegenden Ursachen ist das Problem zurückzuführen und welche Erklärungsangebote betrachte ich als vordergründig?*
5. Schritt:	Politische Möglichkeiten der Problembegrenzung kritisch untersuchen
Schlüsselfrage	*Welche politischen Maßnahmen und Entscheidungen halte ich für geeignet, den Betroffenen zu helfen?*
6. Schritt:	Problemlösungen suchen
Schlüsselfrage	*Welche politischen Möglichkeiten sehe ich, um das Problem grundlegend zu bewältigen?*
7. Schritt:	Zukunft vorwegnehmen
Schlüsselfrage	*Wenn es misslingt oder unterbleibt, das Problem politisch zu bewältigen – was kann daraus für die Zukunft der Betroffenen, der Gesellschaft und ggf. der Menschheit folgen?*
8. Schritt:	Nach praktischen Folgen fragen
Schlüsselfrage	*Was folgt aus der Bearbeitung dieses Problems für das eigene Verhalten?*

Abb. 4: Lehr- und Lernweg: Methode zur Bearbeitung und Verarbeitung allgemeiner gesellschaftlicher Probleme.

Rohmaterial dieser didaktischen Gestaltung sind – nach Janssen (1986) – die folgenden Strukturerkenntnisse:

- Jedes Problem ist durch empirische Sachverhalte und subjektive Verarbeitungsformen gekennzeichnet (1., 2. und 3. Schritt).
- Jedes Problem lässt sich auf (multifaktorielle) Ursachen zurückführen (4. Schritt).
- Alle Antworten auf gesellschaftliche Probleme sind entweder Problem begrenzender oder Problem lösender Natur (5. und 6. Schritt).
- Jedes Problem verfügt über ein Zukunftspotenzial, weil es in den gesellschaftlichen Prozess eingebunden ist (7. Schritt).
- Jegliche Beschäftigung mit gesellschaftlichen Problemen hat Rückwirkungen auf das eigene Verhalten (8. Schritt).

Die genannten Schritte berücksichtigen hinreichend die typische Struktur eines jeden Problems.

Im Rahmen der konkreten Unterrichtsvorbereitung ist die Planungsmethode zunächst ein Hilfsinstrument, um in Frage kommende textliche, bildliche, kartografische und statistische Quellen sowie methodische Ideen fachlich sinnvoll und didaktisch angemessen den einzelnen Schritten zuordnen zu können. In der Anwendung der Schritte auf das jeweilige Schlüsselproblem ergeben sich die konkreten Teilthemen und Lernziele der beabsichtigten Unterrichtseinheit. Im Verlauf des Unterrichtsprozesses besteht zu jeder Zeit ein Bewusstsein darüber, welche Lehr- und Lernschritte bereits vollzogen und welche noch erforderlich sind. Lernfortschritte und -defizite können konkret bestimmt und jederzeit gegenüber den Lernenden oder anderen Bezugsgruppen, z. B. den Lehrerkollegen und den Eltern, rational ausgewiesen werden. Die Schülerinnen und Schüler haben die Chance mit Bewusstsein zu lernen.

Die Methodenorientierung begründet die Hoffnung, den problemorientierten Sozialkundeunterricht aus der Unverbindlichkeit des „Nun diskutiert mal schön!" hinüberzuleiten in einen fachlich qualifizierten und vielseitigen Lehr-/Lernprozess, der mit dem Lernen in traditionellen Schulfächern konkurrieren kann. Langfristig ist der methodenorientierte Sozialkundeunterricht darauf angelegt, dass sich die Schülerinnen und Schüler die methodische Kompetenz zur Analyse von gesellschaftlichen Schlüsselproblemen aneignen und in diesem Sinne das „Lernen lernen" (vgl. Janssen 1992).

Mit der Orientierung am Janssenschen Lehr-/Lernweg ist bereits der Rahmen für die folgenden Zielüberlegungen abgesteckt. Danach ergeben sich die folgenden Lernziele für den Unterricht zum Thema „Alkohol – ein Problem in Deutschland" für die Schülerinnen und Schüler der 9./10. Klasse:

Die Schülerinnen und Schüler sollen:

- fähig und bereit sein, die Dimensionen von „Alkoholproblemen" in unserer Gesellschaft differenziert wahrzunehmen,
- sich ihrer eigenen Verhaltensweisen, ihrer Einstellung zum Alkohol und zu den Alkoholproblemen bewusst werden,
- fähig und bereit sein, sich mit den Folgen und Auswirkungen des Alkoholmissbrauchs und der -abhängigkeit auseinander zu setzen,
- Einsichten in die vielfältigen auslösenden und begünstigenden Faktoren, die zum Alkoholmissbrauch und zur -abhängigkeit führen können, gewinnen,
- Problem begrenzende und Problem lösende Maßnahmen und Möglichkeiten der Bekämpfung und Verhinderung von Alkoholproblemen kennen lernen und beurteilen,
- zu einem distanzierten und kontrollierten Umgang mit der Droge Alkohol fähig und bereit sein.

Die präventive Zielstellung der Abstinenz gilt grundsätzlich auch für den Konsum von Alkohol. Allerdings gestatten die allgemeinen Traditionen, Normen und Werte in Deutschland einen gemäßigten Konsum schon bei Jugendlichen. Die Abstinenzforderung hinsichtlich des Alkoholkonsums ist deshalb aufgrund der kulturellen Integration der Droge unrealistisch. Das anzustrebende Ziel ist daher die Verhinderung des missbräuchlichen Konsums durch einen *verantwortlichen* und *selbstkontrollierten* Umgang mit dem Suchtmittel Alkohol (vgl. KMK-Beschluss vom 3.07.1990).

Unterrichtskonzepte im Fach Sozialkunde gehen von der Grundüberlegung aus, dass politische Bildung mehr sein muss als die rein intellektuelle Aneignung von Sach- und Fachwissen. Sie schließen vielmehr die Handlungsdimension mit ein, und zwar unter einem doppelten Aspekt:

- Erstens unter einem Innenaspekt: Schülerinnen und Schüler handeln im Sozialkundeunterricht; sie sind aktiv am Unterrichtsgeschehen beteiligt und gestalten den Unterricht mit. Dabei erlernen und üben sie gleichzeitig die dafür notwendigen analytischen, Problem lösenden, sozialen und kommunikativen Fähigkeiten und Fertigkeiten.
- Zweitens unter einem Außenaspekt: Schülerinnen und Schüler erwerben über handlungsorientierte Methoden durch „Probehandeln" Fähigkeiten und Kompetenzen, die ihnen späteres Handeln in Gesellschaft und Politik erleichtern. Sie gewinnen und trainieren ein individuelles Handlungsrepertoire für politische Meinungsbildung und politische Auseinandersetzung in unserer Gesellschaft (vgl. Klippert 1991).

In der folgenden Umrissplanung soll die breite Palette der handlungsorientierten Formen und Verfahren Berücksichtigung finden (vgl. Janssen 1992):

- Die Verständigung in Gesprächen über die sozial-politische Wirklichkeit,
- die quellenorientierte Aneignung der sozial-politischen Wirklichkeit,
- die Erkundung der sozial-politischen Wirklichkeit,
- die spielerische Auseinandersetzung mit der sozial-politischen Wirklichkeit,
- die gestaltend-produzierende Reaktion auf die sozial-politische Wirklichkeit.

3. Umrissplanung einer Unterrichtseinheit „Alkohol – ein Problem in Deutschland"

Die Umriss- bzw. Grobplanung der folgenden Unterrichtseinheit folgt Janssens Methode zur Bearbeitung und Verarbeitung allgemeiner gesellschaftlicher Probleme. Indem die Lehr- und Lernschritte bzw. die Schlüsselfragen im Hinblick auf das Thema der Unterrichtseinheit reflektiert werden, ergeben sich die Themen für die jeweilige Lerneinheit und das entsprechende Grobziel. Der Terminus „Lerneinheit" (Abkürzung: LE) anstelle von „Unterrichtsstunde" wurde deshalb gewählt, weil es sich dabei um eine in sich geschlossene und aufeinander bezogene Abfolge von Unterrichtsabschnitten handelt, die nicht mit der 45-Minuten-Stunde identisch sind.

Ich beabsichtige den Lehr-/Lernweg Schritt für Schritt zu erklären, zum Teil ergänzende Begründungen zu formulieren, den stofflichen Gehalt der einzelnen Schritte kurz zu illustrieren und Hinweise und Vorschläge zur Realisierung der einzelnen Lernschritte zu skizzieren.

1. Schritt:	**Problematische Sachverhalte beschreiben und Stellung nehmen**
Schlüsselfrage:	**An welchen Tatsachen zeigt sich das Alkoholproblem in unserer Gesellschaft und wie reagiere ich auf die individuelle und soziale Destruktivität des exzessiven Alkoholkonsums?**

In diesem ersten Lernschritt geht es zunächst darum, das Problem des Alkoholmissbrauchs (schädlicher dysfunktionaler oder gefährlicher Gebrauch) und der -abhängigkeit in unserer Gesellschaft zu erhellen und das Phänomen den Schülerinnen und Schülern in seinem Umfang und seinen Erscheinungsformen bewusst zu machen. Missbrauchs- und Abhängigkeitsentwicklung gegenüber Alkohol ist nicht auf eine bestimmte Gruppe der Bevölkerung beschränkt, sondern ein Problem für jede soziale Schicht und jede Altersgruppe. Die Auseinandersetzung mit dem Suchtproblem Nummer 1 schließt spontane emotionale Stellungnahmen sowie erste moralische und politische Urteile mit ein.

LE 1: „Alkohol – Droge Nr. 1"

Die Schülerinnen und Schüler sollen für die Probleme im Umgang mit der Droge Alkohol sensibilisiert werden und wichtige Daten und Fakten der Alkoholproblematik kennen lernen.

Praktische Vorschläge und Hinweise

Quellenorientierte Aneignung der sozial-politischen Wirklichkeit:

* Texte und Bilder aus Tageszeitungen und Illustrierten sammeln und analysieren, die die Aspekte der alkoholbedingten Probleme verdeutlichen (z. B. Straßenverkehrsunfälle und Gewalttätigkeiten unter Alkoholeinfluss, Verringerung der Arbeitsproduktivität durch Arbeitsausfall, Unfälle und verminderte Arbeitsleistung, Belastungen des Gesundheits-, Sozial- und Rechtswesens);
* Songbeispiele einbringen (z. B. „Alkohol" von H. Grönemeyer, „Jonny W." von M. Müller-Westernhagen) und den Text analysieren;
* Statistiken heranziehen, die z. B. die Ausgaben für Alkohol und den Getränkeverbrauch pro Kopf beschreiben;
* Untersuchungsergebnisse einbringen, die Daten über das Trinkverhalten der Bevölkerung und über die Zahl der Personen enthalten, die Alkohol in missbräuchlicher oder abhängiger Weise benutzen.

Verständigung in Gesprächen über die sozial-politische Wirklichkeit:

* Wortassoziationen, z. B.: „Welche Gedanken und Gefühle verbindest du mit der Alkoholproblematik?" (Das Reizwort kann durch ein entsprechendes Foto ersetzt werden.)

---

2. Schritt: **Betroffene verstehen**

Schlüsselfrage: **Wie erleben und verarbeiten direkt Betroffene und ihr soziales Umfeld den Prozess des missbräuchlichen und abhängigen Alkoholkonsums?**

Hier geht es darum, jene zu verstehen, die durch akuten und chronischen Alkoholmissbrauch betroffen sind, d. h. neben dem Alkoholkranken auch sein unmittelbares Umfeld (z. B. Partner, Kinder, Angehörige, aber auch Arbeitskollegen, Vorgesetzte, Vereinskameraden usw.; mit anderen Worten: alle, die durch die Missstände materiell, gesundheitlich oder sozial geschädigt werden und unter dem Alkoholproblem zu leiden haben). Dieser Schritt richtet sich „gegen die Kälte der bloßen Fakten, gegen eine falsche Sachlichkeit" (Janssen 1992, S. 33).

123

> Die Schülerinnen und Schüler sollen für Formen und Verlauf der Miss-
> brauchs- und Abhängigkeitsentwicklung sensibilisiert werden und die
> alkoholbedingten medizinischen Folgeschäden und die psychosozialen
> Auswirkungen kennen lernen.

Praktische Vorschläge und Hinweise

Quellenorientierte Aneignung der sozial-politischen Wirklichkeit:

- autobiografische Texte Alkoholabhängiger einbringen;
- Auszüge aus Interviews mit betroffenen Familienmitgliedern lesen, um sich in ihre Situation einzufühlen;

Erkundung der sozial-politischen Wirklichkeit:

- „trockene" Alkoholiker in den Unterricht einladen und berichten lassen bzw. befragen.

---

3. Schritt	**Sich selbst befragen**
Schlüsselfrage:	**Welche Bedeutung haben Konsum und Genuss des Alkohols, des Missbrauchs und die Abhängigkeit von diesem Suchtmittel für mich in meinem gegenwärtigen und zukünftigen Leben?**

Bei diesem dritten Schritt handelt es sich um eine qualifizierte Klärung der Beziehung zwischen Thema und Schülerinnen und Schüler. Dabei geht es um die Frage, inwieweit die Schülerinnen und Schüler jetzt und in der Zukunft von den Alkoholproblemen betroffen sind. Diese Analyse der Schülersituation konzentriert sich auf die Ermittlung von Vorkenntnissen, Vorverständnissen oder Kenntnisdefiziten im kognitiven Bereich und von Einstellung, Verhaltensmustern, Erfahrungen oder Erwartungen im affektiv-emotionalen Bereich. Hierfür bieten sich informelle Verfahren an. Entscheidend für dieses Vorhaben ist jedoch, dass hiermit ein für den Lehr-/Lernprozess praktikables Instrumentarium bereitgestellt wird, das sich mit den Schülerinnen und Schülern zusammen auswerten lässt und eine differenzierte Kenntnis und Betrachtungsweise der eigenen Situation in Bezug auf Alkohol und die Alkoholproblematik ermöglicht.

Die Schülerinnen und Schüler sollen sich ihrer Einstellungen, Verhaltensweisen, Erfahrungen und Gefühle in Bezug auf „Alkohol" und „Alkoholprobleme" bewusst werden.

Praktische Vorschläge und Hinweise

Erkundung der sozial-politischen Wirklichkeit:

- Vorbereitung, Durchführung und Auswertung einer informellen Schüler/innenbefragung;

Quellenorientierte Aneignung der sozial-politischen Wirklichkeit:

- Befragungsergebnisse einbringen und interpretieren, die das Thema „Jugend und Alkohol" erfassen;

Spielerische Auseinandersetzung mit der sozial-politischen Wirklichkeit:

- Gelegenheit geben, typische Trinkanlässe und -situationen aus dem Leben der Schülerinnen und Schüler und ihrer Umwelt im Rollenspiel darzustellen.

4. Schritt:	**Ursachen erkennen**
Schlüsselfrage:	**Welche Faktoren und Bedingungen können für die Entstehung und Entwicklung des missbräuchlichen und abhängigen Verhaltens im Umgang mit der Droge Alkohol verantwortlich gemacht werden?**

Es ist ohne Zweifel von besonderer Wichtigkeit für die anschließenden Lernschritte (fünf und sechs), dass den Schülerinnen und Schülern das komplexe Faktorenbündel, das sich als ursächlich für die beschriebenen Alkoholprobleme darstellt, deutlich wird. Diese Bedingungen reichen von genetischen Faktoren über psychologische und biografische Einflüsse bis hin zu makrostrukturellen Rahmenbedingungen. Dieser Lernschritt gewinnt seine Prägnanz durch Ausgrenzung vordergründiger Erklärungen, die in der Regel die Qualität von Vorurteilen haben. Soweit die Schülerinnen und Schüler solche Vorurteile verinnerlicht haben, mischen sich auch in dieser Phase kognitive und affektive Lernprozesse, da ein jedes In-Frage-Stellen von Vorurteilen Irritationen und emotionale Widerstände hervorrufen kann. So käme es z. B. beim Thema „Alkoholismus" darauf an, die Ideologie der Personalisierung („die haben selber Schuld") durch gesellschaftliche Interpretation zu relativieren.

LE 4: „Es fängt so harmlos an...“

Die Schülerinnen und Schüler sollen die vielfältigen auslösenden und begünstigenden Faktoren im persönlichen, sozialen und gesellschaftlichen Bereich, die zum Alkoholmissbrauch und zur -abhängigkeit führen können, identifizieren.

Praktische Vorschläge und Hinweise

Quellenorientierte Aneignung der sozial-politischen Wirklichkeit:

- Berichte oder Interviews von Alkoholikern lesen bzw. hören, die erkennen lassen, wie sich ihr Leben aus der Zone des normalen Alkoholgenusses in die Zone des Missbrauchs, der Gefährdung und der Abhängigkeit entwickelt hat;
- Sachtexte, die über die Modellvorstellung zum Problem des Alkoholismus informieren (Das einfachste Modell geht von drei großen Faktorengruppen aus: die Droge Alkohol mit ihren spezifischen Wirkungen, das konsumierende Individuum, das Sozialfeld);

Verständigung in Gesprächen über die sozial-politische Wirklichkeit:

- Statement „Die Säufer haben ja selber Schuld!“ als Diskussionsanlass zu den Ursachen des Alkoholismus.

5. Schritt:	**Politische Möglichkeiten der Problembegrenzung kritisch untersuchen**
Schlüsselfrage:	**Welche Anstrengungen und Maßnahmen werden in unserer Gesellschaft von staatlichen Institutionen und privaten Organisationen unternommen, um Menschen mit Alkoholproblemen zu helfen?**

Da jedes gesellschaftliche Problem politische Antworten verlangt, ergibt sich dieser Schritt zwangsläufig. Er thematisiert die Politik des Krisenmanagements, die in allen Staaten zu allen Zeiten zu beobachten ist und deren Erfolg sich auf eine Eindämmung des Problems bzw. seiner negativen Auswirkungen beschränkt. Die vielfältigen Folgen und Auswirkungen exzessiven Alkoholkonsums haben mannigfache Reaktionen hervorgerufen, z. B. Einschränkungen der freien Verfügbarkeit alkoholischer Getränke, Überlegungen zur qualitativen und quantitativen Beschränkung der Alkoholwerbung. Schließlich besteht eine spezifische Reaktion auch im Auf- und Ausbau eines breiten Therapieangebotes, das von der ambulanten über kurz- und mittelfristige bis zur langfristigen stationären Behandlung reicht. Insofern hat dieser Lernschritt eine kritische Qualität, als er die Leistungsgrenze einer solchen Politik im Rückgriff auf die Ergebnisse der Ursachenanalyse herausarbeitet.

LE 5: „Hilfe – ich kann nicht mehr!"

Die Schülerinnen und Schüler sollen die Arbeitsweisen von Beratungsstellen, Behandlungseinrichtungen und Selbsthilfegruppen und -organisationen für Alkoholkranke und ihre Angehörigen kennen lernen und für die Schwierigkeiten und Grenzen dieser Aktivitäten sensibilisiert werden.

Praktische Vorschläge und Hinweise

Erkundung der sozial-politischen Wirklichkeit:

- Vorbereitung, Durchführung und Auswertung der Erkundung einer Fachambulanz oder eines Fachkrankenhauses, um sich über Therapieziele, Behandlungsablauf und -methoden vor Ort zu informieren;
- Einladung von „Experten" aus Selbsthilfe- und Abstinenzgruppen, die besonders in der Nachsorgephase eine wichtige Rolle spielen;
  zu den wichtigsten Gruppen gehören:
  - die „Anonymen Alkoholiker",
  - das „Blaue Kreuz",
  - der „Guttempler-Orden" und
  - der „Kreuzbund".

Gestaltend-produzierende Reaktion auf die sozial-politische Wirklichkeit:

- Adressenverzeichnis von Einrichtungen zur Beratung und Behandlung von Alkoholgefährdeten und -abhängigen erstellen (Hinweise auf Gruppen für Familienmitglieder, deren Angehörige und nahe Freunde, z. B. Al-Anon und Alateen wären notwendig).

Die Steuerung der Verfügbarkeit alkoholischer Getränke erfolgt neben der Besteuerung vor allem durch gesetzliche Regelungen und Vorschriften. Solche Maßnahmen beziehen sich zum einen auf die Beschränkung von Verkaufs- und Ausschankstellen sowie zeitliche Beschränkungen für die Abgabe und den Verkauf alkoholischer Getränke, zum anderen sind es Altersrestriktionen hinsichtlich der Abgabe und des Verkaufs.

LE 6: „Helfen strengere Gesetze?"

Die Schülerinnen und Schüler sollen gesetzliche Bestimmungen, die die freie Verfügbarkeit alkoholischer Getränke einschränken, kennen lernen und deren Wirksamkeit beurteilen.

Praktische Vorschläge und Hinweise

Quellenorientierte Aneignung der sozial-politischen Wirklichkeit:

- Ausgewählte Gesetzestexte (z. B. § 64, 915, 316, 323 StGB; § 827 BGB; § 2, 3, 4 JÖSchG; § 31 JArbSchG) analysieren und Verbesserungsvorschläge diskutieren;

Erkundung der sozial-politischen Wirklichkeit:

- Probeeinkäufe von Spirituosen in Verkaufsstellen und Gaststätten durch Jugendliche organisieren, um die Wirksamkeit des § 3 des JÖSchG zu überprüfen;

Verständigung in Gesprächen über die sozial-politische Wirklichkeit:

- Pro- und Contra-Debatte: „0,0 Promille auch bei uns?"

---

6. Schritt: **Problemlösungen suchen**

Schlüsselfrage: **Welche Politik ist nach meiner Überzeugung erforderlich, um die Alkoholprobleme in unserer Gesellschaft zu überwinden? Welche Chancen sehe ich für die Durchsetzung solcher politisch-gesellschaftlicher Veränderungen und mit welchen Widerständen ist zu rechnen?**

Die Unterscheidung zwischen Problembegrenzung und Problemlösung hat sich in der praktischen Bearbeitung vieler Probleme als logisch schlüssig herausgestellt. Die vorangegangene Erarbeitung der ursächlichen und begünstigenden Bedingungsfaktoren markiert den rationalen Ausgangspunkt für das ganze Bündel kommunikativer und vor allem struktureller Maßnahmen zur Verhinderung und Verhütung von Alkoholproblemen. Die in dieser Phase gesuchte Politik der Problemlösung steht im Spannungsfeld von Reform und Utopie.

LE 7:   **„Was alles getan werden müsste"**

Die Schülerinnen und Schüler sollen die personenorientierten und strukturorientierten Vorschläge und Maßnahmen kennen lernen, durch die die Problematik des missbräuchlichen und süchtigen Verhaltens im Umgang mit der Droge Alkohol überwunden werden könnten.

Praktische Vorschläge und Hinweise

Verständigung in Gesprächen über die sozial-politische Wirklichkeit:

* Brainstorming – spontane Äußerung der Gedanken und Vorstellungen (Ton-bandprotokoll): „Was müsste getan werden, um die beschriebenen Alkoholprobleme in unserer Gesellschaft zu verhindern?"

Quellenorientierte Aneignung der sozial-politischen Wirklichkeit:

* Texte, die über die „Bausteine" einer ursachenorientierten Alkoholprävention informieren;

Erkundung der sozial-politischen Wirklichkeit:

* Podiumsdiskussion mit Parteienvertretern organisieren, um deren Positionen zur Alkoholpolitik in Erfahrung zu bringen.

7. Schritt:	**Zukunft vorwegnehmen**
Schlüsselfrage:	**Wenn es misslingt oder unterbleibt, die Alkoholprobleme politisch zu bewältigen – was kann daraus für die Betroffenen, für die Zukunft der Gesellschaft entstehen?**

Dieser Schritt richtet sich gegen eine Beschränkung der Problemsicht auf die Gegenwart und damit gegen potenzielle Verharmlosung. Die heute empirisch feststellbaren alkoholbedingten Schäden und Folgen mögen in vielen Fällen noch hinnehmbar sein. Erst in der Verschränkung mit drastischen negativen Prognosen über eine alkoholbeherrschte Gesellschaft bis zum Jahre 2010 wird der unerträgliche Zustand in seiner ganzen Tragweite erfasst. Positiv gesagt: Dieser Schritt bewahrt und verstärkt die Einsicht, dass Gesellschaft kein Zustand, sondern wesentlich Prozess ist. Gefordert ist vor allem die Kraft der Fantasie.

LE 8:	„Im Jahre 2010 – Kapitulation vor den Alkoholproblemen"
	Die Schülerinnen und Schüler sollen Perspektiven für das Zusammenleben der Menschen und den Zustand in einer alkoholbeherrschten Gesellschaft entwickeln.

Praktische Vorschläge und Hinweise

Gestaltend-produzierende Reaktion auf die sozial-politische Wirklichkeit:

- „Deutschland im Jahre 2010": Situationen einer alkoholbeherrschten Gesellschaft mit Hilfe von Bildern veranschaulichen; selbstproduzierte Schlagzeilen und Texte zu Collagen verarbeiten;
- Berichte und Statistiken in die Zukunft fortschreiben lassen;
- fiktiven Zeitungsartikel schreiben. In diesem Text soll zunächst an die Zeiten erinnert werden, in denen lediglich eine Minderheit alkoholkrank war; anschließend sollen die Veränderungsprozesse geschildert werden, die zur Situation einer alkoholbeherrschten Gesellschaft im Jahre 2010 geführt haben.

8. Schritt:	Nach praktischen Folgen fragen
Schlüsselfrage:	Was folgt aus der sozialwissenschaftlichen Beschäftigung mit dem Phänomen des Missbrauchs und der Abhängigkeit von der Droge Alkohol für mein eigenes Verhalten im Gebrauch des Suchtmittels und im Umgang mit Betroffenen?

Dieser letzte Schritt dokumentiert das Bemühen Theorie und Praxis zusammenzubringen. Der Begriff „Verhalten" ist pragmatisch und umfassend gemeint. Es geht um Konsequenzen für das weitere Lernverhalten (z. B. eine erhöhte Wahrnehmungs- und Lesebereitschaft), das künftige Sozial- und Alltagsverhalten (z. B. im Umgang mit Alkoholgefährdeten und -abhängigen) sowie um mögliche Folgen für das eigene politische Handeln oder politische Nichthandeln.

LE 9:	„Alkohol – Nein danke?!"
	Die Schülerinnen und Schüler sollen Schlussfolgerungen für ihr eigenes Verhalten ziehen bezüglich des Umgangs mit alkoholgefährdeten und -geschädigten Personen.

Praktische Vorschläge und Hinweise

Verständigung in Gesprächen über die sozial-politische Wirklichkeit:

- Im Gespräch prüfen, ob sich aus der Bearbeitung des Themas Konsequenzen für das eigene Trinkverhalten bzw. eine Einstellungsänderung in Bezug auf die „Alkoholproblematik" ergeben;

Gestaltend-produzierende Reaktion auf die sozial-politische Wirklichkeit:

- Unterrichtsergebnisse im Rahmen einer Schulausstellung veröffentlichen;

- Organisation eines alkoholfreien Klassen- oder Schulfestes; Vorstellung von Tipps und Rezepten für alkoholfreie exotische Getränke;
- einen Leserbrief an die regionale Tageszeitung schreiben.

Schlussbemerkungen

Das in unserem Kulturkreis vorherrschende Nutzungsmodell bei Alkohol ist das der Permissivkultur. Es toleriert den Alkoholkonsum, lehnt aber den exzessiven Gebrauch ab (vgl. Schmidt 1997, S. 41). Konsum und Genuss des Alkohols können – z. B. in großen Mengen häufig oder lang andauernd benutzt – zum Missbrauch, zur Sucht oder Abhängigkeit führen. Alkohol verursacht durch Produktivitätsverluste und Belastungen des Gesundheits-, Sozial-, Rechts- und Verkehrswesens erhebliche Kosten. Dies vor allem hat dazu beigetragen – neben dem Leid Millionen Betroffener –, dass Prävention des Missbrauchsverhaltens verstärkt zur öffentlichen Forderung geworden ist. Es liegt im Wesen der Schule, dass auf ein gesellschaftliches Problem, wie das der zunehmenden Suchtbereitschaft und der damit verbundenen Verhaltensweisen, in erster Linie in Form von „Unterrichtung" reagiert wird.

Die Janssensche Planungsmethode bietet eine konkrete und realistische Handlungsorientierung, die es im Unterrichtsalltag ermöglicht, Sozialkundeunterricht über Schlüsselprobleme der Gesellschaft (hier: Alkoholprobleme) systematisch zu planen und durchzuführen. Eine wirksame Prävention in der Schule muss jedoch wegen der Mehrdimensionalität des Problems und wegen der Vielfalt der möglichen Ursachen und Entstehungsbedingungen mehrdimensional angelegt sein und darüber hinaus an der Ausgestaltung der Institution Schule selbst und ihrer Einbettung in das gesellschaftliche Umfeld ansetzen, und zwar insbesondere

- *in der Entwicklung eines Schullebens zur Entfaltung demokratischer und partizipatorischer Umgangsformen und Mitbestimmungsmöglichkeiten,* kooperativen und solidarischen Gemeinschaftslebens mit Schwerpunkten des sozialen und multikulturellen Lernens und der räumlichen Lernumwelt;
- *in der Entwicklung einer differenzierten Lernorganisation* mit vielfältigen Lernzugängen, erweiterten Lernmöglichkeiten nach Interesse und Neigung, offenen Lernformen und individualisierenden Förderungsmöglichkeiten zur Reduktion von Leistungsversagen und Leistungsetikettierung;
- *in der Öffnung der Schule zur authentischen Lebenswirklichkeit* und zum Lebenszusammenhang der Lernenden mit dem Ziel intensiver Elternarbeit, der Nutzung alternativer Lernorte und -gelegenheiten, der Sinngebung in eigentätigen Lern-, Erfahrungs- und Produktionsprozessen;
- *in Elementen der Pädagogenaus- und -fortbildung* mit dem Ziel der Sensibilisierung der pädagogisch Handelnden für das Entstehen von Lern- und Verhaltensproblemen, für die Handlungsperspektiven und Problemsituationen „abweichen-

der" Schülerinnen und Schüler, für den Verlauf etikettierender Interaktionsprozesse und für die Entwicklung einer förderlichen Lernkultur im Sinne einer Prävention „abweichenden Verhaltens" (Holtappels 1993, S. 145).

Literatur

Fischer, K. G.: Einführung in die Politische Bildung. Stuttgart 1973

Giesecke, H.: Politische Bildung. Weinheim 1993

Holtappels, H. G.: Aggression und Gewalt als Schulproblem – Schulorganisation und abweichendes Verhalten. In: Schubarth, W./Melzer, W. (Hrsg.): Gewalt und Rechtsextremismus. Opladen 1993, S. 116-147.

Hurrelmann, K.: Sozialisation und Gesundheit. Weinheim 1991

Janssen, B.: Methodenorientierter Politikunterricht. Perspektiven für eine kritische und kreative politische Bildung. Düsseldorf 1992

Janssen, B.: Wege politischen Lernens. Frankfurt 1986

Junge, B.: Tabak. In: Jahrbuch Sucht 1996. Neuland 1995 (b), S. 69-83.

Klafki, W.: Allgemeinbildung für eine humane, fundamental-demokratisch gestaltete Gesellschaft. In: Cremer, W./Klein, A. (Hrsg.): Umbrüche in der Industriegesellschaft. Opladen 1990, S. 297-310.

Klippert, H.: Handlungsorientierter Politikunterricht. In: Methoden der politischen Bildung – Handlungsorientierung. Schriftenreihe der Bundeszentrale für politische Bildung. Bd. 304. Bonn 1991

Kollehn, K./Weber, N. H. (Hrsg.): Alkohol und Erziehung. Berlin 1988

Petermann, H. u. a.: Erwachsen werden ohne Drogen. Weinheim 1997

Sander, W. (Hrsg.): Politische Bildung in den Fächern der Schule. Stuttgart 1985

Sander, W.: Politische Bildung als fächerübergreifende Aufgabe der Schule. In: Sander, Wolfgang (Hrsg.): Handbuch politische Bildung. Schwalbach/Ts. 1997, S. 230-240.

Schmidt, L.: Alkoholkrankheit und Alkoholmissbrauch. 4. Aufl. Stuttgart 1997

Sieber, M.: Drogenkonsum: Einstieg und Konsequenzen. Bern 1993

Das Thema „Alkohol" im Biologieunterricht

Eine kritische Analyse ausgewählter Schulbücher

Stephanie Plückhahn

1. Einleitung

Nach dem Beschluss der KMK von 1990 gehört Suchtprävention zum Pflichtlehrangebot der Schule.[1] Dabei kommt dem Schulfach Biologie, in der Grundschule heute in vielen Bundesländern mit dem Fach Naturwissenschaften abgedeckt, traditionell sowohl in fachlicher als auch in präventiver Hinsicht eine besondere Bedeutung zu. Das Thema Suchtprävention wird in den *Schulgesetzen* und *Lehrplänen* der einzelnen Bundesländer in unterschiedlicher Weise berücksichtigt. So steht beispielsweise im Berliner Schulgesetz: *„Schulgesundheitspflege umfasst die Aufgaben nach dem Infektionsschutzgesetz[...]und die Maßnahmen der schulärztlichen und schulzahnärztlichen Reihenuntersuchungen sowie die sonstige Gesundheitsförderung in der Schule, insbesondere Fragen der gesunden Ernährung und die Suchtprophylaxe."*[2] Dieses Ziel wird im Rahmenlehrplan Grundschule Naturwissenschaften differenziert dargelegt:

„Grundschule hat die Aufgabe, sowohl die Bildungsansprüche des Individuums an die Gesellschaft als auch die Bildungsansprüche der Gesellschaft an den Einzelnen zu realisieren. Grundlegende Bildung verbindet drei Aufgaben:
- *Stärkung der Persönlichkeit,*
- *Anschlussfähigkeit und lebenslanges Lernen,*
- *Mitbestimmungs- und Teilhabefähigkeit."*[3]

Konkret heißt es im Themenfeld „Körper – Gesundheit – Entwicklung": *„Das Thema Sucht wird nicht nur unter dem Gesichtspunkt der Fachinformation gesehen, sondern berücksichtigt auch die sozialen Aspekte."*[4] Inhaltlich sollen *„stoffliche, nichtstoffliche Suchtformen: Tabak, Alkohol, Drogen, Fernsehen/Video, Computer, Süßes"*[5] behandelt werden, wobei an die Schüler folgende Anforderungen gestellt werden: Die Schüler sollen *„Strategien zur Abwehr von Suchtverhalten miteinander diskutieren und beurteilen"*[6]. Ende der 6. Klasse sollten die Schüler Kenntnisse für gesundheits*fördernde* und gesundheits*gefährdende* Verhaltensweisen als basiskonzept- und inhaltsbezogenen Standard erworben haben.[7]
Der Rahmenplan für den Berliner Sekundarbereich I (7.-10. Klasse) weist jeweils für das Ende einer Doppeljahrgangsstufe Bildungsstandards aus und *„unterteilt diese in drei Niveaustufen, wobei das jeweils höhere Niveau das darunter liegende voraussetzt:*

↦einfacher Standard (Hauptschule und Gesamtschule G/A-Kurse)
↦↦mittlerer Standard (Realschule und Gesamtschule E-Kurse)
↦↦↦erweiterter Standard (Gymnasium und Gesamtschule F-Kurse)"[8].

Die Standards verdeutlichen, welche Fähigkeiten und Fertigkeiten die Schüler in der jeweiligen Schulform erwerben sollen. Im weiteren Verlauf dieses Beitrags wird allerdings nur der einfache Standard berücksichtigt.

In der Doppeljahrgangsstufe 7/8 ist ein Themenblock „Süchte und legale Drogen – Gefahr oder Genuss?"[9] vorgesehen. In dessen Kontext sollen die Schüler folgende Fähigkeiten und Fertigkeiten erwerben: Sie

- *„vergleichen die Wirkung verschiedener Drogen,*
- *analysieren die Entwicklung einer Sucht an einem Fallbeispiel,*
- *erläutern die Kennzeichen einer Sucht,*
- *recherchieren Hilfseinrichtungen,*
- *reflektieren die eigene Lebensführung"[10].*

Inhaltlich sollen folgende Teilgebiete angesprochen werden:

„Legale Drogen (Alkohol und Nikotin), Auswirkungen auf Körper und Psyche, Suchtprävention, Fallbeispiele, Wege aus der Sucht. Ergänzt werden kann das schulische Angebot durch Experimente (z. B. Fingerkuppentemperatur), illegale Drogen, Cannabis, Nutzung von PC und TV, suchtpräventive Übungen, Medikamentensucht, Spielsucht, Designerdrogen, Essstörungen."[11]

Eine thematische Vernetzung mit anderen Themenblöcken und Fächern wird angestrebt. Darüber hinaus wird das Thema „Rauchen" im Themenblock „Atmung – ohne Luft kein Leben" aufgegriffen und die Themen „Alkohol" und „Koffein" können im Themenblock „Ernährung und Verdauung – Basis unserer Energieversorgung" ergänzend behandelt werden.[12]

Folglich sind die Schüler am Ende der Jahrgangsstufe 7/8 in der Lage die Entwicklung einer Sucht an einem Fallbeispiel analysieren[13] und verschiedene Maßnahmen und Verhaltensweisen zur Erhaltung der eigenen Gesundheit bewerten zu können.[14] In den Jahrgangsstufen 9/10 wird das Thema „Suchtprävention" allerdings in verschiedenen Kontexten wieder aufgegriffen bzw. vertiefend behandelt, z. B. im Themenblock „Nervensystem und Gehirn – Aufbau und Arbeitsteilung" und im Themenblock „Entwicklung – von der Befruchtung bis zum Tod". Die Schüler sollen die Wirkung von Drogen auf das Nervensystem beschreiben können bzw. die Zusammenhänge zwischen Alkoholkonsum sowie Rauchen und Entwicklungsstörungen erkennen und begründen.[15] Auch in den Wahlbereichen sowie im Wahlpflichtfach wird der Themenkomplex „Drogen und Sucht" wieder aufgegriffen.

Aus dem Berliner Rahmenplan ergeben sich folgende Erkenntnisse:

a) Die fachspezifischen Grundlagen der Suchtprävention werden im Fach Naturwissenschaften bis Ende der Klassenstufe 6 geschaffen.

b) In der Sekundarstufe I werden zahlreiche Themen wieder aufgegriffen und vertiefend behandelt.

Die Frage, ob der Berliner Rahmenplan dem durch den KMK-Beschluss formulierten Lernziel „*kontrollierter Umgang mit Alkohol*" gerecht wird, kann bejaht werden, denn dem Lehrer wird in zahleichen Themenblöcken die Möglichkeit gegeben, die Basis für ein gesundheitsbewusstes Verhalten bei den Schülern zu legen, auch wenn nur vereinzelt das Thema „Alkohol" benannt wird.

Der Rahmenplan gibt dem Lehrer die zu behandelnden Themen vor, er steuert ebenfalls „*die Auswahl und Anordnung der Inhalte im Schulbuch*"[16]. Folglich lassen sich Schulbücher „*als 'zum Leben erweckte Lehrpläne' verstehen, in denen die vorgeschriebenen Inhalte didaktisch-methodisch verarbeitet präsentiert werden*"[17]. Sie vermitteln ein „*Grundwissen, das für das Leben des Staatsbürgers unerlässlich ist*"[18]. Schulbücher bieten den Schülern die Möglichkeit, sich auch eigenständig mit einzelnen Themen außerhalb des Unterrichts zu beschäftigen; sie sind den Schülern in der Regel leichter zugänglich als die (zu bestellenden) Materialien der BZgA. Daher tragen die Autoren und die staatlichen Zulassungsstellen bzw. in den Bundesländern Berlin und Hamburg die Gesamtkonferenzen der Einzelschulen für den Inhalt und die Art der Darstellung, die jeweils den Prinzipien der *ganzheitlichen Suchtprävention* entsprechen sollten, besondere Verantwortung.[19] Deshalb sollten Biologiebücher bzw. Bücher für den naturwissenschaftlichen Unterricht, neben der Vermittlung rein biologischen Wissens, unter anderem auch eine Stärkung der Persönlichkeitsstruktur, die Herstellung kritischer Distanz zum betrachteten Gegenstandsbereich sowie die Förderung der Selbstreflexion des Schülers zum Ziel haben. Analog zum Lehrplan muss auch hier die Frage gestellt werden, inwieweit diese Schulbücher einen *kontrollierten* Umgang mit dem Konsummittel Alkohol fördern.

Ob die Schulbücher diesen Ansprüchen jedoch gerecht werden, wird im Folgenden an ausgewählten Schulbüchern der Klassenstufen 5 bis 10 erörtert. Der vorliegenden Untersuchung liegen somit zwei Fragestellungen zugrunde:

• Welche Kenntnisse werden im Biologiebuch zum Thema „Alkohol" vermittelt?
• Welche primärpräventiven Maßnahmen werden angestrebt?

Die hier ermittelten Ergebnisse stellen eine allgemeine Grundlage für eine noch ausstehende systematische Schulbuchanalyse dar.[20]

2. Quantitative Untersuchung ausgewählter Schulbücher

Die Schulbuchanalyse basiert auf 24 Schulbüchern der Klassenstufen 5 bis 10 für das Fach Biologie bzw. Naturwissenschaften. Sie stehen exemplarisch für eine Vielzahl der in den einzelnen Bundesländern der BRD zugelassenen Schulbücher. Diese „Vielfalt" liegt im föderalen Charakter der BRD begründet: Nahezu jedes Bundesland verabschiedet seinen eigenen Lehrplan, der zu länderspezifischen Zulassungsvorschriften der Schulbücher führt. So unterscheiden sich Schulbücher oft nur im Layout und/oder in der Gewichtung einzelner Themenbereiche. Ferner obliegt den Schulen inzwischen eine relativ freie Wahl. Marktführer sind vor allem die Verlage *Cornelsen, Ernst Klett* und *Schroedel*.

Ziel der quantitativen Analyse ist es aufzuzeigen, in welchem thematischen Zusammenhang „Alkohol" angesprochen wird. Hierbei erweisen sich gesellschaftsbezogene Untersuchungskriterien als geeignet, da sie die Schüler auf das Leben in unserer Gesellschaft vorbereiten:

- In welchem Zusammenhang wird „Alkohol" thematisiert?
  - Alkohol als Konsummittel?
  - Wirkung von Alkohol auf den Körper und die Psyche?
  - Wirkung von Alkohol in der Schwangerschaft?
  - Alkoholkonsum und Straßenverkehr?
  - Alkoholkonsum von Jugendlichen?
  - Alkoholismus und Sucht?

- Sind im Rahmen von Texten, Abbildungen, Tabellen und Arbeitsaufträgen primärpräventive Elemente erkennbar?

Die Ergebnisse dieser Analyse sind in den Tabellen 1a und 1b zusammengefasst.

	Biologie heute 1. Neubearbeitung. Schroedel[21]	Biologie heute entdecken 1. Schroedel[22]	Erlebnis Biologie 1. Schroedel[23]	Netzwerk Biologie 1. Schroedel[24]	Biologie. Bd. 1. Volk und Wissen[25]	Netzwerk Naturwissenschaft 5/6. Westermann, Schroedel, Diesterweg[26]	Ikarus. Natur und Technik. Schwerpunkt: Biologie 5/6 bsv[27]	Naturwissenschaften 5/6. DUDEN PAETEC[28]	Naturwissenschaft 5/6. Bd. 2. NRW: Gymnasium. DUDEN PAETEC[29]
Alkohol als Genuss-/Konsummittel			(+)	(+)	+	(+)			
Alkohol als Droge/Suchtmittel			+	+	+		+	+	
Alkohol als Schadstoff								+	+
Wirkung von Alkohol auf den Körper	+		+	+	+	+	+	(+)	(+)
Wirkung von Alkohol auf die Psyche		+	+	+	+	+	+		
Wirkung von Alkohol in der Schwangerschaft	+		+	+	+	+	-	+	(+)
Alkoholkonsum und Straßenverkehr			+	+	+	+	(+)		
Alkoholkonsum von Jugendlichen		+							
Alkoholismus und Sucht	+		+	+		+			
Primärpräventiver Ansatz			(+)	+	+	/+/	-	/+/	

Tab. 1a: Quantitative Analyse zum Thema „Alkohol"/„Alkoholkonsum".

[Thema wird angesprochen und erläutert: +; Thema wird erwähnt: (+); Thema wird nicht erwähnt: -; Primärpräventiver Ansatz wird in anderem Kontext verfolgt: /+/ (z. B. Rauchen, Tablettenmissbrauch etc.)]

Klasse	Lehrwerk	Alkohol als Genuss-/Konsummittel	Alkohol als Droge/Suchtmittel	Alkohol als Schadstoff	Wirkung von Alkohol auf den Körper	Wirkung von Alkohol auf die Psyche	Wirkung von Alkohol in der Schwangerschaft	Alkoholkonsum und Straßenverkehr	Alkoholkonsum von Jugendlichen	Alkoholismus und Sucht	Primärpräventiver Ansatz
Themenbezogen	Der gesunde Mensch. Dr. Felix Büchner Handwerk und Technik[44]	+			+	+	+	+	+	+	-
Themenbezogen	bsv Biologie GN. Menschenkunde. Bayerischer Schulbuch-Verlag[43]	(+)			+	+		+	(+)	+	(+)
Themenbezogen	Gesundheit. Natur – Mensch – Technik. Paetec[42]	+									
7.-10.	Natur – Mensch – Technik. Lehrbuch für den Lernbereich Naturwissenschaft. Bd. 2. Paetec[41]			+	+	+		+		+	
7.-10.	Netzwerk Biologie 2. Schroedel[40]			+	+	+		-	(+)	+	
7.-10.	Erlebnis Biologie 2. Schroedel[39]	+			+	+	+	+	+	(+)	+
7.-10.	Biologie heute entdecken 2. Schroedel[38]	(+)	(+)	(+)	+	+					
7.-10.	Biologie heute 2 aktuell. Schroedel[37]		+	+	+	+	(+)	+	+	+	
7.-10.	Prisma Biologie 7-10. Klett[36]	+			+	+	(+)	+	+	+	+
7.-10.	Natura. Biologie für Gymnasien. 7.-10. Schuljahr. Klett[35]	+			+	+	+	+	+	+	+
7.-10.	Biologie. Gesamtband Sekundarstufe I. Klassen 7-10. DUDEN PAETEC[34]	+	+		+	+	+		+	+	/+/
7.-10.	Biologie. Berlin/Brandenburg. Gesamtband 7-10. Cornelsen Volk und Wissen[33]		+		(+)	+			(+)	+	(+)
7.-8.	Natura. Biologie für Gymnasien. Bd. 2. Baden-Württemberg. Klett[32]	+	+		+	+		+	+	+	(+)
7.-8.	Biologie plus. Klassen 7/8. Berlin. Cornelsen[31]		+		+	(+)		+	(+)	+	
7.-8.	Biologie Sekundarstufe I. Berlin. Klassen 7/8. Cornelsen[30]	+	+		+	+		+	+	+	+

Tab. 1b: Quantitative Analyse zum Thema „Alkohol"/„Alkoholkonsum". Das in den Lehrwerken angegebene Bundesland entspricht dem jeweiligen Lehrplan dieses Landes; fehlt eine solche Angabe, ist nicht erkennbar, für welches Bundesland das Lehrwerk zugelassen ist.

Betrachtet man die Verteilung der Themen in den einzelnen Jahrgangsstufen, so fällt auf, dass die Autoren diese unterschiedlichen Altersstufen zuweisen. Am auffälligsten ist, dass nahezu alle Verlage bei der Behandlung des Themas „Sucht/Süchtiges Verhalten" einen Schwerpunkt in den Klassenstufen 7 bis 10 legen. Nur für die Biologiebücher des Verlages Volk und Wissen sowie für einige Schulbücher des Schroedel-Verlages trifft dies nicht zu; hier bieten die Autoren für die Klassen 5/6 nahezu alle Teilbereiche an (vgl. Tab. 1a), auch primärpräventive Ansätze. Auffallend ist, dass im Gegensatz dazu in den Büchern für das „neue" Fach Naturwissenschaften in der Grundschule primärpräventive Ansätze nahezu keine Rolle spielen, obwohl das Thema im Rahmenplan vorgesehen ist (vgl. Einleitung). Dies ist möglicherweise darauf zurückzuführen, dass diese Bücher ein breiteres Themenspektrum abdecken müssen und daher Informationen nicht so detailliert darstellen können wie dies in Biologiebüchern der Fall ist.

Neben den *schulstufenbezogenen* Schulbüchern werden im Unterricht aber auch *themenbezogene* Schulbücher eingesetzt, deren Aufgabe darin besteht, bestimmte inhaltliche Aspekte zu vertiefen, doch auch diese decken nicht alle Bereiche ab.

Von einem Vergleich einzelner Schulbücher, die einer Schulbuchreihe entstammen, sehe ich ab, denn jede dieser Reihen basiert auf einem anderen didaktischen Konzept. Ihr gemeinsames Merkmal besteht darin, dass die Konzepte in sich geschlossen sind, behandelte Themen werden in der Regel nicht wiederholt oder aber nur in vertiefender Form aufgegriffen. Da nicht alle Bücher jeder Reihe erfasst werden konnten, ergeben sich unterschiedliche Akzentuierungen der einzelnen Teilthemen, die jedoch in der Tabelle (vgl. Tab. 1a und 1b) nicht berücksichtigt werden.

Zusammenfassend ist festzustellen, dass in jeder Schulbuchreihe nahezu alle der oben aufgelisteten Themenbereiche berücksichtigt werden. So kommt es allenfalls nur zu Verschiebungen der Teilthemen innerhalb der zusammengefassten Jahrgangsstufen bzw. Bände. Die hier ermittelte Präsenz gibt aber noch keinen Hinweis auf den Umfang und die Qualität der Informationen.

3. Qualitative Untersuchung

Die qualitative Untersuchung konzentriert sich ausschließlich auf drei *anwendungsbezogene* Themenkomplexe, die von besonderer gesellschaftlicher Relevanz sind:

- Alkoholkonsum und Schwangerschaft,
- Alkoholkonsum und Straßenverkehr,
- präventive Ansätze.

Hierbei werden der Informationsgehalt der einzelnen Darstellungen sowie das Angebot präventiver Maßnahmen untersucht.

3.1 Alkoholkonsum und Schwangerschaft

Es fällt auf, dass es in den meisten analysierten Büchern keinen direkten Hinweis (z. B. durch das Inhaltsverzeichnis und/oder das Register) auf das Thema „Alkoholkonsum und Schwangerschaft" (oder „Einfluss von Schadstoffen auf die Schwangerschaft") gibt, obwohl dieses Thema in der Sekundarstufe I vereinzelt sogar umfangreich dargestellt wird. Dennoch steht das Thema meist isoliert, da in den Kapiteln „Sucht", „Drogen" oder „Gesundheit" nahezu nie darauf hingewiesen wird, dass während der Schwangerschaft keine Drogen (auch Medikamente) genommen werden sollen. Dieses offensichtliche Defizit liegt m. E. daran, dass die einzelnen Kapitel der Schulbücher von unterschiedlichen Autoren geschrieben werden und dadurch direkte Verweise in den o. a. Kapiteln fehlen. In den meisten Büchern wird die Gefährdung des Kindes durch jeglichen Alkohol, den die Schwangere oder junge Mutter zu sich nimmt, erst gar nicht benannt.

Im Allgemeinen wird nur darauf hingewiesen, dass Schadstoffe wie Alkohol und Nikotin die Plazenta passieren können, über die Nabelschnur vom Kind aufgenommen werden und dadurch den Fötus/Embryo schwer schädigen können; leider wird in diesem Kontext meistens nicht darauf verwiesen, dass eine werdende Mutter besonders auf gesundheitsfördernde Verhaltensweisen achten sollte. Arbeitshinweise werden in diesem Kontext nur selten gegeben bzw. allgemein formuliert: *„Die Entwicklung von Embryonen kann empfindlich gestört werden. Alkohol, Nikotin und die Infektionskrankheit Röteln sind besonders gefährlich. Erkundige dich, z. B. bei einer Krankenkasse, über Risiken und Vorsorge in der Schwangerschaft. "*[45] Oder aber es wird über die Frage nur auf das Verhalten der werdenden Eltern eingegangen: *„Beschreibe Verhaltensweisen der Mutter, die zu einer gesunden Entwicklung des Kindes beitragen"*[46] bzw. *„Wie kann der Vater zu einer gesunden Entwicklung des ungeborenen Kindes beitragen?"*[47] In diesem Zusammenhang fehlt die grundsätzliche Frage: Wie solltest du dich einer schwangeren Frau gegenüber verhalten? Besonders hervorzuheben sind leider nur zwei Schulbücher:

- Das Schulbuch *Erlebnis Biologie 2* widmet sich in mehreren Abschnitten der Thematik „Gesundheit für Mutter und Kind"; angesprochen wird diese jeweils im Abschnitt „Rauchen", „Alkohol" sowie „Medikamente".[48]
- Im Schulbuch *Der gesunde Mensch* wird dem Thema „Alkoholembryopathie – Alkoholmissbrauch während der Schwangerschaft" ein mit Bildern illustrierter Abschnitt gewidmet:

„Als Alkoholembryopathie bezeichnet man das Krankheitsbild, das bei Kindern von Alkoholikerinnnen auftreten kann. In der Bundesrepublik werden jährlich annähernd 2000 alkoholgeschädigte Kinder geboren, weil die Mutter während der Schwangerschaft zu viel Alkohol getrunken hat. Missbildungen entstehen an Kopf, Gesicht, Herz und an den Geschlechtsorganen, Störungen des Wachstums bewirken Minderwuchs und Untergewicht. Besonders schlimm ist die Hirnschädigung. Sie führt dazu, dass das Gehirn nicht ausreift

und daher klein bleibt (Mikrozephalie). Die Folge sind Verzögerungen in der geistigen Entwicklung, verbunden mit Verhaltensstörungen."[49]

3.2 Alkoholkonsum und Straßenverkehr

Fast alle Schulbücher behandeln das Thema „Alkoholkonsum und Straßenverkehr", jedoch mit unterschiedlichen didaktischen Ansätzen: Einige Schulbücher zeigen u. a. abschreckende Fotos von Verkehrsunfällen (z. B. *Natura. Biologie für Gymnasien. Bd. 2*) oder Verkehrskontrollen (*bsv Biologie GN. Menschenkunde*), andere demonstrieren u. a. die „Wirkung von Alkohol auf den Körper" in Form von Tabellen oder Bildern (z. B. *Biologie heute 2 aktuell, Erlebnis Biologie 2, Der gesunde Mensch*); hierbei wird jeweils einem bestimmten Promillebereich eine Wirkung zugeordnet, wieder andere befassen sich mit der Promilleberechnung (z. B. *Erlebnis Biologie 2*). Bemerkenswert ist die Aufarbeitung im Schulbuch *Der gesunde Mensch*: Neben der Formel zur Promilleberechnung und der Wirkung von Alkohol auf den Körper in Form einer cartoonartigen Darstellung werden auch rechtliche Fragen behandelt. Besonders eindrucksvoll sind z. B. die Fotos, die Gesichtsfelder von Autofahrern im nüchternen Zustand und bei 0,8 Promille einander gegenüberstellen[50]:

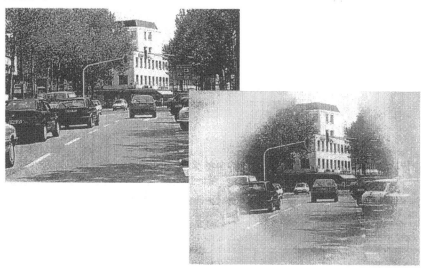

Abb.1: Der gesunde Mensch. 7. überarbeitete Aufl., Hamburg 1999, S. 61.

Kritisch anzumerken ist jedoch, dass diese Thematik nahezu ausschließlich unter dem Aspekt des Autofahrers behandelt wird und die abschreckenden Folgen von Alkoholkonsum am Steuer aufgezeigt werden (Bilder von Verkehrsunfällen, Angaben zur Anzahl der Verkehrstoten aufgrund von Alkoholkonsum). Hierbei wird nicht berücksichtigt, dass die Adressaten der Schulbücher Kinder und Jugendliche (im Alter zwischen zehn und sechzehn Jahren) sind, die passive Autofahrer sind; ihre Rolle als aktive Verkehrsteilnehmer (Fußgänger, Radfahrer, Beifahrer) wird leider nicht angesprochen. Auch das Problem des Mitfahrens bei einer betrunkenen Person oder die Verantwortung, Angetrunkene nicht mehr fahren zu lassen, wird in der Regel nicht thematisiert. Eine Ausnahme stellt lediglich das Buch *Natura. Biologie für Gymnasien. Bd. 2* dar:

„Samstagabend:

Harald holt seine Freundin Martina zuhause ab. Sie fahren zur Diskothek, die außerhalb der Stadt liegt. Es soll ein schöner Abend werden.
Die Stimmung ist gut, man trifft viele Freunde, Alkohol gehört dazu. Er wird nicht zu viel Alkohol getrunken, weil man noch mit dem Auto nachhause fahren muss.

Harald und Martina gehen zum Auto. Martina hat ein ungutes Gefühl. Eigentlich war es doch zu viel Alkohol, aber sie will sich nicht schon wieder wie am letzten Wochenende mit Harald darüber streiten.

Auf der Rückfahrt verliert Harald in einer Kurve die Gewalt über seinen Wagen. Der Wagen gerät ins Schleudern und prallt an einen Baum.
Er war nur etwas zu schnell, sagt er später dem Polizeibeamten. Martina stirbt noch am Unfallort. Ein Unfall, wie er an jedem Wochenende passiert!"[51]

Insgesamt sind die Schulbuchtexte rein informativ gehalten, mit abschreckender Tendenz; bei älteren Ausgaben ergibt sich noch das Problem, dass sie vor der Herabsetzung der Promillegrenze von 0,8 auf 0,5 Promille erschienen sind und somit veraltete Angaben enthalten. Zunehmend werden durch Texte oder Arbeitsaufträge Alternativen zum Alkoholkonsum angeboten, wie z. B. der Konsum von alkoholfreien Getränken auf Partys u. ä. Vorreiter auf diesem Gebiet ist u. a. das Lehrbuch *Biologie Sekundarstufe I. Berlin. Klassen 7/8*: Die Autoren widmen der Thematik „Partydrinks ohne Promille" sogar eine ganze Seite, wobei in einem unterlegten Kasten Ratschläge im Umgang mit Alkohol und alkoholfreien Getränken gegeben werden:

„Du musst keinen Alkohol trinken!

Wenn du aber Alkohol trinkst, achte auf Folgendes:
– *Lösche deinen Durst mit alkoholfreien Getränken.*
– *Trinke wenig Alkohol, so dass du immer einen klaren Kopf behältst. Trinke nicht jeden Tag.*
– *Trinke nicht tagsüber und nicht auf leeren Magen.*
– *Alkohol ist kein Helfer in Problemsituationen!*
  Man sollte keinen Alkohol trinken, wenn man traurig ist oder sich allein fühlt.
– *Achte auf die Getränkepreise in Jugend- oder Vereinslokalen. Das billigste Getränk sollte alkoholfrei sein. Das kannst Du dem Wirt auch vorschlagen!"*[52]

3.3 Präventive Ansätze

„Als primäre Prävention werden in der Regel alle Maßnahmen bezeichnet, die geeignet sind, sich anbahnende Gesundheitsstörungen – und in diesem Sinne auch erste Indizien für einen gesundheitsgefährdenden Drogenkonsum – zurückzudrängen und abzubauen."[53] Obwohl nach dem ganzheitlichen Ansatz der Suchtprävention in den Schulbüchern primärpräventive Ansätze vorhanden sein sollten, fehlen diese oft. Dies mag mit der unterschiedlichen didaktischen Konzeption der einzelnen Schulbücher zusammenhängen: Es wird unterschieden zwischen *Lehrbüchern*, die dem Vor- und Nachbereiten des Lernstoffs dienen, *Arbeitsbüchern*, die die Schüler zum selbstständigen Arbeiten mit dem Text anregen, und *Lehrbüchern mit arbeitsbuchähnlichen Aufgaben*, die oftmals Fragen zum Text stellen. Eine Vielzahl der in der BRD zugelassenen Schulbücher sind arbeitsbuchähnliche Lehrbücher.[54] Deshalb sollte man davon ausgehen können, dass sie präventive Ansätze enthalten, sei es in Form von Abbildungen, Aufgaben oder Texten.

Auffällig ist, dass in der vorliegenden Untersuchung kaum alkoholspezifische präventive Ansätze ermittelt werden konnten. Im Zusammenhang mit den Themen „Alkohol", „Erwachsen werden" und „gesunde Ernährung" werden in den meisten Fällen – wenn überhaupt – Fragen zur gesunden Ernährung gestellt, nur selten wird die Fähigkeit gestärkt, gegenüber Alkoholkonsum bzw. anderen Drogen *Nein sagen* zu können (z. B. *Natura. Biologie für Gymnasien. Bd. 2*; *Biologie. Gesamtband Sekundarstufe I. Klassen 7-10*), Alkoholwerbung kritisch zu analysieren (z. B. *bsv Biologie GN. Menschenkunde*) bzw. nicht alkoholhaltige Getränke als Durstlöscher herauszustellen (z. B. *Natura. Biologie für Gymnasien. Bd. 2, Netzwerk Biologie 1* etc.). Lehrbücher wie *Der gesunde Mensch* bieten ausschließlich Informationen an und vermitteln somit den Eindruck wissenschaftlicher Forschungsergebnisse. Die Schüler sind dieser „Scheinobjektivität" ausgeliefert, so dass hier der Lehrer gefordert ist diese *objektiven* Informationen zu hinterfragen.

Abschließend zwei positive Beispiele:

- Das Schulbuch *Prisma Biologie 7-10* bietet ein Unterkapitel mit dem Titel „Stark sein!" an.[55] Unter dem Motto „Neue Stärken statt alter Gewohnheiten. Viele Wege führen in die Sucht. Aber wie schützt man sich vor der Gefahr, süchtig zu werden?" werden folgende Themen angesprochen: „Gewohnheiten überdenken", „Entdecke Deine Stärken", „Ich nehme meine Gefühle ernst", „Rede dir deine Probleme von der Seele", „Wenn es Ärger gibt", „'Nein' sagen", „Niemand ist perfekt". Dieses Kapitel soll zu einer aktiven Auseinandersetzung mit den eigenen Lebensgewohnheiten anregen und u. a. durch Rollenspiele Verhaltensweisen trainieren, die die Sozial- und Selbstkompetenz der Schüler steigern. Auch im Schulbuch *Natura. Biologie für Gymnasien. Bd. 2* wird eine Aufgabe unter dem Motto „Erkenne Deine Stärken" gestellt; in Form von Gruppenarbeit sollen die Unterschiede zwischen Selbst- und Fremdwahrnehmung herausgearbeitet werden.

- *Erlebnis Biologie 2* regt zur Reflexion des eigenen Konsumverhaltens im Kontext der Klasse bzw. Gleichaltrigengruppe an:

"Mache eine Umfrage in deiner Klasse.
a) Bei welcher Gelegenheit wird Alkohol getrunken?
b) Welche Gründe werden für den Alkoholgenuss am häufigsten angegeben?
c) Warum lehnen es einige ab, Alkohol zu trinken?"[56]

Im Lehrbuch *Biologie. Berlin/Brandenburg. Gesamtband 7-10* wird auf die umfangreichen Materialien der BZgA verwiesen, die auch Schülern zugänglich sind.

4. Forderungen an Schulbücher

Obwohl ein Teil der analysierten Schulbücher primärpräventive Ansätze verfolgt, sollten doch Textpassagen etc. besser aufeinander abgestimmt und der primärpräventive Ansatz deutlicher in den Vordergrund gerückt werden. Denn nur so kann ein *kontrollierter* Umgang mit der Droge Alkohol überhaupt aufgebaut werden.

In Bezug auf das Thema „Alkohol" sollten die Schulbücher folgenden Forderungen gerecht werden:

- Das Thema „Alkohol" sollte nicht isoliert stehen, sondern in Beziehung zu anderen Kapiteln gesetzt werden (z. B. durch Verweise im Kapitel „Schwangerschaft" auf das Thema „Alkoholkonsum während der Schwangerschaft" und umgekehrt).
- Es sollten Beispiele gewählt werden, die die Schüler aus ihren eigenen Erfahrungen nachvollziehen können (z. B. Fahrverhalten nach einem mit Alkoholkonsum verbundenen Diskothekenbesuch).
- Die potenziellen Gefährdungen und schleichenden Wege in die Sucht sollten deutlich aufgezeigt werden (z. B. der sich steigernde Konsumbedarf im Alltag bei täglichem Alkoholkonsum).
- Der Mensch sollte als Ganzes betrachtet werden (z. B. Betrachtung psychischer, physischer und sozialer Komponenten).
- Nicht nur körperliche, sondern auch psychische und soziale Folgen der Sucht sollten aufgezeigt werden (z. B. der Verlust des Freundeskreises).
- Die Unterschiede zwischen Konsum und Missbrauch sollten herausgearbeitet werden.
- Alternativen zum Konsum- und Genussmittel Alkohol sollten angeboten (beispielsweise alkoholfreie Partydrinks), Parties ohne Alkohol sogar initiiert werden.

- Texte und Bildmaterial sollten nicht der Abschreckung dienen (z. B. sollte die Darstellungsweise dem ganzheitlichen Ansatz schulischer Suchtprävention folgen; vielfältige Medien sollten herangezogen werden).
- Es sollten Aufgaben gestellt werden, die die Schüler direkt ansprechen und sie zum Nach- und Weiterdenken sowie zum Handeln anregen.
- Auswege aus der Krankheit „Alkoholismus" sollten aufgezeigt werden.
- Die Fähigkeit zum ‚Nein sagen' sollte angestrebt werden (z. B. durch Einübung von Rollenspielen und Werbeanalysen).

Anmerkungen

[1] vgl. Beschluss der KMK vom 3.7.1990. Abgedruckt in: Suchtprävention in Schulen. Dokumentation der nationalen Fachkonferenz vom 16.12.1991 bis 18.12.1991. Herausgegeben vom Ministerium für Bildung und Wissenschaft. o. O., o. J., S. 192.

[2] Senatsverwaltung für Bildung, Jugend und Sport (Hrsg.): Bildung für Berlin. Schulgesetz für das Land Berlin vom 26. Januar 2004 (GVBl. S. 26), geändert durch Artikel III des Gesetzes vom 23. Juni 2005 (GVBl. S. 322). Online im Internet: URL: http://www.senbjs.berlin.de/schule/rechtsvorschriften/schulgesetz/schulgesetz_21092005.pdf [Stand: 30.03.2006]

[3] Rahmenlehrplan Grundschule. Naturwissenschaften. Berlin. Online im Internet: URL: http://www.senbjs.berlin.de/schule/rahmenplaene/rahmenplan/nawi_g_1_6.pdf [Stand: 31.03.2006]

[4] Ebd.

[5] Ebd.

[6] Ebd.

[7] Vgl. ebd.

[8] Senatsverwaltung für Bildung, Jugend und Sport (Hrsg.): Rahmenlehrplan für die Sekundarstufe I. Jahrgangsstufe 7-10. Hauptschule. Realschule. Gesamtschule. Gymnasium. Biologie. Online im Internet: URL: http://www.senbjs.berlin.de/schule/rahmenplaene/pdf/sek1_biologie.pdf [Stand: 31.03.2006]

[9] Ebd.

[10] Ebd.

[11] Ebd.

[12] Vgl. ebd.

[13] Vgl. ebd.

[14] Ebd.

[15] Ebd.

[16] Heinze, C.: Das Schulbuch zwischen Lehrplan und Unterrichtspraxis. Zur Einführung in den Themenband. In: Matthes, E./Heinze, C. (Hrsg.): Das Schulbuch zwischen Lehrplan und Unterrichtspraxis. Bad Heilbrunn: Julius Klinkhardt 2005, S. 9-20, S. 9.

[17] Ebd.

[18] Vgl. Pöggeler, F.: Zur Verbindlichkeit von Schulbüchern. In: Matthes, E./Heinze, C. (Hrsg.): Das Schulbuch zwischen Lehrplan und Unterrichtspraxis. Bad Heilbrunn: Julius Klinkhardt 2005, S. 21-40, S. 24.

[19] Vgl. Heinze, C.: Das Schulbuch zwischen Lehrplan und Unterrichtspraxis. Zur Einführung in den Themenband. In: Matthes, E./Heinze, C. (Hrsg.): a.a.O., S. 9-20, S. 10. Die Zulassung erfolgt über die Einhaltung des „Minimalkataloges (Verfassungstreue, Lehrplanbezug, fachdidaktische und fachwissenschaftliche Angemessenheit)" durch die Gesamtkonferenz (ebd.).

[20] Dieses Kapitel orientiert sich an dem in der ersten Auflage mit dem Titel „Das Thema 'Alkohol' als Gegenstand des Biologieunterrichts" erschienenen Artikel.

[21] Biologie heute 1. Neubearbeitung. Ein Lehr- und Arbeitsbuch. Hannover: Schroedel Schulbuchverlag 2001

[22] Biologie heute entdecken 1. Hannover: Verlag im Bildungshaus Schroedel Diesterweg, Bildungsmedien 2003

[23] Erlebnis Biologie 1. Hannover: Schroedel 1999

[24] Netzwerk Biologie 1. Hannover: Schroedel 2000

[25] Biologie. Bd. 1. Berlin: Volk und Wissen 2002

[26] Netzwerk Naturwissenschaft 5/6. Braunschweig: Bildungshaus Schulbuchverlage Westermann Schroedel Diesterweg Schöningh Winklers 2005, Druck B

[27] Ikarus. Natur und Technik. Schwerpunkt: Biologie 5/6. München u. a.: Bayerischer Schulbuch Verlag 2005

[28] Naturwissenschaften 5/6. Bd. 2. 1. Aufl. Berlin: DUDEN PAETEC 2005

[29] Naturwissenschaft 5/6. Bd. 2. Nordrhein-Westfalen: Gymnasium. 1. Aufl. Berlin: DUDEN PAETEC 2005

[30] Biologie Sekundarstufe I. Berlin Klassen 7/8. Berlin: Cornelsen 2006

[31] Biologie plus. Klassen 7/8 Berlin. Berlin: Cornelsen 2006

[32] Natura. Biologie für Gymnasien. Bd. 2. Baden-Württemberg. Stuttgart: Ernst Klett Verlag 2006

[33] Biologie. Berlin/Brandenburg. Gesamtband 7-10. Berlin: Cornelsen Volk und Wissen 2003

[34] Biologie. Gesamtband Sekundarstufe I. Klassen 7-10. Berlin u. a.: DUDEN PAETEC 2005

[35] Natura. Biologie für Gymnasien. 7.-10. Schuljahr. Stuttgart: Ernst Klett Schulbuchverlage 2002

[36] Prisma Biologie 7-10. Ausgabe A. Stuttgart: Ernst Klett Schulbucheverlage 2006

[37] Biologie heute 2 aktuell. Braunschweig: Bildungshaus Schulbuchverlage Westermann Schroedel Diesterweg Schöningh Winklers 2004

[38] Biologie heute entdecken 2. Braunschweig: Bildungshaus Schulbuchverlage Westermann Schroedel Diesterweg Schöningh Winklers 2004

[39] Erlebnis Biologie 2. Ein Lehr- und Arbeitsbuch. Braunschweig: Bildungshaus Schulbuchverlage Westermann Schroedel Diesterweg, Schöningh Winklers 2001

[40] Netzwerk Biologie 2. Hannover: Schroedel 2002

[41] Natur – Mensch – Technik. Lehrbuch für den Lernbereich Naturwissenschaften. Bd. 2. Berlin: paetec 1999

[42] Gesundheit. Natur – Mensch – Technik. Lehrbuch für den Lernbereich Naturwissenschaften. Berlin: paetec 1999

[43] bsv Biologie GN. Menschenkunde. 1. Aufl. München: Bayerischer Schulbuch-Verlag 1995

[44] Der gesunde Mensch. 7. überarbeitete Aufl. Hamburg: Dr. Felix Büchner Handwerk und Technik 1999

[45] Biologie heute 2 aktuell. Braunschweig: Bildungshaus Schulbuchverlage Westermann Schroedel Diesterweg, Schöningh Winklers 2004, S. 253.

[46] Erlebnis Biologie 2. Ein Lehr- und Arbeitsbuch. Braunschweig: Bildungshaus Schulbuchverlage Westermann Schroedel Diesterweg, Schöningh Winklers 2001, S. 263.

[47] Ebd.

[48] Ebd.

[49] Der gesunde Mensch. 7. überarbeitete Aufl. Hamburg: Dr. Felix Büchner Handwerk und Technik 1999, S. 62.

[50] Ebd., S. 61.

[51] Natura. Biologie für Gymnasien. Baden-Württemberg. Bd. 2. Stuttgart: Ernst Klett Verlag 2006, S. 115.

[52] Biologie Sekundarstufe I. Berlin Klassen 7/8. Berlin: Cornelsen 2006, S. 195.

[53] Hurrelmann, K./Bründel, H.: Drogengebrauch – Drogenmissbrauch: eine Gratwanderung zwischen Genuß und Abhängigkeit. Darmstadt: Primus Verlag 1997, S. 106.

[54] Staeck, L.: Zeitgemäßer Biologieunterricht. 5. völlig neubearbeitete Auflage. Berlin: Cornelsen 1995, vgl. S. 280f.

[55] Natura. Biologie für Gymnasien. Baden-Württemberg. Bd. 2. Stuttgart: Ernst Klett Verlag 2006, S. 125.

[56] Erlebnis Biologie 2. Ein Lehr- und Arbeitsbuch. Braunschweig: Bildungshaus Schulbuchverlage Westermann Schroedel Diesterweg Schöningh Winklers 2001, S. 291.

Analysierte Schulbücher

Biologie. Bd. 1. Berlin: Volk und Wissen 2002

Biologie. Berlin/Brandenburg. Gesamtband 7-10. Berlin: Cornelsen Volk und Wissen 2003

Biologie. Gesamtband Sekundarstufe I. Klassen 7-10. Berlin u. a: DUDEN PAETEC 2005

Biologie heute 1. Neubearbeitung. Ein Lehr- und Arbeitsbuch. Hannover: Schroedel Schulbuchverlag 2001

Biologie heute entdecken 1. Hannover: Verlag im Bildungshaus Schroedel Diesterweg, Bildungsmedien 2003

Biologie heute 2 aktuell. Braunschweig: Bildungshaus Schulbuchverlage Westermann Schroedel Diesterweg Schöningh Winklers 2004

Biologie heute entdecken 2. Braunschweig: Bildungshaus Schulbuchverlage Westermann Schroedel Diesterweg Schöningh Winklers 2004

Biologie plus. Klassen 7/8 Berlin. Berlin: Cornelsen 2006

Biologie Sekundarstufe I. Berlin Klassen 7/8. Berlin: Cornelsen 2006

bsv Biologie GN. Menschenkunde. 1. Aufl. München: Bayerischer Schulbuch Verlag 1995

Der gesunde Mensch. 7. überarbeitete Aufl. Hamburg: Dr. Felix Büchner Handwerk und Technik 1999

Erlebnis Biologie 1. Hannover: Schroedel 1999

Erlebnis Biologie 2. Ein Lehr- und Arbeitsbuch. Braunschweig: Bildungshaus Schulbuchverlage Westermann Schroedel Diesterweg Schöningh Winklers 2001

Gesundheit. Natur – Mensch – Technik. Lehrbuch für den Lernbereich Naturwissenschaften. Berlin: paetec 1999

Ikarus. Natur und Technik. Schwerpunkt: Biologie 5/6. München u.a.: Bayerischer Schulbuch Verlag 2005

Natur – Mensch – Technik. Lehrbuch für den Lernbereich Naturwissenschaften. Bd. 2. Berlin: paetec 1999

Natura. Biologie für Gymnasien. Bd. 2. Baden-Württemberg. Stuttgart: Ernst Klett Verlag 2006

Natura. Biologie für Gymnasien. 7.-10. Schuljahr. Stuttgart: Ernst Klett Schulbuchverlage 2002

Naturwissenschaften 5/6. Bd. 2. 1. Aufl. Berlin: DUDEN PAETEC 2005

Naturwissenschaft 5/6. Bd. 2. Nordrhein-Westfalen: Gymnasium. 1. Aufl. Berlin: DUDEN PAETEC 2005

Netzwerk Biologie 1. Hannover: Schroedel Verlag 2000

Netzwerk Naturwissenschaft 5/6. Braunschweig: Bildungshaus Schulbuchverlage Westermann Schroedel Diesterweg Schöningh Winklers 2005, Druck B

Netzwerk Biologie 2. Hannover: Schroedel 2002

Prisma Biologie 7-10. Ausgabe A. Stuttgart: Ernst Klett Schulbuchverlage 2006

Das Thema „Alkohol"
im Chemieunterricht

Fachdidaktische und inhaltliche Bedingungen einer
Alkoholprävention im Fach Chemie

Maike Michelis

Einleitung

„ Gute Pädagogik ist zugleich auch gute Suchtvorbeugung"[1] lautet eine Faustregel
zur Drogenprävention in der Schule. Diese hat sich weniger die Vermittlung von
Fachwissen über Drogen und Süchte, sondern vielmehr die Unterstützung der
Jugendlichen in ihren Entwicklungsaufgaben und in diesem Zusammenhang die
Förderung von Lebens- und Handlungskompetenzen zum Ziel gesetzt; konkret geht
es hier um die Erziehung zu einem *„selbstkontrollierten Umgang mit der legalen
Droge Alkohol"*[2]. Wie kann nun eine so verstandene Alkoholprävention im
Chemieunterricht realisiert werden? Zwar ließen sich in den naturwissenschaftlichen Unterricht mit seinem die Dinge hinterfragenden und erklärenden Charakter
Inhalte wie „Eigenschaften", „Reaktionen" und „Wirkung" des Alkohols sowie
„biochemische Vorgänge im Körper" fachlich problemlos integrieren, doch muss
sinnvolle Alkoholprävention inhaltlich darüber hinausgehen, da eine *„Prävention
als reine Informationsveranstaltung wirkungslos bleibt"*.[3] Zudem darf sie keineswegs eine isolierte, sporadische Maßnahme einer einzelnen Fachdisziplin bleiben,
sondern muss als Unterrichtsprinzip strukturell in den Unterricht einfließen. Um
dies zu realisieren, muss der Chemieunterricht auf allen Ebenen suchtpräventiv
durchgeführt werden und zwar ebenso *sozial, methodisch, didaktisch* wie *fachlich*:
Unabhängig von der Vermittlung des Fachwissens kann der Fachunterricht einen
Beitrag zur ganzheitlichen Prävention leisten, indem das *Lehrerverhalten* gegenüber den Schülern/Schülerinnen von Respekt und Anerkennung geprägt ist und die
Lehrkraft sich um eine gute *Unterrichtsatmosphäre* und *Gesprächskultur* bemüht.
Methodik und Didaktik können an Präventionskonzepten ausgerichtet werden,
indem ohnehin bereits bekannte und gültige Leitlinien zum einen für den allgemeinen Unterricht, zum anderen für die Fachdidaktik verfolgt werden. Das bedeutet für
die Praxis vor allem *Schülerorientierung*, und zwar sowohl durch Berücksichtigung
ihrer augenblicklichen Lebenssituation, ihrer Wünsche, Bedürfnisse, Probleme und
Interessen als auch durch eine gemeinsame Planung, Gestaltung und Reflexion des
Unterrichts und der Auswahl der Inhalte. So erhalten die Schüler/innen die Möglichkeit einer *Partizipation* in Form aktiver Teilhabe und Mitgestaltung. Zugleich
wird damit der Gefahr entgegengewirkt, dass sie zu wenig auf der emotionalen
Ebene angesprochen und demzufolge nicht „erreicht" werden.

„Schülerorientierung" ist eine aus der Didaktik längst bekannte Forderung, so dass Suchtprävention im Fachunterricht lediglich eine „gute" Didaktik zu erfordern scheint. Für den Chemieunterricht ergäbe sich hieraus zum einen die Forderung nach einer möglichst großen Anzahl an Schülerexperimenten, da hier die Selbsttätigkeit am stärksten ermöglicht und ein maximaler Lerneffekt erreicht werden.[4] Zum anderen soll mit den Lerninhalten an die Lebenswirklichkeit der Schüler/innen angeknüpft werden, denn der *Alltagsbezug* bzw. Bezug zur eigenen Person ist für die Lernbereitschaft sowie Stoffaufnahme und das Verstehen in der Chemie, insbesondere bei den Mädchen, von immenser Bedeutung.[5] In der Fachdidaktik wird gefordert, der Chemieunterricht solle *problem- und praxisorientiert* sein, so dass mit Hilfe adäquater Impulse, Problem- und Fragestellungen die Schüler/innen vor ein aus ihrer Lebenswelt entnommenes Problem gestellt werden, das es „*forschend-entwickelnd*"[6] zu lösen gilt. Diese Autoren weisen diesbezüglich wiederum auf die Unverzichtbarkeit des Experiments für das problemlösende Denken hin, welches das wichtigste Ziel des forschend-entwickelnden Unterrichts darstellt. Wegen der immanenten Förderung eigenständigen kritischen Denkens muss dieser auch als äußerst geeignet für die präventive Arbeit eingeschätzt werden. Fast banal mutet die Schlussfolgerung an, die aus obigen Zusammenhängen gezogen werden kann: Alkohol- und Suchtprävention im Chemieunterricht sollte den Forderungen der allgemeinen Didaktik sowie der Chemiedidaktik in der Praxis Rechnung tragen. Auch auf *inhaltlicher* Ebene soll bezüglich der Auswahl und Vermittlung der Unterrichtsinhalte Alkoholprävention im Vordergrund stehen. Der Chemieunterricht ist insofern hierfür geeignet, als im Themengebiet der organischen Chemie stets auch die Gruppe der Alkohole behandelt werden muss. Dabei ist Alkohol jedoch nicht nur als ein einwertiges Alkanol, sondern zugleich auch als eine gesellschaftlich anerkannte legale Droge zu behandeln. Eine Unterrichtsreihe sollte daher so konzipiert werden, dass – neben den unverzichtbaren fachlichen Inhalten – verschiedene weitere Aspekte berücksichtigt werden, z. B.

- die physiologische und psychische Wirkung des Alkohols sowie die gesundheitlichen Gefahren,
- die körperlichen und sozialen Folgen durch Alkoholmissbrauch,
- Alkohol im Straßenverkehr sowie am Arbeitsplatz,
- Alkohol als wirtschaftlicher Faktor und Alkohol in der Werbung,
- die Faktoren jugendlichen Alkoholkonsums und das eigene Konsumverhalten,
- Gründe und Ursachen von Sucht,
- der Stellenwert des Alkohols in der Peergroup und der Gesellschaft,
- Suchtberatungsstellen und Hilfsangebote,
- geschlechtsspezifisches Trinkverhalten.[7]

Damit sowohl den fachlichen als auch präventiven Ansprüchen genüge geleistet wird, müssen bei der Unterrichtsplanung sicherlich Kompromisse geschlossen werden. Dennoch sollte der Unterricht – untypisch für ein naturwissenschaftliches Fach – durch Reflexionen, Diskussionen und Übungen zur Sucht und ihren Ursachen ergänzt werden. Hierfür bieten die unzähligen Praxismaterialen Anregungen. Um die Fachziele erarbeiten zu können, wird der Aspekt der Aufklärung mit hinzugenommen, und zwar v. a. dort, wo er nützlich sein kann (beispielsweise Abschätzung der verträglichen Alkoholmenge, Blutalkoholgehalt, Aufnahme und Abbau durch den Körper etc). Schließlich darf nicht vergessen werden, dass auch Aufklärung und Abschreckung zumindest kurzfristige Erfolge mit sich bringen können und so das Einstiegsalter möglicherweise hinausgezögert wird oder Teilerfolge, z. B. beim „Kampftrinken", erzielt werden können.

Generell muss mit Blick auf eine fachspezifische Alkoholprävention festgestellt werden, dass sie lediglich als *Ergänzung* zur allgemeinen Prävention fungiert, da die chemischen Inhalte der Erweiterung der Sachkompetenz dienen und ein Bezug zur ganzheitlichen Prävention aus zeitlichen Gründen sowie der Rahmenplankonformität nur begrenzt möglich ist. Insofern erfolgt Alkoholprävention im Chemieunterricht auf mehreren Ebenen: Als allgemeines Unterrichtsprinzip (Lehrerverhalten, Schülerorientierung, Unterrichtsatmosphäre), als fachdidaktisch-methodische Unterrichtsgestaltung (experimenteller, alltagsbezogener, forschend-entwickelnder Unterricht) und als inhaltlich-fachliche Teilprävention, die sich auf chemische Fachinhalte bezieht und „Alkohole" direkt zum Unterrichtsgegenstand macht.

Alkoholprävention im gegenwärtigen Chemieunterricht

Rahmenpläne

Zur ersten Einschätzung des Maßes einer (ganzheitlichen) Alkoholprävention im Chemieunterricht erfolgt eine Analyse ausgewählter Rahmenpläne (Berlin, Bayern und Brandenburg). Als Folge des KMK-Beschlusses ist Drogen- und Suchtprävention durchaus in den Rahmenplänen der Bundesländer verankert, jedoch beschränkt sich diese vorwiegend auf den allgemeinen Teil der Pläne, in dem Leitlinien für den Unterricht gegeben werden.

- So werden z. B. in **Bayern** nach der Bekanntmachung des Kulturministeriums (KMBek) vom 02.09.1991 – „Suchtprävention an bayerischen Schulen" – durchaus Ziele im Sinne ganzheitlicher Suchtprävention formuliert (1. Ebene), auf der nichtfachlichen 2. Ebene der Rahmenpläne geschieht dies jedoch schon nicht mehr, denn Ziel ist vielmehr: *„Aufklärung über die Gefahren des Drogen- und Rauschmittelkonsums soll die Schüler davor bewahren, [...]die Suchtgefährdung gerade auch bei Alltagsdrogen wie Alkohol und Nikotin zu unterschätzen.* "[8] Im Fachlehrplan (3. Ebene; Realschule und Gymnasium) wird Alkohol als Droge dann nicht einmal mehr erwähnt. Im Gymnasium werden

Alkanole unter dem Thema „*Sauerstoffhaltige organische Verbindungen*" erst in der 12. Jahrgangsstufe unterrichtet, für die der Lehrplan eine rein chemisch-fachliche Stoffvermittlung vorsieht (lediglich die Verwendung als Frostschutz-mittel und Lösungsmittel wird angegeben).

- In **Berlin** steht das Thema in der 10. Klasse unter dem Titel „*Alkohole – Lust und Last*" im Rahmenplan. Zwar sind in den Kompetenzbezügen ebenfalls kei-nerlei Ziele zur Suchtprävention formuliert, bei den Inhalten stellt jedoch „*Alkohol als Droge*" eines der sechs aufgelisteten Themen dar und als mögliche Kontexte werden „*Droge Alkohol*" und das an die Erfahrungswelt der Schüler/innen anknüpfende sehr aktuelle Thema „*Alcopops*"[9].

- In **Brandenburg** ist die Suchtprävention größtenteils integraler Bestandteil des Rahmenplans: Zum einen sind die „Wirkung des Alkohols auf lebende Organis-men" zu thematisieren (Schädlichkeit und Gefahren des Alkoholkonsums), zum anderen Alltagsbezüge (z. B. „*Untersuchung von Hustensaft, Rasierwasser [auf]Ethanol als Inhaltsstoff*") sowie Bezüge zur Beurteilung von Werbung herzustellen.[10] Methodisch wird auf fächerübergreifenden Unterricht mit dem Fach Biologie ebenso verwiesen wie auf den sich zu diesem Thema eignenden Projektunterricht, so dass den Lehrkräften insgesamt eine positive theoretische Grundlage an die Hand gegeben wird.

Der Blick auf die Rahmenpläne zeigt große Unterschiede zwischen den einzelnen Bundesländern und macht andererseits deutlich, dass zwar Leitlinien zur Suchtprä-vention für den Unterricht allgemein formuliert werden, jedoch nicht in allen Bun-desländern auch Eingang in die fachlich-inhaltliche Ebene der Rahmenpläne für das Fach Chemie finden. Die Vermutung liegt nahe, dass Alkoholprävention in sehr unterschiedlichem Maße im Fachunterricht stattfindet. Inwieweit Suchtpräven-tion auch in der Chemiedidaktik sowie im Chemieunterricht aufgegriffen wird, kann nur bedingt aus den Inhalten aktueller Schulbücher und der vorliegenden fachdidaktischen Forschung geschlossen werden.

Schulbuchanalyse

Im Folgenden sollen exemplarisch fünf für den Unterricht zugelassene Schulbü-cher[11] verschiedener Verlage kurz analysiert werden: In allen untersuchten Schul-büchern wird das Thema „Alkohole" jeweils in ein Kapitel über Ethanol und alko-holische Getränke und ein Kapitel zu weiteren Alkanolen der homologen Reihe geteilt.
Die **alkoholische Gärung** sowie die Herstellung von Bier und/oder Wein werden in allen Büchern detailliert behandelt; in CHEMIE 10 (S. 13) wird auch eine Anlei-tung zur Weinherstellung gegeben. Tatsächlich scheinen im Schulalltag häufig Bier oder Obstwein im Experiment hergestellt zu werden, was bezüglich des Themas Alkoholprävention kritisch beurteilt werden kann, zumal sich nach dem Experi-

ment die Frage nach der Verkostung stellen dürfte. Mit Blick auf den Alltagsbezug ist die Weinherstellung sicher interessant, könnte aber zur Nachahmung verleiten. Andererseits muss auch darüber nachgedacht werden, inwieweit ein striktes Verbot der Alkoholverkostung im Unterricht, beispielsweise auch das Essen einer Praline im Rahmen eines Alkotests (vgl. CHEMIE 8-10, S. 304), nicht an der Lebenswirklichkeit der Lerngruppe „vorbeilehrt" und damit zur lächerlichen Geste des erhobenen Zeigefingers wird. Auch in der Suchtforschung wird die These vertreten, dass die Lebensweltorientierung im Vordergrund stehen sollte.[12] Die Entscheidung diesbezüglich sollte die Lehrperson daher abhängig von der Schülergruppe treffen. Von hoher Bedeutung ist zudem, ob der Aspekt in eine Einheit eingebettet ist, die das Thema auch kritisch beleuchtet. Im vorliegenden Buch wird das Experiment allerdings mit dem Hinweis auf das Ansetzen eines eigenen Obstweins eingeleitet, was geradezu als Einladung zum Selbstvergären verstanden werden kann und jeglicher Sensibilität für Prävention entbehrt (CHEMIE 10, S. 13). Als sinnvoll ist dagegen der Vorschlag zur Malzbierherstellung in ELEMENTE CHEMIE zu bewerten, in dem auch alkoholfreies Bier und seine Herstellungsverfahren angesprochen werden. Dieses Buch nennt fast ausschließlich alkoholfreie Alternativen und gibt Impulse für ein positives Modell der Abstinenz.

Ebenfalls in allen untersuchten Werken werden die **physiologische Wirkung** des Alkohols und die **seelischen Folgen** des Alkoholkonsums angesprochen, jedoch in unterschiedlicher Ausführlichkeit: CHEMIEBUCH z. B. druckt lediglich eine kleine Abbildung, andere Werke informieren auch im Text.

Es fällt auf, dass der Konsum von Alkohol sehr unterschiedlich problematisiert wird: Während die schädigende Wirkung von Alkohol auf den Embryo nur in einem Buch (CHEMIE 10) erwähnt wird, nimmt der Aspekt **Teilnahme am Straßenverkehr** in fast allen Büchern einen breiten Raum ein. Hier wird häufig die Wirkung von Alkohol auf das Verhalten im Straßenverkehr geschildert, und es wird auf die Stadien der Alkoholeinwirkung in Abhängigkeit von der Menge eingegangen. Dagegen wäre angesichts der hohen Zahl der Verkehrsunfälle an sich nichts einzuwenden. Problematisch ist jedoch, dass dieser Aspekt zum einen als das eigentliche Problem des Alkoholkonsums dargestellt wird, zum anderen in einigen Büchern deutlich mehr Raum einnimmt als die Thematisierung von **Suchtgefahr/ Alkoholismus**. Diesen Aspekt erwähnen die Schulbuchautoren in vier von fünf untersuchten Büchern lediglich in wenigen Sätzen:

Das Buch CHEMIE SEK I spart die Suchtgefahr komplett aus. Allein *ein* Hinweis auf die Möglichkeit von Organschäden taucht auf, bezogen auf den „Sonderfall" des „*Missbrauchs*" von Alkohol (S. 321). Der Text gibt als Grund für den Verzicht auf Alkohol einzig die Gefahr im Straßenverkehr an: Die „*Auswirkungen von Alkoholgenuss [sollten] es selbstverständlich erscheinen lassen, auf Alkohol zu verzichten, wenn man am Straßenverkehr teilnimmt*" (S. 321). Wiederholt wird suggeriert, dass die alkoholisierte Teilnahme am Straßenverkehr die einzige Gefahr des Alkoholkonsums darstelle: *„Daher ist es wichtig, vor Antritt der Fahrt keinen Alkohol zu sich zu nehmen bzw. so lange zu warten, bis der Alkohol abgebaut ist"* (S. 328). Informationen zu Verhaltensänderungen durch Alkohol fehlen im Text ebenso wie zu konkreten körperlichen Folgeschäden, so dass sämtliche Aspekte der Prävention nur sehr kurz angesprochen werden oder gar unberücksichtigt bleiben. Die Folgen von *„erhöhtem und regelmäßigem Alkoholgenuss"* werden in einer Abbildung (S. 321; siehe oben) zwar dargestellt, jedoch auch nicht kritisch beleuchtet. Das erste Stadium der Alkoholeinwirkung wird unkommentiert mit *„Fröhlichkeit"* charakterisiert. Ebenfalls unkritisch ist in CHEMIE 8-10 die Rede von *„wohliger Enthemmung"* (S. 304).

Dass dieses Buch nicht aus einem suchtpräventiven Blickwinkel verfasst wurde, verdeutlichen sowohl die Auswahl der Inhalte als auch die Sprachwahl, die eine mangelnde Sensibilisierung bezüglich Alkoholprävention erkennen lässt: Bereits das vermeintliche Wortspiel der Kapitelüberschrift *„Ethanol – eine gehaltvolle Chemikalie"* muss als missglückt gelten, da sie im Kontext von Gärung, Wein- und Bierherstellung steht und so eine positive Konnotation erhält; dementsprechend sollte der verwendete Begriff „Alkoholgenuss" (S. 321) besser durch „Konsum" ersetzt werden. Auch die Einleitung zum Abschnitt über die Wirkung des Alkohols ist verharmlosend formuliert durch die Anfangskonjunktion und die doppelte Verneinung, die die eigentliche Aussage abmildern: *„Trotzdem sind entsprechende Getränke nicht unproblematisch"* (S. 320). Derartige Darstellungen verschieben meines Erachtens das Bild vom Alkoholkonsum und seinen Gefahren erheblich, denn die Problematik wird einseitig und reduziert aufgezeigt. Der Aspekt körperlicher und seelischer Schäden durch Alkohol und das Thema „Sucht" werden als Sonderfall verharmlost oder gar verdrängt.

Nicht überzeugend wird auch die „Suchtgefahr der Droge Alkohol" von den Autoren des CHEMIEBUCHs dargestellt. Hier wird das Problem der „Trunksucht" lediglich erwähnt: *„Größere Alkoholmengen verursachen körperliche und seelische Schäden. Gewohnheitsmäßiges Trinken [...] führt zu Trunksucht. Dabei werden Herz, Nieren, und besonders Leber und Nerven angegriffen und das soziale Verhalten nachteilig verändert"* (S. 116). Dass die Schüler/innen mit dieser sachlichen Feststellung emotional angesprochen werden, muss bezweifelt werden. Auch kann diesem Text zu Folge auf *„gewohnheitsmäßiges Trinken"* als Ursache von Schäden, also auf eine Art Ausnahmefall, geschlossen werden. Psychosoziale Faktoren oder ein ganzheitliches Erklärungsmodell werden auch hier nicht berücksichtigt. Das Thema wird trotz des verheißungsvollen Titels *„Ethanol – Fluch oder Segen?"* (S. 115) auf vier Sätze beschränkt und der kurze Text lediglich durch eine Abbildung zur Wirkung des Alkohols auf den Körper ergänzt.

Das Buch CHEMIE 10, in dem einzelne Abschnitte sich mit CHEMIE SEK I decken, geht unter der Kapitelüberschrift *„Genussmittel mit Schattenseiten"* detaillierter auf die Wirkung des Alkohols ein. In diesem Zusammenhang wird auch Alkoholismus als *„gefährliche Suchtkrankheit, die neben den gesundheitlichen Gefahren auch meist mit Persönlichkeitsveränderungen einhergeht"* (S. 10), erwähnt, so dass das Kapitel die Ambivalenz des gesellschaftlich akzeptierten Alkoholkonsums verdeutlicht. Der Aspekt der Aufklärung wird durch das Buch berücksichtigt und dem Lehrer/der Lehrerin werden weitere Hintergrundinformationen gegeben, die als Ausgangspunkte für die soziale Relevanz des Themas genutzt werden können.

Auch die Autoren des Buches ELEMENTE CHEMIE betonen die Suchtgefahr von Ethanol deutlich: Unter dem die Ambivalenz bereits ankündigenden Titel *„Alkoholgenuss – Alkoholmissbrauch"* weist der Text nicht nur auf die Suchtgefahr hin, sondern geht insbesondere auch auf die seelische Abhängigkeit ein und nennt Merkmale der Sucht wie z. B. Wiederholungszwang, kürzere Konsumabstände sowie die Notwendigkeit einer Entziehungskur. Auch wird die Frage nach den Mechanismen beim Trinken und dem Trinkanlass bzw. der problematischen Haltung zum Alkoholtrinken zumindest aufgeworfen: *„Der Genuss von Alkohol erfolgt oft unüberlegt und selbstverständlich"* (S. 299). Der Text bietet hier einen Impuls für eine Reflexion der Rolle von Alkohol im gesellschaftlichen und alltäglichen Leben. Weiter werden auch die Funktionen des Alkohols angesprochen (*„Freudenbringer"*, *„Problemlöser"*) und der Hinweis auf den Einstieg in die Sucht gegeben, so dass ein Schritt hin zur Berücksichtigung ganzheitlicher Ansätze der Prävention getan und der Lehrkraft Stoff für Reflexionen und Diskussionen angeboten wird.

Präventive Ansätze sind auch in den Sachinformationen zur Chemie der Alkanole erkennbar: Die alkoholische Gärung wird aus dem Zusammenhang *Alkoholika* herausgehoben, indem auf die Geschichte der Bier- und Weinherstellung eingegangen wird; im Verlauf des Kapitels wird auf den Gärungsvorgang im Brot hingewiesen sowie auf das experimentelle Projekt der Herstellung alkoholfreien Malzbiers eingegangen. Die Intention der Autoren war eine differenzierte Auseinandersetzung mit dem Thema Alkohol (z. B. biologisch-physiologische Informationen, Berechnung des Blutalkoholgehalts, Promillegrenzen). Insgesamt findet der Aspekt der Aufklärung dadurch breite Berücksichtigung. Auffällig scheint mir, dass dieses Werk, das im Vergleich deutlich stärker verschiedene Ebenen der Prävention berücksichtigt, auf eine Abbildung zur Wirkung des Alkohols, ein Diagramm oder eine schematische Darstellung, wie in anderen Büchern enthalten, verzichtet. Deren an Skizzierung, Knappheit, Sachlichkeit und Überblick orientierte Darstellungsweise kann durchaus als „typisch naturwissenschaftlich" charakterisiert werden, über die dieses Werk hinausgeht.

Als einziges Buch widmet das Lehrwerk CHEMIE 8-10 eine Seite dem Titel *„Alkohol – eine Droge"* (S. 306). Anhand eines Fallbeispiels eines jugendlichen Alkoholikers wird der Weg in die Sucht geschildert. Der Bericht enthält zahlreiche Anhaltspunkte zu Merkmalen, Verlauf, Folgen und Dimension des Weges in die Sucht und die Abhängigkeit. Da es sich – und das ist für ein Chemiebuch, insbesondere im Vergleich mit den anderen Büchern das Besondere – nicht um einen Sachtext handelt, müssen die einzelnen Informationen erst herausgearbeitet werden. Dem Text ist zusätzlich eine Karikatur (Abb. 1) beigestellt, die ebenfalls analysiert und interpretiert werden kann.

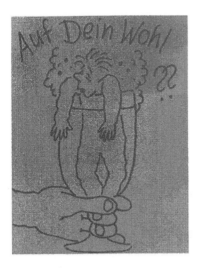
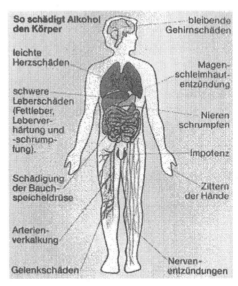

Abb. 1: Karikatur „Auf dein Wohl", S. 306. | Abb. 2: „So schädigt Alkohol den Körper", S. 305. Quelle für beide Abbildungen: Lehrwerk CHEMIE 8-10.

Diese Schulbuchseite, die auch gut in einem Deutsch- oder Sozialkundebuch zu finden sein könnte, eignet sich bestens für die präventive Arbeit und regt zur (Selbst-)Reflexion. Insgesamt wird das Problem „Alkohol – Gefahr für den Menschen" in einem Umfang von drei Seiten thematisiert (Abb. 2). Kritisch anzumerken ist jedoch, dass nicht immer mit der nötigen Sensibilität vorgegangen wird: So droht der Exkurs zur Wirkung von Alkohol durch Verkostung vergorener Beeren von betrunkenen Affen das Thema ins Lächerliche zu ziehen (CHEMIE 8-10, S. 301).

Insgesamt widmen sich die Autoren dem Thema „Alkohol" durchaus differenziert und mitunter auch kritisch mit Hinweisen auf Gefahren, Wirkung und Folgen des Alkoholkonsums. Diese Informationen bilden einen Ansatz zur präventiven Arbeit, der durch Material aus der ganzheitlichen Prävention ergänzt werden muss. Eine Auseinandersetzung mit der Suchtproblematik findet zwar statt, aber zumeist verkürzt. Drogen*un*spezifische Suchtprävention hat in die didaktische Aufarbeitung des Stoffes Alkohol (noch) keinen Eingang gefunden; lediglich ein Schulbuch bietet hier einen Ansatz. Das Ziel, die Jugendlichen zum *selbstkontrollierten* Umgang mit Alkohol zu erziehen, wird damit kaum erreicht. Wenn von den Inhalten der Schulbücher auf die Unterrichtspraxis geschlossen werden kann, ist zwar ein Teilschritt hin zur Suchtprävention im Fachunterricht erreicht: Es wird aufgeklärt und zum Teil problematisiert. Eine Realisierung ganzheitlicher Konzepte, die eine drogen*un*spezifische Auseinandersetzung mit dem Thema Sucht und die Aufnahme sozialer Aspekte mit Hilfe geeigneter Übungen, wie z. B. Rollenspiele, Text- und Bildinterpretationen (Lieder, Werbung, Filme etc.), oder Diskussionen und damit auch fachuntypische Methoden erfordern, ist aber nicht zu erwarten. Diese Vermutung wird auch durch den Befund in der chemiedidaktischen Fachliteratur gestützt, die nur wenige Materialien zur Alkohol*prävention* anbietet. Zwar gibt es einige Einzelbeiträge zur alltagsbezogenen und experimentellen Behandlung des Themas Alkohol (bezüglich Alkohol*prävention* sind die Publikationen von Bettina Labahn und Günter Wagner zu nennen); weiter fehlt es jedoch an Vorschlägen für ganze Unterrichtseinheiten, wie sie zu anderen Themen, wie z. B. Säuren und Basen, Waschmitteln und Seifen etc., zu finden sind. Selbst in aktuellen Publikationen wie „Methodenreichtum im Chemieunterricht", die auf die neu eingeführten Bildungsstandards in Baden-Württemberg zugeschnitten sind, fehlt Alkoholprävention fast vollständig: Allein die Giftwirkung wird in die Unterrichtsreihe aufgenommen (S. 52). Interessant ist dieses Buch dennoch, da die methodischen Vorschläge insgesamt in ihrer Art und Vielfalt den Ansprüchen der Prävention mehr als genüge leisten. Insbesondere die Unterrichtsgestaltung mit Hilfe von Gruppenpuzzles erfüllt die Forderung nach Selbsttätigkeit der Schüler/innen und überträgt ihnen ein hohes Maß an Verantwortung.

Unterrichtsvorschläge zum alkoholpräventiven Chemieunterricht

Aufgrund der insgesamt dürftigen Forschungslage erscheint es notwendig, eigene Praxisvorschläge zu machen. Im Folgenden werden daher Curriculumelemente vorgestellt, die Anregungen für die Realisierung von Alkoholprävention im Chemieunterricht geben und ohne Anspruch auf Vollständigkeit einen Teil der vielfältigen Inhalte bearbeiten.

Vorschlag zum methodischen Einstieg

• **Ausfüllen eines Fragebogens und Auswertung**

Um zum einen das fachliche Wissen der Schüler/innen und ihre Erwartungen und Wünsche an das Thema zu ermitteln, zum anderen aber auch ihr Konsumverhalten und ihre Einstellungen zum Stoff Alkohol zu evaluieren, wird vorgeschlagen, an den Anfang und an den Schluss der Unterrichtseinheit zwei **Fragebögen** zu stellen, die in Umfang und Art der Fragen auf die Lerngruppe abgestimmt werden. Gestellt werden Fragen zum Wissen über Alkohol, zum Erstkonsum (Alter, Anlass, Getränk) und allgemeinen Konsum (Häufigkeit, Art der Getränke, Menge), aber auch zur Einschätzung von Alkoholkonsum (Alkohol als Droge, Genussmittel, Gesellschaft, Gründe für Konsum etc.) und zur Position der Befragten in der sozialen Gemeinschaft (Clique, Freundschaft, Freizeitbeschäftigungen). Mittels Fragebogen kann die Lehrkraft sich ein (möglicherweise aufgrund des Effektes der sozialen Erwünschtheit geschöntes) Bild vom Alkoholkonsum der Lerngruppe machen und indirekt auch Hilfsangebote geben. Zum Schluss sollen die Ergebnisse der Befragung diskutiert und evtl. auch von der Lerngruppe selbst eine Befragung anderer Klassen mit einem eigenen Bogen durchgeführt werden.

- **Wandzeitung**

Basierend auf den mit der Lerngruppe abgestimmten Inhalten zur Unterrichtsreihe motiviert die Lehrkraft zur Erstellung einer Wandzeitung in Gruppenarbeit, die von den Schülern/Schülerinnen eigenverantwortlich produziert wird. Jeweils eine Gruppe ist verantwortlich für die Erarbeitung und Darstellung eines Aspekts zum Thema Alkohol, z. B. Sucht, Alkohol und Körper, Chemie des Ethanols, Verwendung von Alkanolen. Auf diese Weise erhält die Klasse eine umfassende Dokumentation und eine Visualisierung des Themas. Zudem ist es möglich, dass im Unterricht nicht oder wenig beachtete Aspekte an dieser Stelle bearbeitet werden. Die Aufgabe verlangt den Schülern/Schülerinnen viel Eigenverantwortlichkeit ab und gibt ihnen Spielraum für ihre Ideen, was den Ansprüchen der Suchtprävention entgegenkommt.

Fachliche Lerninhalte und Ziele

- **Einstieg in das Thema „Alkohol als Droge" mit Film- und Musikbeispielen**

Dass Alkohol als Genussmittel gesellschaftlich anerkannt ist, wird u. a. daran deutlich, dass zahlreiche (komische) Film- oder Theaterszenen sich einer alkoholisierten Figur bedienen, so z. B. der *Kurzfilm „Dinner for One"*. Er bietet gerade aufgrund der Komik des Betrunkenen Möglichkeiten der Problematisierung von Alkoholkonsum und das Erkennen seiner Ambivalenz. Die Frage nach der Situation des Butlers und der Blick auf den Alkoholgenuss der Lady und ihre Lage wirft die Frage nach möglichen Gründen und Anlässen des Trinkens auf.

Einen Einstieg in die Thematik mit Betonung des Aspekts „Drogen und Sucht" bietet eine Analyse eines oder mehrerer *Musikstücke*, deren Texte die alltägliche Erfahrung des Alkoholmissbrauchs thematisieren. Es eignen sich z. B. „*The House of The Rising Sun*" von Bob Dylan, „*Johnny Walker*" von Marius Müller Westernhagen oder Herbert Grönemeyers Lied „*Alkohol*" (vgl. Drogen: Flucht in die Sucht, S. 24). Im Rahmen einer Textanalyse werden Gründe und Mechanismen des Trinkens erkannt. Im Anschluss können soziale Folgen bis hin zur Co-Abhängigkeit thematisiert werden.[13] Die Praxismaterialien liefern zusätzlich eine Fülle von Vorschlägen zum gesellschaftlichen Stellenwert von Alkohol, z. B. das Diskutieren von Trinksprüchen oder Werbeanzeigen. Bei einer Beschäftigung mit einem Lied als Unterrichtsgegenstand sollten auch die Wirkung der Musik und die vermittelte Stimmung besprochen werden. Wichtig erscheint mir, dass der Bezug zu den Schülern/Schülerinnen hergestellt wird und ein Austausch nicht zu kurz kommt, da er diese auf emotionaler Ebene anspricht und eine Reihe von Übungen zum Konsumverhalten folgen lässt.

- „Was ist Alkohol?"

Zur Klärung der chemischen Zusammensetzung und Struktur von „Alkohol" wird im *Schülerexperiment* eine **Elementaranalyse** auf Sauerstoff (mit Magnesiumspänen), Kohlenstoff (Verbrennen von Ethanol über Kalkwasser: CO_2-Nachweis) und Wasserstoff (mit Kobaltchloridpapier oder Natrium) durchgeführt (vgl. CHEMIEBUCH, S. 118).

Vorzugsweise wird die Analyse mit Produkten aus dem Handel durchgeführt, allerdings muss der Alkohol oft zunächst abdestilliert werden. Anhand der Ergebnisse lernen die Schüler/innen die *Summenformel von Ethanol* sowie die *funktionelle Gruppe* kennen und leiten die *homologe Reihe* her. Experimentell wird die Gebundenheit der OH-Gruppe festgestellt (Frage nach *Basizität*); im Anschluss wird auf den Unterschied von Trinkalkohol und Brennspiritus sowie die *Vergällung* mit Pyridin verwiesen. Ein weiteres Alkanol wird als Methanol bei der Weinpanscherei und der privaten Schnapsbrennerei verwendet.

- **Alkohol in der Küche**

Unter der Überschrift „Alkohol in der Küche" können experimentell die *Eigenschaften von Ethanol* – Entflammbarkeit/Brennbarkeit, Siedepunkt, Flüchtigkeit –, aber auch seine Gefahren alltagsbezogen erarbeitet werden: Flambieren, Verlust des Alkohols beim Kochen; Alkohol in Weinsoße, Schwarzwälder Kirschtorte, Rumaroma im Kuchen sowie die alkoholische Gärung beim Brotbacken mit Hefe (Kohlendioxid als Treibmittel) liefern Inhalte für den Unterricht.

- **Alkoholische Gärung: Wein-/Bierherstellung und Schnapsbrennen**

Die alkoholische Gärung bietet viele Möglichkeiten für einen experimentellen Unterricht, z. B. die **Herstellung eines Fruchtweins**. Ein Ausschnitt aus dem Film „Feuerzangenbowle" zu diesem Gegenstand (Chemiestunde zur alkoholischen Gärung) kann hierzu einen motivierenden Einstieg und die Möglichkeit geben, zunächst die problematische Wirkung des Alkohols und die Rolle des hilflosen alkoholisierten Lehrers zu erörtern sowie die Verharmlosung des Themas Alkoholkonsum durch Komik herauszuarbeiten, so dass Alkoholgenuss insgesamt reflektiert werden kann. Der Weinherstellung vorangestellt, ermöglicht ein solcher Einstieg, dieses unter Präventionsaspekten zwiespältige, aber im Fachunterricht kaum entbehrliche Thema mit einer Problematisierung zu verknüpfen, ohne dass der Zeigefinger erhoben werden muss.

Die bessere Alternative zur Obstvergärung ist das *Bierbrauen*[14], und zwar bevorzugt das Brauen von Malzbier oder alkoholfreiem Bier. Dieser chemische Prozess zeigt anschaulich den historischen Brauvorgang und informiert zugleich über Verfahren des Alkoholentzugs aus Getränken, die experimentell nachgeahmt werden können.[15]

Zur Erarbeitung des *Gärvorganges* gibt die alte Winzerregel *„Betritt den Weinkeller nur mit brennender Kerze!"* (CHEMIE SEK I, S. 320) einen Impuls. Anschließend kann die Herstellung höherprozentigen Alkohols durch *Destillation* im Experiment durchgeführt und eine Bestimmung des Alkoholgehalts vor und nach dem Destillieren vorgenommen werden.

- **Alkohol als „Nahrungsmittel": Geschmackvoll und gehaltvoll?**

Die Schüler/innen führen mehrere Geschmackstests mit Proben von alkoholfreiem Bier, Malzbier, Saft mit Bittermandelöl und mit Rumaroma (und evtl. auch Bier) durch und bewerten die Proben nach den Kriterien *„alkoholisch oder alkoholfrei"* und *„wohlschmeckend"*. Anschließend wird ein *qualitativer Alkoholnachweis* mit Cerammoniumnitratreagenz [O, Xi], mit Chrom(6)oxid oder einem Alkotest aus dem Handel durchgeführt. Alternativ wird nach demselben Prinzip ein Test selbst konstruiert. Ein weiterer einfacher Nachweis von Alkohol in alkoholhaltigen Getränken mit Tanninpulver findet sich auch bei Böttinger u. a.[16] Anhand der Testergebnisse überprüft die Lerngruppe die Richtigkeit ihrer Einschätzungen und diskutiert folgende Fragen: Wie schmeckt Alkohol? Warum trinke ich Alkohol? Gründe und Anlässe von Alkoholkonsum werden in diesem Zusammenhang reflektiert. Mit der Durchführung des qualitativen Nachweises lernen die Schüler/innen die v. a. früher in Verkehrskontrollen üblichen Testverfahren kennen, die sich daher auch zur Behandlung des Aspektes *Alkohol im Straßenverkehr* eignen; empfehlenswert ist sogar ein Experiment mit einer elektrochemischen Messmethode, wie sie heutzutage angewandt wird.[17] Der klassische Alkotest mit Chrom (VI) zeigt die Oxidation (Oxidierbarkeit) der primären Alkohole zu Aldehyden und leitet fachlich zu der Klassifizierung in primäre, sekundäre und tertiäre Alkanole über.

In einem weiteren Test soll der *Alkoholgehalt verschiedener Getränke* geschätzt und mit einer quantitativen Bestimmung des Alkoholgehalts überprüft werden. Ich empfehle hierfür *Alkopops* im Vergleich mit anderen Spirituosen einzusetzen, da sie bei den Jugendlichen noch immer beliebt sind und es deren teilweise hochprozentigen Alkoholgehalt aufzudecken gilt. Ein Text zur Alkopopsteuer und die Frage nach ihrer Ursache bieten einen Einstieg in das Thema und in eine Diskussion zu den besonderen Gefahren dieser Getränke: den frühen Einstieg in den Konsum hochprozentigen Alkohols, Trinken größerer Mengen, das schnelle „Wegtrinken" aufgrund des fruchtigen Geschmacks und das Zusammenwirken von Alkohol und Zucker.

Nach der experimentellen Überprüfung der Stärke der Getränke schätzen die Schüler/innen die Wirkung verschiedener Alkoholika auf den Körper ein und errechnen anhand von Fallbeispielen den **Blutalkoholgehalt**[18], wobei die Begriffe **Volumenprozent** und **Promille** eingeführt werden. In diesem Zusammenhang werden verschiedene Aspekte der Alkoholwirkung wie die Abhängigkeit der Trinkmenge von Faktoren wie Gewöhnung, körperliche Verfassung, Nahrungsaufnahme etc., die Geschwindigkeit des Alkoholabbaus und seine Unabhängigkeit von Kaffeegenuss oder Essen thematisiert.

• **Der Weg des Alkohols durch den Körper**

Unter dem Aspekt **Alkohol und Körper** lernen die Schüler/innen in Verbindung mit dem Biologieunterricht die verschiedenen biochemischen Prozesse im Körper kennen. Sie erhalten Informationen zur Wirung des Alkohol auf das Verhalten (Enthemmung, Traurigkeit, Fröhlichkeit, Aggressivität, Selbstüberschätzung) und die Organe sowie zu körperlichen Schäden, zur Aufnahme sowie zum Abbau des Alkohols. Die Frage nach der **Wirkung von Alkohol** kann (je nach Lerngruppe) mit individuellen Berichten über den Umgang mit Alkohol beginnen. Fragen wie „ *Wie fühle ich mich, wenn ich getrunken habe?* " und „ *Wie fühle ich mich, wenn ich nüchtern bin, aber meine Freunde/Eltern getrunken haben?* " rücken die Thematik näher an die Schüler/innen heran. Die schnelle Wirkung des Alkohols wird mit Erklärungen zu **physiologischen Vorgängen** (Resorption über die Schleimhäute, „ins Blut gehen", „Blut-Hirn-Schranke") sowie mit der guten **Wasserlöslichkeit des Ethanols** erklärt. Hier sollte die Lehrkraft auch auf das **„Kampftrinken" (Binge drinking)** und die Gefahr einer Alkoholvergiftung eingehen und vor allem nach den Motivationen zum „Kampftrinken" fragen, da es sich hierbei oft um eine Konformitätshandlung innerhalb einer Gruppe und ihrer Norm handelt. „Image", „Nein-Sagen" und „Gruppendynamik" bilden Schlüsselbegriffe.

• **Alkohol als Medizin**

Unter der Fragestellung „ *Warum kann Hustensaft für Kinder gefährlich werden?* " wird ein Hustenmittel qualitativ und quantitativ auf den Alkoholgehalt geprüft. Anhand der Angabe der letalen Dosis wird die **Giftigkeit von Alkohol** für Kinder und auch Erwachsene festgestellt. Das Abstinenzgebot für Alkoholiker kann im Zusammenhang mit dem Hustensaftexperiment angesprochen werden, so dass sich das Thema Alkoholmissbrauch und Alkoholismus logisch anschließt, indem die Schüler/innen eine **Definition von Droge** sowie **Sucht** erarbeiten.

Neben Hustensaft enthalten einige homöopathische Tropfen, Klosterfrau Melissengeist, Grippesäfte, aber auch Parfüms, Haarwässer und Zahnpflegemittel Alkohol. Anhand dieser Produkte lernen die Schüler/innen die Verwendung von Ethanol als

Lösungsmittel kennen. Hierzu kann im Experiment Rotkohl mit Wasser bzw. mit Ethanol zusammengegeben werden.

Möglichkeiten und Grenzen der Alkoholprävention im Chemieunterricht

Um alkoholpräventiv zu arbeiten, wurde für die gesamte Unterrichtsreihe zunächst der Fokus auf Ethanol im Sinne von Trinkalkohol gerichtet. Allein unter diesem Leitthema werden die chemischen Fachziele erarbeitet. Auf diese Weise werden nicht – wie in den Schulbüchern – zuerst alltagsbezogen Trinkalkohol und anschließend die „harte" Fachchemie bearbeitet. Allerdings hat die thematische Eingrenzung auf Trinkalkohol zur Folge, dass verschiedene, auch in den Schulbüchern vorgeschlagene Gegenstände nicht bearbeitet werden, jedoch muss bei jeglicher Unterrichtsplanung in Kauf genommen werden, dass einige (interessante) Inhalte unberücksichtigt bleiben, insbesondere, wenn ein Fachthema unter einem bestimmten Gesichtspunkt beleuchtet wird.[19] Gerade das aber ist sinnvoll, da das Stellen einer Unterrichtsreihe unter ein Motto die Erinnerung und Einordnung der Inhalte erleichtert.[20] So ist das Thema „Trinkalkohol" keineswegs nur eine Einschränkung, sondern folgt einem didaktischen Argument. Hinzu kommt, dass die im Rahmenplan geforderten Inhalte mit den obigen Vorschlägen weitgehend behandelt werden können.

In den Unterrichtsideen werden soziale und fachliche Aspekte miteinander verflochten, so dass auch präventive Ziele verfolgt werden. So wird z. B. der Alkoholgehalt von Alkopops geprüft und im selben Kontext die Frage nach der Trinkmotivation gestellt. Durch Problematisierung fachlicher Ergebnisse werden Fachinhalte in die Präventionsarbeit integriert. Umgekehrt verweist die Frage nach der Ursache der schnellen Wirkung von Alkohol auf die gute Löslichkeit Ethanols in Wasser. Möglichst oft sollen solche Zusammenhänge von den fachlichen Inhalten zu sozialen Fragestellungen hergestellt werden. Nicht nur die Inhalte, auch die Unterrichtsmethoden weichen dabei von den herkömmlichen des Chemieunterrichts ab, da Rollenspiele, Diskussionen, auch in Form von Podiumsdiskussionen oder „Gerichtsverhandlungen", sowie kreative Übungen (z. B. die Darstellung von Alkoholismus; eines Schwipses etc. mit Ton oder mit Farben) einfließen.

Die hier präsentierten Unterrichtsvorschläge tragen didaktischen Forderungen Rechnung: Sie nähern sich dem Thema Alkohol *ausschließlich* alltags- und lebensweltbezogen. Zum einen orientiert sich das Leitthema an der Lebenswirklichkeit der Schüler/innen, zum anderen wurde auch bei den Einzelinhalten darauf geachtet den Bezug zur eigenen Lebenswelt herzustellen, indem entweder Alltagsprodukte Gegenstand sind oder alltagsbezogene Problemstellungen gegeben werden. (z. B. die Frage nach der Siedetemperatur im Kontext „Kochen einer Rotweinsoße"). Chemische Fachinhalte werden durch die Konstruktion eines Problems zum Trinkalkohol in Bezug gesetzt und in die Erfahrungswelt der Schüler/innen eingebettet. Durch diesen keineswegs neuen „Trick" wird es möglich, den Rahmenplan weitgehend zu erfüllen und trotzdem eine Alkoholeinheit unter präventiven Gesichtspunkten durchzuführen, wenngleich gewisse Kompromisse eingegangen werden. So sprechen einige der Vorschläge zwar die Lebenswelt der Schüler/innen an, scheinen aber weniger den Zielen der Suchtprävention zu entsprechen, wenn diese nicht explizit durch entsprechende Impulse verfolgt werden (z. B. bei der alkoholischen Gärung). Letztendlich mögen diese Exkurse auch dem „Effekt des erhobenen Zeigefingers" entgegenwirken und die Lerngruppe dort abholen, wo sie steht (Lebensweltorientierung), zumal bei dieser Unterrichtseinheit anders als bei illegalen Drogen nicht das Ziel einer Abstinenz im Vordergrund steht. Angesichts eines fast unvermeidlichen Konsums erscheint es sogar wichtig, den Schülern/Schülerinnen Wissen über diese Droge zu vermitteln, damit sie Gefahren einschätzen sowie deren Ursachen und Mechanismen reflektieren können. Die wichtigsten Leitziele der Suchtprävention werden in den Praxisvorschlägen berücksichtigt.[21] Immer wieder werden die Schüler/innen aufgefordert, ihr eigenes Konsumverhalten sowie den Stellenwert von Alkohol in der Gesellschaft zu analysieren – zum ersten Mal bei der Beantwortung der Fragebögen. Durch die Vermittlung von Informationen zur Wirkung der Droge Alkohol, zur Suchtgefahr und zu körperlichen sowie sozialen Folgen des Alkoholkonsums wird ihnen die Tragweite des Alkoholkonsums bewusst gemacht. Mittels Diskussionen und Reflexionen werden die Schüler/innen für das Erkennen eines Alkoholmissbrauchs sensibilisiert und ein kritischer Umgang mit dem Stoff wird gefördert. Genau dieses Ziel möchte Suchtprävention in Bezug auf die Droge Alkohol erreichen und zwar auch im Rahmen des Chemieunterrichts.

Anmerkungen

[1] Vgl. Landesinstitut für Schule und Weiterbildung NRW (Hrsg.): Suchtvorbeugung in den Schulen der Sekundarstufen I und II. Band 1: Konzeption, fachliche Grundlagen, Rechtsaspekte. Bearbeitet von D. Bäuerle, G. Israel und B. Tietze. Soest 2001, S. 6.

[2] Vgl. KMK-Beschluss zur „Sucht- und Drogenprävention in der Schule" von 1990 sowie „Suchtprävention an den bayerischen Schulen". KMBek vom 2. September 1991 (KWMBI I S. 303).

[3] Schaps, E. u. a.: Die Beurteilung der Wirksamkeit von 127 Programmen zur Suchtprävention. In: Drogenalkohol. Lausanne 1981, S. 3; zitiert nach Landesinstitut für Schule und Weiterbildung NRW (Hrsg.), a.a.O., S. 14.

[4] Die Bedeutung des Schülerexperiments für Verständnis und Behalten des Stoffes (u. a. Ralle, S. 3), aber auch für die Beliebtheit des Faches Chemie wurde in der Vergangenheit immer wieder betont (vgl. Boeck/Bernhardt, S. 172); 90% der Schüler/innen wollen selbst experimentieren (Deinhard, S. 412).

[5] Ergebnis des BLK-Modellversuchs „Chancengleichheit – Veränderung des Anfangsunterrichts Physik/Chemie unter besonderer Berücksichtigung der Kompetenzen und Interessen von Mädchen" und der Interessensstudie des IPN Kiel; vgl. die entsprechende Publikation von Barke, S. 38ff.

[6] Vgl. Bader, H.-D./Pfeifer, P./Lutz, B.: Konkrete Fachdidaktik Chemie. München: Oldenbourg 2002

[7] Vgl. Bundeszentrale für gesundheitliche Aufklärung (BZgA) (Hrsg.): Alkohol. Materialien für die Suchtprävention in den Klassen 5-10. Köln 2004, S. 13f.

[8] Staatsinstitut für Schulqualität und Bildungsforschung München: Fachlehrplan für Chemie (Online-Version) 2000

[9] Vgl. Senatsverwaltung für Jugend, Bildung und Sport Berlin: Berliner Rahmenlehrplan für die Sekundarstufe I – Chemie. Gültig ab dem Schuljahr 2006/2007. Berlin 2006, S. 35.

[10] Vgl. Ministerium für Bildung, Jugend und Sport des Landes Brandenburg (Hrsg.): Rahmenlehrplan Chemie Sekundarstufe I. Potsdam 2002, S. 53.

[11] Chemie 8-10 (Cornelsen), Chemie 10 Berlin (pactec); Chemiebuch (Diesterweg), Chemie Sekundarstufe I (DUDEN PAETEC), Elemente Chemie NRW (Klett), ausführliche Angaben siehe Literaturverzeichnis.

[12] Vgl. Landesinstitut für Schule und Weiterbildung NRW (Hrsg.), a.a.O., S. 13.

[13] Ein Übungsblatt zum Leben mit einer alkoholkranken Mutter ist enthalten in A. Weber: Sauf ruhig weiter, wenn du meinst! (K.L.A.R.). Mülheim an der Ruhr: Verlag an der Ruhr 2004, S. 31.

[14] Vgl. Reiss, J.: Alltagschemie im Unterricht. Unterrichtshilfen Naturwissenschaften. Herausgegeben von H. Schmidtkunz. 6. erw. u. überarb. Aufl. Köln: Aulis Verlag Deubner 1992, S. 55-60.

[15] Küst, A./Wagner, W.: Bierbrauen. In: NiU-Chemie 10 (1999) 49, S. 33-37. (NiU = Zeitschrift Naturwissenschaft im Unterricht)

[16] Landesinstitut für Schulentwicklung (Hrsg.): Chemie 8-10. Methodenreichtum im Chemieunterricht unter Berücksichtigung der Bildungsstandards. Bearbeitet von Böttinger, P. u. a. Stuttgart 2006, S. 53.

[17] Vgl. Wagner, G.: „Darf's noch ein Gläschen mehr sein?" Wissenswertes über Alkohol im Körper. In: NiU-Chemie 11 (2000) 60, S. 41-44. Eine Anleitung zum Teströhrchen findet sich u. a. bei Barke, H.-D./Pastille, R./Struck, W.: Chemische Experimente. Planung, Durchführung, Auswertung. Hannover: Schroedel 1988, S. 243; ein Modellversuch bei Brauner, K./Hedewig, R. Kein Alkohol im Straßenverkehr. Unterrichtsmodell für die Sekundarstufe I. In: UB 18 (1994) 194, S. 24. (UB = Unterricht Biologie)

[18] Vgl. die Geschichte „Discozeit" bei Brauner/Hedewig, a.a.O., S. 23.

[19] Wird z. B. das Thema „Säuren und Basen" unter dem Leitthema „Säuren und Basen in der Küche" anhand von Experimenten mit Nahrungsmitteln (Backpulver, Essig, Coca Cola, Fruchtsaft, Obst) und Putzmitteln durchgeführt, so ist dieses an den Schülerinteressen orientiert und ermöglicht die Berücksichtigung verschiedener fachlicher Inhalte, u.a. des pH-Werts und seiner Messung, die Herstellung, Verwendung und Funktionsweise eines Indikators oder auch der Reaktionen von Säuren und Basen wie die von Essigsäure und Kalk und der Neutralisation. Andererseits

muss auf den Aspekt der Umweltschädigung durch Sauren Regen und dessen Entstehung verzichtet werden.

[20] Vgl. Faißt, W. u. a.: Physikunterricht – Anfangsunterricht für Mädchen und Jungen. Materialien des Modellversuchs der Bund-Länder-Kommission „Chancengleichheit – Veränderung des Anfangsunterrichts Physik/Chemie unter besonderer Berücksichtigung der Kompetenzen und Interessen von Mädchen". Kiel 1994, S. 9.

[21] Vgl. BZgA 2004, S. 13.

Literatur

Schulbücher

Chemie 8-10. Ausgabe Berlin. Sekundarstufe I. Berlin: Cornelsen 2001

Chemie 10. Lehrbuch für die Klasse 10. Berlin. Berlin: paetec 2004

Chemiebuch. Neubearbeitung. Braunschweig: Diesterweg 2004

Chemie Sekundarstufe I. Gesamtband. Berlin/Frankfurt a. M.: DUDEN PAETEC 2005

Elemente Chemie. Nordrhein-Westfalen 9/10. Unterrichtswerk für Gymnasien. Stuttgart u. a.: Klett 1997

Fachdidaktische Aufsätze

Barke, H. D.: Chemieunterricht erscheint nicht so sinnlos, wenn man den Stoff auch im Alltag anwenden kann. In: NiU-Physik/Chemie 35 (1987) 25, S. 38ff.

Boeck, H./Bernhardt, U.: Was halten unsere Schüler vom Anfangsunterricht in der Chemie? In: Chemie in der Schule 38 (1991) 5, S. 168-172.

Deinhard, A.: Chemische Inhalte im Biologieunterricht. In: Chemie in der Schule 42 (1995) 11, S. 410-413.

Labahn, B.: „Alkohol ist dein Sanitäter in der Not." Schüler beschäftigen sich mit den Folgen des Alkoholkonsums. In: NiU-Chemie 11 (2000) 60, S. 30ff. (Themenheft „Drogen")

Ralle, B.: Das chemische Experiment. Fachdidaktische Diskussion und Unterrichtspraxis. In: Chemie in der Schule 40 (1993), S. 2-6.

Das Thema „Alkohol"
in der Religionspädagogik

Bernd Krebs

1. „Alkohol" – ein Thema des Religionsunterrichts?

Gibt es einen eigenständigen Beitrag der Religionspädagogik zum Thema „Alkohol" oder kann die Religionspädagogik nur ergänzen, was in anderen Fachgebieten erarbeitet wurde? Die Tatsache, dass der Religionsunterricht Themen behandelt, die auch im Fach „Sozialkunde" oder im Fach „Biologie" erörtert werden, spricht nicht dagegen – vorausgesetzt der Religionsunterricht eröffnet den Schülern Dimensionen, die jene nicht öffnen können. Welche Dimensionen aber hätte der Religionsunterricht zu erschließen, damit er sich von anderen Unterrichtsangeboten unterscheidet?

Die Schule wird ihrem Bildungsauftrag nur dann entsprechen, konstatiert Wolfgang Huber, „wenn die Vermittlung von Wissen und die Vermittlung von Lebensorientierung sich in einer zureichenden Balance befinden. Lebensorientierung kann aber nicht allein über historische Stoffe, ästhetische Erfahrungen oder religionskundliche Vergleiche vermittelt werden. Zu ihr gehört, dass Schülerinnen und Schüler gelebten Überzeugungen begegnen und in dieser Begegnung zu eigenen Überzeugungen finden."[1]

Der Ort für diese Begegnung ist der Religionsunterricht, denn in ihm geht es neben der Wissensvermittlung vor allem um Lebensorientierung – und zwar im Lichte der Beziehung zu Gott und der Beziehung zu den Nächsten. Dazu bedarf es der Begegnung mit Gleichaltrigen wie mit Lehrkräften, die mit ihrer Lebensorientierung ein Beispiel geben und so zur Stellungnahme herausfordern.

Zur Lebensorientierung gehört zweifellos auch die Frage nach dem verantwortungsbewussten Umgang mit dem Alkohol. Dass hier der christliche Glaube unterschiedliche Antworten bereithält, zeigt bereits ein Blick in die Schriften der Bibel. Neben der Aufforderung, dem Alkohol zu entsagen, stehen andere Aussagen, die für einen maßvollen Umgang mit Alkohol eintreten und hierbei besonders das Gebot der Gastfreundlichkeit herausstellen. Damit stehen scheinbar zwei Positionen gegeneinander: „Entsagung" oder „Genuss"? Welches ist die dem Glauben heute angemessene Position? Die Antwort darauf muss jede/r Christ/in selbst finden, indem er oder sie lernt, mit den Gefährdungen und Grenzen umzugehen, die der Genuss von Alkohol in sich birgt. Der Religionsunterricht kann helfen, zu einer persönlichen verantworteten Entscheidung zu gelangen und damit zur ethischen Orientierung und Wertbildung unter Jugendlichen beitragen.

2. „Entsagung" oder „Genuss" – zwei Beispiele aus der Bibel

„Johannes ist gekommen, aß nicht und trank nicht;
so sagen die Leute: Er ist vom Teufel besessen.
Der Menschensohn ist gekommen, isst und trinkt;
so sagen die Leute: Siehe, was ist dieser Mensch
für ein Fresser und Weinsäufer; ein Freund der Zöllner und Sünder."[2]

Matthäus-Evangelium Kap. 11, V. 18-19

Im Urteil der Zeitgenossen galten Johannes, der Täufer, und Jesus gleichermaßen als verdächtig. Sie lebten „außerhalb der Norm". Der eine, weil er in der Wüste lebte und sich nur von Heuschrecken und wildem Honig ernährte, der andere, weil er gerne in Gesellschaft aß und trank. Für Johannes war der Verzicht die einzige Lebensweise, sich auf das Kommen Gottes vorzubereiten, das bedeutete, mit Wenigem auszukommen. Diese Lebensweise begegnet uns bis heute: vor allem im Mönchtum oder in Kommunitäten; sie bildet auch die Grundlage für die Fasten-aktionen wie die „Aktion 7 Wochen ohne"[3].

Jesus dagegen ging einen anderen Weg. Er legte weder sich noch seinen Jüngern Verbote auf, noch befahl er ihnen asketische Übungen. Er sammelte diejenigen um sich, die am Rande der Gesellschaft lebten, aß und trank mit ihnen. Denn das ge-meinsame Essen und Trinken war für ihn ein Zeichen des nahen Gottesreiches, ein Zeichen der Solidarität Gottes mit den Gestrauchelten und Ausgegrenzten. Am Ende galt er als einer von ihnen – ein „Fresser und Weinsäufer, ein Freund der Zöllner und Sünder".

Was aber gilt? Die weltabgeschiedene, asketische Lebensweise des Johannes oder die Lebensweise Jesu, der die Nähe der Menschen suchte und die Geselligkeit lieb-te? Jesus war kein Hedonist. Auch er besaß nicht mehr als das, was er am Leibe trug. Darin war er Johannes gleich, aber er verstand es zu feiern.

Wenn Jesus mit den Ausgegrenzten (den „Sündern") aß und trank, dann, um ihnen zu zeigen: der Mensch ist nicht das, was er getan hat oder immer wieder tut. Die Würde des Menschen liegt jenseits seiner Handlungen und darum hat er ein Recht, von neuem beginnen zu dürfen – trotz seiner Taten. Jesus folgte damit einer Ein-sicht, die in den Heiligen Schriften seines Volkes, der Hebräischen Bibel, seit An-beginn bezeugt wird: nur der wird sein Leben verändern und verantwortlich leben, der sich angenommen weiß.

Die johanneische und die jesuanische Lebensweise stehen deshalb nicht gegenein-ander, sie stehen vielmehr für das, was jeder Mensch zum Leben braucht: Zuspruch und Ermutigung *ebenso wie* verlässliche Maßstäbe und Regeln.

3. Die Neubewertung des Themas „Sucht und Suchtprävention" in den theologischen Lexika seit den 1970er Jahren – einige Beispiele

Die Beschäftigung mit dem Thema „Sucht/Suchtprävention" hat in den letzten drei Jahrzehnten eine deutliche Akzentverschiebung erfahren. Das zeigt sich besonders, wenn man die einschlägigen Artikel in den neueren Theologischen Lexika durchsieht.

So zieht der schwedische Autor Berndt Gustafsson in dem 1977 in der Theologischen Realenzyklopädie (Abk.: TRE) veröffentlichten Artikel eine ernüchternde Bilanz über *„Abstinenz/Abstinenzbewegungen"*. Er konstatiert das Scheitern der weitgehend im freikirchlich-erwecklichen Milieu entstandenen und verwurzelten Anti-Alkohol-Bewegungen in den USA und in Europa, hier vornehmlich in Skandinavien. Als Gründe nennt er die religiös-ideologische Verengung der Abstinenzbewegung auf ein puritanisches Askeseideal und ihren voluntaristischen Optimismus. Außerdem hätten die Abstinenzbewegungen viel zu spät und nur ungenügend die gesellschaftlichen Dimensionen des Alkoholismus in den Blick genommen. Als einzig wirksames und darum zukunftsträchtiges Modell bewertet Gustafsson das der sogenannten „Anonymen Alkoholiker" (Abk.: AA), eine von Alkoholgeschädigten gegründete und geführte Selbsthilfeorganisation, in der harte Selbstdisziplin das oberste Prinzip darstellt. Die „Sieben Punkte" der AA widerspiegeln dabei, so Gustafsson, das „klassische Institut der Buße", denn sie würden dem Alkoholkranken helfen seine Lage zu erkennen, sich zu verändern und ein Leben ohne Alkohol zu führen.[4]

Die Bedeutung der „Selbsthilfegruppen" in der Arbeit mit Alkoholabhängigen ist während der letzten Jahre tatsächlich gewachsen. Ihre Rolle und ihre Erfolge werden weithin anerkannt. Manche dieser Gruppen definieren sich religiös; insoweit wirken hier Elemente der klassischen Abstinenzbewegung fort. Ein zentraler Grund für das Scheitern dieser alten Konzeption war jedoch – das wird bei Gustafsson weitgehend ausgeblendet –, dass die psychosomatisch-medizinische Dimension des Alkoholismus als Krankheit nicht wirklich erkannt und zur Grundlage der Arbeit gemacht worden war. Insoweit steht der Aufsatz von Gustafsson – trotz seiner selbstkritischen Töne – prototypisch für eine jahrelang vornehmlich im kirchlichen Milieu bestimmend gewesene verengte Wahrnehmung des Problems „Drogen/Alkohol".[5]

Der zweite Aufsatz *„Drogen. II. Praktisch-Theologisch"*, 1982 in der TRE erschienen, besticht demgegenüber durch die Mehrdimensionalität seines Ansatzes. Sein Autor, Gerhard Marcel Martin, bemüht sich, die beiden klassischen Aporien zu vermeiden, in die die Diskussion zum Thema „Drogen" im Laufe der 1970er Jahre geraten war: nämlich den Alarmismus sowie die Perhorreszierung einerseits wie auch die Verharmlosung andererseits.

Nach einer Beschreibung der medizinisch-toxikologischen Wirkungen skizziert Martin zunächst die Rolle von Drogen in der Geschichte der Musik, in Malerei, Design und Literatur wie auch in der psychoanalytischen Theorie und Praxis. Der Darstellung der kulturgeschichtlichen Bedeutung folgt eine Analyse der Wirkungsweise von Drogen auf die menschliche Psyche. Dabei plädiert Martin dafür sich von einer verengten Sichtweise zu lösen, die nur zwei Wirkungen wahrnehmen wolle: nämlich „Steigerung des Glücksgefühls (Lust)" auf der einen und „Vermeidung von Unbehagen (Unlust)" auf der anderen Seite. Eine allgemeine anthropologische Betrachtungsweise müsse vielmehr in den Blick nehmen, dass Drogen „Bewußtseinszustände von euphorischer, traumartiger, gedämpfter Stimmung, aber auch von Einsicht und Überwachheit erfahrbar" machen, „die im Menschen latent vorhanden und abrufbar, jedenfalls in den meisten Fällen auch biographisch und gesellschaftlich mitkonstelliert sind".[6]

Für die seelsorgerlich-beratende und therapeutische Arbeit bedeutet dies zu erkennen, dass „sich Bedürfnisse, zumal wenn sie subjektiv und vorübergehend erfüllt werden, nicht durch Verbote behandeln lassen". Verwahrung und Strafvollzug seien deshalb für Drogenabhängige „keine Therapie". Die Drogenabhängigen müßten – nach der Entgiftung – die Gelegenheit erhalten, die hinter ihrer „Drogenkarriere" steckenden Motive aufzuarbeiten (z. B. narzisstische Störungen, depressive Grundhaltung, Fluchttendenzen), und bei der Herausbildung von Ich-Stärke und dem Aufbau neuer sozialer Beziehungen gefördert werden. Angesichts „deutlicher Zeichen von innerer und äußerer Not", der „Verweigerung gegenüber übersteigerten Leistungsanforderungen", der „Sehnsucht nach intensiverer Erfahrung, nach Sinn und Transzendenz" müßten Seelsorge und Therapie auch die „Meditation, den Umgang mit Träumen, religiösen Symbolen und Ritualen" sowie die Sensibilisierung für „Körpererfahrungen" in ihre Arbeit miteinbeziehen.[7]

In einem letzten Abschnitt setzt sich Martin kritisch mit Behauptungen auseinander, man könne durch gezielte Benutzung von Halluzinogenen „religiös-mystische oder gar offenbarungsähnliche Erfahrungsbereiche" wiederentdecken oder herstellen. Keine Droge, so lautet das Urteil Martins, produziere „Erfahrungen", auch keine religiösen, sie fördere allenfalls die Bereitschaft dazu, „wie dies auch andere Mittel (Askese, Versenkung, pflanzliche Stoffe, Ekstasetechniken, Tanz)" täten. Authentizität und Stärke religiöser Erfahrung müßten sich vielmehr darin bewähren, dass sie „die Lebenspraxis positiv beeinflussen" und die „Integration von Transzendenzerfahrung in die Immanenz des persönlichen Ichs" gelingen ließen, und zwar so, dass das Ich nicht zerstört, „sondern offener, sensibler, liebesfähiger, kreativer und verletzlicher" werde. Damit stelle sich aber zugleich die Frage, wo es in Kirche und Gesellschaft Freiräume gebe, „in denen eine neue Synthese von Bewußtseinsinhalten, veränderten Wertkategorien und Verhaltensweisen erfahrbar, mitteilbar und austeilbar" werden könne.[8] Soweit Gerhard Marcel Martin.

Ob die Schule in ihrer heutigen Form solche Freiräume anbieten kann, kann man bezweifeln; und auch im Hinblick auf die kirchliche Jugendarbeit und ihre Gestaltungsmöglichkeiten sind große Fragezeichen zu setzen, seitdem massive Einsparungen dort zu tiefen Einschnitten geführt haben. In beiden Institutionen arbeiten jedoch weiterhin Menschen, die sich mit den Begrenzungen nicht abfinden möchten und immer wieder versuchen, zusammen mit jungen Menschen Räume zu erschließen, in denen diese sich als angenommen erfahren können und sich ihrer Würde und Verantwortung bewusst werden. Dabei geht es um die Gewinnung von Räumen im buchstäblichen Sinne, also von Orten, in denen selbstbestimmtes Arbeiten und Gestalten möglich sind, und in einem transzendentalen oder spirituellen Sinne, also der Suche nach dem Grund der eigenen Existenz, nach der „Mitte des Lebens".

Während Martin sich der Problematik „Drogen/Sucht" aus psychoanalytischer Sicht annähert, entfaltet Eberhard Rieth das Thema *„Sucht"* im Ev. Lexikon für Theologie und Gemeinde – erschienen 1994 – mit einer explizit theologischen Perspektive. Das entspricht der Grundlinie dieses Lexikonwerkes, das dem freikirchlichen bzw. evangelistisch geprägten Sektor zuzuordnen ist; dies hat jedoch nicht – wie man meinen könnte – zur Folge, dass die medizinischen bzw. psychotherapeutischen Dimensionen ausgeblendet werden, im Gegenteil: Der Aufsatz erweist sich gerade hier als kenntnisreich und kompetent und vermittelt den breitesten Überblick über die heute bestimmenden Suchtformen.

Rieth unterscheidet zunächst zwischen „stoffgebundenen toxischen Abhängigkeiten" (wie Alkoholismus, süchtiges Rauchen, Drogensucht) und „nichtstoffgebundenen Formen" (wie Spiel-, Sex-, Kauf-, Arbeits-, Mager-, Ess- und Brechsucht). Seine grundlegende These lautet deshalb: „Jedes lustbetonte menschliche Erleben kann zur Sucht entarten." Kennzeichnend dafür seien die „Zwanghaftigkeit des Geschehens, die Verminderung oder der Verlust der Befähigung zur Verhaltenssteuerung durch das Ich". Die Folgen seien: „Flucht vor der Wirklichkeit, Unfähigkeit zur Lebensbewältigung, Zerstörung der Beziehungen, Isolierung, Selbstmord auf Raten". Ausführlich stellt Rieth die einzelnen Abhängigkeitstypen vor und gibt Hinweise zu therapeutischen Möglichkeiten, Selbsthilfegruppen usw.[9]

Im abschließenden Kapitel – „Ursachen und gesellschaftlicher Hintergrund des Massenphänomens Sucht" – versucht der Autor die Einzelaussagen in einer Gesamtschau zu bündeln und eine Deutung aus der Perspektive des christlichen Glaubens vorzunehmen. Kennzeichnend für die gegenwärtige gesellschaftliche Situation sei ein Wandel der Wertvorstellungen infolge einer „falsch verstandenen Selbstverwirklichung". So ließen sich viele Menschen vom Ideal eines „leidensfreien, von faszinierender Spannung und rauschhaftem Glückserlebnis erfüllten Daseins" leiten. Da die Alltagsrealität jedoch „oft genug" als „frustrierende Wirklichkeit" erlebt werde, läge die Versuchung nahe sich in die Sucht zu flüchten. Viele Heranwachsende würden zudem nicht mehr in „stabilen Eltern-Kind-Beziehungen" aufwachsen. Da vielfach das Motto gelte „*Erlaubt ist, was gefällt*", werden die Instabilität künftiger Beziehungen vorprogrammiert, ebenso der Missbrauch von Kindern als Gefühls-Ersatzpartner. Im psychosomatischen Bereich zeigten sich zudem eine „starke Zunahme neurotischen Erlebens und Verhaltens" sowie eine Fülle „bisher nur wenig erkannter, gestörter Erlebnisreaktionen", wie z. B. Borderline- und narzisstische Störungen sowie neue Abhängigkeitsformen.[10]

Diese Entwicklung stelle – so Rieth – die Kirchengemeinden vor die Herausforderung, „ihren Auftrag zur Wortverkündigung und Heilung neu zu überdenken". Diese müssten sich den Menschen in umfassender Weise zuwenden, d. h. auch der „Welt ihrer Gefühle, ihrer Angst, ihrer Entfremdung und ihrer Schmerzen". Dabei gelte es von der grundlegenden Einsicht auszugehen, dass die Grundtriebe des Menschen, wie Besitz, Ansehen, Geltung, Sexualität, zur Entfaltung kommen müssten, damit der Mensch sich als Mann oder Frau annehmen und sich durchsetzen könne. Die Entfaltung zur gereiften Persönlichkeit erfordere zugleich auch eine „gegenläufige Tendenz": das Entfaltete „situationsadäquat wieder zurücknehmen" zu können im Verzichten, Sich-Unterordnen, im Rücksichtnehmen, um auf diese Weise zu einem „wahrhaft humanen" und „nächstenfreundlichen Verhalten" zu gelangen.

In der Entwicklung der Grundtriebe liege aber eben auch die Gefährdung des Menschen, denn er könne an die Grundbedürfnisse „sein Herz verlieren" und sich diesen „triebhaft hingeben", zum eigenen Schaden wie zum Schaden seiner Mitmenschen. Die Grundtriebe würden dann zu Mächten, die eine Desintegration der Persönlichkeit auslösten und ein Eigenleben führen könnten: als süchtiges Verfallensein an Besitz, Ehre, Macht und an die Sexualität, an Habsucht und Geltungssucht. Hier bewahrheite sich die biblische Einsicht, wonach niemand zwei Herren dienen könne (Math. 6,24).

Die „personale Beziehung zu Jesus Christus" mache es jedoch möglich die anvertrauten Gaben im Sinne des paulinischen „Haben-als-hätte-man-nicht" zu gebrauchen. Das Anvertraute müsse dann nicht zum „obersten, dominierenden Wert, zum Götzen" degenerieren, denn das menschliche Grundbedürfnis nach Hingabe und Orientierung komme ja durch den „Guten Hirten zur Erfüllung". Angesichts der „Flut süchtigen Verhaltens" seien die Gemeinden aufgefordert – so schließt Rieth seinen Artikel –, sich des erneuernden und heilenden Potenzials bewusst zu werden, das ihnen in der „Frohen Botschaft" anvertraut sei, und dieses in Richtung auf die Menschen zur Entfaltung kommen zu lassen, „die sich auf der Flucht vor sich selbst und vor ihrer Welt" befänden.[11]

Gewiss sind manche Aussagen über die Verfassung unserer Gesellschaft diskussionsbedürftig und man würde dem Autor bestimmt kein Unrecht antun, wenn man behauptet, dass das Leitbild von Familie und Ehe, das seinen Ausführungen zu Grunde liegt, von großen Teilen der Bevölkerung nicht mehr geteilt wird. Zudem ist der Glaubensbegriff („personale Beziehung zu Jesus Christus"), der das Zentrum seiner theologischen Ausführungen bildet, zwar typisch für das kirchliche Milieu, dem Rieth verhaftet ist, aber keineswegs repräsentativ. Andererseits versucht der Autor jedoch, ohne sich explizit auf den Artikel von Martin zu beziehen, das einzulösen, was dieser am Ende als Aufgabe formuliert hatte, nämlich einen Weg zu weisen, wie sich die „Transzendenzerfahrung" in die „Immanenz des persönlichen Ich" so integrieren lässt, dass dabei das Ich nicht deformiert oder zerstört, sondern eine positive Beeinflussung der Lebenspraxis ermöglicht wird und Menschen zu größerer Sensibilität, Liebesfähigkeit und Kreativität gelangen. Ohne auf empirisches Material verweisen zu können, lässt sich aus jahrelanger Beobachtung der Eindruck wiedergeben, dass gerade hier ein Grund dafür zu liegen scheint, warum evangelistisch geprägte Gemeinden auf suchtgefährdete Menschen bzw. Menschen mit längerer Suchtkarriere eine große Anziehungskraft ausüben: Denn sie bieten nicht wenigen Menschen durch den personalen Glaubensansatz, die Dichte der Beziehungen und einen weitgehend von Verantwortung und Verzicht bestimmten Lebensstil die Voraussetzungen für eine gelingende Integration – sowohl im Sinne der Definition von Martin wie auch im Sinne eines Wieder-Anschluss-Findens an alltägliche Lebensvollzüge und soziale Bindungen.

4. Veränderungen in der Suchtprävention: „Lebenskompetenzen stärken" statt „Abschreckung"

Für lange Zeit dominierte in der religionspädagogischen Praxis – wie in der Jugendsozialarbeit – die Annahme, dass man Kinder und Jugendliche durch einen Mix aus Abschreckung und Aufklärung gegen Drogen „immunisieren" könne. Auf Projekttagen und bei fächerübergreifenden Veranstaltungen kamen zumeist Ex-User, Drogenfahnder, Polizisten und Streetworker zu Wort, die mit drastischen Beispielen vor den Folgen von Drogenmissbrauch warnten, aber auch die „harten Fakten" erläuterten wie die bio-chemischen Wirkungen von Drogen und die gesundheitlichen Folgen für den Körper. Viele Experten räumen jedoch mittlerweile ein, dass sich diese Vorgehensweise als kontraproduktiv erwiesen hat, denn sie führte auf Seiten der Jugendlichen zumeist zu irreal ängstlichen Reaktionen oder vollkommen überzogenen Erwartungen gegenüber dem, was Drogen bewirken können.

In der allgemeinen Suchtprävention wird stattdessen heute das Schwergewicht darauf gelegt, das Selbstbewusstsein, die Beziehungs- und Konfliktfähigkeit sowie die Genussfähigkeit der Kinder und Jugendlichen zu fördern, d. h. ihre „Lebenskompetenzen" (Life skills) zu „stärken" und sie bei der Bewältigung der „Entwicklungsaufgaben" zu unterstützen, dazu zählen u. a.

- neue und reifere Beziehungen zu Altersgenossen beiderlei Geschlechts aufzubauen,
- die männliche bzw. weibliche Geschlechtsrolle zu akzeptieren,
- emotionale Unabhängigkeit von den Eltern und anderen Erwachsenen zu gewinnen,
- Werte und ein ethisches Systems als Leitfaden für das eigene Leben zu entwickeln.[12]

Damit aber ist Suchtprävention zu einer Querschnittsaufgabe geworden, die spätestens im Vor- bzw. Grundschulalter begonnen und durch alle Schulstufen hindurch fortgesetzt werden müsste. Für den Grundschulbereich liegt eine Vielzahl von Modellen vor, die bereits in den 1990er Jahren entwickelt und erprobt worden sind. Stellvertretend sei auf drei hingewiesen:

a) Das in Baden-Württemberg erarbeitete Modell *„Kinder brauchen Zukunft"*, erschienen bereits 1996 unter dem Titel *„Ganzheitlich orientierte Suchtprävention in der Grundschule"*. Im einführenden Kapitel heißt es: „Suchtprävention in der Grundschule ist der Aufbau von lebensbejahenden Einstellungen und Verhaltensweisen, die eine Suchtentwicklung unwahrscheinlicher werden lassen. Zielsetzung ist der Aufbau eines stabilen positiven Selbstwertgefühls. Dazu gehören innere Festigkeit, Ich-Stärke, Selbstbewußtsein, Selbständigkeit, Belastbarkeit, vielseitige Interessen, sinnvolle Freizeitbeschäftigungen, seelische Ausgeglichenheit und Konfliktfähigkeit."[13] Entsprechend breit gestreut sind die Vorschläge für unterrichtliche Vorhaben und Projekte, die die emotionale und soziale Kompetenz der Kinder stärken sollen.

b) Das in der Schweiz entwickelte, vom Kösel-Verlag 1998 für Deutschland übernommene *„Handbuch zur praktischen Suchtvorbeugung"* mit dem Titel *„Starke Kinder – zu stark für Drogen"*[14] basiert ebenfalls auf einer *ganzheitlich* orientierten Suchtprävention. Beide Autorinnen, Lucie Hillenberg und Brigitte Fries, wenden sich nicht nur an Profis (Erzieher/innen, Lehrer/innen), sondern auch an Eltern, Großeltern usw; auch hier lauten die Schlüsselbegriffe Stärkung des Selbstwertgefühls, des Eigensinns, des Gefühlsbewusstseins, der Eigenaktivität und der Konfliktfähigkeit.

c) Schließlich ist hinzuweisen auf das *„ALF-Programm"* (Allgemeine Lebenskompetenzen und Fertigkeiten)[15], das in Zusammenarbeit mit dem Münchner Institut für Therapieforschung entwickelt, erprobt und evaluiert wurde und Unterrichtseinheiten für die 5. und 6. Klasse anbietet; auch hier steht der Aufbau psychosozialer Fertigkeiten im Mittelpunkt, die als „Schutzschild" gegen Substanzmissbrauch dienen sollen.

5. Das Thema „Alkohol" bzw. „Sucht" in der Religionspädagogik der 1990er Jahre

In den meisten religionspädagogischen Schulbüchern und Unterrichtsmaterialien, die in den 1990er Jahren erschienen sind, ist von diesen Ansätzen jedoch noch nichts zu erkennen. Das mag an dem langen zeitlichen Vorlauf liegen, der bei der Schulbuchherstellung und der Überleitung in die Praxis in Rechnung zu stellen ist. Entweder wird das Thema (weiterhin) auf einer distanziert-kognitiven Ebene abgehandelt oder es ist (immer noch) ein moralisierend-wertender Unterton spürbar, auf den Jugendliche erfahrungsgemäß mit Abwehr oder Desinteresse reagieren. Dieser Befund ist umso erstaunlicher, als bereits ein Jahrzehnt vorher Martin und Rieth – wie bereits beschrieben – für ein „ganzheitliches Vorgehen" plädierten und dabei insbesondere auf die lebens- bzw. entwicklungsgeschichtlichen Aspekte hingewiesen hatten.

Zwei typische Beispiele:

Das *erste* Beispiel *„Suchtprobleme: Alkohol, Nikotin, Drogen etc."* stammt von Eckhard Lache und heißt *„Fertig ausgearbeitete Unterrichtsbausteine für die Religionslehre"*, erschienen 1996. Als Ziel/Absicht formuliert der Autor: „Die SchülerInnen sollen sich über die Arbeitsweise einer Drogenberatungsstelle informieren und dadurch Schwellenangst vor einer solchen Einrichtung abbauen."[16] Dementsprechend steht im Zentrum der Unterrichtseinheit der Besuch in einer Beratungsstelle bzw. wahlweise ein Gespräch mit einem Fachmann/einer Fachfrau aus einer solchen Einrichtung. Zur Vorbereitung erstellen die Schüler einen Fragenkatalog, der als Gesprächsgrundlage dienen soll. Um den Schülern bei der vorbereitenden Gruppenarbeit sowie bei der Auswertung gezielt Hilfestellung geben zu können, erhält der Lehrer zusätzlich eine schematische Darstellung, die die einzelnen Etappen eines Beratungsverlaufes nebst den beteiligten Institutionen skizziert. Für die Auswertung des Informationsbesuches werden folgende Methoden vorgeschlagen: Tonbandaufnahme, Wandzeitung, Referat, Collage, Vortrag, Reportage.
Positiv an diesem Entwurf ist, dass die Schüler erkennen sollen: Alkohol- und drogengefährdete bzw. -abhängige Menschen sowie Menschen mit Essstörungen, Spielsucht usw. bedürfen einer fachlichen und professionellen Hilfe. Ein Netz entsprechender Einrichtungen ist vorhanden. Betroffene und Angehörige erhalten dort die notwendige Orientierung und Begleitung.
Problematisch scheint mir jedoch zu sein, dass die Schüler hier in die Rolle des Beobachters verwiesen werden; eine Auseinandersetzung mit der eigenen „Gefährdung" findet dadurch nur mittelbar statt, nämlich über die Wahrnehmung Anderer und ihrer „Erfahrungen". Die Frage, wie die Schüler zu einer realistischen Selbsteinschätzung gelangen, ihre Beziehungs- und Konfliktfähigkeit entwickeln und Vertrauen in die eigene Handlungskompetenz gewinnen können, wird in diesem

Entwurf nicht gestellt. Am Ende bleiben die Schüler mit ihren Beobachtungen allein. Als geradezu ärgerlich empfinde ich es, dass der Autor auf jede theologische Deutung verzichtet. Man fragt sich, warum sich der Religionsunterricht des Themas überhaupt annehmen soll, wenn er anscheinend nichts zu sagen hat und – wie in diesem Entwurf – nur noch auf den Biologieunterricht und die dort erworbenen „Kenntnisse über verschiedene Suchtmittel bzw. Suchtformen" verweist. Da hilft auch nicht der Vorschlag des Autors weiter, dass das Thema am besten interdisziplinär behandelt werden sollte. Was hätte ein offensichtlich sprachlos gewordener Religionsunterricht dabei einzubringen? Dieser Unterrichtsentwurf bedient – gewollt oder ungewollt – die seit Jahren von Schülern, Eltern und Lehrern vorgebrachte Kritik, dass der Religionsunterricht der Sekundarstufe I weithin nur noch eine thematische Verdoppelung des Sozialkunde- und Biologieunterrichts und der dort verhandelten Themen darstellt.

Das *zweite* Beispiel „*Flucht in die Sucht*" stammt aus dem „*Kursbuch Religion 2000 7/8*" der Verlage Calwer/Diesterweg, erstmals erschienen 1998; im Gegensatz zum oben skizzierten Entwurf versuchen die Autorinnen und Autoren hier stärker auf die Erfahrungswelt der Schüler einzugehen. Dem Abschnitt ist eine Definition der WHO vorangestellt. Sie bildet die Ausgangsthese und lautet: „Eine Droge ist alles, was Menschen hilft, ihre Probleme und Unzufriedenheiten zu verschleiern, statt sich der Wirklichkeit zu stellen."[17] Die Fallbeispiele, die diese These belegen sollen, werden in Erzähl- oder Dialogform dargeboten. Sie entstammen der Erlebniswelt der Jugendlichen oder ihrem unmittelbaren Lebensumfeld und beschreiben

- die Benutzung von Aufputschmitteln, um den schulischen Anforderungen zu entsprechen, bzw. Sedativa oder Schlafmittel, um auf Anforderung hin „ruhig werden" bzw. schlafen zu können;
- den Konsum von Alkohol als Einlasskarte und Zugehörigkeitserweis zu einer Clique;
- die Kompensation vermeintlich körperlicher Defizite („unsportlich") durch exzessives Automaten- oder Computerspielen;
- das Problem der zunehmenden sozialen Isolation und das Abgleiten in kriminelle Zusammenhänge als Folge von Abhängigkeit und Sucht.

Unter der Überschrift „*Das Leben neu gewinnen*" erfahren die Schüler, auf welche Weise Menschen sich aus Sucht und Abhängigkeit lösen und ein drogen- bzw. suchtfreies Leben führen können. Wie im ersten beschriebenen Unterrichtsbeispiel wird auf die Notwendigkeit professioneller Hilfe verwiesen, aber es werden auch die Ziele und Arbeitsformen christlich motivierter Selbsthilfegruppen, wie das „Blaue Kreuz", erläutert. Als Hilfestellung für den Alltag erhalten die Schüler abschließend Hinweise, wie sie das Gespräch mit gefährdeten oder abhängigen Menschen in ihrer Umgebung führen können, und – aus einem amerikanischen Trainingsprogramm – sechs Aufforderungen, die ihnen helfen sollen, sich der Einnahme von Drogen zu verweigern bzw. sich solchen Situationen zu entziehen, in denen der Gebrauch von Drogen von ihnen gefordert werden könnte.[18]

Die Stärke dieses Unterrichtsmaterials liegt gewiss im deutlicheren Bezug auf die Lebens- und Erfahrungswelt der Jugendlichen: Sie lernen Sucht nicht nur als ein Problem zu betrachten, das andere betrifft – Freunde, Familienmitglieder – und sie zur Stellungnahme bzw. zum Handeln herausfordert, sondern als eine potenzielle Gefährdung auch der eigenen Lebensweise. Zu fragen ist natürlich auch hier nach der theologischen Dimension. Außer dem Hinweis auf das „Blaue Kreuz", einer evangelischen Selbsthilfeorganisation in der Suchtkrankenhilfe, findet sich nur ein Zitat aus dem 1. Korintherbrief, 6. Kapitel: „Wißt ihr nicht, daß euer Leib ein Tempel des heiligen Geistes ist, der in euch ist und den ihr von Gott habt, und daß ihr euch nicht selbst gehört! Denn ihr seid teuer erkauft, darum preist Gott mit eurem Leibe."[19]

Auf welchem methodischen Weg diese sehr verdichtete theologische Aussage des Apostels Paulus mit den Schülern aufgeschlüsselt und in ein angemessenes Begreifen umgesetzt werden kann, darüber gibt der Schülerband leider keine Auskunft. Der Bezug zu den Fallbeispielen ließe sich z. B. in einem Gespräch erarbeiten, ausgehend von der Frage: Womit ist mein Leib erfüllt und wofür dient mein Leib? Trotzdem steht das biblische Zitat ziemlich unvermittelt im Kontext der vielen anderen Informationen.

Seine theologische Deutung erhält das Thema wohl eher aus dem „Makrokontext", denn die Unterrichtseinheit über Sucht steht am Ende eines Kapitels mit dem Thema „In der Schöpfung als Ebenbild Gottes". Ausgangspunkt sind die biblischen Aussagen über die Gottesebenbildlichkeit des Menschen und die Verantwortung, die dem Menschen übertragen ist. Dies wird in vier Teilthemen entfaltet: „Jeder Mensch ist ein Abbild Gottes", „Mit Behinderungen leben", „Ihr schuldet uns eine lebenswerte Welt" und schließlich „Flucht in die Sucht".[20] Zur Gottesebenbildlichkeit gehören die Unterschiedlichkeit der Menschen anzuerkennen, Sensibilität im Verhältnis zwischen Mann und Frau zu entwickeln, vorurteilsfrei mit Behinderten umzugehen und sich seiner Wünsche und Rechte bewusst zu werden. Nimmt man diesen Kontext als Deutungshorizont, so ergibt sich als theologischer Leitsatz für den letzten Abschnitt: Jede „Flucht in die Sucht" bedeutet, dass Menschen ihre Bestimmung zu verlieren drohen; sich aus der Sucht zu lösen, also drogenfrei zu leben, heißt dagegen, sich der Gottesebenbildlichkeit (wieder) bewusst zu werden und ihr gemäß zu leben.

Das Problematische dieser theologischen Aussage liegt darin, dass sie der Moralisierung Vorschub leistet und damit dazu beitragen könnte, neurotische Schuldgefühle bzw. Minderwertigkeitsgefühle zu verstärken. Eine stärkere Akzentuierung des Aspektes „Angenommensein" würde das Gesamtbild ergänzen und möglichen Einseitigkeiten entgegensteuern.

6. Das Konzept „Lebenskompetenzen stärken" in der neueren Religionspädagogik

Einen wirklich neuen Weg beschreitet das *Religionsbuch für die 7./8. Klasse „Spuren Lesen"* aus den Verlagen Calwer und Klett, erschienen Ende der 1990er Jahre. Im Kapitel *„Träume und Sehn-Süchte"* wird das Thema „Sucht" (endlich, möchte man sagen) entwicklungspsychologisch entfaltet und als Teil des Distanzierungsprozesses gedeutet, den Jugendliche während der Pubertät – erneut und verstärkt – im Verhältnis zu ihren Eltern erleben.

Kennzeichnend für diesen Prozess ist – so schreiben die Autoren im Lehrerhandbuch – die Gleichzeitigkeit gegensätzlicher Erfahrungen:

Einerseits erlebten die Jugendlichen eine Erweiterung des Handlungs- und Lebensraumes und damit verbunden „bisher nicht gekannte Sehnsüchte und Träume", wobei sich die Sehnsucht im Kern darauf richte, sich selbst als „unverwechselbare Person zu erleben", den eigenen „Selbstwert" zu erfahren und aus der „Rollenkonfusion" herauszufinden. Sehnsucht sei also ein „wertvolles, positives Gefühl", das ein „enormes Veränderungspotential" freisetzen könne und aktivierend wirke.[21]

Andererseits erlebten Jugendliche die Sehnsucht als ein „einsames Gefühl", das auf ein Ziel ausgerichtet sei, das nicht wirklich auf sie antworte (z. B. ein Mensch, eine Gruppe, ein Ort, einen Glückszustand, Gott). Das noch nicht gefestigte Selbstwertgefühl und die Erfahrung des Alleinseins lasse daher Jugendliche auch „anfällig" erscheinen für Gefahren von außen, z. B. indem scheinbar stärkere, sich aufspielende Altersgenossen „eine bestimmte Gruppenzugehörigkeit" anböten und als „Eintrittskarte" den Genuss von Alkohol oder Drogen forderten. Da das „ambivalente Sehnsuchtsgefühl" und die damit einhergehende innere Spannung auf Dauer schwer zu ertragen seien, würden Jugendliche schließlich versuchen, sich durch Alkohol- oder Drogengenuss, durch Essen (Fress-Sucht, Bulimie) oder Hungern (Anorexie) zu betäuben. Legitime Träume und Sehnsüchte entwickelten sich also, sofern sie nicht beantwortet würden, „zur Sucht in vielfältiger Form". Sehnsüchtige seien „suchtgefährdet". „Sucht ist demnach die pervertierte Suche."[22]

Als Unterrichtsziel skizzieren die Autorinnen und Autoren: den Jugendlichen – in dieser Phase ihres Lebens „im Erleben von Träumen und Sehnsüchten[...]meist sprach-los" – solle die Möglichkeit gegeben werden, in verfremdeter Form – nämlich anhand fremder Beispiele und Bilder – „sich der eigenen Sehnsüchte und Konflikte bewusst zu werden, darüber zu sprechen, ohne sich preisgeben zu müssen". Die Unterrichtsreihe könne damit einen wichtigen Beitrag leisten „eigene Phantasie- und Traumwelten erst einmal neu zu entdecken und zu entwickeln".

In einer zweiten Argumentationslinie widmen sich die Autoren dann den *theologischen* Aspekten des Themas. Da Sehnsüchte und Träume sich immer auf etwas Größeres oder sogar Absolutes richteten, „die göttliche Mitte im Menschen und darüber hinaus auf Gott als den tragenden Grund", wohne ihnen eine religiöse Qualität inne. Die religiöse Dimension des Themas drücke sich treffend in dem neutestamentlichen Satz aus: „Denn wo euer Schatz ist, da ist auch euer Herz" (Matthäus 6,21), d. h. wo die „vitale Kraft, wo die Leidenschaften sich befinden, da ist auch Gott". Der Weg zu Gott aber führe über die Begegnung „mit mir selbst, über das Hinabsteigen in meine Wirklichkeit". Theologie müsse den Jugendlichen deshalb als „seelsorgerliches Handeln" begegnen, „in aufmerksamem Zuhören, in Zuspruch und Ermutigung" seitens der Lehrperson. „Dies sollte sich für die Jugendlichen verdichten in der Erfahrung: Ich bin auch von Gott akzeptiert [...], auch wenn ich mich manchmal" – eingedenk der körperlichen und seelischen Veränderungen, die Jugendliche in diesem Alter durchmachen – „als ‚Monster' fühle".[23]

Das *didaktische* Material benennt denn auch an erster Stelle eine biblische Geschichte: die Träume von Joseph aus Genesis 37, an denen Omnipotenzfantasien, Geschwisterrivalität, aber zugleich der Lebensentwurf deutlich gemacht werden solle, der sich – als Gottes Stimme – in den Träumen des Joseph manifestiere. Es folgen Liedtexte, Bildbetrachtungen, Texte über die Ablösung aus dem Elternhaus sowie Fall-Beispiele für Sucht als pervertierte Suche.[24]

Das Bestechende an dieser Unterrichtsreihe ist – verglichen mit den anderen Entwürfen – die konsequente Bezugnahme auf die Lebenssituation der Schüler. Hier wird nicht über andere geredet, sondern von und zusammen mit den Jugendlichen über ihre ambivalenten Gefühle sowie Erfahrungen, wenn auch die Texte und Bilder „anderer" zunächst das Material bzw. den Anstoß dazu liefern.

Von allen drei bisher skizzierten Entwürfen weist dieser zudem – neben dem konsequent entwicklungspsychologischen Ansatz – das am klarsten durchdachte theologische Konzept auf, und zwar in zweifacher Hinsicht: Zum einen, weil Sehn-Sucht als Ausdruck der menschlichen Suche nach Transzendenz und spirituellem Halt erkannt und unter explizitem Bezug auf biblische Texte interpretiert wird; dieser Ansatz kann Jugendlichen helfen, die Frage nach Gott als Frage nach den gegenwärtigen und künftigen Bedingungen ihres Lebens zu erkennen und sich auf die Suche nach tragfähigen Antworten zu machen. Zum anderen, weil „Theologie", d. h. die Beschäftigung mit Transzendenz, hier nicht als intellektuell-abstraktes Definieren oder Behaupten begriffen wird, sondern als „seelsorgerliches Handeln", als ein Geschehen, das sich in der personalen Begegnung mit dem Unterrichtenden ereignen und bewähren muss; die Botschaft, dass jeder Mensch von Gott angenommen ist und eine unverwechselbare Identität und Würde besitzt, lässt sich schwerlich nur mit Worten vermitteln. Sie muss vielmehr „vorgelebt" und so für junge Menschen in der personalen Begegnung erlebbar werden.

Mit seinem theologischen Ansatz weist dieser Unterrichtsvorschlag weit über den Rahmen der Schule hinaus. Er lenkt den Blick auf Defizite der kirchlichen Jugendarbeit, die im Zuge der sozialpädagogischen Professionalisierung während der

1970er und frühen 1980er Jahre es weithin verlernt bzw. aufgegeben hatte, die Frage nach der Transzendenz als genuine Aufgabe kirchlich verantworteter Arbeit mit Jugendlichen anzunehmen und profiliert zu vertreten. Dieses Defizit wird zunehmend erkannt. Meditation sowie Umgang mit Träumen, religiösen Symbolen und Ritualen, Sensibilisierung für Körpererfahrungen und andere Formen, die für einen „ganzheitlichen" Zugang zu den Fragen des Glaubens stehen, finden immer stärker Eingang in die kirchliche Jugendarbeit. Denn kirchliche Jugend(bildungs-)arbeit und Religionspädagogik stehen heute gleichermaßen vor der Herausforderung, die entwicklungspsychologischen *und* die theologischen Einsichten zueinander neu in Beziehung zu setzen.

Ein weiteres positives Beispiel ist das 2005 in den Verlagen Calwer und Diesterweg erschienene Lehrbuch *„Das Kursbuch Religion 2"*, ein *„Arbeitsbuch für den Religionsunterricht im 7./8.Schuljahr"*[25]. Noch deutlicher als in dem Religionsbuch „Spuren Lesen" wird hier der Entwicklungsweg der Jugendlichen zum Leitthema. Dies geschieht im einleitenden Kapitel „Lebe deinen Traum". In vier Themenfeldern sollen die Schüler ihre Bedürfnisse, ihre Stärken und ihre Schwächen erkennen und zu ihren Wünschen und Befürchtungen in Beziehung setzen (Ich bin ich/Träume vom Leben/Angst haben – Angst überwinden/Versuchungen). Als Anstöße bzw. Impulse dienen Liedertexte, Selbstzeugnisse von Gleichaltrigen (über die Geschlechterrolle, über Freundschaft, über Angsterfahrungen), empirische Daten (zur Selbstwahrnehmung von Jugendlichen, zu Jugendlichen als Opfern von Gewalt und zur Suchtabhängigkeit in Deutschland), Augenzeugenberichte (zum „Amoklauf" eines Schülers am Gutenberg-Gymnasium in Erfurt, zum Thema Gewalt in der Familie, über die Internetsucht, über Essstörungen) und paraphrasierte Abschnitte aus der Bibel (Teile der Joseph-Geschichte sowie die Geschichte von der Versuchung Jesu). Am Ende des Kapitels können die Jugendlichen eine persönliche Bilanz ziehen und festhalten, welche Bedürfnisse, Fähigkeiten und Schwächen sie an sich wahrgenommen haben und worauf sie in Zukunft „Acht geben" wollen; es folgt eine Checkliste zur Erstellung eines „Klassenbuches" mit dem Thema „Lebe deinen Traum".

Die konsequente Fokussierung auf den Entwicklungsweg der Jugendlichen ist das, was an diesem Entwurf am meisten besticht; das Thema Sucht wird denn auch nicht isoliert behandelt, sondern zu anderen Erfahrungen (positiven wie negativen) in Beziehung gesetzt, die Jugendliche in dieser Altersgruppe machen; auf diese Weise haben die Jugendlichen die Möglichkeit, zu einer realistischen Selbsteinschätzung zu gelangen und Vertrauen in ihre Handlungskompetenz zu entwickeln, zu der ja auch die Fähigkeit zur Selbststeuerung gehört. Bei der Auswahl des biblisch-theologischen Bezugspunktes findet eine Konzentration auf zwei Erzählstränge der Bibel statt, einen alttestamentlichen und einen neutestamentlichen. Im Kontext des Leitthemas „Lebe deinen Traum" macht eine solche Konzentration Sinn; vor allem die Joseph-Geschichte bietet mit ihren verschiedenen Facetten viele

Anknüpfungspunkte zum Gruppengespräch wie zur persönlichen Vertiefung an (Geschwisterrivalität, Selbstüberschätzung, Traum von einem anderen Leben, Beharrlichkeit). Ob Ähnliches auch mit Hilfe der Geschichte von der Versuchung Jesu gelingen könnte, scheint mir aber zweifelhaft zu sein – allzu gewollt sind hier die (vermeintlich) aktuellen Beispiele; sie wirken aufgesetzt und eher aus der Erwachsenenperspektive erzählt, als tatsächlich aus der Lebenswelt der Jugendlichen gegriffen. Insgesamt ist die theologische Bearbeitung des Themas „Sucht" in diesem Buch im Vergleich zu dem vorher genannten weniger überzeugend.

Nur kurz hingewiesen sei auf eine Arbeitshilfe aus dem Verlag Cornelsen: *„Auf der Suche nach Sinn – Religion und Alltag." Kopiervorlagen für das 7.-10. Schuljahr*[26], herausgegeben von Almut Löbbecke und erstmals erschienen im Jahr 2002. Auch in dieser Veröffentlichung stehen Fragen der Selbstwahrnehmung und der Selbstfindung im Mittelpunkt; die Arbeitshilfe setzt daher mit dem Themenkomplex ein: „Wozu bin ich da?"/„Was erwarte ich von meiner Zukunft?"/„Träume". Im vierten Themenbereich bietet die Herausgeberin schließlich 14 Vorlagen zum „Phänomen Sucht" an. In der Einleitung heißt es dazu: „Im Religionsunterricht hat dieses Thema seinen Platz, wenn man es in dem Zusammenhang mit der Suche und der Sehnsucht nach einem erfüllten Leben sieht [...]. Die *Suchtvorbeugung* hat etwas mit den Vorstellungen von sich selbst und seinem eigenen Leben zu tun [...]." Als biblischer Bezugspunkt wird jedoch allein Genesis 3 („Der Sündenfall") erzählt und mit der Aufforderung verbunden, zum Thema „Verführung" eine Geschichte „aus der heutigen Zeit" zu entwickeln, „in der Jugendliche die Hauptrolle spielen". Ob das ausreicht, Jugendliche dazu zu bringen, die Bibel nach Angeboten für „ein erfülltes Leben" zu befragen, erscheint mir fraglich. Immerhin decken die anderen Vorlagen ein breites Spektrum an Teilaspekten des Themas „Sucht" ab: „Über sich selbst nachdenken"/"Verführung"/"Einstellungen zum Alkohol"/„Menschen suchen"/„Alternativen zur Sucht" usw.

Am Schluss dieser Analyse steht das Projekt *„new drops – Suchtprävention an Grundschulen"*, das vom Bereich „Jugendhilfe" des Berliner Ev. Johannesstifts entwickelt und verantwortet wird.[27] „new drops" ist als Langzeitprojekt angelegt und orientiert sich an der Kampagne „Kinder stark machen" der Bundeszentrale für gesundheitliche Aufklärung. Es bietet Module für die 2., 3. und 6. Klasse an. Um eine flächendeckende Wirkung zu erzielen, wird das Projekt in zwei Grundschulen des Berliner Ortsteiles Hakenfelde durchgeführt, die in räumlicher Nähe zum Ev. Johannesstift liegen. Auf diese Weise will man sicherstellen, dass möglichst alle Kinder und Eltern einer bestimmten Region erreicht werden.

Das Projekt umfasst Angebote der Gesundheitsförderung und der Gewaltprävention. Es soll die Schüler beim Erwerb sozialer Kompetenz unterstützen, ihr Selbstvertrauen stärken, ihnen helfen, ihren Körper wahrzunehmen und auf ihre Gesundheit zu achten; außerdem findet eine Aufklärung darüber statt, welche Arten von Sucht es gibt und welche Suchtmittel dabei konsumiert werden. Über ihre Arbeitsweise schreiben die Projektmacher: „Die Trainings- und Workshopreihen bieten Schülerinnen und Schülern die Möglichkeit, im Rahmen einer neutralen Beziehung – im Gegensatz zur spezifisch geprägten Lehrer-Schüler-Beziehung – soziale Fertigkeiten zu entdecken und zu trainieren. Durch den Einsatz externer Trainer ist hier im Regelfall ein höherer Grad der Konzentration auf die Inhalte gegeben. Dem Lehrer wiederum ermöglicht diese Art der Gestaltung die Klasse aus einer Beobachterperspektive wahrzunehmen."

Während in der 2. Klasse vor allem erlebnispädagogische Elemente zum Tragen kommen, um den Kindern die Möglichkeit zu geben, sich selbst zu erleben, steht in der 3. Klasse ein umfassendes Sozialtraining auf dem Programm. In der 6. Klasse rechnen die Autoren schließlich damit, dass einige Schüler bereits „erste Erfahrungen im Konsum von Alkohol und Nikotin" gemacht haben. Deshalb erhalten die Schülerinnen und Schüler hier zunächst sachliche Informationen über Suchtstoffe; in einem weiteren Schritt werden sie dann angehalten sich mit den sozialen Hintergründen von Sucht bzw. Suchtverhalten auseinander zu setzen. Geplant ist zudem in allen drei Klassenstufen, auf speziellen Elternabenden ein Feedback an die Eltern zu geben. Die wissenschaftliche Begleitung und Evaluation des Projektes liegen bei der Ev. Fachhochschule Berlin.

„new drops" ist kein religionspädagogisches Projekt im eigentlichen Sinne, auch wenn es von einer evangelischen Einrichtung verantwortet wird; es richtet sich an alle Schüler in den beiden ausgewählten Grundschulen und muss deshalb auf die unterschiedlichen weltanschaulichen und religiösen Prägungen der Schüler Rücksicht nehmen.

Wenn ich hier dennoch auf dieses Projekt hinweise, dann aus zwei Gründen: zum einen führt „new drops" (ähnlich wie das oben genannte „ALF-Projekt" oder das Grundschulprojekt „Kinder brauchen Zukunft") Elemente der „Life-skills-Programme" in die schulische Präventionsarbeit ein, die in anderen Ländern seit langem zum Standard gehören. Das scheint mir um so dringlicher zu sein, weil in den vergangenen Jahren beinahe in allen Bundesländern die Schulsozialarbeit im Zuge der Einsparungen zurückgefahren oder ganz eingestellt worden ist.

Zum anderen ließe sich das Projekt „new drops" in religionspädagogischer Hinsicht erweitern, so dass an der Schnittstelle zwischen Schulsozialarbeit und Religionsunterricht neue Formen einer erlebnisorientierten Suchtprävention erprobt und umgesetzt werden könnten. Im Bereich der Erlebnispädagogik liegen hierzu Konzepte vor, an die man anknüpfen könnte; genannt sei das vom Ev. Jugendwerk in Württemberg (ejw) entwickelte Projekt *„Sinn gesucht – Gott erfahren. Erlebnispädagogik im christlichen Kontext"*[28]. Der Religionsunterricht würde damit buchstäblich „Neuland" betreten, in dem er (zumindest zeitweise) den Raum der Schule verlassen und sich dem öffnen müsste, was in der Erlebnispädagogik „Erfahrungslernen" genannt wird, also das Lernen mit Händen und Füßen, allen Sinnen, Herz und Kopf. Was eine christlich fundierte Erlebnispädagogik hierbei leisten könnte, beschreibt eine der Autorinnen des ejw mit den folgenden Worten – sie seien an das Ende dieses Aufsatzes gestellt:

„Jugendliche erleben häufig die Abwertung ihrer Person durch Lehrer oder Eltern, sei es aufgrund mäßiger schulischer Leistungen oder als Reaktion auf ihren Lebensstil. Ihnen und allen anderen Menschen sollen wir als Christen Mut machen, Menschen zu werden, wie Gott sie gemeint hat. Ein wichtiger Teil hiervon sind Liebe zu sich selbst und Nächstenliebe (Math. 22,39). Beide können nur wachsen, wenn ein Mensch bestimmte Erfahrungen macht bzw. bestimmte Fähigkeiten erlernt. Erlebnispädagogische Angebote können hierfür einen wichtigen Beitrag leisten, wenn wir sie gut einsetzen und ihre Möglichkeiten nutzbar machen.“[29]

7. Grundsätze für die Behandlung des Themenkomplexes „Alkohol-Sucht/Prävention" im Religionsunterricht – Sechs Thesen

a) Zur religionspädagogischen Behandlung des Themas „Sucht und Suchtprävention" gehört es, fachlich angemessene, dem aktuellen Wissensstand entsprechende Sachinformationen zu vermitteln, d. h. über das breite Spektrum von Suchterkrankungen und ihre psychosozialen wie auch medizinischen Ursachen, über die medizinisch-chemischen und psychologischen Wirkungen sowie über die physischen und sozialen Folgen von Drogenmissbrauch und Suchterkrankungen zu informieren.

b) Ebenso unverzichtbar ist es, dass die Schüler erkennen: Menschen mit Alkohol- und/oder Drogenproblemen, Menschen mit Essstörungen, Spielsucht usw. bedürfen einer fachlichen und professionellen Hilfe. Dafür gibt es ein Netz entsprechender Einrichtungen, zu denen u. a. auch Selbsthilfegruppen wie die Anonymen Alkoholiker, die Guttempler, das Blaue Kreuz gehören. Betroffene und Angehörige erhalten dort die notwendige Orientierung und Begleitung.

c) In dem Unterrichtsfach, in dem die Bezogenheit des Menschen auf Gott – die Mitte des Lebens, den spirituellen Halt, den Schöpfer und Retter – zur Sprache kommt, bedarf die Auseinandersetzung mit dem Thema „Sucht" einer „tiefergehenden" Analyse. In ihrem Ergebnis ist „Sucht" als missbrauchtes und pervertiertes Suchen nach Halt, Liebe und Geborgenheit zu deuten.

d) Mit dieser Deutung verbunden ist die Zurückweisung jeglicher Verurteilung oder Diskriminierung von Drogen- oder Suchtkranken bzw. -abhängigen; denn die Deutung der Sucht als „missbrauchtes und pervertiertes Suchen" zielt nicht darauf Menschen zu verurteilen, sondern die inneren Triebkräfte der Sucht aufzudecken und ihnen einen Weg zu weisen, wie sie von der Sucht frei werden.

e) Solche Wegweisung fußt auf dem Glauben, dass der Mensch nicht das ist, was er getan hat oder immer wieder tut. Seine Würde liegt jenseits seiner Handlungen, sie gründet in Gott. Nur wer sich in dieser grundlegenden Weise angenommen weiß, kann sein Leben bewusst und verantwortlich leben und eben deshalb auch verändern.

f) Im Sinne dieses Ansatzes sollten neben erlebnispädagogischen Methoden, die darauf zielen, das Selbstvertrauen der Kinder/Jugendlichen zu stärken und sie zu einem fürsorglichen und verantwortlichen Umgang mit sich und anderen zu befähigen, ebenso Gebet, Meditation und Techniken der Traumdeutung stehen.

Anmerkungen

[1] Huber, Wolfgang: Kirche in der Zeitenwende: gesellschaftlicher Wandel und Erneuerung der Kirche. Gütersloh 1999, S. 297.

[2] Das Neue Testament nach der Übersetzung Martin Luthers. Revidierter Text 1975. Vgl. auch Luz, Ulrich: Das Evangelium nach Matthäus. 2. Teilband, S. 162-190. Evangelisch-Katholischer Kommentar zum Neuen Testament I/2. Zürich; Braunschweig; Neukirchen 1990

[3] Vgl. Niederwimmer, Kurt: Askese III. Neues Testament. In: Religion in Geschichte und Gegenwart (RGG). Bd. 1. 4. Aufl. Tübingen 1998, Sp. 832-834.

[4] Gustafsson, Berndt: Abstinenz/Abstinenzbewegungen. In: Theologische Realenzyklopädie (TRE). Bd. 1. Berlin; New York 1977, S. 392-398.

[5] Vgl. dagegen Harsch, Helmut: Alkoholgenuß/Alkoholverbot. In: Religion in Geschichte und Gegenwart (RGG). Bd. 1. 4. Aufl. Tübingen 1998, Sp. 299-301: Alkoholismus wird hier fachgerecht als eine „multifaktorielle Krankheit" klassifiziert.

[6] Martin, Gerhard Marcel: Drogen II. Praktisch-Theologisch. In: TRE. Bd. 9. Berlin; New York 1977, S. 196.

[7] Martin, a.a.O., S. 197.

[8] Martin, a.a.O., S. 198.

[9] Rieth, Eberhard: Sucht. In: Ev. Lexikon für Theologie und Gemeinde. Bd. 3. Wuppertal; Zürich 1994, S. 1928.

[10] Rieth, a.a.O., S. 1931.

[11] Rieth, a.a.O., S. 1932.

[12] Born, Julia: Kurzinterview mit dem Drogenreferenten Rupert Duerdoth der Aktion Jugendschutz Bayern. In: rpi-virtuell – Tätigkeitsfeld Methoden vom 09.09.2005

[13] Sozia Verlag (Hrsg.): Arbeitsmappe „Kinder brauchen Zukunft" Band 2: Ganzheitlich orientierte Suchtprävention für Kinder in der Grundschule. Eine praktische Arbeitshilfe für Lehrerinnen und Lehrer. Freiburg 1996, S. 8.

[14] Hillenberg, Lucie/Fries, Brigitte: Starke Kinder – zu stark für Drogen. Handbuch zur praktischen Suchtvorbeugung. München 1998

[15] Walden, Kersten u. a.: ALF, 6. Klasse: Allgemeine Lebenskompetenzen und Fertigkeiten – Programm für Schüler und Schülerinnen der 6. Klasse mit Unterrichtseinheiten zu Nikotin und Alkohol. München 2000

[16] Lade, Eckhard: Fertig ausgearbeitete Unterrichtsbausteine für den Religionslehrer. Kissing (Augsburg) 1996, S. 1.

[17] Dierk, Heidrun et al.: Kursbuch Religion 2000. Lehrmaterial 7/8. Stuttgart; Frankfurt/Main 1998, S. 164.

[18] Dierk, a.a.O., S. 167.

[19] Dierk, a.a.O., S. 166.

[20] Dierk, a.a.O., S. 150-167.

[21] SpurenLesen. 7/8. Werkbuch. Erarbeitet von Irene Bertenbusch et al. Stuttgart 1998, S. 65.

[22] SpurenLesen, a.a.O., S. 65f.

[23] SpurenLesen, a.a.O., S. 66.

[24] SpurenLesen. 7/8. Schülerbuch. Erarbeitet von Irene Bertenbusch et al. Stuttgart 1998, S. 31-39.

[25] Kraft, Gerhard et al. (Hrsg.): Das Kursbuch Religion 2. (7/8). Schülerbuch. Ein Arbeitsbuch für den Religionsunterricht im 7./8. Schuljahr. Stuttgart und Braunschweig 2005

[26] Löbbecke, Almut (Hrsg.): Auf der Suche nach Sinn – Religion und Alltag. Kopiervorlagen für das 7.-10. Schuljahr. 3. Aufl. Berlin 2005

[27] Ev. Johannesstift Berlin/Abt. Jugendhilfe (Hrsg.): Konzeption für Suchtprävention an Grundschulen. Version 10.11.2005 (Handout). Vgl. auch: „Gar nicht erst anfangen". In: die Kirche – Ev. Wochenzeitung (Berlin) 12 (2006), S. 10.

[28] Arbeitskreis Erlebnispädagogik im Ev. Jugendwerk in Württemberg (ejw) (Hrsg.): Sinn gesucht – Gott erfahren. Erlebnispädagogik im christlichen Kontext. Stuttgart 2005

[29] Roth, Karin: Drei Erfahrungsebenen – Dimensionen in der Erlebnispädagogik. In: Ebd., S. 36.

Das Thema „Alkohol" im Deutschunterricht

Konstanze Jung/Heike Langenheim

„Ich muß tagsüber arbeiten, konzentriert arbeiten,
und wenn ich abends nach Hause komme,
möchte ich in Ruhe mein Bierchen trinken
und nicht über Drogen diskutieren.
– Oder ist das zu viel verlangt? "
Anatol Feid (1988)

1. Problembestimmung

Zahlreiche literarische Verarbeitungen des Themas „Alkohol" sind bekannt; berühmte Autoren setzen sich aus unterschiedlichster Motivation, mit variierender Intensität und Intention mit „König Alkohol"[1], dem „Flaschenkobold"[2], auseinander: Böll, Busch, Brecht, Eichendorff, Fallada, Frisch, Hauptmann, Hoffmann, Morgenstern, Rilke und Walser, um nur einige Namen zu nennen, verfassten Lyrik und Prosa, in denen dieses Problem eine Rolle spielt. Wesen und Wirkungsweise der Droge Alkohol, Menschen, die sich berauschen und solche, die sich zerstören, werden beschrieben. Erinnert sei an Wilhelm Buschs „Fromme Helene", deren erste Zeilen des 16. Kapitels zum geflügelten Wort avancierten:

„Es ist ein Brauch von alters her:
Wer Sorgen hat, hat auch Likör!

,Nein!' – ruft Helene –,Aber nun
will ich's auch ganz – und ganz – und ganz –
und ganz gewiß nicht wieder tun!'

Sie kniet von ferne fromm und frisch.
Die Flasche stehet auf dem Tisch. [...]"[3]

Doch obwohl in so vielen Werken die Problematik des übermäßigen Alkoholkonsums aufgegriffen wird, wurde bisher über die spezifischen Präventionsmöglichkeiten im Fach Deutsch nur wenig geforscht. Dennoch gibt es *verschiedene Unterrichtsmaterialien* zu dieser Thematik, auf welche Lehrerinnen und Lehrer zurückgreifen können (vgl. u. a. Reif 2001 oder Bundeszentrale für gesundheitliche Aufklärung 2004). Auch literaturwissenschaftliche Untersuchungen (z. B. Kupfer 1996)[4] widmen sich der Rolle des (Alkohol-)Rausches bei diversen Schriftstellern. Darüber hinaus findet die Thematik in verwandten Kontexten Berücksichtigung, wie beispielsweise im kritischen Umgang mit Werbung (vgl. Ostermann 2001)[5].

Die Rahmenpläne Berlins und Hessens geben sehr allgemein gehaltene Ziele vor. Wir beziehen uns auf eben diese Rahmenpläne, da Berlin als Hauptstadt Deutschlands – mit einer besonders heterogenen Bevölkerungsstruktur (hohe soziale Unterschiede, Heimat von Menschen ostdeutscher, westdeutscher sowie nichtdeutscher Herkunft) – und Hessen als altes Bundesland – mit einer insgesamt homogeneren Bevölkerungszusammensetzung – exemplarisch für Gesamtdeutschland herangezogen werden sollen. Der Gegenstand dieses Beitrags lässt sich meist mit den vorgegebenen Zielen und empfohlenen Methoden des Deutschunterrichts verknüpfen, was im anschließenden Kapitel näher erörtert werden soll.

In der folgenden Analyse wird untersucht, inwiefern die Ziele des Deutschunterrichts mit denen der Suchtprävention korrespondieren und warum ersterer in dem aufgeführten Zusammenhang überhaupt eine so bedeutende Rolle spielt, sind doch für Alkoholprävention verstärkt naturwissenschaftliche Fächer (z. B. Biologie und Chemie) oder gesellschaftswissenschaftliche Fächer (z. B. Sozialkunde) prädestiniert. Daraus ergibt sich die Frage, welche Literatur, welche Unterrichtsmethoden sowie welche Medien zur Vermittlung dieser Problematik geeignet sind. Natürlich sind literarische Texte polyvalent; in diesem Fall möchten wir jedoch in erster Linie einen pädagogischen Ansatz verfolgen und einen kleinen Einblick in die Möglichkeiten geben, die der Deutschunterricht in Bezug auf Alkoholprävention bietet.

2. Ziele des Deutschunterrichts und der Suchtprävention in der Sekundarstufe I – eine Gegenüberstellung

Bei der Fragestellung nach der Einbeziehung *alkohol*spezifischer Suchtprävention in den Deutschunterricht liegt der Schwerpunkt vorwiegend auf der Sekundarstufe I, die – je nach Bundesland und Art der Schule – die Klassen 5-10 bzw. 7-10 umfasst.

Während in den Klassen 1-4 der Grundschule *Primärprävention* überwiegend drogen*un*spezifisch[6] erfolgt und im Umgang mit Schülern der Sekundarstufe II nur noch von *Tertiärprävention* gesprochen werden kann, erscheinen dagegen die Klassen 5-10 als geeigneter Ort einer auf Alkohol ausgerichteten *Sekundärprävention*: Die Schüler haben meist erste Erfahrungen mit der Droge Alkohol gesammelt, sind zugleich aber noch offen für schulische Impulse.[7]

Hurrelmann u. a. benennen in ihrem Artikel „Suchtprävention im schulischen Alltag"[8] Ziele, von denen die allgemeinen, d. h. drogen*un*spezifischen Ziele auch den Intentionen des Deutschunterrichts entsprechen. Die Autoren empfehlen folgende Gewichtung: *„Der größte Teil der Programmelemente entfällt[...]auf die Förderung genereller Kompetenzen, der nächstkleinere ist das Widerstandstraining, der dritte und kleinste Teil bezieht sich auf die Vermittlung von Informationen über die Substanzen."*[9]

Wichtiger als beispielsweise das Wissen über die chemische Zusammensetzung des Alkohols ist demzufolge die Förderung einer selbstbewussten und starken Persönlichkeit, die in der Lage ist, ihr Leben zu meistern sowie zu genießen und ihre Probleme auch ohne Drogenkonsum zu bewältigen.

Dass sich die sucht- und drogenpräventiven Ziele mit denen des Deutschunterrichts ergänzen, ist exemplarisch den Rahmenplänen Berlins[10] und Hessens[11] zu entnehmen (vgl. Tabelle 1):

Allgemeine Ziele der Sucht-/ Drogenprävention (vgl. auch KMK 1990)	*Ziele des Deutschunterrichts 5.-10. Klasse (Hessen) bzw. 7.-10. Klasse (Berlin)*
Beziehungs- und Konfliktlösefähigkeit trainieren (und dabei die Frustrationstoleranz stärken); Stärkung der kommunikativen Kompetenz	- Fähigkeit zur Analyse von mündlichen, schriftlichen und medienvermittelten Texten entwickeln und die dabei gewonnenen Erkenntnisse in der Gestaltung eigener Texte anwenden (B); - erkennen, dass die Wirkung eigenen sprachlichen Handelns von der Fähigkeit abhängig ist, sich auf die Situation und den Adressaten einzustellen (B); - fremde Erfahrungen und Handlungsmotive erschließen (He).
Widerstandsfähigkeit und Selbstbehauptung erhöhen	- Selbstständig lernen, arbeiten und über das eigene Lernen, Denken, Urteilen und Handeln reflektieren (B/He); - sich mit den jeweiligen Sachverhalten kritisch befassen, um sich eine eigenständige Meinung zu bilden (He); - Fähigkeiten, Einstellungen und Einsichten wecken, die der Versuchung widerstehen helfen, gedankenlos Interpretations- und Handlungsmuster aus Massenmedien zu übernehmen (B); - über die Textintentionen nachdenken und das eigene Textverständnis sowie das Textverständnis anderer kritisch beurteilen (B).
Genuss- und Erlebnisfähigkeit verbessern (und so in der realen Welt Verhaltensalternativen zum Alkoholkonsum eröffnen)	- Förderung geistiger Beweglichkeit, Phantasie und Kreativität (He); - vielfältige Möglichkeiten des Fühlens, Denkens und Handelns kennen lernen (He); - Freude am Umgang mit literarischen Texten (einschließlich Film, Fernseh-, Hörspiel) und an der Teilnahme am kulturellen Leben gewinnen (B).
Unterstützung der Jugendlichen bei der Sinnsuche und Sinnerfüllung	- Durch die Beschäftigung mit Texten aus der Vergangenheit und Gegenwart und mit den darin enthaltenen Gedanken und Standpunkten Wege zu einem eigenen Standort suchen und darstellen (B).
Förderung von Kreativität	- Förderung geistiger Beweglichkeit, Phantasie und Kreativität (He).

Selbstvertrauen und Selbstwertgefühl stärken	- Entfaltung von Selbstbestimmung und Selbstverantwortung (He); - Kompetenz zur Problembewältigung (He); - lernen, dass jeder im sprachlichen Handeln sich selbst darstellt und eine soziale Position einnimmt (B).
Stärkung der Fähigkeit, Gefühle, Wünsche und Interessen auszudrücken	- Mit Hilfe von Literatur Wahrnehmungs-, Empfindungs- und Ausdrucksfähigkeit entwickeln (He); - Schulung der Abstraktions- und Argumentationsfähigkeit (He); - Informationen und Meinungen aufnehmen, verstehen, unterscheiden und hierdurch die eigene Handlungsfähigkeit im Sprechen und Schreiben erweitern (B); - für den mündlichen und schriftlichen Sprachgebrauch geltende Normen beherrschen und anwenden (B); - Möglichkeiten erkennen und nutzen, einen Text durch die Anwendung sprecherischer und außersprachlicher Mittel wirkungsvoll darzubieten (B).

Tab. 1: Allgemeine Ziele der Sucht-/Drogenprävention und des Deutschunterrichts im Vergleich [B = Berlin, He = Hessen].

Die Synopse zeigt, dass die Ziele des Deutschunterrichts in hohem Maße den Intentionen der schulischen Suchtprävention entsprechen: Die Zielsetzungen des Berliner und auch des Hessischen Rahmenplans beziehen sich einerseits auf die *Schulung der kommunikativen, kreativen* und *sozialen Kompetenzen*, andererseits auf die *Förderung eines kritischen Bewusstseins*. Auch zur Unterstützung der Heranwachsenden bei der *Bewältigung bestimmter Entwicklungsaufgaben*, die eng mit dem bearbeiteten Problemfeld zusammenhängen, etwa *Sinn- und Identitätssuche* oder *Aufbau eines eigenen Werte- und Normensystems*[12], erscheint das Fach Deutsch als geeigneter Lernort. Auf inhaltlicher Ebene können die sucht-/drogen*un*spezifischen Ziele also aufgegriffen und sogar erweitert werden.

Dabei erweist sich als größte Schnittmenge zwischen Deutschunterricht und Suchtprävention der Umgang mit (sucht-/drogenspezifischer) Literatur. Warum hat gerade diese eine so entscheidende Funktion? Während *Sachtexte* biologische, pharmakologische oder psychologische Fakten wiedergeben, werden bei *literarischen Texten verschiedene Dimensionen*, die auch für die Suchtprävention von Bedeutung sind, berührt. Erwähnenswert ist an dieser Stelle zum einen die *anthropologische Dimension*[13], da *„die Erfahrung von Angst und Liebe, Lust und Schrecken, Natur und Krankheit"* anders dargestellt ist als beispielsweise in Gebrauchstexten oder wissenschaftlichen Abhandlungen. Literatur lässt die Leser *„über ihre Figuren[...]auf eine andere und viel eindringlichere Weise"*[14] an den aufgeführten Aspekten teilhaben. Durch ihre *soziale Dimension* spricht sie *„normative Probleme und Identitätskonflikte im Horizont einer Gesellschaft"* an, *„die ihren Mitgliedern* *ein immer größeres Maß an Orientierungswissen und Selbstreflexivität abverlangt"[15]*, wie auch Kaulen festhält:

„Zu diesem Zweck eröffnet sie fiktionale Räume, die es gestatten, sich selbst und ihre Umwelt distanziert zu beobachten, über Probleme auf vermittelte Weise miteinander zu sprechen, alternative Realitätsmodelle durchzuspielen und nicht realisierbare Handlungsoptionen in einer autonom ausgestalteten Imaginationswelt zu erproben."[16]

Demzufolge rücken literarische Texte den Menschen mit seinem Denken und Handeln in den Mittelpunkt; sie verfahren somit im Sinne *ganzheitlicher Prävention*, die ebenfalls die Schüler, nicht jedoch die Droge oder die Sucht, in den Vordergrund stellt. Insofern kann es der Literatur gelingen, Betroffenheit auszulösen, d. h. Jugendliche zu interessieren und emotional in die Thematik zu involvieren. Über *Leseneugier* kann die Distanz zur Thematik gemindert, über *Identifikationsprozesse* die Gefühlswelt der Schüler erreicht werden. Glücken diese Prozesse, erhöhen sich die Erfolgschancen der Suchtprävention rapide, kann doch hierdurch Motivation entstehen.[17] Unter Aufrechterhaltung dieser Motivation lässt sich in vielfacher Hinsicht und auf mehreren Ebenen arbeiten, wie Bockhofer feststellt: *„Die subjektiv betonten literarischen Texte Autobiographie, Tagebuch, Roman, Briefliteratur u. a. lösen Motivation und Anteilnahme aus. Erfahrungen fremder Menschen werden zugänglich, erörterungsfähig."[18]* Über sie ergibt sich ein Weg in die Auseinandersetzung mit der eigenen Person und Situation. Gleichzeitig ist jedoch auch der *Erwerb von Wissen und Analysefähigkeit* notwendig, da Schüler neben der Entwicklung von Einfühlungsvermögen ebenso *entsprechende Hintergründe verstehen* müssen. Insofern sollten sowohl *kognitive* als auch *affektive* Lernziele verfolgt werden.

In diesem Zusammenhang steht u. a. der in den Rahmenplänen Berlins und Hessens geforderte kritische Umgang mit den Medien, denn durch Kenntnisse, eigenständiges (Nach-)Denken und Hinterfragen lernen die Schüler beispielsweise, Versuchungen der Werbung zu widerstehen sowie nur auf Verkauf zielende Absichten zu durchschauen.

*Leser*orientierte bzw. *schüler*orientierte Literatur stellt einen bedeutenden Lerngegenstand dar. Als *schüler*orientiert darf ein Text gelten, der in Form und Inhalt den Interessens- und Entwicklungsstand der Jugendlichen berücksichtigt sowie letztere zum Mitfühlen und Mitdenken einlädt. Die Rahmenpläne Berlins und Hessens (Sekundarstufe I) empfehlen hierzu das Sujet *Jugendbuch*, das dem Freizeit-Leseverhalten der Schüler nahe kommt und zugleich auch sucht- und drogenspezifische Prävention im Deutschunterricht ermöglicht.

3. Das (alkoholspezifische) Jugendbuch – eine ergiebige Quelle für die Prävention?

Die einleitend zitierten Sätze, Anatol Feids Jugendbuch „Hinter der Fassade" entnommen, werden dem Anspruch der Schülerorientierung insofern gerecht, als – auch unabhängig vom erwähnten „Bierchen" – sich hier Wiedererkennungseffekte sowie Bezüge zur eigenen Lebenswelt (persönliche Betroffenheit) für die Schüler ergeben können: Der spät von der Arbeit heimkehrende, schon sehnlichst erwartete Vater ist für familiäre Probleme, deren Dimension er weder erahnen kann noch möchte, nicht zugänglich und reagiert mit Abwehr. Zusätzlichen Zünd- und Diskussionsstoff liefert der Nachsatz: „Oder ist das zuviel verlangt?"

Kinder- und Jugendliteratur (Abkürzung: KJL) steht auf vielfältige Weise im Fokus literaturwissenschaftlicher und didaktischer Forschung. Nach Bettina Hurrelmann (2002) lässt sich diese dadurch charakterisieren, dass *„sich ein Erwachsener (als Autor, als implizierter Erzähler) an Kinder und Jugendliche wendet und damit Normen intergenerationaler [...]"* – also nicht nur *„literarischer, sondern auch pädagogischer – Kommunikation folgt"*[19]. Rosebrock (1997) benennt drei Felder, in denen KJL im schulischen Unterricht eine Rolle spielt:

- Unterricht, der themen- und problemorientiert ist,
- Unterricht, der literarische Bildung zum Ziel hat, und
- Unterricht, der der Leseförderung dient.[20]

Alkohol als Gegenstand des Deutschunterrichts lässt sich zwar weitestgehend in die erste Kategorie einordnen, doch ist festzuhalten, dass hier, so Bettina Hurrelmann (2002), eine ausschließlich stoffliche Herangehensweise nahe gelegt werde, die literaturästhetische Komponente jedoch zu kurz komme, das *„sachbezogene Lernen"*[21] also im Vordergrund stehe und weniger die Literatur selbst. Einen weiteren Ansatz schlägt die Wissenschaftlerin unter Bezug auf Ewers (1997) vor:

„Kanalisierend verfährt aber auch ein Unterricht, der KJL zum Zwecke des literarischen Lernens gebraucht. Hier wird die Auswahl nach literaturästhetischen Kriterien getroffen und die Lebensnähe der Inhalte didaktisch genutzt, um die Heranwachsenden dafür zu gewinnen, sich auf komplexere literarische Formen und ein reflektierteres Leseverhalten einzulassen."[22]

Wir selbst halten – auch hinsichtlich dieses Themas – einen *integrativen* Ansatz, der beide Komponenten verknüpft und den Einbezug literaturästhetischer Elemente nicht vernachlässigt, für empfehlenswert. Doch auch auf inhaltlicher Ebene sind für einen erfolgversprechenden Unterricht viele Kriterien zu berücksichtigen.

Jugendbücher, die das Thema „Alkohol" aufgreifen, bergen naturgemäß Ansatzpunkte zur Umsetzung der *Trias „Förderung genereller Kompetenzen", „Widerstandstraining"* und *„Information über die Substanz"* in sich. Das Jugendbuch, das in irgendeiner Weise (krankhaften) Alkoholkonsum thematisiert, spricht in der

Regel auch „*Probleme von allgemeiner gesellschaftlicher Relevanz*"[23] an, die häufig mit zum Entstehen einer Sucht beitragen. Gattungsbedingt werden Kinder und junge Erwachsene in den Vordergrund gerückt. Durch einfache Sprache erleichtern Jugendbücher die Identifikation mit ihren Helden. Bründel/Hurrelmann (1996) betonen: „*Entscheidend*" sei, dass „*persönliche Betroffenheit ausgelöst*" und „*früh ein Bewußtsein vor allem vom potentiellen Mißbrauch der Alltagsdrogen Tabak und Alkohol*"[24] entwickelt werde. Sofern es gelingt, Interesse und – im wortwörtlichen Sinne – Sympathie für die Handlungsträger zu wecken, besteht die Chance den Drogengebrauch zu entmystifizieren, d. h. die Attraktivität des realen Konsums herabzusetzen. Dabei bietet die Darstellerpalette den Schülern einen Schonraum für ihre Argumentation: Die Schüler sprechen zunächst lediglich über Figuren eines Buches; jeder kann selbst entscheiden, in welchem Maß er sich selbst einbringen möchte. Die Literatur wird so zum unverfänglichen Gesprächsanlass.

Doch nicht jedes Jugendbuch, in dem Alkohol eine Rolle spielt, kann aus der Perspektive der Suchtprävention als „geeignetes" Medium gelten. Nicht jedes Buch hält Identifikationsraum einerseits, Denkanstöße andererseits bereit um als Ausgangspunkt fungieren zu können. In diesem Sinne *ungeeignete* Lektüre kann den Zugang zu den Schülern wie zur Thematik erschweren. Aus den ganzheitlich-ursachenorientierten Ansätzen ergeben sich – in Anlehnung an Winter (1988)[25] – zwei Mindestanforderungen:

• Wie im suchtpräventiven Unterricht die Schüler, so stehen in einem *geeigneten* Jugendbuch die Personen, nicht aber die Droge, im Vordergrund *(Schülerorientierung)*; denn nicht die Droge an sich ist es, die süchtig macht, sondern das menschliche Verlangen nach ihr.

• Die Leser sollten nicht vor vollendete Tatsachen gestellt werden. Nicht die Beschreibung der Endstation Drogenkonsum, sondern das differenzierte Aufzeigen der Ursachen einer Sucht und deren Entwicklung sind gefragt *(Ursachenorientierung)*. Erst die Schilderung der vorausgegangenen Probleme – wie z. B. unglückliche familiäre Verhältnisse, schulische Sorgen, Zukunftsängste – ermöglicht den Schülern Wiedererkennungseffekte und eröffnet eine Projektionsfläche, über die Identifikation stattfinden kann.

Neben diesen grundsätzlichen sind weitere Kriterien zu nennen, die die Auswahl einer *geeigneten* Lektüre erleichtern mögen:

Die Lektüre sollte

• nicht durch klischeehafte, berechenbare Handlungsführung die Phantasie einengen, sondern *Interpretationsfreiräume* gewähren;

• das Ursachen*geflecht* einer Suchtkarriere aufzeigen;

• nicht auf die Aspekte Leid oder sogar Tod konzentriert sein (dies entspräche dem veralteten Abschreckungskonzept), sondern z. B. im Rahmen eines *offenen* Endes zur Suche nach Perspektiven anregen;

- Szene und Drogenkonsum gleichermaßen *entmystifizieren*, d. h. legale wie illegale Drogen als falsche Freunde entlarven;
- sich an der Realität bzw. dem Erfahrungshorizont der Jugendlichen orientieren, dennoch *keine* Anleitung zur Handhabung bestimmter Drogen beinhalten;
- die jungen Protagonisten *nicht* mit allzu lässiger Ausdrucksweise ausstatten. Die Wahrscheinlichkeit, dass ein erwachsener Autor tatsächlich den Ton der schnelllebigen Jugendsprache trifft, ist gering (Gefahr mangelnder Identifikation);
- weder moralisieren noch fragwürdige *Patentrezepte* anbieten, stattdessen zum Mit- und Weiterdenken sowie zur Auseinandersetzung mit der eigenen Person, auch hinsichtlich der Themen *Sucht* und *Alkohol*, motivieren.[26]

Das alkohoholspezifische Jugendbuch lässt sich demzufolge auf vielfältige Weise mit der Präventionsproblematik verbinden; u. a. besteht sein Vorteil gerade in den zahlreichen Anknüpfungspunkten für Ergänzungen durch Zusatztexte und -medien (Erfahrungsberichte, Zeitungsartikel, Info-Broschüren, Sachbuchtexte usw.). Eine Auswahl an Ideen, mit und ohne direkten Bezug zur Lektüre, wird im vierten Abschnitt vorgestellt. Zugleich wird bei der Arbeit mit dem Jugendbuch deutlich, dass nicht nur die *Ziele* der alkoholspezifischen Sucht- bzw. Drogenprävention und des Deutschunterrichts verbunden werden können, sondern auch die jeweils sehr flexiblen *Methoden* einander nicht ausschließen. Beispielsweise können folgende Ziele angestrebt werden:

- sachliche Informationen über insbesondere kurzfristige Wirkungsprofile von Drogen vermitteln,
- Ursachen und Entwicklungsformen süchtigen Verhaltens verdeutlichen,
- alternative Verhaltensweisen zum Drogenkonsum entwickeln,
- individuelle Handlungsstrategien gegen Gruppendruck entwickeln und einüben.[27]

Dass das alkoholspezifische Jugendbuch eine ergiebige Quelle für die Suchtprävention darstellt, spiegelt sich u. a. auch in neueren Schulbüchern für den Deutschunterricht wider, in denen entsprechende Textauszüge bearbeitet werden. Außerdem wurden zu verschiedenen Lesewerken gesonderte Unterrichtsvorschläge und -materialien entwickelt, wie z. B. die Literaturkartei zu Annette Webers „Sauf ruhig weiter, wenn du meinst!" (2004)[28] oder die Überlegungen zu Ann Ladiges' Buch „Hau ab, du Flasche!" (z. B. Gabbert 1996)[29].

Bei einer spezifischen Untersuchung zum Thema *Alkohol im Kinder- und Jugendbuch* wäre eine Analyse unterschiedlicher Genres der Kinder- und Jugendliteratur (nicht nur realistisch-problemorientierter Werke) – wie psychologischer oder komisch-satirischer Kinderbücher sowie Adoleszenzromane – angebracht. Da sich der Beitrag jedoch darauf beschränkt, einen allgemeinen Überblick über Möglichkeiten der Alkoholprävention im Deutschunterricht zu geben, soll auf diese verzichtet werden.

4. Methodische Vorschläge für einen alkoholpräventiven Deutschunterricht

4.1 Methodische Hinweise

Die Rahmenpläne Berlins und Hessens gewähren in Bezug auf die methodische Umsetzung Freiräume; so fordert Hessen z. B., dass sich Textanalyse mit handlungs- und produktionsorientierten Unterrichtsmethoden ergänzen soll. Dementsprechend bedeutet auch die Integration alkoholspezifischer Prävention keine Sprengung bestehender Formen.

Bei der Umsetzung der vor allem an Gefühls- und Gedankenwelt ansetzenden Präventionsstrategien gewinnen *affektive Lernziele* an Bedeutung. *Handlungs- und produktionsorientierte Unterrichtsmethoden* können bei der Umsetzung der angeführten Ziele und darüber hinaus förderlich sein. Hierbei handelt es sich um Unterrichtsverfahren, bei denen *„die Schüler selbst produktiv tätig werden"*[30]. Während *Handlungsorientierung* im Allgemeinen mit einer ganzheitlichen Bildung und dem didaktischen Prinzip der Selbsttätigkeit korrespondiert, was im Deutschunterricht auch *„graphisch-bildliche, musikalische, körpersprachliche [...] oder ähnliche Inszenierungen zu literarischen Texten"*[31] impliziert, werden unter *Produktionsorientierung* meist schreibende Arbeitsformen verstanden. So können z. B. Texte von den Schülern ergänzt oder umgeschrieben werden.

Eng mit diesen Unterrichtsverfahren verbunden und kaum eindeutig von ihnen abzugrenzen sind *spiel- und theaterpädagogische Ansätze*: Jene korrespondieren besonders mit den angegebenen Zielen der Sucht- und Drogenprävention, da sie u. a. zur Stärkung kommunikativer Kompetenzen, Schulung der Kreativität oder der Entwicklung von Fähigkeiten, Gefühle, Wünsche und Interessen auszudrücken, beitragen. Allerdings sei festgehalten, dass sich manche Methoden, wie z. B. das *Rollenspiel,* in mehrere Kategorien einordnen lassen. Dieses beliebte und (bei genau durchdachter Planung) auch erfolgreiche Verfahren kann sowohl mit *Handlungs- und Produktionsorientierung* als auch mit *Theaterpädagogik* in Verbindung gebracht werden. So lernen die Schüler beispielsweise sich in die Lage bestimmter Figuren hineinzuversetzen und ihre Kommunikationsfähigkeit zu entwickeln und es kommt nicht selten im Rahmen der Einübung zu Gesprächen und konstruktiven Auseinandersetzungen mit den Mitschülern über diese Problematik. Gerade die in Kapitel 2 angesprochene *soziale Dimension* von Literatur findet hier praktische Anwendung sowie Erweiterung.

Doch auch die auf den ersten Blick eher *trocken* wirkende *Textinterpretation*, speziell die Wahl eines literatursoziologischen Ansatzes, die genauere Betrachtung der

Biografie des Autors, der gesellschaftlichen Situation und dementsprechend die Durchführung einer Figurenanalyse, lassen Zusammenhänge sowie Hintergründe einer (Alkohol-)Abhängigkeit und ihrer Folgen erkennen. Teilweise in *Kombination mit handlungs- und produktionsorientierten Unterrichtsverfahren* können auf diese Art Emotionen, Verständnis sowie Motivation erzeugt werden. Eine besondere Rolle in Verbindung mit Alkoholprävention im Fach Deutsch spielt der *fächerübergreifende Unterricht*. So kann z. B. die literaturwissenschaftliche Analyse mit naturwissenschaftlichen Grundlagen (Biologie, Chemie) oder rechtlichen Informationen (Sozialkunde u. a.) verknüpft werden, was nicht nur *affektive,* sondern auch *kognitive Lernziele* berücksichtigt. Zur Entwicklung von Kreativität und Ausdrucksfähigkeit eignen sich ebenfalls die Fächer Kunst und Musik. Es ist also ersichtlich, dass der Deutschunterricht mit seiner vielfältigen Methodik ein reichhaltiges Potential für die alkoholpräventive Suchtarbeit bietet.

4.2 Vorschläge für die Praxis

Einige Ideen zur Praxisumsetzung, besonders für den Umgang mit dem alkoholspezifischen Jugendbuch, sollen nun – immer mit dem Blick auf fachspezifische Methoden – vorgestellt werden. Die Auswahl beschränkt sich exemplarisch auf die 7. Klassenstufe. Die Vorschläge sind als Angebot zu betrachten und können zum Teil auch für andere Klassenstufen geeignet sein.

Methodische Vorschläge	Umsetzung im Deutschunterricht
a) Aus dem Bereich Literatur	*Methodische Vorschläge unter besonderer Berücksichtigung der Arbeit mit dem alkoholspezifischen Jugendbuch*
Vorbereitende häusliche Lektüre des Textes	Ungelenktes Lesen erscheint im Kontext der Suchtprävention als ebenso wichtig wie das Lesen unter vorgegebener Fragestellung.
Einbetten der Texte in themenorientierten Unterricht	Neben „Sucht"/„Alkohol" sind sucht-/drogen*un*spezifische Themen wie „Das Leben", „Ich", „Glück" u. a. denkbar
(Vergleichende) Analyse: *andere Texte zum Vergleich heranziehen*	Analyse der Figurendarstellung, der Rolle des Erzählers u. a. sowie sozialer Hintergründe → Zu den „anderen Texten" können auch Märchen gehören: Eine Auswahl mit dem Anspruch „Märchen zur Suchtprävention" bietet Elisa Hilty an. Rolf Harten betrachtet Theodor Storms Märchen „Bulemanns Haus" unter dem Aspekt „Was hat Habsucht mit Suchtvorbeugung zu tun?".

Handlungs- und produktionsorientierte Methoden: *Erzählversuche der Schüler, z. B. angefangenen Text fortsetzen, neuen Schluss erfinden, Erzählperspektive verändern, Fabeln oder Märchen verfassen*	Die Schüler treten mit den Figuren eines Jugendbuches in einen Dialog, indem sie • ein schriftliches, fiktives Interview mit dem Protagonisten führen, und zwar bevor dieser zur Droge greift; auf diesem Wege wird die Auseinandersetzung mit den Motiven des Protagonisten gefördert; • einen Brief an eine der Figuren, auch an Verwandte oder Freunde des Protagonisten, schreiben; in diesem Brief können die Schüler ihre Meinung zur Lage des gefährdeten Jugendlichen äußern, seine Situation darlegen, v. a. aber Alternativen und Perspektiven skizzieren; • eine Seite aus dem Tagebuch des Protagonisten oder einer anderen Figur entwerfen; auch ein Gedicht ist denkbar; • eine Szene umschreiben und die Konsequenzen erörtern; • einen um die Sparten „Wünsche" und „Zukunfts-Perspektiven" erweiterten Steckbrief des Protagonisten verfassen; • ein klärendes Gespräch verfassen, z. B. zwischen dem Protagonisten und seinen Eltern; • Comic-Sprechblasen ausfüllen; • wenn möglich: dem Autor des Buches schreiben oder ihn sogar in die Schule einladen. **Speziell zur Arbeit mit Gedichten:** • Hinführung zu kreativen Versuchen durch Sprachspiele, Collagen, Reimspiele usw.
Fächerübergreifender Unterricht	• Analyse von Zeitungsartikeln, Schlagern, Werbung: Im fächerübergreifenden Unterricht (Deutsch – Kunst oder Deutsch – Sozialkunde) können sprachliche (Untersuchung der Werbesprache in Bezug auf Stilmittel, Soziolekte etc.) wie grafische Strategien der Werbung analysiert sowie ihre Intentionen aufgedeckt werden. Im Anschluss sollten die erarbeiteten Kenntnisse in Form selbstgestalteter Plakate gesichert und kreativ umgesetzt werden. • Die eigenen Entwürfe können mit Plakaten der AOK, der BZgA etc. verglichen werden. • Darüber hinaus bietet es sich an, die Schüler satirische Texte zum Thema „Werbung" verfassen zu lassen.
Spiel- und theaterpädagogische Ansätze *Unvorbereitete und vorbereitete Spielversuche*	Neben dem Nach- bzw. Umspielen aus der laufenden Lektüre entnommener Szenen eignen sich Konfliktsituationen als Ausgangsbasis, z. B.: *Jemand bietet mir Alkohol an; ein Freund steigt angetrunken in sein Auto* etc. Ein Ziel des Rollenspiels besteht darin, die Schüler zum Verzicht *ohne Prestigeverlust* zu befähigen und sie mit einem entsprechenden Verhaltensrepertoire auszustatten. Vielleicht gibt es an der Schule eine Theater-AG, die das Einstudieren eines (im Deutschunterricht verfassten oder in Grundzügen skizzierten) Stücks übernehmen kann?

Rollenspiele	s. o.
Sprechen auf Band	Interviews zum Thema „Alkohol": Interviews bieten sich mit älteren Schülern (z. B. mit den Rauchern aus der so genannten „Raucher-Ecke") an, mit den Eltern, dem Apotheker etc. Außerdem können Hörspiele rund um das Thema Alkohol erstellt werden.
Gemeinsamer Theaterbesuch	Spannend ist der Besuch in Kinder- und Jugendtheatern. Hier diskutieren die Schauspieler mit ihrem Publikum nach der Vorstellung. Auf Wunsch besprechen Theaterpädagogen (z. B. des Grips-Theaters) die Stücke in den Schulen; oft ist Begleitmaterial erhältlich.

Tab. 2a: Methodische Vorschläge zur Arbeit mit literarischen Texten und deren Umsetzung im Deutschunterricht.

b) Zur Arbeit mit Sachtexten/ Kritischer Umgang mit Medien	
Sachbezogenes Schreiben üben	Mündliche und/oder schriftliche Diskussion (Erörterung), beispielsweise folgender Themen: → Verbot der Werbung für Alkohol, „Ist einmal keinmal?", Legalität und Illegalität von Drogen u .a.
Handlungs- und produktionsorientierte Methoden, z. T. in Kombination mit fächerübergreifendem Unterricht Kontaktaufnahme mit Institutionen u. a.	Telefonanrufe bei Präventionsprojekten (wie dem Berliner Kindermuseum Labyrinth oder Jugendtheatern), Krankenkassen, Gesundheitsämtern, Beratungsstellen oder der Polizei: Auch hier wird ein Interview vorbereitet. Im Gespräch sollte gezielt nach Informationsmöglichkeiten (wie Broschüren, Informationsveranstaltungen, Themenabenden, Vorträgen in der Schule etc.) gefragt werden. Gesprächsverlauf und Ergebnisse werden in der Klasse referiert. Abschließend sollte eine der vorgestellten Einrichtungen gemeinsam mit der Klasse besucht werden.
Umformulieren von Texten	Umschreiben sucht- bzw. alkoholspezifischer Fachtexte in schülergerechteren Stil: Die Ergebnisse können z. B. in Form einer Wandzeitung oder einer eigenen Infobroschüre festgehalten werden.
Fächerübergreifender Unterricht	• vgl. Tabelle 2a zum Thema „Werbung" • s. o. (z. B. Deutsch und Sozialkunde oder Deutsch und Biologie)

Tab. 2b: Methodische Vorschläge zum Umgang mit Sachtexten/Medien.

5. Ausblick

Aus dem Vergleich zwischen den Zielen und Methoden der Suchtprävention mit denen des Deutschunterrichts ergibt sich, dass das Fach Deutsch als Ort alkoholspezifischer wie alkoholunspezifischer Prävention geeignet ist:
Im Rahmen einer Unterrichtseinheit zum Thema Alkohol kann z. B. auf Jugendbücher zurückgegriffen werden, aber auch verschiedene Schulbücher beinhalten

Texte mit suchtpräventivem Potenzial. Davon ausgehend kann der Bogen zu Unterrichtseinheiten über den Umgang mit Gefühlen, über das Erwachsenwerden oder über verschiedene Lebensentwürfe geschlagen werden. Doch auch unabhängig von geplanten Unterrichtseinheiten kann ganzheitliche Suchtprävention, wie die Förderung von Selbstwertgefühl und sozialer Kompetenz, Einfluss auf den Deutschunterricht und alle daran Beteiligten ausüben. Es ist ferner deutlich geworden, dass insbesondere der Literaturunterricht Möglichkeiten bietet, auch den Bereich alkoholspezifischer Prävention zu integrieren. Auf verschiedene Weise können Methoden angewendet werden, die sowohl den Zielen des Deutschunterrichts als auch denen der Suchtprävention gerecht werden. Die Beherrschung literaturwissenschaftlicher Arbeitstechniken und Alkoholprävention müssen sich nicht ausschließen, sondern können – im Gegenteil – einander bereichern.

Für die Sekundarstufe II, teilweise aber auch für die Sekundarstufe I, bieten sich bei entsprechender didaktischer Aufbereitung viele Texte der zu Beginn angeführten Autoren an, deren Analyse, Diskussion und Reflexion Beiträge zur alkoholspezifischen Suchtprävention darstellen. Dabei ebnen etliche der oben beschriebenen Methoden auch älteren Schülern den Weg in die Auseinandersetzung.

So kann der Deutschunterricht letztlich in allen Klassenstufen dazu beitragen, dass Kinder und Jugendliche lebensbejahende Denk- und Handlungsmuster entwickeln. Als geglückt darf Suchtprävention in unserem Zusammenhang dann gelten, wenn Kinder und Jugendliche ihre Entscheidungsfreiheit als solche wahrnehmen und nicht allein aufgrund antrainierter Verhaltensregeln *Nein* sagen.

Anmerkungen

[1] Vgl. London, J.: König Alkohol. München 1973

[2] Vgl. Stevenson, R. L.: Der Flaschenkobold. Stuttgart o. J.

[3] Busch, W.: Die fromme Helene. Zitiert nach Harten, R./Burmester, J.: Hinter Gläsern. Alkohol in der Literatur. Geesthacht 1991, S. 39.

[4] Vgl. Kupfer, A.: Die künstlichen Paradiese. Rausch und Realität seit der Romantik. Ein Handbuch. Stuttgart; Weimar 1996

[5] Vgl. Ostermann, H.: Wie der Sand, so das Bier? Satirische Briefe zum Thema Werbung. In: Praxis Deutsch. Zeitschrift für den Deutschunterricht (2001) 163, S. 55-58.

[6] Vgl. BZgA (Hrsg.): Unterrichtsmaterialien für die Grundschule zu den Themen „Naschen", „Arzneimittel", „Fernsehen" (jeweils Klassen 1-4), „Nichtrauchen" (Klassen 3-4). Stuttgart 1992 *und* „Eßgewohnheiten" (Klassen 5-10). Stuttgart 1994

[7] Vgl. Bründel, H./Hurrelmann, K.: Drogengebrauch – Drogenmißbrauch. Eine Gratwanderung zwischen Genuß und Abhängigkeit. Darmstadt 1997, S. 40ff.

[8] Hurrelmann, K.: Suchtprävention im schulischen Alltag. In: Pädagogik 51 (1999) 3, S. 41.

[9] Ebd., S. 41.

[10] Vgl. Senatsverwaltung für Bildung, Jugend und Sport: Rahmenplan für Unterricht und Erziehung in der Berliner Schule. Deutsch. Sekundarstufe I. Berlin 2006, S. 4.

[11] Vgl. Hessisches Kultusministerium: Lehrplan Deutsch. Gymnasialer Bildungsgang. Jahrgangsstufen 5-13. Wiesbaden 2006, S. 2ff. (letzter Zugriff Juni 2007)

[12] Vgl. hierzu auch: Hessisches Kultusministerium: Lehrplan Deutsch, a.a.O., S. 2-3 *und* Senatsverwaltung für Bildung, Jugend und Sport: Rahmenplan für Unterricht und Erziehung, a.a.O., S. 2-7.

[13] Vgl. hierzu auch: Hessisches Kultusministerium: Lehrplan Deutsch, a.a.O., S. 3.

[14] Kaulen, H.: „Was bleibet aber, stiften die Dichter?" Überlegungen zur Funktion der Literatur in der Mediengesellschaft. Unveröffentlichtes Manuskript, Vortragsfassung. Marburg 2006, S. 14.

[15] Ebd., S. 16.

[16] Ebd., S. 16.

[17] Vgl. Pekrun, R.: Emotion, Motivation und Persönlichkeit. München; Weinheim 1988, S. 115.

[18] Bockhofer, R.: Suchtprävention, Deutschunterricht. In: Bartsch, N./Knigge-Illner, H. (Hrsg.): Sucht und Erziehung. Bd. 1: Sucht und Schule. 2. unveränderte Aufl. Weinheim; Basel 1987, S. 207-216.

[19] Hurrelmann, B.: Kinder- und Jugendliteratur im Unterricht. In: Bogdal, K.-M./Korte, H. (Hrsg.): Grundzüge der Literaturdidaktik. München 2002, S. 134-146.

[20] Vgl. Rosebrock, C.: Kinder- und Jugendliteratur im Unterricht aus der Perspektive der Lehrerbildung. In: Rank, B./Rosebrock, C. (Hrsg.): Kinderliteratur, literarische Sozialisation und Schule. Weinheim 1997, S. 7-28.

[21] Hurrelmann, B., a.a.O., S. 143.

[22] Ebd., S. 143; Vgl. hierzu auch: Ewers, H.-H.: Kinderliteratur, Literaturerwerb und literarische Bildung. In: Rank, B./Rosebrock, C. (Hrsg.): a.a.O., S. 55-74.

[23] Hurrelmann, K., a.a.O., S. 41.

[24] Bründel, H./Hurrelmann, K., a.a.O., S. 113.

[25] Vgl. Winter, K.: Handlungsvorschlag B: Jugendbuch. In: Kollehn, K./Weber, N. H. (Hrsg.): Alkohol und Erziehung. Suchtprobleme in pädagogischen Feldern. Band 2. Berlin 1988, S. 212-224.

[26] Ebd., S. 215ff.

[27] Hurrelmann, K., a.a.O., S. 41.

[28] Weber, A.: Sauf ruhig weiter, wenn du meinst! Mülheim 2004

[29] Gabbert, G.: Das Jugendbuch „Hau ab, du Flasche!" Versuch einer Thematisierung des Problems des Jugendalkoholismus im Deutschunterricht. Unterrichtseinheit. In: Deutschunterricht 49 (1996) 6, S. 320-326.

[30] Spinner, K.: Handlungs- und produktionsorientierte Verfahren im Literaturunterricht. In: Kämper-van den Boogaart, M. (Hrsg.): Deutsch-Didaktik: Leitfaden für die Sekundarstufe I und II. Berlin 2003, S. 175-190.

[31] Paefgen, E. K.: Einführung in die Literaturdidaktik. Stuttgart; Weimar 1999, S. 126f.

Unterrichtswerke

Da in der Praxis sowohl alte als auch neue Lehrwerke verwendet werden, erfolgt der Hinweis auf Bücher beider Kategorien.

a) Neuere Unterrichtswerke

Doppel-Klick. Das Sprach- und Lesebuch 8. Berlin: Cornelsen 2002
Darüber müssen wir sprechen. S. 64f., speziell: S. 74: Jugendbücher zur Thematik u.a.
Ladiges, Ann: „Hau ab, du Flasche!"
Magazin 8. Handbuch für den Unterricht. Berlin: Cornelsen 2000
Kapitel: *Ich kann jederzeit aufhören, Lesetagebuch, S. 86f.*
Magazin 8. Ein Lesebuch für junge Leute. Berlin: Cornelsen 2000
Kapitel: Ich kann jederzeit aufhören. Text: *Spaß?*
Treffpunkte 8. Lesebuch. Hannover: Schroedel 2001
Kapitel: Suchtwege, S. 40 f.

b) Ältere Unterrichtswerke

Deutschbuch 5. Berlin: Cornelsen 1997
Wir und unsere Schule, S. 9-23; Träume und Erlebnisse erzählen, S. 41-65.
Blickfeld Deutsch. Jahrgangsstufe 6. Paderborn: Ferdinand Schöningh 1997
Arbeit und Freizeit, S. 268-314; Jugendbuch – neue Welten, S. 324-362.
Deutschbuch 7. Sprach- und Lesebuch. Berlin: Cornelsen 1998
Wer bin ich?, S. 9-23; Gespräche untersuchen – Rollen erproben, S. 61-74.
Deutschbuch 8. Berlin: Cornelsen 1998
Lebensläufe: Berichten, Schildern, Erzählen, S. 29-45.
Wortwechsel. Deutsch in der Jahrgangsstufe 8. Paderborn: Ferdinand Schöningh 1993
Erziehung im Kinderbuch, S. 182-187; Wer erzieht wen?, S. 216-227;
Kinder stark machen: Sehnsüchte und Süchte, S. 228-259.
Wortwechsel. Deutsch in der Jahrgangsstufe 10. Paderborn: Ferdinand Schöningh 1994
Konflikte im Elternhaus, S. 42-52; Schule fürs Leben, S. 201-217.

Fachdidaktische Literatur

Dahrendorf, M./Zimmermann, P.: Ideen und Materialien für Lehrerinnen und Lehrer. *Ann Ladiges'* *„Hau ab, du Flasche!"* http://www.rowohlt.de/buecher/kinder-jugendbuch (Die Lehrmaterialien befinden sich als Link neben dem Titel, letzter Zugriff: Februar 2006.) bzw. http://www.rowohlt.de/fm/140/Ladiges_Flasche.pdf

Doering-Suchan, G.: Zur Arbeit mit dem Jugendbuch „Hau ab, du Flasche!" von Ann Ladiges. Arbeitsteiliges Verfahren in einer heterogenen Lerngruppe. In: Diskussion Deutsch 17 (1986) 87, S. 59-68.

Harten, R.: Was hat Habsucht mit Suchtvorbeugung zu tun? Über Theodor Storms Märchen „Bulemanns Haus". In: Lindemann, Frank (Hrsg.): Suchtvorbeugung im Wandel der Zeit. Bund für drogenfreie Erziehung 1896-1996. Geesthacht 1996, S. 23-28.

Haushahn, H.: Der Deutschunterricht. In: Jugendalkoholismus. Möglichkeiten der Prävention und der sozialpädagogischen Intervention. Frankfurt am Main 1996, S. 174-177.

Boßmann, S./Viereck, H.: Position beziehen. Drogen: Flucht in die Sucht? Mit Arbeitsblättern und Projektangaben. Klassen 7 und 8. Herausgegeben von Moritz, Petra. Berlin 2003, S. 4-17.

Schmidt, H.: „Drogen in unserem Alltag". Ein Projekt im Deutschunterricht der Klassenstufe 8. In: Deutschunterricht 17 (1994) 4, S. 195-205.

Siegwart, B. u. a.: Schüler machen Werbung für Schüler gegen Alkohol. In: Schulmagazin 5-10 10 (1995) 6, S. 23-24.

Zamjatnins, M.: Der Flaschengeist. Ein Comic zum Thema Jugend und Alkohol. Kiel: LSSH o. J. (1999 im Programm der LSSH)

a) *Jugendliteratur, in der Alkohol eine Rolle spielt*

Benton, J.: Gaby auf der falschen Fährte. Bekenntnisse einer Sechzehnjährigen. Wuppertal: Blaukreuz 1994

Färber, W.: Volle Pulle. Ravensburg 2004

Feid, A.: Hinter der Fassade. 10. Aufl. Reinbek b. Hamburg 1996

Hilty, E.: Rotkäppchens Schwester. Elf Märchen zur Suchtprävention. Bern 1996

Isbel, U.: Ich will nicht mehr. Lebensangst. München 1996

Ladiges, Ann: „Hau ab, du Flasche!" 42. Aufl. Reinbek b. Hamburg 2005

Meyer-Dietrich, I.: Genug geschluckt. Ravensburg 2004

Meyer-Dietrich, I.: Immer das Blaue vom Himmel. Würzburg 1999

Saint-Exupéry, A. de: Der kleine Prinz. (Kapitel XII: Planet des Säufers). Düsseldorf 1984

Stewart, M.: Alki? Ich doch nicht! Ravensburg 1997

b) *Literaturdidaktische und -theoretische Grundlagen*

Lecke, B.: Medienpädagogik, Literaturdidaktik und Deutschunterricht. In: Kämper-van den Boogaart, M. (Hrsg.): Deutsch-Didaktik: Leitfaden für die Sekundarstufe I und II. Berlin 2003, S. 34-45. Speziell für die Themen *kritischer Umgang mit Medien* und *Werbung*

Schindler, F.: Verbundsysteme: Integrativer Deutschunterricht und fächerübergreifendes Lernen. In: Bogdal, K.-M./Korte, H. (Hrsg.): Grundzüge der Literaturdidaktik. München: Deutscher Taschenbuch Verlag 2002, S. 272-285.

Spinner, K.: Handlungs- und produktionsorientierter Literaturunterricht. In: Bogdal, K.-M./Korte, H. (Hrsg.): Grundzüge der Literaturdidaktik. München 2002, S. 247-261.

III. Alkoholprävention in außerschulischen pädagogischen Feldern

Ganzheitliche Suchtprävention in Familie und Kindertagesstätten

Ingeborg Holterhoff-Schulte

Vorbemerkungen

Suchtprävention, wie sie in Niedersachsen seit nunmehr zehn Jahren regelmäßig durchgeführt wird, zeigt, dass zwar mit Eltern bzw. Familien gearbeitet wird, dieses Setting aber im Vergleich zu anderen Settings wie „Schule" oder „Jugendarbeit" deutlich weniger Aktivitäten aufweist.[1] Dabei wird die Bedeutung der Familien im Hinblick auf die Sozialisation der Kinder einschließlich ihres Umgangs mit Suchtmitteln gesehen. Die Einschätzung der Expertise zur Suchtprävention von 1992 trifft auch heute noch zu:

„Untersuchungen deuten darauf hin, dass die Erziehungsstile der Eltern einen hohen Einfluss auf den Erwerb der Kompetenzen haben, die im späteren Alter die Wahrscheinlichkeit eines Missbrauchsverhaltens bestimmen. [...] Die Ergebnisse bedeuten, dass präventive Maßnahmen für die Verbesserung des Erziehungsstils der Eltern bereits im Kindesalter von 5-7 Jahren eingesetzt werden müssen. Insgesamt ist der Bereich der Familie als Interventionsort präventiver Maßnahmen, etwa im Vergleich zur Schule, in Forschung und Praxis deutlich vernachlässigt."[2]

Eine Schwierigkeit in der Arbeit mit Familien besteht darin geeignete Zugangswege – und hier insbesondere zu Risikofamilien – zu finden. Nach wie vor werden die Eltern zumeist über die Institutionen Schule und Kindertagesstätte angesprochen. Für Schule und Kindertagesstätte wurde in den vergangenen Jahren eine Vielzahl von Programmen, Projekten und Maßnahmen mit wechselnder Beteiligung der Eltern entwickelt.[3] Auch auf eine Änderung der Rahmenbedingungen wird unterschiedlich hingewirkt. Die Mehrzahl der Programme stellt kommunikative Maßnahmen in den Mittelpunkt, während es selten um eine Verbesserung der Verhältnisse und Strukturen geht. Eine wichtige strukturelle Maßnahme wäre es z. B., die Öffnungszeiten von Einrichtungen mit den Zeiten von Beruf und Kindererziehung zu vereinbaren.

Familie heute

Erziehung heute – sei es in Familien oder institutionellen Erziehungseinrichtungen – unterliegt den allgemeinen Arbeits- und Lebensbedingungen. Wenn die Familie mehr in die Suchtprävention einbezogen werden soll, sind auch ihre gesellschaftliche Einbettung, ihr tatsächliches Erscheinungsbild und die über sie bestehenden Meinungen und Mythen zu berücksichtigen.

Nun gibt es nicht *die* Familie, wie es auch nicht *die* Jugend oder *die* Alten gibt. Der Familienreport 2005[4] vermittelt einen Überblick über die derzeitige Lebenssituationen von Familien. Die wichtigsten *Trendaussagen* sind:

- In immer weniger Haushalten in Deutschland leben heute Erwachsene mit Kindern. Während die Familie die kleinste Haushaltsgruppe stellt, stellen die Einpersonenhaushalte mittlerweile mit 37 Prozent die größte Gruppe.
- Bundesweit gibt es inzwischen mehr Ehepaare ohne Kinder (52 Prozent) als mit Kindern, die in einem Haushalt zusammenleben.
- Die lebenslange Ehe als dominante Lebensform hat an Gewicht verloren. Je jünger die Partner bei der Eheschließung sind, desto größer ist ihr Scheidungsrisiko. Seit den 1970er Jahren hat sich die Anzahl der Scheidungen fast verdoppelt. Hält die Scheidungshäufigkeit an, dann werden im Laufe der Zeit etwa 38 Prozent der Ehen geschieden.
- Im europäischen Vergleich gehört Deutschland zu den Ländern mit der geringsten Haushaltsgröße, dem höchsten Anteil allein Lebender und dem geringsten Anteil an Haushalten mit Kindern.
- Jede zehnte Familie hat einen Migrationshintergrund. In einigen Großstädten trifft dies bereits auf mehr als 40 Prozent der Kinder und Jugendlichen zu. Jedes achte in Deutschland geborene Kind hat Eltern mit ausländischer Staatsangehörigkeit.
- Im europäischen Vergleich weist Deutschland einen deutlichen Rückstand bei der Integration von Frauen mit Kindern in den Arbeitsmarkt auf. Derzeit liegt die Erwerbsbeteiligung aller Frauen mit Kindern bei 63 Prozent (West) bzw. 75 Prozent (Ost). Allerdings sinkt der Anteil bei den 25- bis 45-jährigen Frauen in der Familienphase erheblich, was gerade bei den unter 3-jährigen Kindern auf eine fehlende Infrastruktur zurückzuführen ist. Erst wenn das jüngste Kind im Kindergarten ist, steigt die Berufstätigkeit von Frauen auf 60 Prozent.
- Die Betreuung der Kinder – vor allem unter drei Jahren – ist in Deutschland noch unzureichend. Der Familienreport stellt fest, dass 1,2 Mill. Plätze notwendig sind um der Nachfrage nach Plätzen für unter Dreijährige gerecht zu werden. Weiterhin bieten 80 Prozent der Kindergärten im Westen ausschließlich eine Halbtagsbetreuung an, während es im Osten zu 98 Prozent Ganztagsplätze sind.

- Bei Paaren mit Kindern stehen den Familienmitgliedern – z. B. einer Familie mit zwei Kindern – pro Kopf 60 Prozent weniger Geld für den privaten Konsum zur Verfügung als Paaren ohne Kinder. Die Teilhabe an Gesundheitspflege, Kultur, Freizeitaktivitäten und Urlaub sinkt mit steigender Kinderzahl erheblich. Paare mit Kindern haben von allen Haushaltstypen die höchste Ausgabendisziplin und sind viel häufiger mit höheren Schulden für Wohneigentum belastet als Paare ohne Kinder.
- Familien erreichen in allen Familienformen und -phasen ein niedrigeres Wohlstandsniveau als der Durchschnitt der Haushalte. Die Hauptursache liegt in der Aufgabe bzw. Einschränkung der Erwerbstätigkeit durch die Mutter, ausgelöst durch die Geburt eines Kindes.
- Die meisten Kinder, die der Armutsgrenze zugerechnet werden, leben in Ein-Eltern-Familien oder in Familien mit Migrationshintergrund. Die niedrigsten Armutsquoten finden sich bei Paarhaushalten ohne Kinder. Das Armutsrisiko steigt mit der Zahl der Kinder.
- Alleinerziehende und nicht eheliche Lebensgemeinschaften mit Kindern benötigen wegen Überschuldung 14-mal so häufig die Hilfe von Schuldnerberatungsstellen wie Paare ohne Kinder. In fast 40 Prozent der Fälle ist die Überschuldung durch Arbeitslosigkeit verursacht.
- Menschen mit Migrationshintergrund haben ein besonders hohes Armutsrisiko. Sind es bei der deutschen Bevölkerung 14 von hundert Personen, so tragen Migrantinnen und Migranten fast das doppelte Risiko: Bei ihnen sind von 100 Personen 24 von Armut betroffen. Dementsprechend sind Migrantinnen und Migranten fast dreimal so oft (ca. neun Prozent) auf Sozialhilfe angewiesen als Deutsche (drei Prozent).
- Von allen Bevölkerungsgruppen sind Kinder und Jugendliche unter 18 Jahren am häufigsten auf Sozialhilfe angewiesen (1,1 Mill.).
- Ursachen für das gestiegene Armutsrisiko der Familien mit Kindern sind der Anstieg der Arbeitslosigkeit, die Zunahme der Scheidungen, Trennungen und ledigen Mutterschaften, die Zuwanderung einkommensschwacher Familien und das Zurückbleiben der Einkommen hinter dem Anstieg der Lebenshaltungskosten bei vielen Familien mit mehreren Kindern.

Fazit

Junge Menschen entscheiden sich immer seltener für Kinder. Deshalb nehmen sowohl die *Zahl der Kinder* an der Gesamtbevölkerung als auch die *Zahl der Familien* insgesamt ab.

Familien sind besonders von *Armut* bedroht und müssen generell mit weniger Finanzmitteln auskommen. Das liegt vor allem am fehlenden Einkommen der Mütter, die wegen der schlechten Betreuungssituation besonders der jüngeren Kinder nicht berufstätig sein können.

Besonders großen Risiken sind *Migrantenfamilien* und *Ein-Eltern-Familien* ausgesetzt. Da die Zahl der Scheidungen steigt, nimmt die letztgenannte Familienform zu.

Die geschilderte gesellschaftliche Lage von Familien mit Kindern hat zur Folge, dass viele Familien den ihnen zugewiesenen Aufgaben nicht mehr oder nur noch unzureichend gewachsen sind. Obwohl das Grundgesetz Ehe und Familie unter den besonderen Schutz der staatlichen Ordnung stellt, sind diese in der Realität kaum im erforderlichen Maße gewährleistet.

Der Familienreport benennt *Risikopotenziale* (mehr Scheidungen, schlechte Vereinbarkeit von Beruf und Familie, mehr Ein-Eltern-Familien, mehr Patchwork-Familien, Armutsrisiko von Familien, insbesondere Migrantenfamilien), die letztlich auch Risiken für Suchtmittelmissbrauch oder Suchtentwicklung sein können.

Damit Kinder sich körperlich und seelisch gesund entwickeln, sie also weitgehend vor Sucht geschützt sind, muss ihren Bedürfnissen ausreichend Rechnung getragen werden. Besondere Bedeutung haben vor allem emotionale und soziale Bedürfnisse, wie der Wunsch nach zuverlässigen Beziehungen, nach Zuneigung und Angenommensein, nach Geborgenheit, Wertschätzung und Anerkennung, nach ausreichenden Spiel- und Entfaltungsmöglichkeiten. Besonders für solche Familien, für die die oben erwähnten Strukturmerkmale zutreffen, ist es schwierig, diese Versorgungs- und Erziehungsaufgaben ausreichend zu leisten. Damit ergibt sich ein besonderes Risikopotenzial für die Kinder, die in diesen Familien aufwachsen.

Für die Suchtprävention heißt das, dass Maßnahmen notwendig sind, die die Familien stützen bzw. entlasten. Hier ist die Politik gefordert, bessere Rahmenbedingungen zu schaffen. Mittlerweile hat die Bundesregierung zumindest die Situation erkannt: Erste Schritte in Richtung struktureller Verbesserungen zeichnen sich ab, wie die wachsende Anzahl von Ganztagsschulen und der Ausbau des Kinderbetreuungsangebotes beweisen.

Notwendig ist es aber auch Eltern zu befähigen, die von ihnen erwartete, anspruchsvolle Erziehungsarbeit zu leisten. Eltern sollen Kinder zur Selbstständigkeit und Autonomie erziehen, ihnen jedoch auch genügend emotionalen Halt und persönliche Zuwendung geben. Es gibt viel zu wenig Angebote für Eltern, die in dieser Hinsicht Unterstützung anbieten, ihnen erzieherische Kompetenzen vermitteln und ihnen im Umgang mit ihren Kindern Orientierungs- und Entscheidungshilfen geben; Angebote, die wirksam sind, bevor familiäre Belastungen zu ernsthaften Beeinträchtigungen in der Entwicklung der Kinder führen.

Strukturelle suchtpräventive Maßnahmen für Familien in schwierigen sozialen und materiellen Lebenssituationen[5]

Da die Suchtprävention in Deutschland insgesamt nicht komfortabel ausgestattet ist, wird vielfach dazu übergegangen den Arbeitsschwerpunkt auf besonders gefährdete *Risikogruppen* zu legen. Nach der bisherigen Analyse sollten sich die Maßnahmen auf folgende Gruppierungen konzentrieren:

* auf Familien, die wirtschaftlich schlecht gestellt sind oder als arm bezeichnet werden müssen,
* auf Alleinerziehende,
* auf Familien, in denen Eltern arbeitslos sind,
* auf Migrantenfamilien.

Es macht wenig Sinn, einer Familie, die Existenzsorgen hat (z. B. wegen Arbeitslosigkeit), in erster Linie pädagogische Angebote zur Verbesserung des elterlichen Erziehungsstils zu machen. Suchtpräventive Maßnahmen mit materiell und sozial schwach gestellten Familien sind nur hilfreich, wenn sie in den Kontext sozialer Arbeit eingebunden sind und eine sozialpolitische Ausrichtung haben, die auf eine Änderung der Strukturen abzielt.

Solcherart (strukturelle) Suchtprävention lässt sich umsetzen durch *regionsbezogene* oder auf einen *Stadtteil* ausgerichtete Arbeit, die alle relevanten Institutionen beteiligt. Ziel solcher regionsbezogenen oder stadtteilbezogenen Projekte ist es, Strukturverbesserungen auf den Weg zu bringen, um so z. B. Familien dauerhaft zu entlasten:

* Der *erste* Schritt bei der Verwirklichung solcher Projekte besteht darin, Vertreter/innen aller sozialen Institutionen eines Stadtteils zusammenzubringen. Häufig bestehen bereits Arbeitskreise, in denen diese Institutionen zusammenarbeiten (z. B. Arbeitskreise Gesundheit) und die für die Umsetzung suchtpräventiver Arbeit genutzt werden können.
* Ist ein solcher Arbeitskreis gefunden oder auch gegründet worden, besteht der *zweite* Schritt darin Suchtprävention zu einem Hauptanliegen des Arbeitskreises zu machen. Dann müssen die Mitglieder möglichst durch spezielle Fachkräfte mit den Erkenntnissen moderner Suchtprävention vertraut gemacht werden. Denn immer noch glauben auch im sozialen Bereich Tätige, Suchtprävention erschöpfe sich vorwiegend in Aufklärungsaktionen.

Mithilfe von Fachkräften der Suchtprävention kann der Arbeitskreis das konkrete Projekt entwickeln – entsprechend den sozialen Erfordernissen des jeweiligen Stadtteils. Ein Ansatzpunkt könnte z. B. bei der Verbesserung des Betreuungsangebotes für die Kinder in diesem Stadtteil liegen, und zwar in quantitativer wie auch qualitativer Hinsicht. Gleichgültig, an welcher Stelle angesetzt wird, ein zentrales

Kriterium wird darin bestehen die Kooperation zwischen den Institutionen zu fördern und vorhandene Ressourcen füreinander nutzbar zu machen.[6]

Da Betreuungseinrichtungen für unter 3-jährige Kinder in Deutschland rar sind, beginnt der Besuch einer Kinderbetreuungseinrichtung erst mit ca. 3 Jahren. Die Kindertagesstättenerziehung wird als Ergänzung zur Familienerziehung betrachtet. Anders als Schule hat die Kindertagesstätte wie die Familie genauso allgemeine, auf die Entwicklung des Kindes ausgelegte Erziehungsziele. Hier knüpfen die Kinder ihre ersten außerfamiliären Kontakte und müssen sich erstmals in einer größeren Gruppe mit Kindern einleben und zurechtfinden. Gerade Letzteres hat heute eine große Bedeutung, da immer mehr Kinder ohne Geschwister aufwachsen. In der Regel bemühen sich Kindertagesstätten um einen engen und intensiven Kontakt zum Elternhaus der Kinder. Vor dem Hintergrund der Bedeutung, die Kindertagesstätten für die Entwicklung von Kindern und auch für die Situation der Familien haben, ist ein Einbeziehen der Kindertagesstätten in ein Stadtteilprojekt, das sich auch auf die Verbesserung von Rahmenbedingungen richtet, unabdingbar.

Die Situation in einer Kinderbetreuungseinrichtung spiegelt die Situation des Stadtteils oder des Ortes, in dem sie angesiedelt ist. Die soziale und materielle Situation der Familie wird durch das Kind, das täglich mehrere Stunden in der Einrichtung verbringt, sichtbar. Da Erzieherinnen Problemsituationen der ihnen anvertrauten Kinder unmittelbar erleben, ist es meistens nicht schwer sie für eine suchtpräventive Ausrichtung ihrer Arbeit zu motivieren. Erfahrungen zeigen, dass gerade Erzieherinnen die Gruppe von Multiplikatorinnen bilden, der die suchtpräventiven Prinzipien von Langfristigkeit und Kontinuität rasch einleuchtet, die die suchtpräventiven Zielsetzungen zur Förderung der allgemeinen Lebenskompetenzen gut nachvollziehen kann und die deshalb nicht „schnelle Patentrezepte" erwartet.

Der erste Schritt, um in die suchtpräventive Arbeit von Kindertagesstätten einzusteigen, liegt also in der suchtpräventiven Fortbildung der Erzieherinnen. Zugleich muss der strukturellen Einbettung der Einrichtung Rechnung getragen werden: Befindet sich die Kindertagesstätte in einem „sozialen Brennpunkt"? Gibt es viele Kinder aus Migrantenfamilien, viele Alleinerziehende, viele arme oder sozial schwache Familien? Oder ist die Einrichtung in einem bürgerlichen bzw. mittelschichtgeprägten Stadtteil gelegen?

Ein Beispiel für gelungene präventive Stadtteilarbeit: Mo.Ki – Monheim für Kinder[7]

Die Stadt Monheim hatte mit ihrem „Berliner Viertel" – eine von der Neuen Heimat aus dem Boden gestampfte Plattenbausiedlung – einen sozialen Brennpunkt, in dem jedes vierte Kind von Sozialhilfe lebte. Von 2000 bis 2001 hatte sich diese Zahl sogar verdoppelt (Unterstützung bei Erziehungsproblemen und Heimunterbringung). Eine interne Untersuchung zeigte, dass bei vielen dieser Kinder bereits im Kindergarten Auffälligkeiten und Entwicklungsprobleme bemerkt worden waren und dass in 80 Prozent der Fälle die Kinder aus armen, sozial schwachen Familien stammten. Die Stadt entwickelte in Zusammenarbeit mit der Arbeiterwohlfahrt Niederrhein im Jahr 2002 das Modellprojekt „Mo.Ki – Monheim für Kinder", das sich auf drei Säulen stützte: der Vernetzung, der Förderung der Kinder und der Unterstützung der Eltern.

a) Vernetzung

Zentrum der Arbeit wurden die fünf Kindertagesstätten unterschiedlicher Träger im „Berliner Viertel", die jetzt begannen intensiv zusammenzuarbeiten. Kern der Aktivitäten war zunächst die intensive Fortbildung der Erzieherinnen und Leiterinnen dieser fünf Einrichtungen: Die Erzieherinnen hospitierten z. B. regelmäßig in anderen Kindergärten um neue Wege kennen zu lernen, einen neuen Blick auf die eigenen Strukturen zu bekommen und die einzelnen Kindergärten nach außen zu öffnen.

Über die Kindergärten hinaus hat Mo.Ki alle mit Jugend- und Familienarbeit befassten Institutionen ins Boot geholt: Jugend-, Sozial- und Gesundheitsamt, Erziehungsberatung und Familienbildungsstätten. Alle arbeiten zusammen um Dienstwege zu verkürzen, Angebote zu bündeln und jedem Einzelfall gerecht zu werden. Ziel der Vernetzung ist letztlich eine begleitende Präventionskette von der Geburt bis zur Berufsausbildung, so dass auf die in jeder Altersstufe auftretenden Entwicklungsprobleme ohne großen Aufwand reagiert werden kann.

b) Förderung der Kinder

Die Kinder werden durch unterschiedliche Angebote sprachlich gefördert, bekommen Spiel- und Beschäftigungsangebote. Mit Bewegungsprogrammen sowie Gesundheits- und Ernährungsprogrammen werden dadurch auch die Familien erreicht. Zugleich kommen aber auch Spielgruppenleiterinnen, Erzieherinnen, Lehrkräfte und Therapeutinnen gemeinsam über die Familien und Kinder ins Gespräch. Die meisten Veranstaltungen finden in den jeweiligen Kindertagesstätten statt, weil die Familien dort am ehesten zu erreichen sind.

c) Unterstützung der Eltern

Mo.Ki versucht alle Eltern schon während der Geburtsvorbereitung anzusprechen um die Erziehungskompetenzen – insbesondere bei den Migrantenfamilien – zu stärken. Neben dem gängigen Kursangebot werden internationale Kurse angeboten um Sprachbarrieren und Schwellenängste abzubauen. So gibt es türkische und russische Krabbelgruppen, wobei Wert auf den Einsatz beider Sprachen und die Vermittlung beider Kulturen gelegt wird. Während der Kindergartenzeit werden Deutschkurse für nicht deutsch sprechende Mütter angeboten.

Im „Rucksackprojekt" lernen türkische Mütter von Vorschulkindern in ihrer Sprache, wie sie ihre Kinder auf die Schule vorbereiten können. Parallel dazu arbeitet eine Erzieherin mit den Kindern den Stoff nach und vertieft ihn auf Deutsch. Fremdsprachige Mütter werden als Multiplikatorinnen geschult um andere Mütter bei Behördengängen und Arztbesuchen zu begleiten. Für alle Eltern werden Erziehungs- und Beratungsangebote gemacht.

Unterstützt wird Mo.Ki durch das Projekt „FuN" (Familie und Nachbarschaft), in dem Erziehungskompetenzen gestärkt, der gegenseitige Bezug in der Familie intensiviert und Kontakte zu benachbarten Familien in ähnlichen Lebenssituationen aufgebaut werden sollen. Acht bis zehn Familien treffen sich unter der Leitung einer Familienbildnerin und einer Erzieherin ca. 8-mal für drei Stunden nachmittags zum Singen, Spielen, Kochen, Reden. Nach Ablauf des Kurses und einer begleiteten Übergangzeit führen die Familien die Runde selbstständig weiter.

Mo.Ki leistet durch effektive Vernetzung mit weitgehend schon vorhandenen kommunalen Mitteln gezielte Präventionsarbeit. Dafür wurde das Modellprojekt 2004 mit dem Deutschen Präventionspreis des Bundesgesundheitsministeriums ausgezeichnet; mittlerweile hat sich dieses Projekt etabliert.

Kommunikative suchtpräventive Maßnahmen mit Familien

Kommunikative Maßnahmen mit Familien sollten möglichst eingebettet sein in einen größeren, auch strukturelle Rahmenbedingungen berücksichtigenden Handlungsrahmen. So wird in dem Beispiel des Projekts Mo.Ki auch kommunikative Arbeit geleistet, die aber integriert ist in das übergeordnete Projektziel, die Struktur eines ganzen Stadtteils gesundheitsförderlicher zu gestalten und zu verändern.

Kommunikative Maßnahmen haben das Ziel, auf das Erziehungsverhalten von Eltern so einzuwirken, dass sie in ihrer Erziehung auch suchtpräventive Aspekte berücksichtigen können. Da es hierbei vor allem um die Beeinflussung von Verhalten und Einstellungen geht, ist eine längerfristige Arbeit mit den Eltern nötig, denn Verhalten ändert sich nicht durch kurzfristige Interventionen. Untersuchungen zeigen, dass es Faktoren gibt, die die Kinder (und späteren Erwachsenen) besonders vor Sucht schützen, wie z. B.: *Bewusstsein von Eigenverantwortung, Selbstachtung, Selbstwert, realistische Selbsteinschätzung, das Gefühl, dass das eigene Leben und Handeln Sinn hat* und *Handlungsalternativen bietet*. Durch suchtpräventive Maßnahmen müssen Eltern also in die Lage versetzt werden, in ihrer Erziehung auf diese schützenden Faktoren hinzuarbeiten.

Heute entscheiden sich viele Eltern bewusst für ein Kind. Sie stellen das Kind und seine Bedürfnisse in das Zentrum der Familie und wenden viel Zeit und Energie für den Nachwuchs auf. In der Regel streben diese Eltern einen „modernen partnerschaftlichen Erziehungsstil" an. Erfahrungen aus der suchtpräventiven Arbeit mit Eltern zeigen, dass gerade in diesem sehr anspruchsvollen Erziehungsziel für viele Eltern, insbesondere für junge Mütter, besondere Probleme liegen. Die Fragen, die von Eltern immer wieder gestellt werden, lauten:

- Was kann ich tun, wenn sich das Kind trotz aller liebevollen Bemühungen nicht einsichtig und verständig, sondern aggressiv und eigenwillig zeigt?
- Wo und wie können, sollen oder müssen Mutter oder Vater Grenzen setzen?

Beide Fragen begleiten den Erziehungsalltag und prägen die Persönlichkeit auch hinsichtlich des späteren Suchtverhaltens:

Umgang mit Konsum	Wie ist die materielle Versorgung der Kinder mit Spielzeug, Kleidung, Süßigkeiten, Ernährung zu gestalten?
Umgang mit Medien	Wie sollte der Fernseh- und Videokonsum des Kinder gesteuert und geregelt werden?
Umgang mit den eigenen (elterlichen) Bedürfnissen	Können und dürfen Eltern auch eigene Bedürfnisse gegenüber den Kindern durchsetzen?
Anforderungen und Pflichten	Von welchem Alter an sollten Anforderungen an Kinder gestellt werden?
Soziales Verhalten	Wie können auch Einzelkinder auf das Gruppenleben, das beim Eintritt in die Kindertagesstätte auf sie zukommt, vorbereitet werden?

Tab. 1: Erziehungsfragen und späteres Suchtverhalten
(zusammengestellt von Ingeborg Holterhoff-Schulte).

Viele Eltern verstehen den Begriff „Partnerschaftlichkeit" falsch und glauben, Grenzen-Setzen sei schon autoritär und eine Kindheit sei dann glücklich, wenn das Kind in Freiheit, aber ohne jegliche Verantwortung aufwachse. Ein solches Verhalten führt jedoch früher oder später zu Problemen. *„Kinder scheinen wegen ihrer geringen Zahl zum ‚kostbaren Gut' zu werden, dem man möglichst ‚das Beste' (was auch immer der einzelne darunter verstehen mag) zukommen lassen möchte. So positiv diese Situation für das Kind zunächst erscheint, kann diese jedoch durch Verwöhnungseffekte auch zu Defiziten in seiner Entwicklung führen.* "[8] Diese Defizite, wie eine überzogene Anspruchshaltung, geringe Frustrationstoleranz, wenig Anstrengungsbereitschaft, geringe Selbstständigkeit und das Gefühl, nichts selbst, aus eigener Anstrengung schaffen zu können, sind direkte Risiken für eine Suchtentwicklung.

Die suchtpräventive Arbeit mit Eltern sollte sich ganz konkret auf diese Bereiche beziehen, denn die Fragen und Nöte der Eltern sind ernst zu nehmen und aufzugreifen; umsetzbare Lösungen sind zu erarbeiten. So bedarf es z. B. im Umgang mit dem Fernsehkonsum des Kindes konkreter Handlungsstrategien. In den hier aufgeführten Bereichen gibt es kein „richtig" oder „falsch", aber die gemeinsame Diskussion mit anderen Eltern unter der behutsamen Leitung eines/einer erfahrenen Pädagogen/Pädagogin verringert Ängste und Unsicherheiten. Eltern können dadurch Lösungen für *ihre* spezifische Familiensituation und *ihr* Kind finden.

Gesondert soll hier noch auf das *Vorbildverhalten* der Eltern eingegangen werden, denn es spielt gerade für die Suchtprävention eine sehr wichtige Rolle: Kinder lernen zuallererst durch ihre Eltern, wie „man" mit Alkohol, Medikamenten und Nikotin umgeht. Was die Eltern hier vorleben, empfinden Kinder als „das Normale", als „das Richtige". Es ist also wichtig, mit den Eltern ihr eigenes „Suchtverhalten" zu reflektieren und ihnen ihre wichtige Rolle als Vorbild bewusst zu machen. Ziel ist es, durch diese Reflexion (z. B. beim Alkohol) eine bewusst-kritische Haltung, d. h. eine Favorisierung des genussvollen – und damit auch maßvollen – Umgangs mit Alkohol, zu erzielen, wobei eindeutige „Tabuzonen" beachtet werden sollten (z. B. Alkohol am Steuer oder am Arbeitsplatz). Die hier aufgeführten schützenden Faktoren sind wichtige Ziele für die suchtpräventive Arbeit.

Ebenso wichtig scheint es jedoch zu sein sozial und materiell benachteiligte Familien dort abzuholen bzw. aufzusuchen, wo sie leben, und ihnen die Angebote an Hilfe zu machen, die sie brauchen und auch annehmen können (z. B. in der Kindertagesstätte ihres Kindes). Dadurch können Schwellenängste gegenüber anderen Veranstaltungen abgebaut werden

Oft geht es aber auch um ganz elementare Dinge, z. B. zu lernen, wie man täglich eine warme Mahlzeit auf den Tisch bringt, dass man in bestimmten Fällen mit dem Kind zum Arzt geht oder die Vorsorgeuntersuchungen wahrnimmt. Gerade in Regionen, in denen sozial und materiell benachteiligte Familien leben, sollten deshalb zunächst eher die elementaren Dinge als Thema der suchtpräventiven Arbeit aufgegriffen werden.

Suchtprävention im Alltag von Kindertagesstätten

Der Alltag in Kindertagesstätten gliedert sich in einzelne Phasen: Er beginnt mit einem gemeinsamen Frühstück, dann folgen Freispiel- und angeleitete Spielphasen, entweder in Gruppenräumen oder im Außengelände. Die Kinder lernen themenbezogen ihre Umwelt kennen, sei es durch bestimmte Ereignisse im Jahresablauf (Karneval/Fasching, Frühling, Sommer, Herbst, Winter, Weihnachten) oder auch durch bestimmte Aktionen (Besuch beim Bäcker oder bei der Feuerwehr des Ortes). Wenn die Erzieherinnen erkannt haben, dass das Thema „Lebenskompetenzen fördern" für die Kindertagesstättenarbeit notwendig ist, muss in der Planungsphase konkret entschieden werden: *Was* soll gefördert werden? *Wo* kann das geschehen? und *Wie* soll es umgesetzt werden? Hierzu ein Beispiel:

Was soll gefördert werden?	Konfliktfähigkeit
Wo kann das geschehen?	Immer bei konkreten Anlässen (zum Beispiel: zwei Kinder streiten); zugleich soll es in eine Themenphase eingebaut werden: „Wenn ich Streit mit meinem Freund habe ..."
Wie soll es umgesetzt werden?	• Es wird konkret mit den Erzieherinnen vereinbart, wie sie im Falle eines Streites von Kindern intervenieren. Dabei müssen Fragen beantwortet werden, wie z. B.: Wie lange überlassen wir den Kindern die Konfliktaustragung allein? Wann greifen wir ein? Welche Hilfe und Unterstützung zur Konfliktaustragung geben wir den Kindern? • Planung der Themenphase: Besprechung des Themas mit den Kindern: Wie war das bei ihnen, als sie mit ihrem Freund Streit hatten? (Erarbeiten von Rollenspielen mit den Kindern; Unterstützung der Arbeit durch entsprechende Bilderbücher, Geschichten und Lieder.)

Tab. 2: Planungsbeispiel „Förderung der Konfliktfähigkeit"
(zusammengestellt von Ingeborg Holterhoff-Schulte).

Mittlerweile sind didaktische Materialien veröffentlicht worden, wie suchtpräventive Themen pädagogisch in Kindertagesstätten aufgegriffen werden können.[9] Die wichtigsten Themen zur Förderung der allgemeinen Lebenskompetenz von Kindern in Kindertagesstätten sind:

• Gefühle wahrnehmen, zulassen und ausdrücken (zum Beispiel Freude, Wut, Traurigkeit),
• Freundschaften schließen,
• Kreativität und Phantasie fördern,
• sich streiten und wieder vertragen,
• selbstständige Kinder, (un-)abhängige Kinder.

Projekte zur Suchtprävention in Kindertagesstätten[10]

Während man einerseits mit den Erzieherinnen überlegen kann, wie die oben benannten Themen in Kindertagesstätten aufgegriffen werden können, kann andererseits für einen begrenzten Zeitraum ein bestimmtes Thema in den Vordergrund gestellt werden. Oft bedeutet dies eine intensive Beeinflussung auch der Kindertagesstättenstrukturen; deshalb ist es wichtig ist, dass der Projektarbeit eine gemeinsame Analyse dieser Strukturen vorausgeht. Eine Projektplanung enthält folgende Bausteine:[11]

- Festlegung des Themas und der Projektdauer,
- Auswählen der Zielgruppe (alle Kinder, nur eine Gruppe, nur die Fünfjährigen ...?),
- Formulieren von Zielen (Was soll mit dem Projekt erreicht werden?),
- Dauer und Umfang des Projekts,
- Ideensammlung für Angebote, Spiele und Übungen zum Thema,
- Zusammentragen von Materialien, Literatur, Spielen, Liedern,
- Festlegen der Rahmenbedingungen und Methoden, die eingesetzt werden sollen,
- Überlegung, welche Kooperationspartner/innen einbezogen werden sollen,
- Durchführung des Projekts.

In Bayern ist vor einigen Jahren ein Projekt mit dem Ziel entwickelt worden, den wachsenden Konsumzwängen und dem Konsumangebot, das bereits auf die jüngeren Kinder einstürmt und dem sie sich kaum entziehen können, entgegen zu wirken. Dass in unserer Wohlstandsgesellschaft „Konsumerziehung" für Kinder wichtig ist, wurde bereits im Abschnitt über die familiäre Suchtprävention erläutert. Auch in den Kindertagesstätten spielt dieses Thema natürlich eine Rolle, wenn es um Fragen der Ausstattung, des Spielzeugangebotes oder darum geht, wie z. B. Geburtstage gefeiert werden. Nicht zuletzt tragen auch die Kinder und ihre Eltern das Thema in die Kindertagesstätten hinein.

Das Projekt „Spielzeugfreie Kindertagesstätte" aus Bayern[12] wurde mittlerweile von vielen Fachkräften der Suchtprävention aufgegriffen und in vielen Einrichtungen dieser Art – auch in abgewandelter Form – durchgeführt. Das Konzept sieht vor, dass aus einer Kindertagesstätte alles Spielzeug für eine verabredete Zeit, etwa drei Monate, verschwindet. Zunächst brauchen die Erzieherinnen viel Unterstützung, sich an dieses Projekt heranzuwagen, und auch die Eltern müssen dafür gewonnen werden. Die bisherigen Erfahrungen waren in der Regel positiv. Im Einzelnen wurden folgende Ergebnisse mit dem Projekt erzielt:

- Die Kinder werden nach kurzer Zeit kreativ und ergreifen die Initiative.
- Bereits in diesem Alter eingeschliffenes Rollenverhalten (z. B. Jungen spielen in der Bauecke, Mädchen in der Puppenecke) wird aufgebrochen.

- Die Kinder beginnen, gemeinsam mit wenigen Materialien zu forschen und zu experimentieren, setzen Material und Werkzeuge ein, um selbst etwas zu kreieren.
- Es wird mehr miteinander gehandelt, Konkurrenz und Konflikte nehmen ab.
- Die sprachlichen Fähigkeiten der Kinder wachsen.
- Viele Eltern berichten von weniger nervösen und hektischen Kindern, die auch zu Hause entspannter und ruhiger spielen können.

Meistens verändert dieses Projekt die Struktur von Kindertagesstätten nachhaltig. Viele Einrichtungen kehren auch nach dem Projekt nicht zu der vorherigen Spielzeugausstattung zurück, bleiben „spielzeugarm" oder wiederholen die spielzeugfreien Zeiten regelmäßig.

Das Thema Sucht und Suchtmittel in der Erzieherinnenfortbildung

Häufig fühlen sich Eltern – auch durch eine entsprechende Berichterstattung in den Medien – „Drogen- und Suchtproblemen" machtlos ausgeliefert und glauben, selbst keine Handlungsmöglichkeiten zu haben. Deshalb ist es wichtig, bei ersten Kontakten mit Eltern auf folgende Alltagserfahrungen hinzuweisen:

- Suchtmittel (Alkohol, Zigaretten, Medikamente) gehören zum Leben,
- alle Menschen gebrauchen Suchtmittel – auch sie selbst,
- der Missbrauch legaler Suchtmittel ist insgesamt sehr viel größer als der Missbrauch bestimmter illegaler Drogen,
- die Gefährdung ihrer Kinder besteht in erster Linie im Missbrauch legaler Suchtmittel,
- jeder kann etwas tun um diese Gefährdung zu verringern (z. B. durch einen bewussten Umgang mit dem Kind als positives Vorbild).

Bei Erzieherinnenfortbildungen ist also das Thema „Sucht" und „Suchtmittel" offensiv aufzugreifen. Dabei sollte der Schwerpunkt auf den oben genannten legalen Suchtmitteln liegen. Die Allgegenwärtigkeit verschiedener Suchtmittel sollten genauso Thema sein wie ein genussvoller Konsum, Missbrauch und schließlich Abhängigkeit. Dabei sollte vermittelt werden, wie Sucht entsteht und dass dies ein vielschichtiger, von vielen Variablen beeinflusster und eher langfristiger Prozess ist.

Die Behandlung dieses Themas sollte deshalb nicht nur mit Hilfe von Informationen erfolgen. Vielmehr sollten folgende Fragen bearbeitet werden: Wie sind die eigenen Erfahrungen im Umgang mit Suchtmitteln, mit süchtigem oder suchtartigem Verhalten? Wo können eigene Gefährdungen liegen? Wo sind Ressourcen für eine Unterstützung?

Und schließlich muss es auch um die Frage gehen, welche Rolle Suchtmittel selbst in Kindertagesstätten spielen: Das Kindertagesstättenfest – mit oder ohne Alkohol? Wie steht es mit dem Rauchen der Erzieherinnen, wie mit der Fluortablette nach dem Zähneputzen? Dabei geht es nicht nur um das schon erwähnte Vorbildverhalten der Erwachsenen gegenüber den Kindern. Die Erwachsenen sind es auch, die den Kindern alles zur Verfügung stellen.

> *„Um es ganz klar zu sagen:*
> *wir Erwachsenen stellen den Kindern die Infrastruktur zur Verfügung,*
> *wir stellen den Kindern den Fernseher ins Kinderzimmer,*
> *wir holen die Tabletten aus der Apotheke,*
> *wir kaufen die Schokoriegel und Bonbons.* "[13]

Das heißt also, auch die Kindertagesstättenkinder sind direkt mit verschiedenen Suchtmitteln bzw. verschiedenen Vorläufern für suchtartiges Verhalten konfrontiert, z. B. im Umgang der Kinder mit dem Fernseher, mit Essen – insbesondere Süßigkeiten – und mit Medikamenten. Hinzu kommt, dass viele Kinder in Familien mit einer Suchtbelastung aufwachsen. Erzieherinnen nehmen diese Problemlagen der ihnen anvertrauten Kinder wahr, sie ahnen oder haben konkrete Anzeichen dafür, dass z. B. Suchtmittelmissbrauch eines Elternteils vorliegt. Hier benötigen Erzieherinnen ganz konkret Unterstützung, wie sie Kindern, bei denen sie Suchtprobleme in der Familie vermuten oder darum wissen,

- helfen können,
- wie sie mit den betroffenen Eltern sprechen können,
- wie sie weitere Hilfen vermitteln können.

Suchtpräventive Elternarbeit

Der Umgang mit Eltern, die Organisation und Durchführung von Elternabenden ist für die Erzieherinnen immer ein vordringliches Thema bei Fortbildungen. Denn die meisten Erzieherinnen finden sich für die Arbeit mit den Eltern zu wenig vorbereitet und wünschen sich in dieser Hinsicht Unterstützung. In der Regel wird konkrete Unterstützung bei der Durchführung eines Elternabends zu einem bestimmten Thema gewünscht, d. h. zum einen Antworten auf die Frage „Wie kann ich als Erzieherin einen Elternabend organisieren?", zum anderen Unterstützung durch konkrete Referententätigkeit von Präventionsfachkräften. Bei Elternabenden zu einem bestimmten suchtpräventiven Thema kann versucht werden, Eltern für die längerfristige Zusammenarbeit in einem Seminar oder in halboffenen Elterntreffen zu gewinnen. Wenn suchtpräventive Projekte in der Kindertagesstätte stattfinden, sollte überlegt werden, wie auch Eltern in die Projektarbeit einbezogen werden können. Zum Beispiel erweiterte sich das Projekt „Spielzeugfreie Kindertagesstätte", das eine Präventionsfachkraft durchführte, zu dem Projekt „Spielzeugarmes Kinderzimmer", das dann vornehmlich mit den Eltern durchgeführt wurde. Erfahrungen haben gezeigt, dass das Thema „Wie schütze ich mein Kind vor Sucht" bei den Eltern auf großes Interesse stößt. Ein Informations- und Diskussionsabend mit diesem Titel wird deshalb in der Regel gut besucht. Er kann z. B. über Kindertagesstätten oder aber auch Schulen angeboten werden. Wenn es nicht diese Örtlichkeiten sind, lassen sich Eltern gut über Familienbildungsstätten ansprechen; auch mit Angeboten über die Volkshochschulen wurden gute Erfahrungen gemacht. Konnten die oben aufgeführten Punkte erfolgreich vermittelt werden, sind viele Eltern auch bereit und motiviert, sich längerfristig einzulassen und gemeinsam mit anderen Eltern ihr Erziehungsverhalten und ihre Vorbildrolle zu reflektieren. Dies kann geschehen, indem durch einen ersten Informationsabend interessierten Eltern ein Seminarangebot von mehreren Abenden gemacht wird; denkbar sind auch halboffene Elterntreffen, die kontinuierlich angeboten werden. Gleichgültig, welche Form der Kontaktaufnahme man wählt, wichtig ist immer dort anzusetzen, wo Eltern tatsächlich Fragen und Probleme haben. Gerade solche Eltern, die sich viele Gedanken um einen „richtigen Erziehungsstil" machen, fühlen sich häufig allein gelassen. Mittlerweile ist es eine Binsenweisheit, dass „Eltern werden" relativ leicht und schnell geht, aber „Eltern sein" in einer Zeit sich auflösender Traditionen und zunehmender Individualisierung nicht einfach ist.

Anmerkungen

[1] Vgl. Suchtprävention in Niedersachsen. Bericht der Fachstellen. Hannover 2005, S. 19ff.

[2] Bundeszentrale für gesundheitliche Aufklärung: Expertise zur Primärprävention des Substanzmissbrauchs. Köln 1992, S. 9f.

[3] Zum Beispiel:

Frahm, H./Speck, A./Reimers, S.: Die „Gläserne Schule". Ein Projekt zur schulnahen Suchtvorbeugung. Landesstelle gegen die Suchtgefahren für Schleswig-Holstein e.V. (LSSH) (Hrsg.). Kiel 2000

Hollederer, A./Ueltzen, S.: Klasse 2000 — ein Projekt zur Gesundheitsförderung und Suchtvorbeugung an Grundschulen. Informationsbroschüre Kaufbeuren. Institut für Präventive Pneumologie Nürnberg (Hrsg.): Nürnberg 1999

Kröger, C./Reese, A./Walden, K./Kutza, R.: Prävention des Substanzmißbrauchs an Schulen durch das Lebenskompetenzprogramm ALF. IFT-Berichte Bd. Nr. 108. München 1999

Niedersächsische Landesstelle für Suchtfragen (Hrsg.): Bausteinprogramm schulische Suchtvorbeugung (BASS). Hannover 2006

Burow, F./Hanewinkel, R./Aßhauer, M.: Fit und stark fürs Leben. 1. und 2. Schuljahr bzw. 3. und 4. Schuljahr. Persönlichkeitsförderung zur Prävention von Aggression, Rauchen und Sucht. Klett Verlag 1999

IFT-Nord (Hrsg.): Eigenständig werden. Unterrichtsprogramm zur Gesundheitsförderung und Persönlichkeitsentwicklung für die 1. bis 6. Klasse. Kiel 2000

4   Familienreport 2005. Sankt Augustin 2006. Es handelt sich dabei um eine rein statistische Auswertung aktueller Erhebungen des Mikrozensus 2004, des Datenreports 2004 des Statistischen Bundesamtes sowie ausgewählter aktueller Erhebungen des Bundesinstituts für Bevölkerungsforschung Eurostat und zahlreicher weiterer Statistiken.

5   Vgl. Bundeszentrale für gesundheitliche Aufklärung (Hrsg.): Gesundheitsförderung für sozial Benachteiligte. Köln 2003

6   Vgl. Bundeszentrale für gesundheitliche Aufklärung (Hrsg.): Früh übt sich … Gesundheitsförderung im Kindergarten. Köln 2000, S. 108.

7   Schlevogt, V.: Monheim für Kinder. Problemanalyse und mögliche Handlungsfelder. Erster Sachstandsbericht der wissenschaftlichen Begleitung, 22 Seiten. Institut für Sozialarbeit und Sozialpädagogik (ISS) (Hrsg.): ISS-aktuell 2/2003. Frankfurt/M. 2003

8   Nave-Herz, R.: Familie heute. Darmstadt 1994, S. 27.

9   Vgl. Bundeszentrale für gesundheitliche Aufklärung (Hrsg.): Früh übt sich … Gesundheitsförderung im Kindergarten. Köln 2000, S. 25 ff.

10 Vgl. Bundeszentrale für gesundheitliche Aufklärung (Hrsg.): Früh übt sich … Gesundheitsförderung im Kindergarten. Köln 2000, S. 110 f.

11 Vgl. Niedersächsische Landesstelle gegen die Suchtgefahren (Hrsg.): Suchtprävention, Fortbildungen für Erzieherinnen und Erzieher. Baustein. Hannover 1995

12 Winner, A. (Hrsg.): Aktion Jugendschutz Bayern. Der Spielzeugfreie Kindergarten – ein Projekt zur Förderung von Lebenskompetenzen bei Kindern? 4. Aufl. München 2003

13 Andreas-Siller, P.: Kinder und Alltagsdrogen. Wuppertal 1991, S. 17.

Internetbasierte Alkoholprävention

H. Peter Tossmann

Ausgangslage

Innerhalb der letzten zehn Jahre hat das Medium Internet in der Bundesrepublik Deutschland rasant an Bedeutung gewonnen. Lag der Anteil der ab 14-jährigen Internetnutzer im Jahr 1997 entsprechend einer repräsentativen Untersuchung noch bei 6,5%, so kann heute davon ausgegangen werden, dass mehr als jeder zweite Bundesbürger das Internet zumindest gelegentlich nutzt (van Eimeren & Frees 2005). Im Rahmen dieser Untersuchung konnte auch gezeigt werden, dass die Internetnutzung unter 14-19-jährigen Jugendlichen (95,7%) und jungen Erwachsenen im Alter zwischen 20 und 29 Jahren (85,3%) besonders weit verbreitet ist und dass dieses Medium hauptsächlich zur Kommunikation (E-Mail, Chat), zur Informationssuche und zum Erwerb von Waren genutzt wird. Angesichts der Tatsache, dass inzwischen die überwiegende Mehrheit – insbesondere junge Menschen – einen regelmäßigen Zugang zum Internet hat, soll im Rahmen dieses Beitrags die Frage bearbeitet werden, in welcher Form dieses neue Medium für die Alkoholprävention genutzt werden kann.

1. Der Alkoholkonsum Jugendlicher

Der Konsum von Alkohol ist integraler Bestandteil unseres Kulturkreises. Demzufolge ist der Alkoholkonsum Jugendlicher *„in seiner Funktion zur demonstrativen Aneignung des Erwachsenenstatus zu begreifen"* (Silbereisen 1997, S. 189). Gesundheitlich relevant wird der Alkoholkonsum Jugendlicher dann,

* wenn ein vergleichsweise früher Konsumbeginn vorliegt,
* wenn Jugendliche regelmäßig oder in großen Mengen trinken oder
* wenn ein Alkoholmissbrauch oder gar eine Alkoholabhängigkeit vorliegt.

Entsprechend der aktuellen Untersuchung zur Drogenaffinität Jugendlicher in der Bundesrepublik Deutschland (BZgA 2004a) trinken 34% aller 12- bis 25-Jährigen in Deutschland mindestens einmal pro Woche Alkohol. *„Riskant, im Sinne von Rauschtrinken, trinkt etwas mehr als ein Drittel der Jugendlichen. 34% (Männer 43%, Frauen 25%) hatten in den letzten 30 Tagen fünf oder mehr Alkoholgetränke hintereinander getrunken"* (BZgA 2004a, S. 6). Einen differenzierten Überblick über das Alkoholkonsumverhalten Jugendlicher in Deutschland finden interessierte Leserinnen und Leser im Beitrag von Heike Kähnert und Klaus Hurrelmann in diesem Band.

2. Das Internet als Medium der Prävention

Im Zuge der zunehmenden Verbreitung hat sich das Internet in den vergangenen Jahren (auch) als Medium der Prävention und Gesundheitsförderung etabliert. So wird das Internet zur Vermittlung gesundheitsbezogener Inhalte und Informationen, zur Initiierung und Unterstützung gesundheitsförderlicher Verhaltensweisen oder zur Vernetzung von Personen zu spezifischen gesundheitsrelevanten Themen genutzt. Der Vorteil des Internet besteht dabei darin, dass massenmediale mit interpersonalen Kommunikationsstrategien verknüpft werden können. Die Kombination von hoher Reichweite einerseits und großer Interaktivität andererseits stellt die Grundlage für effektive bevölkerungsbezogene Maßnahmen der Gesundheitsförderung dar (Cassell et al. 1998). Das Internet kann flexibel und anonym genutzt werden, es kennt weder Öffnungs- noch Wartezeiten und weist Nutzerinnen und Nutzern eine (inter-)aktive Rolle im Präventionsgeschehen zu.

Bevor nun auf die Frage nach den Möglichkeiten der internetbasierten Alkoholprävention eingegangen werden kann, stellt sich die Frage, welche Aufgaben derzeit mit der Prävention substanzbezogener Störungen verbunden sind.

Präventionsmaßnahmen werden in Abhängigkeit von den Zielgruppen eingestuft: *Universale* Prävention richtet sich an die allgemeine Bevölkerung, ohne dass besondere Risikogruppen berücksichtigt werden, während sich die *selektive* Prävention an gefährdete Gruppen und die *indizierte* Prävention an gefährdete Einzelpersonen richtet. Nachfolgend soll insbesondere auf selektive und indizierte Präventionsmaßnahmen eingegangen werden, die die Zielgruppe aktueller Konsumenten psychoaktiver Substanzen fokussieren.

Betrachtet man die aktuelle Literatur zur Prävention des Substanzkonsums, so lässt sich eine Reihe unterschiedlicher Akzente in der Formulierung der Ziele sekundärpräventiver Maßnahmen erkennen. Silbereisen und Reese (2001) betonen die Bedeutung der Wissensvermittlung für die Prävention sowohl im Hinblick auf die Wirkungsweise psychoaktiver Substanzen als auch in Bezug auf mögliche Folgen des Substanzkonsums. Ferner wird von den Autoren in der Förderung einer kritischen Einstellung gegenüber legalen und illegalen Drogen ebenso ein wichtiges Detailziel der Sekundärprävention gesehen wie in der Förderung des Verzichts auf bestimmte Substanzen oder auf den generellen Verzicht des Substanzgebrauchs in bestimmten Situationen.

Im Hinblick auf die *Informations- und Wissensvermittlung* hält das Internet eine Vielzahl von Domains bereit. So führt beispielsweise die Suchmaschine von http://www.google.de zu dem Stichwort „Alkoholprävention" (im Juni 2006) knapp 40.000 deutschsprachige Links auf. Jedoch muss davon ausgegangen werden, dass die Qualität der verfügbaren Informationen sehr differenziert zu bewerten ist und Nutzer/innen häufig nicht *„zwischen soliden wissenschaftlichen Einsichten und freien Einfällen"* (Dierks/Schartz 2001, S. 294) unterscheiden können. Erschwert wird diese unübersichtliche Situation dadurch, dass derzeit noch keine allgemeinen Standards zur Beurteilung der Qualität gesundheitsbezogener Informationsangebote im Web vorliegen. Unabhängig von der Frage nach der Qualität gesundheitsbezogener Informationen scheint die Wirksamkeit einer bloßen allgemeinen Informationsvermittlung vergleichsweise eingeschränkt zu sein: So konnten mehrere Forschungsarbeiten belegen, dass datenbankgestützte, interaktive Formen der Informationsvermittlung das Gesundheitsverhalten effektiver beeinflussen als herkömmliche Informationsmedien (Bull et al. 1998; Tobler et al. 2000; Lilja et al. 2003; Sussman et al. 2003).

Hinsichtlich der *Beeinflussung von Einstellungen und Verhaltensweisen* haben datenbankbasierte Programme („computer tailored") in der Gesundheitskommunikation eine besondere Bedeutung: Anders als traditionelle Informationsmaterialien, die die gleichen Informationen für alle Rezipienten beinhalten (z. B. Broschüren), generieren datenbankbasierte Programme Inhalte, die auf die jeweilige Person zugeschnitten sind. In Abhängigkeit von Lebensalter und Geschlecht, von individuellem Wissens- oder Motivationsstand oder entsprechend der gegebenen aktuellen Problemsituation werden mittels derartiger Programme individualisierte Rückmeldungen generiert. Die Attraktivität und Effektivität der datenbankbasierten Gesundheitskommunikation dürften einigen Experten zufolge darin liegen, dass die vermittelten Informationen von vergleichsweise hoher subjektiver Relevanz sind und deutlich weniger redundante Informationen enthalten (Atkinson & Gold 2002; Budman 2000; De Vries & Brug 1999).

Eine weitere Interaktionsfläche, die das Internet für die Prävention bereithält, ist die *Online-Kommunikation.* Zu unterscheiden sind hierbei einerseits asynchrone (zeitversetzte) und *synchrone* (zeitgleiche) Formen der Kommunikation und andererseits Formen der internetbasierten Gruppeninteraktion und der Kommunikation in einem One-to-One-Kontext. Die wohl am weitesten verbreitete Form der asynchronen Kommunikation, die Einzelpersonen in Anspruch nehmen, ist die Informationsvermittlung oder die Beratung über E-Mails. In Foren und Newsgroups dagegen wird gruppenbezogen kommuniziert. Eine synchrone Kommunikation findet in aller Regel in Chaträumen statt, wobei diese in einem Gruppenchat oder in einer One-to-One-Situation stattfinden kann.

Neuere Erfahrungen zeigen, dass gerade virtuelle Gemeinschaften (Online Communities), die sich in Foren und Chaträumen austauschen, im Bereich der Gesundheitskommunikation zunehmend an Bedeutung gewinnen. Auf der Grundlage gemeinsamer Interessen oder Notlagen erfahren Mitglieder derartiger Gemeinschaften beispielsweise Unterstützung bei der Gewichtsreduktion (Tate et al. 2001), bei Essstörungen (Grunwald & Busse 2003; Leiberich et al. 2003) sowie bei der psychischen Bewältigung von Brustkrebs (Gustafson et al. 2001; Lieberman et al. 2003) oder von HIV (Reeves 2000).

Eine weitere Option der Gesundheitskommunikation via Internet stellt die *einzel-fallbezogene Chatberatung* dar. Die im Internet gegebene Anonymität eröffnet gerade jugendlichen Ratsuchenden die Möglichkeit, sich mit ihrem Anliegen an Professionelle zu wenden (Weißhaupt 2004) und ist damit als ein besonders niedrigschwelliger Zugang zu Gesundheitsdiensten einzuschätzen. Zu diesem neuen Feld der Gesundheitskommunikation liegen erste Arbeiten zur Entwicklung von Qualitätsstandards der Chatberatung vor (Robson & Robson 2000; Heinlen et al. 2003). Der folgende Abschnitt gibt einen Überblick über die digitalen Möglichkeiten für die Alkoholprävention. Dabei sollen nationale wie internationale Programme berücksichtigt werden, deren Zielsetzung die Veränderung des Konsumverhaltens ist.

3. Internetbasierte Programme zum Alkoholkonsum

Obgleich gegenwärtig noch konstatiert werden muss, dass eine Vielzahl der Angebote zur Alkoholprävention im Internet empirisch nicht überprüft ist (Toll et al. 2003), kann von einer vergleichsweise hohen Akzeptanz internetbasierter Kurzinterventionen im Bereich der Alkoholprävention ausgegangen werden (Kypri et al. 2003; Humphreys & Klaw 2001). Internetbasierte Programme zur Alkoholprävention basieren in der Regel auf einem Screening des Konsumverhaltens und einer Rückmeldung der Ergebnisse und verfolgen in der Regel das Ziel einer Reduktion des Trinkverhaltens. Die Komplexität, Qualität und der Inhalt derartiger Tests variieren jedoch sehr stark. Von einer Vielzahl gut beschriebener internetbasierter Programme zur Reduzierung des individuellen Alkoholkonsums (Cunningham et al. 2000; Cloud & Peacock 2001; Holtz et al. 2001; Matano et al. 2000; Squires & Hester 2002) werden nun drei Konzeptionen ausführlicher beschrieben:
Sowohl in den USA (Saitz et al. 2004) als auch in Großbritannien (Linke et al. 2004) haben Arbeitsgruppen erste Ergebnisse der Evaluation internetbasierter Kurzinterventionen bei problematischem Alkoholkonsum Erwachsener vorgelegt. Während das Programm „AlcoholScreening.org" im Kern aus einer differenzierten individualisierten Rückmeldung zum eigenen Alkoholkonsum und einer Vielzahl entsprechender Informationen besteht (Saitz et al. 2004), ist die Intervention von „downyourdrinking.org" komplexer: Neben einem Screening (FAST – Fast Alcohol Screening Test) und alkoholbezogener Informationen haben Teilnehmer/innen die Möglichkeit, über einen Zeitraum von sechs Wochen ein elektronisches Trinktagebuch und Online-Diskussionsgruppen zu nutzen (Linke et al. 2004). Die Ergebnisse der Evaluation sprechen dafür, dass beide Programme eine gute Akzeptanz in der Allgemeinbevölkerung haben und hiermit ein Beitrag zur Minimierung alkoholbezogener Störungen erzielt werden kann.
Für die Zielgruppe 17- bis 26-jähriger Jugendlicher und junger Erwachsener haben Kypri und Mitarbeiter/innen ein internetbasiertes Screening- und Interventionsprogramm evaluiert (Kypri et al. 2004). Das zweistufige Programm besteht zum einen

aus einem datenbankgestützten Screening, in dessen Rahmen u. a. der AUDIT (Saunders et al. 1993) eingesetzt wird. Probanden/Probandinnen, die bei einer Trinkgelegenheit in den zurückliegenden vier Wochen mehr als vier (Frauen) bzw. sechs (Männer) Standardgetränke zu sich genommen haben, wurden zufällig entweder dem internetbasierten Interventionsprogramm oder einer Kontrollgruppe zugewiesen. Die Kontrollgruppe erhielt eine Informationsbroschüre zu den gesundheitlichen Risiken des Alkoholkonsums. Die Intervention besteht im Wesentlichen aus individualisierten Feedbacks, die auf der Grundlage des Screenings generiert werden, und aus einem Trinktagebuch. In den automatisierten Rückmeldungen werden die Jugendlichen und jungen Erwachsenen mit ihrem persönlichen Alkoholkonsumverhalten auch im Vergleich mit entsprechenden repräsentativen Referenzgruppen konfrontiert. Die Effekte des Programms wurden sechs Wochen und sechs Monate nach der Intervention überprüft. Die Autoren/Autorinnen konnten zeigen, dass die Interventionsgruppe im Vergleich zur Kontrollgruppe ihren Alkoholkonsum generell signifikant reduziert hatte und seltener von persönlichen Problemen berichtete; daher kommen sie angesichts der vorliegenden Evaluationsergebnisse zu dem optimistischen Schluss, dass die erprobte internetbasierte Intervention einen ähnlichen Effekt hat wie Kurzinterventionen, die in einer Arztpraxis oder im Krankenhaus durchgeführt werden.

Auf ein interessantes internetbasiertes Angebot der Alkoholprävention in Deutschland soll nachfolgend etwas ausführlicher eingegangen werden. Die Bundeszentrale für gesundheitliche Aufklärung betreibt seit dem Sommer 2001 die Internetplattform zur Sucht- und Drogenprävention www.drugcom.de, die derzeit täglich von etwa 2.000 Jugendlichen und jungen Erwachsenen genutzt wird. Diese Website kombiniert interaktive Informationsangebote (z. B. „wissen testen") mit Formen der Online-Beratung (E-Mail-Beratung, Chat-Beratung). Integriert in das Gesamtangebot der Internetplattform sind zwei Module zur Prävention des Alkoholkonsums:

a) Modul „check your drinking"

Dieses Modul ist ein interaktiver Verhaltenstest, dessen zentrales Ziel es ist, Jugendlichen und jungen Erwachsenen eine differenzierte Rückmeldung zu ihrem aktuellen Alkoholkonsumverhalten zu geben und sie anzuregen dieses selbstkritisch zu überdenken und ggf. zu verändern. Grundlage der individuellen automatisierten und datenbankbasierten Rückmeldungen an die Konsumierenden sind Parameter wie die individuelle Konsumfrequenz, die Intensität des Konsums, die Anzahl der alkoholbedingten Rauscherfahrungen, die Konsummotive und die Situationen des Alkoholkonsums. Darüber hinaus wird ein Instrument zur Erfassung von Alkoholabhängigkeit eingesetzt. Die Auswertung erfolgt nach dem „Baukastenprinzip", bei dem die Rückmeldetexte der Testnutzerinnen und -nutzer bausteinartig zu einem Gesamttext zusammengesetzt werden. Zunächst werden Grundtexte in Abhängigkeit vom Alter, vom Geschlecht, von der Konsumfrequenz und -menge sowie der Rauschhäufigkeit ausgewählt, die auch eine konsumspezifische Empfehlung enthalten. Weiterhin werden je nach Antwortverhalten Rückmeldungen bezüglich spezifischer Risikoindikatoren (wie beispielsweise Trinken aus Gründen der Problembewältigung oder der Enthemmung) eingefügt. Nachdem die Teilnehmenden den Test „check your drinking" komplett bearbeitet haben, erhalten sie – vor dem Hintergrund des gegebenen Konsummusters, des Lebensalters und des Geschlechts – eine individuelle Empfehlung im Hinblick auf ihr Alkoholkonsumverhalten. Wie eine Auswertung von mehr als 12.000 Datensätzen ergab (BZgA 2004 b), zeigten die im Altersdurchschnitt 19-jährigen Nutzer/innen des Verhaltenstests einen durchschnittlich höheren Alkoholkonsum als eine altersgleiche repräsentative Vergleichsgruppe. Dies kann als Indikator dafür gewertet werden, dass es mit dem „check your drinking"-Test gelungen ist, eine riskant konsumierende Population anzusprechen. Im Rahmen der Prozessevaluation von drugcom.de (BZgA 2005) konnte zum einen herausgearbeitet werden, dass „check your drinking" bei der Zielgruppe eine hohe Akzeptanz erfährt und und auch die Einstellung zum eigenen Alkoholkonsum beeinflusst. So gaben zwei Drittel aller Testnutzer/innen an, „check your drinking" weiterempfehlen zu wollen, 31% aller 435 Befragten gaben an, dass die Test-Rückmeldung zum Nachdenken über den eigenen Alkoholkonsum anregt, und 10% äußerten gar die Absicht, das eigene Konsumverhalten ändern zu wollen.

b) Modul „change your drinking"

Das zweite Modul der Alkoholprävention ist ebenfalls in die Website von www.drugcom.de integriert. Damit wird einer spezifischen Risikogruppe von drugcom-Nutzern und -Nutzerinnen ein internetbasiertes Angebot zur Veränderung des eigenen Alkoholkonsumverhaltens gemacht. Genutzt wird dabei die Datenbasis des „check your drinking"-Verhaltenstests für die „change your drinking"-Intervention. Zielgruppe des Programms „change your drinking" sind Jugendliche und junge Erwachsene mit einem riskanten Konsum alkoholischer Getränke.

Während mit dem Verhaltenstest „check your drinking" alle jungen Besucher/innen von www.drugcom.de angeregt werden, sich (selbstkritisch) mit ihrem Alkoholkonsum auseinander zu setzen, wird mit dem internetbasierten Interventionsprogramm „change your drinking" eine spezifische Risikopopulation fokussiert, der eine Unterstützung bei der kurzfristigen Veränderung des problematischen Konsumverhaltens angeboten wird. In Abhängigkeit von der jeweiligen Problemsituation kann dies entweder eine Reduzierung der *Konsumfrequenz* oder aber die Reduzierung der *Konsummenge* bedeuten.

Die konzeptionellen Grundlagen des internetbasierten Kurzprogramms zur Veränderung des Alkoholkonsums bilden zum einen die Kommunikationsstrategie des

„Motivational Interviewing" (Miller & Rollnick 1999), zum anderen die „Theorie zur Selbstregulation" (Kanfer 1970, 1986) und der methodisch-konzeptionelle Hintergrund der „Kurzintervention" bei substanzspezifischen Problemen (Berg & Miller 2000).

Als generelles Zugangskriterium für das Interventionsprogramm „change your drinking" wurde ein riskanter Konsum alkoholischer Getränke definiert, der per Definition (British Medical Association 1995; Bühringer et al. 2000) dann vorliegt, wenn Frauen durchschnittlich mehr als 20 g und Männer im Mittel mehr als 30 g Alkohol pro Tag zu sich nehmen. Diese Grenzwerte wurden für 18-Jährige und ältere Testteilnehmer/innen übernommen. Für jüngere Jugendliche liegen derzeit noch keine internationalen Standards zum risikoarmen Alkoholkonsum vor. Aus diesem Grund wird Jugendlichen im Alter von 16 und 17 Jahren eine Programmteilnahme empfohlen, wenn sie zumindest eines der drei nachfolgenden Kriterien erfüllen:

- Alkoholkonsum an mehr als an 2 Tagen in der zurückliegenden Woche,
- mindestens einmaliges Rauschtrinken in der zurückliegenden Woche,
- Konsummenge >13 g in der zurückliegenden Woche.

Entsprechend der Zielsetzung des Programms „change your drinking" – die Reduzierung des Alkoholkonsums – werden Jugendliche bis 15 Jahren nicht in das Programm aufgenommen. Diese Altersgruppe erhält im Rahmen der „check your drinking"-Rückmeldung die Empfehlung ganz auf den Konsum von Alkohol zu verzichten („*In deinem Alter solltest du am besten gar keinen Alkohol trinken, damit sich deine körperliche und geistige Entwicklung voll entfalten kann.*").
Ist ein Zugangskriterium zum Programm „change your drinking" erfüllt, erhalten junge Nutzerinnen und Nutzer von „check your drinking" zusätzlich zu der individualisierten Rückmeldung zum aktuellen Konsumverhalten einen Hinweis auf ihren problematischen Alkoholkonsum („Der Test hat ergeben, dass du zu viel Alkohol trinkst") und das Angebot an dem 10-Tages-Programm „change your drinking" teilzunehmen. Für alle Programmteilnehmer/innen besteht das internetbasierte Angebot aus Informationen, Empfehlungen und Ratschlägen, die eine erfolgreiche Reduzierung des Alkoholkonsums ermöglichen („Was man wissen muss, wenn man seinen Alkoholkonsum besser in den Griff kriegen will"), und einem über den persönlichen Code geschützten individuellen Trinktagebuch. Das Tagebuch ist so strukturiert, dass für jeden Kalendertag Angaben zum Alkoholkonsum gemacht werden können (Menge, Kontext, Motivation). Mit Hilfe des Tagebuchs wird die Selbstbeobachtung und Reflexion des eigenen Konsumverhaltens ermöglicht, wodurch Lerneffekte induziert werden sollen, da mit dieser Methode der Fokus (möglicherweise erstmals) auf das Alkoholkonsumverhalten gerückt wird. Da das Interventionsprogramm „change your drinking" erst seit Herbst 2006 online verfügbar ist, liegen zum jetzigen Zeitpunkt noch keine Evaluationsergebnisse vor.

Ausblick

Wie im Rahmen dieses Beitrags gezeigt werden konnte, bietet das Internet vielfältige Möglichkeiten in der Prävention des Alkoholkonsums. Ein großer Vorteil des Internet liegt dabei darin, dass Strategien der Massenkommunikation mit Maßnahmen der personalen Kommunikation verbunden werden können. Auch bietet es die Möglichkeit, Informationen und Interventionen in Abhängigkeit vom jeweiligen Informations- und Motivationsstand, vom Alter und Geschlecht und von spezifischen Problemlagen in individualisierter Form zu vermitteln. Angesichts des skizzierten Potenzials gilt es, die internetbasierte Prävention und Gesundheitsförderung programmatisch weiter zu entwickeln und die Programme im Hinblick auf ihre Akzeptanz, Nutzerfreundlichkeit und gesundheitsbezogenen Wirkungen systematisch zu evaluieren.

Literatur

Atkinson, N. L./Gold, R. S.: The promise and challenge of e-health interventions. In: American Journal of Health Behavior 26 (2002) 6, p. 494-503.

Berg, I. K./Miller, S. D.: Kurzzeittherapie bei Alkoholproblemen. Ein lösungsorientierter Ansatz. Heidelberg: Carl-Auer-Systeme 2000

British Medical Association: Alcohol. Guidelines on sensible drinking. London 1995

Bühringer, G./Augustin, R./Bergmann, E./Bloomfield, K./Funk, W./Junge, B./ Kraus, L./Merfert-Diete, C./Rumpf, H.-J./Simon, R./Töppich, J.: Alkoholkonsum und alkoholbezogene Störungen. Schriftenreihe des Bundesministeriums für Gesundheit. Band 128. Baden-Baden: Nomos 2000

Budman, S. H.: Behavioral health care dot-com and beyond: computer-mediated communications in mental health and substance abuse treatment. In: American Psychologist 55 (2000) 11, p. 1290-1300.

Bull, F. C./Kreuter, M. W./Scharff, D. P.: Effects of tailored, personalized, and general materials on physical activity. In: Patient Education and Counseling 36 (1998), p. 181-192.

Bundeszentrale für gesundheitliche Aufklärung (BZgA): Die Drogenaffinität Jugendlicher in der Bundesrepublik Deutschland 2004. Teilband Alkohol. Köln 2004a

Bundeszentrale für gesundheitliche Aufklärung (BZgA): drugcom.de. Jahresbericht 2003. Köln 2004b

Bundeszentrale für gesundheitliche Aufklärung (BZgA): drugcom.de. Jahres- und Evaluationsbericht 2004. Köln 2005

Cassell, M. M./Jackson, C./Cheuvront, B.: Health communication on the internet – an effective channel for health behavior change? In: Journal of Health Communication 3 (1998), p. 71-79.

Cloud, R. N./Peacock, P. L.: Internet screening and interventions for problem drinking: results from the www.carebetter.com pilot study. In: Alcoholism Treatment Quarterly 19 (2001) 2, p. 23-44.

Cunningham, J. A./Humphreys, K./Koski-Jannes, A.: Providing personalized assessment feedback for problem drinking on the internet: A pilot project. In: Journal of Studies on Alcohol 61 (2000), p. 794-798.

De Vries, H./Brug, J.: Computer-tailored interventions motivating people to adopt health promoting behaviours: Introduction to a new approach. In: Patient Education and Counseling 36 (1999), p. 99-105.

Dierks, M.-L./Schartz, F.-W.: Nutzer und Kontrolleure von Gesundheitsinformationen. In:. Hurrelmann, K./Leppin, A. (Hrsg.): Moderne Gesundheitskommunikation. Bern: Verlag Hans Huber 2001, S. 290-306.

Dijkstra, A./DeVries, H./Roijackers, J./Breukelen, G. van: Tailored Interventions to communicate stage-matched information to smokers in different motivational stages. In: Journal of Consulting and Clinical Psychology 66 (1998) 3, p. 549-557.

Eimeren, B. van/Frees, B.: Nach dem Boom: Größter Zuwachs in internetfernen Gruppen. In: Media Perspektiven 8 (2005), S. 362-379.

Grunwald, M./Busse, J. C.: Online consulting service for eating disorders – analysis and perspectives. In: Computers in Human Behavior 19 (2003), p. 469-477.

Gustafson, D./Hawkins, R./Pingree, S./McTavish, F./Arora, N./Salner, J./Stewart, J./Mendenhall, J./Cella, R./Serlin, R./Apenteko, F.: Effect of computer support on younger women with breast cancer. In: Journal of General Internal Medicine 16 (2001), p. 435-445.

Heinlen, K. T./Welfel, E. R./Richmond, E. N./Rak, C. F.: The scope of webcounseling: A survey of services and compliance with NBCC Standards for the Ethical Practice of WebCounseling. In: Journal of Counseling & Development 81 (2003), p. 61-69.

Holtz, K./Landis, R./Nemes, S./Hoffman, J.: Development of a computerized screening system to identify substance abuse in primary care. In: Journal of Healthcare Quarterly 23 (2001) 3, p. 34-38.

Humphreys, K./Klaw, E.: Can targeting nondependent problem drinkers and providing internet-based services expand access to assistance for alcohol problems? A study of the moderation management self-help/mutual aid organization. In: Journal of Studies on Alcohol 62 (2001) 4, p. 528-532.

Kanfer, F. H.: Self-regulation: Research issues and speculations. In: Neuringer, C./Michael, J. L. (Eds.): Behavior modification in clinical psychology. New York: Appleton-Century 1970, pp. 178-220.

Kanfer, F. H.: Implications of a self-regulation model of therapy for treatment of addictive behaviors. In: Miller W. R./Heather, N. (Eds.): Treating addictive behaviors. Process of change. New York: Plenum Press 1986, pp. 29-47.

Kypri, K./Saunders, J. B./Williams, S. M./McGee, R. O./Langley, J. D./Cashell-Smith, M. L./ Gallagher, S. J.: Web-based screening and brief intervention for hazardous drinking: a double-blind randomized controlled trial. In: Addiction 99 (2004) 11, p. 1410-1417.

Kypri, K./Saunders, J. B./Gallagher, S. J.: Acceptability of various brief intervention approaches for hazardous drinking among university students. In: Alcohol & Alcoholism 38 (2003) 6, p. 626-628.

Leiberich, P./Kral, G./Nedoschill, J./Nickel, M./Loew ,T.: Internet-gestützte Basisinformation und Selbsthilfe für Personen mit Essstörungen. In: Psychotherapie – Psychosomatik – Medizinische Psychologie 200 (2003), S. 137-151.

Lieberman, M. A./Golant, M./Giese-Davis, J./Winzlenberg, A./Benjamin, H./Humphreys, K./ Kronenwetter, C./Russo, S./Spiegel, D.: Electronic support groups for breast carcinoma: a clinical trial of effectiveness. In: Cancer 97 (2003) 4, p. 920-925.

Lilja, J./Wilhelmsen, B. U./Larsson, S./Hamilton, D.: Evaluation of drug use prevention programs directed at adolescents. In: Substance Use and Misuse 38 (2003) 11-13, p. 1831-63.

Linke, S./Brown, A./Wallace, P.: Down your drink: A web-based intervention for people with excessive alcohol consumption. In: Alcohol & Alcoholism 39 (2004) 1, p. 29-32.

Matano, R. A./ Futa, K. T./Wanat, S. F./Mussman, L. M./Leung, C. W.: The Employee Stress and Alcohol Project: the development of a computer-based alcohol abuse prevention program for employees. In: Journal of Behavioral Health Services and Research 27 (2000) 2, p. 152-165.

Miller, W. R./Rollnick, S.: Motivierende Gesprächsführung. Freiburg im Breisgau: Lambertus 1999

Reeves, P. M.: Coping in cyberspace: the impact of internet use on the ability of HIV-positive individuals to deal with their illness. In: Journal of Health Communication 5 (2000), p. 47-59.

Robson, D./Robson, M.: Ethical issues in internet counselling. In: Counselling Psychology Quarterly 13 (2000) 3, p. 249-257.

Saitz, R./Helmuth, E. D./Aromaa, S. E./Guard, A./Belanger, M./Rosenbloom, D. L.: Web-based screening and brief intervention for the spectrum of alcohol problems. In: Preventive Medicine 39 (2004) 5, p. 969-975.

Saunders, J. B./Aasland, O. G./Babor, T. F./de la Fuente, J. R./Grant, M.: Development of the Alcohol Use Disorders Identification Test (AUDIT): WHO Collaborative Project on Early Detection of Persons with Harmful Alcohol Consumption – II. In: Addiction 88 (1993) 6, p. 791-804.

Silbereisen, R. K.: Konsum von Alkohol und Drogen über die Lebensspanne. In: Schwarzer, R. (Hrsg.): Gesundheitspsychologie. Göttingen: Hogrefe 1997, S. 189-208.

Silbereisen, R. K./Reese, A.: Substanzgebrauch: Illegale Drogen und Alkohol. In: Raithel, J. (Hrsg.): Risikoverhalten Jugendlicher. Opladen: Leske + Budrich 2001, S. 131-153.

Squires, D. D./Hester, R. K.: Computer-based brief intervention for drinkers: The increasing role of computers in the assessment and treatment of addictive behaviours. In: The Behavioral Therapist 25 (2002) 3, p. 59-65.

Sussman, S./Rohrbach, L. A./Patel, R./Holiday, K.: A look at an interactive classroom-based drug abuse prevention program: interactive contents and suggestions for research. In: Journal of Drug Education 33 (2003) 4, p. 355-368.

Tate, D./Wing, R./Winett, R.: Using internet technology to deliver a behavioral weight loss program. In: Journal of the American Medical Association 285 (2001) 9, p. 1172-1177.

Tobler, N. S./Roona, M. R./Ochshom, P./Marshall, D. G./Streke, A. V./Stackpole, K. M.: School-based adolescent drug prevention programs. In: Journal of Primary Prevention 20 (2000) 4, p. 275-336.

Toll, B. A./Sobell, L. C./D'Arienzo, J./Sobell, M. B./Eickleberry-Goldsmith, L./Toll, H. J.: What do Internet-based alcohol treatment websites offer? In: Cyberpsychology & Behavior 6 (2003) 6, p. 581-584.

Weißhaupt, U.: Die virtuelle Beratungsstelle: Hilfe für Jugendliche online. In: Praxis der Kinderpsychologie und Kinderpsychiatrie 53 (2004) 8, S. 560-573.

Hart am LimiT – HaLT

Ein Alkoholpräventionsprojekt für Kinder
und Jugendliche

Heidi Kuttler

Im südbadischen Lörrach waren Ärzte der Klinik für Kinder- und Jugendmedizin sowie Präventions-Fachkräfte im Jahr 2002 auf einen Besorgnis erregenden Trend aufmerksam geworden: Die Zahl der 12- bis 17-Jährigen mit einer komatösen Alkoholintoxikation in den Kliniken dieser Region war zwischen 1999 bis 2002 von 16 auf 56 gestiegen, mehr als die Hälfte (30) der Eingelieferten im Jahr 2002 waren Mädchen. Die aufgenommene Alkoholmenge hatte also nicht „nur" in einen Rausch, sondern sogar zur Bewusstlosigkeit geführt.

Aufgrund dieses lokal festgestellten problematischen Trends entwickelte das Zentrum für Suchtprävention in Lörrach „Villa Schöpflin"[1] gemeinsam mit Klinikärzten und anderen Projektpartnern ein breit angelegtes Präventionskonzept: Hart am LimiT – HaLT. Im Rahmen von HaLT werden Beratungsgespräche – das Erstgespräch meist noch in der Klinik – und ein sozialpädagogisches Gruppenangebot für betroffene Jugendliche durchgeführt sowie deren Eltern Hilfestellung angeboten. Neben diesem so genannten „reaktiven Baustein" mit Präventionsangeboten für *Betroffene* wird auf kommunaler Ebene ein „proaktiver Baustein" umgesetzt, der den verantwortungsbewussten Umgang mit Alkohol in der Öffentlichkeit und das Vorbildverhalten von Erwachsenen ins Blickfeld rückt.

Im Rahmen der wissenschaftlichen Begleitung von HaLT wurde im Jahr 2003 erstmals eine *bundesweite* Erhebung durchgeführt, die den ansteigenden Trend in Lörrach bei 17 ausgewählten Kliniken (vgl. Abb. 1 und 2) und anhand der Daten der statistischen Landes- und Bundesämter bestätigte.[2]

Fragen Sozialpädagogen die Betroffenen in der Klinik, wie es zu solch einer massiven Vergiftung kommen konnte, hören sie nur die für Trunkenheit im Jugendalter bekannten Gründe: Wetttrinken in der Clique, „wir wollten richtig einen drauf machen", Langeweile, Frust oder „ich habe gar nicht gemerkt, dass ich so viel getrunken habe". Alles nicht wirklich neu – und dennoch scheint es sich beim Trinken bis in die Bewusstlosigkeit nicht nur um ein quantitatives Problem (das der Alkohol*menge*) zu handeln, sondern um eine neue Qualität jugendlichen Rauschtrinkens.

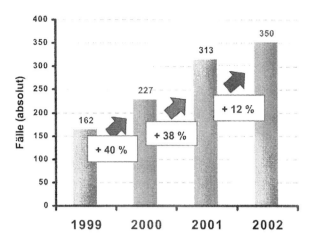

Abb. 1: Prognos: Kinder und Jugendliche mit Alkoholintoxikation (F10.0/1 + T51.9: 10-17).
Datenbasis: Controlling 17 Kliniken in Deutschland mit > 6 Fällen pro Jahr.

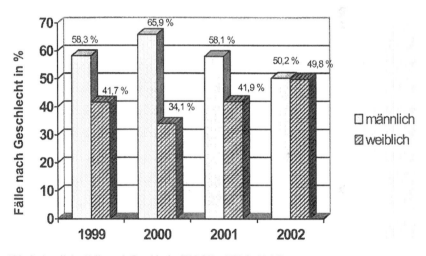

Abb. 2: Anteil der Fälle nach Geschlecht (F10.0/1 + T51.9: 10-17).
Datenbasis: Controlling 17 Kliniken in Deutschland mit > 6 Fällen pro Jahr.

Binge drinking

Unter Teenagern haben sich in den letzten Jahren Trinkrituale entwickelt, bei denen
der Rausch nicht dem bekannten alterstypischen Experimentieren von Alkohol zuzuordnen ist: Jetzt geht es vor allem darum, innerhalb kurzer Zeit hohe Mengen

Alkoholika zu sich zu nehmen um sich gezielt massiv zu betrinken. Dieses relativ neue Phänomen lässt sich unter dem Begriff des „Binge drinking" einordnen, das im letzten Jahrzehnt nicht nur in der Bundesrepublik, sondern in allen europäischen Ländern zugenommen hat.[3]

Für den Terminus des „Binge drinking" gibt es im Deutschen keine direkte Übersetzung, umgangssprachlich spricht man vom „Koma-Saufen". Um eine theoretische Annäherung und Eingrenzung vorzunehmen, analysieren Gmel et al. verschiedene Publikationen und Studien zum Binge drinking[4]. In den dabei vorgenommenen Vergleichen wird u. a. eine Publikation von Wechsler und Kollegen vorgestellt, in der von einem hohen, unkontrollierten Alkoholkonsum innerhalb einer begrenzten Zeitdauer gesprochen wird. In manchen Studien geht es um das Trinken bis in den Rausch, also um den subjektiven Eindruck von „betrunken sein". Andere Erhebungen nehmen eine Einordnung über die Anzahl der Trinkeinheiten während eines Trinkanlasses vor. Relativ verbreitet ist die Festlegung von 5 oder mehr alkoholischen Getränken (5+). Da es eine einheitliche Definition nicht gibt, sind auch systematische Ländervergleiche nicht möglich. Am verlässlichsten ließ sich bisher der Schluss ziehen, dass Binge drinking bei jungen Männern drei bis vier Mal häufiger vorkommt als bei jungen Frauen. Die Bundesstudie von Prognos[5] belegt nunmehr, dass sich dieser Trend zumindest aufgeweicht hat. Die statistisch gleich hohe Betroffenheit von Jungen und Mädchen kann allerdings teilweise auf eine gesellschaftlich unterschiedliche Wahrnehmung von Trunkenheit bei Mädchen und Jungen zurückzuführen sein: Vermutlich wird bei einem (fast) bewusstlosen Mädchen schneller ein Notarzt gerufen als bei einem Jungen in der gleichen Verfassung.

Die besonders gefährliche, ja lebensbedrohliche Wirkung des exzessiven Rauschtrinkens bis in die Bewusstlosigkeit ergibt sich nach Einschätzung der Ärzte dadurch, dass im komatösen Zustand lebenswichtige Reflexe ausgeschaltet sind und es beim Erbrechen – wenn der Körper mit Vergiftungssymptomen auf die große Alkoholmenge reagiert – zum Tod durch Ersticken kommen kann. Todesfälle, die direkt durch die toxische Wirkung des Alkohols ausgelöst wurden, sind nicht sicher belegt. Die Risiken massiver Unterkühlung bis hin zum Erfrierungstod in den Wintermonaten und die von Bade- oder Verkehrsunfällen in Verbindung mit der schnellen Wirkung gerade hochprozentiger Alkoholika steigen beträchtlich. Mädchen werden in stark alkoholisiertem Zustand schneller Opfer sexueller Gewalt.

Hypothesen für den zunehmend riskanten Alkoholkonsum unter Teenagern

Für die massive Zunahme eines neuen riskanten Trinkmusters innerhalb weniger Jahre gibt es noch keine plausible Erklärung, eine Kombination von veränderten gesellschaftlichen Rahmenbedingungen, die auf neue „Trinkmoden" treffen, scheint jedoch schlüssig. Veränderte *Erziehungsstile*, die auf eine größere Autonomie von

Kindern und Jugendlichen abzielen, auf deren frühere eigenständige Gestaltung der Freizeit außerhalb der Familie, verkürzen beispielsweise den Schonraum Kindheit und können für manche Teenager überfordernd sein. Gerade bei Mädchen beginnt die *Pubertät* oft schon im Alter von 10-12 Jahren, bereits einige Jahre vor dem eigentlichen Jugendalter. Merkmale des Ausklangs der Phase „Kindheit" sind beispielsweise das Ausgehen am Wochenende, Übernachtungen bei Freunden/innen in Zusammenhang mit Partys, aber auch neue Frisur, Kleidung, Musikstile und das Benutzen bestimmter Accessoires. Da auch der Konsum von Alkohol als Symbolhandlung für die Welt der Erwachsenen steht, finden erster Alkoholkonsum und Rauscherfahrungen immer früher statt.[6]

Die Kernzelle der Gesellschaft, *die Familie*, erlebt in den letzten Jahrzehnten stürmische Veränderungen; vielfach hat eine Auflösung der „klassischen" Familienstrukturen statt gefunden. Nach Trennung und Scheidung sind viele „Patchwork"- und Kleinfamilien entstanden; Eltern sind, bedingt durch berufliche Anforderungen, häufig abwesend – und dies ohne Unterstützung der Familien durch Großeltern oder Institutionen wie Ganztagsschulen oder Kinderkrippen. Gesellschaftlich normierte Initiationsriten wie die ehemals selbstverständliche Konfirmation bzw. Kommunion, die Einführung in den Beruf sowie eine Zeitspanne der persönlichen und beruflichen Eigenständigkeit im Rahmen der „Walz" begleiteten früher in unserer Gesellschaft den Prozess des Erwachsenwerdens und verhalfen Jugendlichen damit zu einem leichteren *Eintritt in die Erwachsenenwelt*. Fragt man heute Jugendliche nach den für sie wichtigen Ritualen des Erwachsenwerdens, wird häufig nur noch der Führerscheinerwerb als entscheidender Schritt gesehen. Jugendliche haben sehr früh große Handlungsspielräume, sie können nicht nur, sondern müssen weitgehend selbst bestimmen, wann und auf welche Weise sie diese ersten Schritte in die Welt der Erwachsenen tun. Wo früher gesellschaftlich definierte Regeln und Rituale den festen Rahmen steckten, muss heute jede Familie ihren individuellen Weg entwickeln. Die postmoderne Gesellschaft fordert von Eltern einen schwierigen Balanceakt: Sie stehen in der Verantwortung, angemessene Freiräume und gleichzeitig altersgemäße Grenzen zu setzen, diese ständig neu zu überprüfen und dem Entwicklungsstand ihres Kindes anzupassen.

Eine Konsequenz der oben beschriebenen Veränderungen ist, dass sich die Probierphase mit Alkohol bei Kindern und Jugendlichen in vielen Fällen aus der Familie in den öffentlichen Raum verlagert hat. Eine deutliche Reglementierung durch fremde Erwachsene bleibt dort meist aus, die familiäre Regelungsfunktion ist damit nahezu ersatzlos weg gefallen. Das *Jugendschutzgesetz*, das den Rahmen für einen altersgestuften Umgang mit Alkohol in der Öffentlichkeit schaffen könnte, wird nicht konsequent umgesetzt, wie Testkäufe immer wieder belegen. In einer europäischen Studie berichten ca. 25% der Jugendlichen, dass sie Alkohol problemlos einkaufen konnten, obwohl sie unter 16 bzw. unter 18 Jahre alt waren.[7] Hinzu kommt, dass betrunkene Jugendliche aus Desinteresse, aus Angst vor aggressiven

Reaktionen von Erwachsenen nicht angesprochen werden; die Erwachsenen tun sich heute schwer mit einer restriktiven Haltung Jugendlichen gegenüber, Verbote und Grenzen klar zu formulieren und durchzusetzen. In der Praxis legen gerade (sozial-)pädagogische Fachkräfte den Fokus auf sinnvolle Freizeitmaßnahmen und unterstützende Angebote für Jugendliche und bewerten die Forderung nach strikter Umsetzung des Jugendschutzgesetzes als zu reglementierend und einengend. Im HaLT-Projekt geht es jedoch nicht um die Durchsetzung von Regeln und Grenzen *oder* die psychosoziale Förderung von Kindern und Jugendlichen, sondern darum, dass beide Ansätze – Förderung und Grenzen – unverzichtbare Bausteine jeder Erziehung darstellen.

Die Identitätsentwicklung im Jugendalter wird erschwert durch einen vor allem von den Medien propagierten Lifestyle der Superlative und des Außergewöhnlichen, an dem Heranwachsende ihre eigene Biografie und ihre Perspektiven messen. Eine immer kürzere Halbwertzeit von Trends und die wachsende Bedeutung von Statussymbolen, die sich nicht alle leisten können, stellen für viele Familien, insbesondere für solche mit niedrigem Einkommen, eine Belastung dar. Der zunehmende Medienkonsum in Familien, bei dem mittlerweile fast die gesamte Familie mit eigenen Geräten ausgestattet ist, lässt eine tragfähige Kommunikationskultur oft nicht mehr entstehen. Freiräume, in denen Jugendliche ihren Hunger nach körperlichen Herausforderungen und Grenzerfahrungen leben können, werden im Zuge der Verstädterung immer schwieriger und durch digitale Pseudo-Erfahrungen nur ungenügend ersetzt.

Der jugendtypische Hunger nach Rausch und Risiko, gepaart mit einem von den Medien geförderten Lebensstil der Grenzenlosigkeit, geringe Möglichkeiten für das körperliche Ausleben emotionaler Sehnsüchte und der fehlende innere und oftmals äußere Halt bilden eine riskante Mixtur, in der sich exzessiver Alkoholkonsum perfekt einfügt. Einige Jugendliche überfordern sich angesichts dieser grenzenlosen „Spiel-Räume", verlieren die Orientierung und erleben durch massive Grenzüberschreitungen körperliche, psychische, soziale oder juristische Schädigungen und Konsequenzen. Aus der daraus resultierenden Verunsicherung können sich ein massiver Rückzug oder auch eine aggressive Ablehnung von Normen und Regeln der Erwachsenenwelt ergeben, die die weitere Entwicklung zusätzlich belasten.

Der reaktive Baustein: Hilfen für betroffene Jugendliche und ihre Familien

Für die Überleitung von Jugendlichen mit komatöser Alkoholvergiftung aus der Klinik für Kinder- und Jugendmedizin zur weiteren psychosozialen Begleitung im Präventionszentrum wurde gemeinsam ein für alle Beteiligten transparentes Ablaufschema entwickelt, das auch rechtliche Anforderungen, wie beispielsweise eine Schweigepflichtentbindung, berücksichtigt. Grundlage hierfür ist ein sensibles Informationsgespräch des Arztes/der Ärztin mit Jugendlichen und Eltern. Ziel ist es über das Präventionsangebot von HaLT zu informieren und für eine tiefere Auseinandersetzung mit der Problematik zu motivieren. Sind die Beteiligten einverstanden, informieren Arzt oder Pflegepersonal die Villa Schöpflin (per Fax oder Telefon – Rufbereitschaft am Wochenende) und eine Präventionsfachkraft führt das so genannte „Brückengespräch" meist noch in der Klinik durch.

Neben Einzelberatungen für die Familien gibt das 12-stündige Gruppenangebot „Risiko-Check" betroffenen Kindern und Jugendlichen die Möglichkeit, die komatöse Alkoholvergiftung gemeinsam mit anderen mit der gleichen Erfahrung aufzuarbeiten. Dabei sollen die Förderung der Sensibilität für die Grenze zur Selbstschädigung und die Übernahme von Verantwortung für das eigene Tun und den individuellen Punkt des Ausstiegs für Risikosituationen in der Zukunft innerlich verankert werden. Bei der Konzipierung von Angeboten für Jugendliche wird berücksichtigt, dass gesundheitsschädigende Verhaltensweisen nur dann aufgegeben werden, wenn die angestrebten unschädlichen Alternativen mit positiven und lustvollen emotionalen Erlebnissen verbunden sind.[8] Aus diesem Grund wurde in das interaktive, kommunikationsorientierte Angebot ein erlebnispädagogischer Baustein integriert, der neue emotionale Erfahrungen ermöglicht, die die Jugendlichen danach unter sozialpädagogischer Anleitung auf Alltagssituationen übertragen.[9] Als geeignete Intervention hat sich das Tauchen erwiesen, da sich hier Parallelen zum Abtauchen in den Rausch erarbeiten lassen. Das Erkunden einer fremden Welt ist faszinierend, aber diese neuen Erfahrungen müssen gut vorbereitet sein und die Ausrüstung muss bestimmten Sicherheitsstandards entsprechen. Auch taucht ein Taucher nie allein, sondern hat einen verlässlichen Buddy (Begleiter), es gibt feste Regeln für den Moment der Umkehr und des Aufstiegs und neben der Verantwortung für sich selbst hat jeder auch das Wohlbefinden des Anderen im Blick. Ziel einer gesunden psychosozialen Entwicklung ist also nicht die Vermeidung riskanter Situationen – dies würde Stillstand bedeuten, weil jede neue Erfahrung mit einem gewissen Risiko verbunden ist – sondern die Entwicklung von Risikokompetenz.[10]

Alkoholkonsum bis in den Rausch kann häufig diesem alterstypisch sehr ausgeprägten Risikoverhalten von Jugendlichen zugeordnet werden. Dieses ist nicht irrationaler Natur, wie Erwachsene es meist bewerten, sondern im Zusammenhang mit Entwicklungsanforderungen während der Adoleszenz und der hohen Attraktivität neuer, grenzüberschreitender Erfahrungen zu verstehen. Jugendliches Risikoverhalten basiert auf dem Reiz der Gefahr und ermöglicht häufig soziale Anerkennung in der Peergroup sowie eine deutliche Abgrenzung gegenüber elterlichen Normen.[11] Auch leben Jugendliche primär gegenwartsbezogen und orientieren sich weit mehr als Erwachsene an den momentanen Vorteilen einer Handlung. Das Ausleben riskanter Verhaltensweisen wie exzessiver Alkoholkonsum erscheint den Akteuren daher subjektiv als sinnvoll, weil die kurzfristig erzielten Vorteile durch längerfristig mögliche Nachteile nicht überdeckt werden.[12] Alkoholkonsum bis zum Erreichen eines komatösen Zustandes in Zusammenhang mit dem „Ex"-Trinken von mindestens einem halben Liter Spirituosen oder mehreren Litern Wein, Bier oder Mixgetränken erfordert jedoch eine genaue Analyse der Motive und tieferen Ursachen, umso mehr, wenn dieses Konsummuster bereits im Alter von 12-14 Jahren auftritt.

Die Erfahrungen in Lörrach nach fast dreijähriger Projektlaufzeit mit über 70 Kindern und Jugendlichen führen zu ersten Einschätzungen, ihre systematische, wissenschaftlich fundierte Überprüfung im Modellprojekt ist in Vorbereitung. Jugendliche mit schwerer Alkoholintoxikation im Krankenhaus lassen sich – stark schematisiert – in zwei Gruppen unterteilen:

- Die eine Gruppe, ca. 2/3 der betreuten Jugendlichen, verfügt über recht gute persönliche Ressourcen und ein stützendes soziales Umfeld. Diese Jugendlichen haben jedoch einen Hunger nach außergewöhnlichen, extremen Erfahrungen („sensation seeking") und haben wenig Sensibilität für die Grenzen zur Selbstschädigung entwickelt. Zum Teil handelt es sich auch um Kinder, die von den Eltern als bisher unproblematisch, ja „vernünftig" beschrieben werden und sich plötzlich mit Macht auflehnen. Dieser Adressatenkreis benötigt Unterstützung, um sich durch sein ausgeprägtes Risikoverhalten nicht massiv zu schädigen. Ziel ist hier die Förderung von Risikokompetenz, die sich durch ein frühes, zeitlich begrenztes Angebot durchaus erreichen lässt.
- Die zweite Gruppe besteht aus Kindern und Jugendlichen mit hohen biografischen Belastungen, wenig Ressourcen im psychosozialen Bereich und in der Bereitschaft zur Leistung; darüber hinaus mangelt es meist an familiärer Unterstützung.

Die Ursachen für den komatösen Rausch liegen im Spektrum zwischen Flucht aus einer Welt, die als belastend und perspektivlos erlebt wird, bis hin zu deutlichen autoaggressiven bzw. präsuizidalen Tendenzen. In diesen Fällen ist die Überleitung in weitergehende langfristige Hilfen indiziert, wie beispielsweise eine Psychotherapie oder Familientherapie. Benötigen Jugendliche im Familienkontext intensive Unterstützung, kann die Anbahnung einer Erziehungsbeistandschaft durch eine sozialpädagogische Fachkraft des Jugendamtes eine sinnvolle Maßnahme darstellen.

Der proaktive Baustein: ein regionales Gesamtkonzept zum verantwortungsbewussten Umgang mit Alkohol

Ein weiteres Ziel von HaLT ist es, das exzessive Trinken unter Jugendlichen durch geeignete Maßnahmen im Vorfeld zu verhindern, also nicht nur für frühe Unterstützung alkoholauffälliger Jugendlichen, sondern für die Verhinderung des lebensbedrohlichen Rauschtrinkens zu sorgen. Da betroffene Jugendliche berichten, dass sie einerseits sehr leicht an große Mengen Alkoholika gelangen und dass kaum eine soziale Kontrolle erfolgt, wenn sie diese konsumieren, verfolgt HaLT die Strategie, durch die systematische Einhaltung des Jugendschutzgesetzes und durch die Sensibilität und Aufmerksamkeit des sozialen Umfeldes diese riskanten Trinkmuster einzudämmen. Um Jugendliche in ihrer altersgemäßen Experimentierphase mit einer (noch) unbekannten Substanz zu begleiten und als Gegengewicht zu der fehlenden gesellschaftlichen Orientierung bedarf es eines klaren Feedbacks der Erwachsenen überall dort, wo Alkohol in der Öffentlichkeit angeboten wird: an Festveranstaltungen, in Jugendkneipen, in Diskotheken und im Einzelhandel, bei Schulfeten und Klassenfahrten. Diese Maßnahmen sollen Jugendlichen den Zugang zu Alkoholika erschweren und – altersadäquat – gleichzeitig an vielen Orten im öffentlichen Raum Orientierung für einen genussorientierten, unschädlichen Umgang mit Alkohol geben.

Immer wieder wird von einer Kultur des Hinsehens gesprochen, um Kinder vor den Schäden durch Suchtmittel zu schützen. Wie kann jedoch solch eine Kultur des Hinsehens gestaltet werden, ohne mit dem viel zitierten erhobenen Zeigefinger daherzukommen, ohne zu moralisieren oder als professioneller Spaßverderber aufzutreten? Die große Herausforderung, gerade im Umgang mit einer legalen, kulturell akzeptierten Droge wie Alkohol, besteht darin sehr differenzierte Aussagen zur Schädlichkeit des Konsums – insbesondere für Kinder und Jugendliche – mit den Werten einer Kultur des Genießens und Feierns zu verbinden. Die Mehrzahl der Bevölkerung praktiziert ganz selbstverständlich einen sorglosen Umgang mit Alkohol – Jugendliche haben es verdient, dass sie ein deutliches Feedback erhalten, wenn sie dabei sind sich zu schädigen. Gleichgültigkeit von Seiten der sozialen Umgebung ist immer die schlechteste Reaktion.

Damit dieses Konzept „Für eine schöne Festkultur" eine praktikable Unterstützung für die Organisatoren darstellt und breite Akzeptanz an der Basis findet, wurde es von den Präventionsfachkräften gemeinsam mit Vertretern von Stadt und Landkreis Lörrach, der Narrengilde (in Baden die Organisatoren der großen Fastnachtsveranstaltungen, das Pendant zu den Karnevalsgesellschaften im Rheinland), Vereinen und der Polizei entwickelt. Die Kommunen/Ordnungsämter weisen bei der Vergabe von Festgenehmigungen auf das Präventionsprojekt HaLT und die zur Verfügung stehenden Materialien hin. Die Villa Schöpflin führt – oft gemeinsam mit der Polizei – im Vorfeld von großen Festen eine Informationsveranstaltung durch um die Verantwortlichen zu unterstützen. Dutzende von Festbetreibern im Landkreis setzen mittlerweile die „Tipps für Festveranstalter" mit rechtlichen Informationen und Vorschlägen für die Praxis um.[13] Dabei geht es um einfache und kostengünstige Maßnahmen für Alterskontrollen beim Einlass zu den Veranstaltungen und der Abgabe von Alkohol (farbige Stempel oder Armbänder, Einbehalten von Ausweisen), um die Gestaltung der Getränkekarte (z. B. keine Spirituosen, keine Alkopops, sehr günstige Preise für alkoholfreie Getränke), um eine rechtzeitige und umsichtige Reaktion bei aufkommendem aggressiven Verhalten einzelner Gäste oder um die sichere Heimfahrt, gerade von betrunkenen Jugendlichen (Ansprechen der Clique, Infos über Busverbindungen, Taxinummern).

Da oft auch im Kontext Schule, etwa bei Klassenfahrten und Schulfesten, Alkohol konsumiert wird, ist auch hier auf die unbedingte Einhaltung des Jugendschutzgesetzes und die Vorbildfunktion der Lehrkräfte zu achten. Die Verhinderung des Rauschtrinkens bei Schulveranstaltungen stellt zudem eine wichtige pädagogische Aufgabe dar, da sich nicht nur einzelne Schüler/innen schädigen, sondern zugleich mitunter auch die ganze Klassengemeinschaft betroffen ist. Für die Durchführung von Schulfesten und Klassenfahrten wurden gemeinsam mit Schulen Planungshilfen entwickelt, die den Internetseiten dieser Organisation zu entnehmen sind.[14]

Der auffällige Alkoholkonsum von Kindern und Jugendlichen ist ein Besorgnis erregendes Signal. Es reicht in solchen Fällen nicht aus, dass die Schule ausschließlich mit – den vereinbarten und angekündigten – Sanktionen reagiert, sondern es ist zusätzlich abzuklären, ob Maßnahmen notwendig sind, um bei psychosozialen Problemen oder einer Suchtgefährdung frühzeitig umfassende Hilfen einzuleiten.

Das besondere Profil von HaLT im proaktiven Bereich ist, dass die Rollen von Fachkräften und Kooperationspartnern/innen nicht – wie meist üblich – verteilt sind. Die Präventionsfachkräfte sind nicht als externe Experten/innen etwa mit einem Informationsstand und Flyern an den Veranstaltungen selbst anwesend, sondern die Teams in den jeweils verantwortlichen Institutionen und das Verkaufspersonal werden als Experten/innen vor Ort betrachtet, die von den Präventionsfachkräften das Know How und Materialien erhalten um die Ziele von HaLT aktiv und eigenverantwortlich umzusetzen. Dies sichert eine gute Adaption an die jeweiligen Bedingungen vor Ort und die Nachhaltigkeit von HaLT.

Das Projekt HaLT in Lörrach wird vom Bundesministerium für Gesundheit und dem Land Baden-Württemberg als Pilotprojekt gefördert. Seit Juli 2004 wird das Konzept mit finanzieller Unterstützung des BMG und des jeweiligen Bundeslandes mit Erfolg in neun anderen Bundesländern umgesetzt. Auch hier entstehen, angepasst auf den jeweiligen Standort, neue Strategien und Maßnahmen zur systematischen, lokal verankerten Alkoholprävention. Kennzeichen von HaLT ist auch dort die enge Vernetzung einer Vielzahl von Akteuren/innen weit über das System von Suchthilfe und -prävention hinaus.

Anmerkungen

[1] In Trägerschaft des Badischen Landesverbandes für Prävention und Rehabilitation – blv.

[2] Vgl. Bundesministerium für Gesundheit und Soziale Sicherung: Wissenschaftliche Begleitung des Modellprogramms „Alkoholvergiftungen bei Kindern und Jugendlichen". Bundesweite Datenerhebung durch Prognos AG 2004 (nur in elektronischer Form verfügbar).

[3] Vgl. Gmel, G./Rehm, J./Kuntsche, E.: Binge drinking in Europe: definitions, epidemiology and consequences. In: Sucht 49 (2003) 2, S. 105-116.

[4] Gmel et al., a.a.O., S. 106.

[5] Vgl. Anmerkung 2.

[6] Vgl. Hurrelmann, K./Klocke, A./Melzer, W./Ravens-Sieberer, U. (Hrsg.): Jugendgesundheitssurvey. Internationale Vergleichsstudie im Auftrag der Weltgesundheitsorganisation WHO. Weinheim; München 2003, S. 115-119.

[7] Vgl. Kraus, L./Heppekausen, K./Barrera, A./Orth, B.: Europäische Schülerstudie zu Alkohol und anderen Drogen. Bundesministerium für Gesundheit und Soziale Sicherung: Bonn 2004, S. 56.

[8] Vgl. das 2006 von G. Koller entwickelte pädagogische Handlungsmodell „Entwicklungspool für Rausch- und Risikokompetenz". www.risflecting.at, unter „Konzept".

[9] Vgl. Kuttler, H./Lang, S.: Halt sagen – Halt geben. Ein Präventionsprojekt für Jugendliche mit riskantem Alkoholkonsum.In: Prävention 26 (2004) 01, S. 24-26.

[10] Vgl. Koller 2006, S. 6.

[11] Vgl. Silbereisen, R./Reese, A.: Substanzgebrauch, Illegale Drogen und Alkohol. In: Raithel, J. (Hrsg.): Risikoverhaltensweisen Jugendlicher. Formen, Erklärungen und Prävention. Opladen: 2001

[12] Vgl. Engel, U./Hurrelmann, K.: Was Jugendliche wagen. Eine Längsschnittstudie über Drogenkonsum, Stressreaktionen und Delinquenz im Jugendalter. Weinheim; München 1993

[13] www.blv-suchthilfe.de/villa-schoepflin/Tipps.pdf

[14] www.blv-suchthilfe.de/villa-schoepflin/Handreichung_Schulfest.pdf und www.blv-suchthilfe.de/villa-schoepflin/Handreichung_Klassenfahrten.pdf

Literatur

Hibell, B./Andersson, B./Ahlström, S./Balakireva, O./Bjarnason, T./Kokkevi, A./Morgan, M.: The 1999 ESPAD Report. Alcohol and other Drug Use Among Students in 20 European Countries. The Swedish Council for Information on Alcohol and Other Drugs (CAN) and The Pompidou Group at the Council of Europe. Stockholm 2000

Kliniken des Landkreises Lörrach, Klinik für Kinder- und Jugendmedizin/Villa Schöpflin 2005. Unveröffentlichtes Datenmaterial 1999 bis 2005

Masten, A. S.: Resilienz in der Entwicklung: Wunder des Alltags. In: Röper, G./von Hagen, C./ Noam, G. (Hrsg.): Entwicklung und Risiko. Perspektiven einer klinischen Entwicklungspsychologie. Stuttgart 2001

Ideen für HaLT auch von: *www.alles-im-griff.ch/d/die_gemeinden_handeln.* Büro für Suchtprävention, Hamburg; Arbeitskreis Suchtprophylaxe im Landkreis Emmendingen

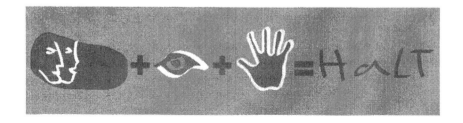

Alkoholbedingte Freizeitunfälle jugendlicher Verkehrsteilnehmer

Matthias Wenninger

1. Einleitung

Aufgrund der schrecklichen „Disco-Unfälle" durch Alkohol am Steuer in den letzten Jahren sehen sich Politiker und Offizielle unter Handlungsdruck. Zwar ist die Zahl der im Straßenverkehr getöteten Menschen rückläufig, dennoch sind die Zahlen der nächtlichen Freizeitunfälle jugendlicher Verkehrsteilnehmer Besorgnis erregend. So forderten bereits 1998 die Jugendminister der Länder die Einführung der 0,0‰-Grenze für Inhaber von Führerscheinen auf Probe; ebenso hat der damals amtierende Verkehrsminister Franz Müntefering in einem Interview mit dem ADAC dazu Stellung genommen. Auf die Frage, welche gesetzlichen Maßnahmen er gegen die schweren Unfälle der 18-24 Jahre alten Verkehrsteilnehmer plane, erwiderte der Verkehrsminister: *„Wir haben das nicht präzisiert, aber die Möglichkeit haben wir offen gelassen, noch zusätzlich Impulse zu geben. Wenn man sich die Statistiken anschaut, kommt man schnell auf die Konstellation: Alkohol, Wochenende, nachts, junge Männer. [...] Da muss man zum Schutz der jungen Leute etwas tun."* Auf die Frage, was genau getan werden könne, gab Müntefering zur Antwort: *„[...] In meiner Jugendzeit kam es auch noch häufiger vor, betrunken Auto zu fahren. Wir haben dazugelernt und das Starken-Max-Markieren ist mittlerweile nicht mehr so gut angesehen. Wenn Sie das in die Köpfe reinkriegen, brauchen Sie Kontrollen und Verbote immer weniger."* [1]
Von judikativer Seite aus war demnach kaum mit intervenierenden und präventiven Maßnahmen zu rechnen. Einzig die Verlängerung der Probezeit bei auffällig gewordenen Führerscheinneulingen wurde jüngst verabschiedet, jedoch ist aufgrund der stabilen Zahl der Unfallopfer eine Wirksamkeit durch Verschärfung der bestehenden Regelung anzuzweifeln.
Neue präventive Ansätze werden in letzter Zeit vor allen Dingen in der Fahrausbildung verfolgt. Der „Führerschein mit 17" und die „Zweite Stufe der Fahrausbildung" sind Maßnahmen, die auf eine Senkung des Unfallrisikos in den besonders kritischen ersten beiden Jahren nach Erwerb des Führerscheins zielen. Da diese Programme erst seit kurzem laufen, stehen noch keine aussagekräftigen Daten zur Verfügung.
In der Hauptsache führen Organisationen der Verkehrssicherheit immer wieder Aktionen zu dieser Problematik mit dem Ziel durch junge Fahrerinnen und Fahrer zu einer strikten Trennung von Alkohol und Fahren nach dem Besuch von Diskotheken zu bewegen. Die Effizienz solcher Maßnahmen ist strittig, da diese Aktio-

nen meist nur kurzzeitige Verhaltensänderungen im Verkehr bewirken. Forderungen nach einer Verkehrssicherheitsarbeit mit nachhaltiger Wirkung in Bezug auf die Unfallstatistiken werden immer lauter. Eine endgültige Lösung hierzu wird es wohl nicht geben, aber mit einer profunden und kontinuierlichen Verkehrserziehung wird die Verkehrssozialisation steuerbarer. Viel zu wenig Beachtung wird der Entwicklung der Fahrerpersönlichkeit geschenkt, obwohl eine begleitende Verkehrserziehung zugleich auch ein Überlebenstraining sein kann. Ziel einer effizienten Verkehr*serziehung* ist es Handlungsmuster zur Bewältigung und Gefahrenabwehr im sozialen System Verkehr zu vermitteln.

2. Die Charakteristika der nächtlichen Freizeitunfälle

2.1 Jugendliche Verkehrsteilnehmer und Unfälle

Gemessen an der *Gesamtbevölkerung* ist die Gruppe der 18-24-Jährigen vergleichsweise gering. Betrachtet man die *Bevölkerungszahlen* dieser Altersgruppe, so ist ein kontinuierlicher Anstieg zu verzeichnen.

Jahreszahl	18-24 Jahre*	Gesamt-bevölkerung*	Prozentualer Anteil
1999	6.362	82.087	7,75
2000	6.476	82.188	7,88
2003	6.710	82.520	8,13
2004	6.729	82.532	8,15

Tab. 1: * = Anteil in Tausend (Quelle: Statistisches Bundesamt (Hrsg.): Unfälle von 18-24-Jährigen im Straßenverkehr 2004. Wiesbaden 2005, S. 39).

Der wachsende Anteil der Jugendlichen an der Gesamtbevölkerung wirft in Zusammenhang mit den seit Jahren sinkenden Unfallzahlen ein positives Licht auf die präventiven Maßnahmen, die seit nunmehr über 30 Jahren im Bereich der Verkehrssicherheit durchgeführt werden, doch wäre es vermessen, diese positive Entwicklung auf eine Einzelaktion zurückzuführen. Für den Rückgang der Unfallzahlen sehen sich immer die Organisationen verantwortlich, die die Effizienz ihrer Verkehrssicherheitsaktion herausstellen wollen. Die Vermeidung ist ebenso wie die Entstehung von Unfällen nicht exakt auf eine singuläre Ursache zurückzuführen: Umstände, die einen Unfall vermeiden oder begünstigen, stehen oft in losen Zusammenhängen und entwickeln eine nicht vorherzusagende Eigendynamik. Davon auszugehen, dass eine durchgeführte Maßnahme allein die Verkehrssicherheit nachhaltig beeinflusst, ist unrealistisch.
Der Vergleich der Zahlen verunglückter Jugendlicher der Jahre 2002 bis 2004 bestätigt die positive Tendenz in der Entwicklung der Unfallzahlen, gibt aber dennoch keinen Anlass für übertriebenen Optimismus (vgl. Tab. 2).

Jahres-zahlen	18-24 Jahre			
	Verletzte	von allen Verletzten	Getötete	von allen Getöteten
2002	102.339	21,5%	1.550	22,7%
2003	96.583	20,9%	1.392	21,0%
2004	90.954	20,7%	1.269	21,7%

Tab. 2: Quelle: Statistisches Bundesamt (Hrsg.): a.a.O., S. 172.

Gemessen am Anteil der Bevölkerung ist das Risiko eines schweren Unfalls der untersuchten Gruppe sehr hoch. Die relativ beständige Zahl der tödlich Verunfallten ist besonders zu erwähnen. Fast ein Viertel aller Verkehrsopfer in Deutschland ist zwischen 18 und 24 Jahre alt. Das unvorstellbare Leid, das hinter jedem einzelnen Unfall steht, macht begreiflich, dass es keinen Anlass für eine Reduzierung der präventiven Bemühungen gibt.

2.2 Geschlechtsspezifisches Unfallrisiko

2004 wurden insgesamt 339.310 Unfälle mit Personenschäden registriert,[2] daraus verursachten die 18-24-jährigen Fahrer 62.348 Unfälle, dies entspricht ca. 18%. 21.649 Mal wurden Frauen registriert, wohingegen Männer 40.676 Unfälle verursachten. Diese bilden mit 65% aus der Gruppe der 18-24-Jährigen die Spitze der Unfallverursacher.[3] Gerade die 19-Jährigen sind aus der Gruppe der Jugendlichen am gefährdetsten. Frauen sind nachweislich die weniger gefährdeten und somit auch die sichereren Autofahrerinnen. Mehr Verantwortungsbewusstsein und weniger das Bedürfnis, durch das Autofahren Spannungen abzubauen, zeichnen den Großteil der weiblichen Autofahrer aus. Auch bezüglich der Alkohol-am-Steuer-Problematik sind Frauen auffällig unterrepräsentiert, wie die Angaben aus dem Jahr 2001 zeigen: „Nur 9,4% der alkoholisierten Unfallbeteiligten waren Frauen, obwohl sonst im Durchschnitt aller Unfälle mit Personenschaden 32% der Unfallbeteiligten Frauen waren."[4] Häufig sind Frauen ohne ihr direktes Zutun als Unfallopfer zu beklagen, weil sie als Beifahrerinnen mit angetrunkenen Fahrern in Unfälle verwickelt wurden. „Wer trinkt, fährt ohne mich. – Jahr für Jahr verunglücken junge Frauen, weil der Fahrer getrunken hatte"[5], so lautete der Slogan der Aktion des Deutschen Verkehrssicherheitsrates (DVR). Diese Kampagne zielt darauf ab, die Einflussmöglichkeiten junger Frauen auf Fahrer zu nutzen, um präventiv der männlichen Intoxikation entgegenwirken zu können. Die Initiative geht davon aus, dass Frauen ein höheres Verantwortungsbewusstsein haben und insofern maßvoller mit Alkohol umgehen als Männer. Auch wenn die Argumentationskette der Kampagne des DVR eingleisig und undifferenziert wirkt, bleibt festzuhalten, dass der beschriebene Effekt sich empirisch positiv niederschlägt.

2.3 Wochentage und Uhrzeit der Straßenverkehrsunfälle mit Personenschaden außerhalb geschlossener Ortschaften und auf Autobahnen

Das Statistische Bundesamt erhebt die Zahl der Straßenverkehrsunfälle nicht nach kausalen Zusammenhängen. Um zu überprüfen, ob gerade in Verbindung mit nächtlichen Freizeitaktivitäten jugendlicher Fahrer eine Häufung der Unfälle auftritt, wurden diese nach Wochentagen und Uhrzeit erhoben:

Unfälle von 18-24-Jährigen		gesamt
Montag-Freitag	davon in der Zeit von 20-4 Uhr	
64.975	13.011	20,02%
Samstag-Sonntag	davon in der Zeit von 20-6 Uhr	
27.248	11.729	43,05%

Tab. 3: Anzahl der Unfälle (Quelle: Statistisches Bundesamt (Hrsg.): a.a.O., S. 10f.).

Auffällig ist, dass sich nahezu die Hälfte aller Unfälle von Fahrerinnen und Fahrern im Alter von 18 bis 24 Jahren am Wochenende in der Zeit von 20-6 Uhr ereignen. Jugendliche gehen zu dieser Zeit verstärkt ihren außerhäuslichen Freizeitaktivitäten nach. Besuche von Gaststätten, privaten Festen und vor allem Großdiskotheken bilden den Kern der nächtlichen Freizeitgestaltung. Um diese Diskotheken zu erreichen, bilden junge Menschen Fahrgemeinschaften und legen oft mehr als eine Stunde Wegstrecke zurück. Diese Freizeitaktivitäten sind gekennzeichnet durch hohe Nachtmobilität und überdurchschnittlich hoch besetzte Fahrzeuge. Darüber hinaus sind die Fahrzeugführer relativ jung, unerfahren und latent risikofreudig. Kommt zu diesen Faktoren Alkoholkonsum hinzu, ist die Wahrscheinlichkeit eines so genannten „Disco-Unfalls" sehr hoch.

2.4 Regionalstruktur der nächtlichen Freizeitunfälle

Das Ausmaß der Unfallbeteiligung junger Fahrer stellt sich regional sehr unterschiedlich dar. In einem Bericht der Bundesanstalt für Straßenwesen (BASt) zur „regionalisierten Darstellung wichtiger Kenngrößen zur Unfallbeteiligung, zum Alkoholeinfluss und zum Risiko junger Fahrer"[6] werden die Unfalldaten der Jahre 1992 und 1993 aufgezeigt. Zunächst wird, zur Ermittlung von Kreisstrukturtypen, das Bundesgebiet in sechs unterschiedliche Verdichtungsstufen der Besiedelung eingeteilt.

Kreisstrukturtyp (Übersicht)	Freizeit-angebot	ÖPNV-Verfügbarkeit	Kfz-Fahrleistung
a) hoch verdichtete großstädtische Kreise	hoch	hoch	niedrig
b) hoch verdichtete Kreise			↑
c) verdichtete Kreise			
d) gering verdichtete Kreise in Umlandregionen			
e) gering verdichtete Kreise in ländlichen Regionen	↓	↓	
f) ländliche Kreise	niedrig	niedrig	hoch

Tab. 4: Quelle: Kühnen, Maria Antonia/Pöppel-Decker, Martin: Berichte der Bundesanstalt für Straßenwesen: Regionalstruktur nächtlicher Freizeitunfälle. Bremerhaven: Wirtschaftsverlag NW 1995, S. 7.

Aus der Tabelle wird deutlich, dass eine Kategorisierung in Kreisstrukturtypen (je höher verdichtet die Regionen, desto mehr Einwohner pro km²) eine Unterscheidung nach Freizeitangebot, öffentlichem Personennahverkehr (ÖPNV) und Kfz-Fahrleistung möglich macht: je ländlicher die Region, desto höher das individuelle Mobilitätsverhalten. Des Weiteren wurden die „Disco-Unfälle" des Erhebungszeitraums nach Unfallort und amtlichem Kennzeichen des Unfallwagens den sechs Kreisstrukturtypen zugeordnet. Zwar liegt eine Konzentration der Unfälle auf Ballungszentren vor, jedoch liegen die Wohnorte der Unfallverursacher überwiegend in strukturschwachen Kreisen. Diese Tatsache ist weiter nicht verwunderlich, da Fahrer aus ländlichen Gebieten weitere Wege zurücklegen müssen. Damit konnte die Korrelation zwischen Wohnort und Unfallwahrscheinlichkeit belegt werden, und der Bericht resümiert: „[...]die mittlere Anzahl der schweren Personenschäden ist in den Fahrzeugen der jungen Fahrer aus ländlichen Räumen wesentlich höher als bei Fahrern aus verdichteten Gebieten."[7]

Bei Unfällen dieses Charakters werden obligatorisch Blutproben der Fahrer entnommen, der ermittelte Blut-Alkohol-Wert (BAK) geht in die statistischen Erhebungen mit ein: Von den insgesamt erfassten nächtlichen Freizeitunfällen war in 20% der Fälle der Fahrer alkoholisiert. Außerdem konnte ein Zusammenhang zwischen Unglücksort, Wohnort und Unfallursache „Alkohol" festgestellt werden: Nächtliche Unfälle in ländlichen Gebieten weisen in der Tat eine höhere alkoholbedingte Ursache auf. Auffällig ist in diesem Kontext die Häufung der jugendlichen Alkoholtäter in den Neuen Bundesländern. „Damit wird deutlich, inwieweit Alkohol am Steuer eher als altersspezifisches oder vielmehr als regionales Problem einzustufen ist."[8]

In diesem Zusammenhang können folgende Thesen formuliert werden:

Mit abnehmender Verdichtung eines Gebietes steigt

- die Anzahl der jungen Fahrer als Verursacher nächtlicher Freizeitunfälle,
- der auf die frühen Morgenstunden entfallende Anteil an den jungen Fahrern,
- der Anteil der unter Alkoholeinfluss stehenden Fahrer.

Die Ergebnisse wurden 1997 und 1998 durch die BASt bestätigt.[9]

3. Gesellschaft und Mobilität der Jugendlichen

Seit den 1950er Jahren haben Autos und Motorräder einen besonderen Stellenwert in der *Jugendkultur*. Nicht nur in Filmen, auch in der Rockmusik fungieren Fahrzeuge gewissermaßen als Hauptdarsteller und bieten den Jugendlichen Identifikationsmodelle. Erst in den 1970er Jahren geben vor allem US-amerikanische Roadmovies dem Auto oder Motorrad eine besondere Symbolkraft. Hierbei wird eine Synthese aus Fortbewegungsmittel und persönlichem Erleben gebildet: Spaß, Freiheit und Abenteuer werden mit den Fahrzeugen in Verbindung gebracht, die so den Heranwachsenden die Möglichkeit geben, ihre typischen Freizeitbedürfnisse auszuleben. Die symbolische Besetzung des Fahrzeugs kann von der Suche nach dem eigenen Lebensweg über die persönliche Selbstfindung bis hin zur Loslösung von der Gesellschaft führen. Das Auto bietet somit ein umfangreiches Spektrum an Möglichkeiten, die Wünsche und Sehnsüchte der Jugendlichen zu erfüllen.[10]

Die *Freizeit* hat für die Jugendlichen einen hohen Stellenwert. Sie bietet ihnen die Möglichkeit, anders als im Nicht-Freizeit-Bereich – also Schule, Lehre, Studium, oder Arbeit, wo das Leben von außen strukturiert wird –, ihr Handeln weitestgehend selbst zu gestalten. Ein Kennzeichen unserer heutigen Gesellschaft ist, dass sich junge Menschen stärker mit den Aktivitäten und Konsummustern ihrer Freizeitgestaltung identifizieren als mit ihrer Ausbildungs- bzw. Berufstätigkeit. Daraus lässt sich der Wunsch nach risiko- und erlebnisreichen Unternehmungen ableiten. Je gefährlicher und abenteuerlicher sich der Freizeitkonsum gestaltet, desto wahrscheinlicher finden die Jugendlichen Raum zur symbolischen Selbstdarstellung.[11] Kehrseite der Entwicklung hin zu subjektiv befriedigender und konsumierender Freizeitorientierung ist die gestiegene Nachtmobilität in Verbindung mit Alkoholkonsum.

4. Interventions- und Präventionsmaßnahmen

Die Verkehrssicherheitsarbeit zielt mit ihren Aktionen zur Reduzierung des Unfallgeschehens größtenteils auf das Verkehrsverhalten. Die Fülle der Träger reicht von plakativen Appellen über verkehrserzieherische Maßnahmen bis hin zur Verbesserung der Fahrausbildung. Von entscheidender Bedeutung ist die alkoholbezogene

Interventions- und Präventionsarbeit, da Alkohol die gebräuchlichste und in Zusammenhang mit dem Fahren gefährlichste Droge darstellt.

4.1 Alkohol am Steuer

Abgesehen von den materiellen und sozialen Folgen, die der gestiegene und oftmals missbräuchliche Alkoholkonsum mit sich bringt, hat dieser auch Auswirkungen auf die Trink-Fahr-Gewohnheiten der Bundesbürger. So sind rund 10% der Verkehrsunfälle mit Personenschaden und etwa 12% der Verkehrstoten[12] auf Alkohol zurückzuführen. Betrachtet man die Alkoholunfallstatistik nach Altersgruppen, so zeigt sich, dass die Mehrzahl der Alkoholtäter relativ jung ist: 26% sind zwischen 18 und 24 Jahre alt.[13] Da Alkohol in dieser Altersgruppe hauptsächlich in Verbindung mit den außerhäuslichen Freizeitaktivitäten konsumiert wird, führt dies unweigerlich zu der gefährlichen Trink-Fahr-Situation. Die Wirkungen des Alkohols auf das Verhalten sind hinlänglich bekannt, doch die Beziehungen zu nächtlichen Freizeitunfällen jugendlicher Verkehrsteilnehmer müssen an dieser Stelle besonders akzentuiert werden. Abgesehen von der Beeinträchtigung der sinnes-physiologischen Leistungsfähigkeit, die die Gesamtheit der Wahrnehmungs- und Koordinationsfähigkeit stört, tritt eine Veränderung des menschlichen Bewusstseins hinzu. Hierbei liegen die entscheidenden, alkoholbedingten Ausfälle im Bereich der Gesamtpersönlichkeit vor. Aus den jugendspezifischen Verhaltensmustern sind Begriffe wie „Selbstüberschätzung", „Risikobereitschaft", „enthemmtes Gebaren" usw. hinreichend bekannt. In Verbindung mit Alkohol werden diese Verhaltensweisen noch potenziert.[14] Die Wirkung des Alkohols auf den Organismus ist jedoch von der konsumierten Dosis abhängig. Bereits bei geringen Mengen, ab etwa 0,2‰ Blut-Alkohol-Konzentration (BAK), tritt eine Beeinträchtigung auf, die mit einer BAK ab 1,8‰ zunehmend narkotische Folgen zeigt und sogar zur Bewusstlosigkeit führen kann. Insofern spielt sich die verhaltensbeeinflussende Wirkung des Alkohols zwischen diesen beiden Werten ab und erst bei fortschreitendem Konsum schlägt diese in eine eher lethargische Gefühlslage um.[15] Eine der geläufigsten Folgeerscheinungen des Alkoholkonsums ist der Verlust des kritischen Selbstverständnisses: Der alkoholisierte Jugendliche überschätzt seine Leistungsfähigkeit; die Diskrepanz zwischen der tatsächlichen, objektiven Leistungsfähigkeit und der empfundenen, subjektiven Leistungseinschätzung wächst mit zunehmender Intoxikation. Der Jugendliche erlebt seinen Alkoholisierungsgrad nicht real und nimmt die tatsächliche Verschlechterung seiner Fahrleistung kaum wahr. Die besonnene und kontrollierte Handlungsweise schwindet und Wagnisbereitschaft bestimmt die Fahrweise. Damit einher gehen gesteigerter Bewegungsdrang, Leichtsinn und Sorglosigkeit, was zu einer Reduzierung des Verantwortungsbewusstseins führt. Das hieraus resultierende aggressive Fahrverhalten ist gekennzeichnet durch überhöhte Geschwindigkeit und Fehlverhalten in sich überraschend verändernden und schwierigen Verkehrssituationen. Für Mitfahrer beispielsweise sind derartige Veränderungen im Vorfeld kaum oder nur andeutungsweise erkennbar.[16] Da die Interaktion in der Peergroup für den Jugendlichen eine große Bedeutung hat, sehen Initiatoren von Interventions- und Präventionsaktionen hier eine Zugangsmöglichkeit, direkt über das Umfeld, also die Mitfahrerinnen und Mitfahrer, verantwortungsvolles Handeln zu initiieren.

4.1.1 „PLAY OFF – One For Four"

Eine Möglichkeit, über die Peergroup den jugendlichen Fahrer zu erreichen, will die Aktion „PLAY OFF – One For Four" des Deutschen Brauer Bundes (DBB) zeigen. Im Einzelnen hat diese Maßnahme folgende Inhalte: Im Eingangsbereich der Diskothek sprechen PLAY-OFF-Promotion-Teams junge Autofahrer an und übergeben ihnen ein Spielformular. Die Aufgabe des Fahrers ist es, drei Partner – darunter mindestens ein Mädchen – zu finden, die ihm per „Kussmund" von den Mädchen bzw. per Fingerabdruck bei den Jungen sein Verantwortungsbewusstsein bestätigen. Mit dieser Geste besiegeln die Mitspieler ihr Vertrauen, dass ihr Fahrer sie an diesem Abend nüchtern nach Hause bringt. Darüber hinaus nimmt der Fahrer noch an einem Gewinnspiel teil. Die Veranstaltungsorte liegen in ländlichen Gebieten der Länder Brandenburg und Sachsen.[17]

Durch diese Kampagne können sich bei dem jugendlichen Fahrer kaum Zeit überdauernde Verhaltensdispositionen entwickeln, generell Trinken und Fahren voneinander zu trennen. Der unstrittige positive Effekt reduziert sich auf den Veranstaltungstag. Der DBB, der über die Preisgestaltung seines Produktes nicht unwesentlich an der Attraktivität des gerstenhaltigen Getränkes beteiligt ist und durch ein hohes Preisniveau der alkoholfreien Getränke einen Konsum von Alkohol noch fördert, will sein Verantwortungsbewusstsein gegenüber den jungen Menschen demonstrieren. Damit sich diese Maßnahme nicht negativ auf die Umsatzzahlen auswirkt, wurde sie werbewirksam gestaltet und es wurde gleichzeitig auf alkoholfreies Bier als Alternative hingewiesen.

4.1.2 „Darauf fahr' ich ab: Trinken und Fahren könnt ihr euch sparen!"

Wesentlich breiter angelegt war die Mitte Dezember 1997 durchgeführte Aktion: „Darauf fahr' ich ab: Trinken und Fahren könnt ihr euch sparen!"[18] des Deutschen Verkehrssicherheitsrates e. V. (DVR) im Auftrag des Bundesministeriums für Verkehr. Die (Verkehrs-)Aufklärungsaktion fand im Landkreis Schleswig-Flensburg, in der Stadt Flensburg, im Stadtverband Saarbrücken und im niederschlesischen Oberlausitzkreis statt. Persönlich angeschrieben wurden alle Frauen im Alter von 16 bis 24 Jahren und alle Männer im Alter von 18 bis 24 Jahren. Der Brieftext enthielt eine Beschreibung des Dilemmas der „Disco-Unfälle", eine Aufforderung zur Verhinderung dieser Alkohol-Fahr-Situation und konkrete Handlungsalternativen.

Beigelegt war eine Broschüre und alle Frauen bekamen eine Telefonkarte mit dem Motto der Aktion, um gegebenenfalls eine andere Mitfahrgelegenheit herbeirufen zu können. Parallel wurden an öffentlichen Plätzen, Schulen und Diskotheken Plakate und Handzettel mit diesem Slogan gezeigt bzw. verteilt. Nach sechs Wochen fand mit Hilfe eines Fragebogens eine umfangreiche Evaluation statt und sechs Gesprächskreise mit Jugendlichen dieser Altersgruppe wurden eingerichtet. Die gewonnenen Ergebnisse spiegeln das reale Gefahrenpotenzial der nächtlichen Freizeitunfälle Jugendlicher wider: Es könnten effizientere und gezieltere Interventions- und Präventionsmaßnahmen ergriffen werden. Diese Verkehrsaufklärungsaktion hat einen großen Synergieeffekt hervorgerufen:

- Lokale Aktivisten haben die Botschaft aufgegriffen und weitertransportiert.
- Folgeaktivitäten wurden vor allem von den jeweiligen Polizeidienststellen und den lokalen Medien ausgeführt.
- Besitzer von Großdiskotheken stellten der Polizei Parkraum zur Verfügung, auf denen Fahrer die Möglichkeit hatten, ihre BAK feststellen zu lassen, bevor sie evtl. eine Straftat begingen.
- Gleichzeitig wurden die „echten" Alkoholkontrollen verschärft, wobei ein Rückgang der Verstöße zu verzeichnen war.

Diese Maßnahme bestätigt, dass dem Sicherheitsrisiko keine solitäre Aktion, sondern nur ein Maßnahmenbündel wirksam begegnen kann. Es bleibt festzuhalten, dass die Verkehrskultur nur dann nachhaltig beeinflusst werden kann, wenn eine Maßnahme von hoher Effizienz und Vielfältigkeit mit langfristigem Charakter durchgeführt wird.[19]

Dennoch darf nicht vergessen werden, dass das Risikopotenzial dieser Jugendlichen nicht erst im Führerscheinalter entsteht. Vielmehr sind Verkehrsverhalten und Risikodisposition ein Bestandteil der Sozialisation in Verkehr und Gesellschaft. Vor diesem Hintergrund sind Einstellungs- und Verhaltenskorrekturen dieser Verkehrsteilnehmergruppe zu einem möglichst frühen Zeitpunkt ihrer Verkehrssozialisation anzustreben. Die Frage der Zuständigkeit für die Verkehrserziehung wird zwischen Eltern, Schule und Polizei hin und her geschoben. Keiner will die Verantwortung für regelwidriges Verhalten der Heranwachsenden tragen und niemand sucht die Ursachen des Versagens bei sich selbst.

4.1.3 Aktion „Disco-Fieber"

„Disco-Fieber" bezeichnet ein Projekt zur Prävention von Verkehrsunfällen für die Zielgruppe „Jugendliche und junge Erwachsene" (15 bis 24 Jahre), das von der Landeszentrale für Gesundheit in Bayern e.V. im Jahr 2003 initiiert wurde. Verkehrserziehung durch Information über Unfallgefahren reicht zur Herausbildung eines positiven, risikobewussten Verhaltens im Straßenverkehr offenbar nicht aus.

Auch die Gefahren des Alkohol- und Drogenkonsums sind durch Elternhaus, Schule und Medien im Bewusstsein junger Menschen verankert. Trotzdem gehen junge Erwachsene immer wieder große Risiken im Straßenverkehr ein.

„Disco-Fieber" will durch emotionale Ansprache, verbunden mit altersgerechter und sachlicher Information, Einstellungs- und Verhaltensänderungen hin zu einem verantwortungsvollen Umgang mit Leben und Gesundheit erreichen. Dadurch soll die Bereitschaft zu situationsgerechtem Verkehrsverhalten gefördert werden. Das Motto „Wir brauchen Dich auch morgen" drückt aus, dass die Beziehungen Jugendlicher untereinander und zu den Erwachsenen ein wichtiges Motiv bei der Entwicklung von Risikokompetenz sind. Es soll – auch aus interpersoneller Verantwortung heraus – ein positives Lebensgefühl vermittelt werden. Im Rahmen der Aktion „Disco-Fieber" setzen sich die Jugendlichen mit *ihrem* Verkehrsverhalten auseinander. Sie sollen selbst aus ihrer Lebenswelt ihre Risikosituation und die individuelle Risikobereitschaft reflektieren und daraus zur Problembewältigung präventives Verhalten entwickeln. Aus dieser Auseinandersetzung entstehen Erkenntnisse, die sie auch in Projekten, Liedern und Aktionen weiter geben können. Basis des Projekts ist die Verbindung von Verhaltens- und Verhältnisprävention:

- Rationale Inhalte und Ziele (Reduktion der Unfallhäufigkeit bei jüngeren Verkehrsteilnehmern, Bereitschaft zur Übernahme von Verantwortung) werden in altersgemäßer Form als Botschaft mit emotionalen Anteilen (Events in Schulen und Öffentlichkeit, Beteiligung Unfallgeschädigter, Give-Aways u. a.) der Zielgruppe präsentiert. Gemäß eines Settingansatzes sind die Schulen und Fahrschulen als Interventionsebene zu bezeichnen.

- Die funktionierenden, regionalen Arbeitskreise unter Beteiligung interessierter Bürger, lokaler Meinungsbildner und vorhandener Organisationen stellen einen verhältnispräventiven Ansatz dar. Dieser Ansatz (Bürger- und Politikbeteiligung) sorgt erfahrungsgemäß für die Nachhaltigkeit des Projekts in der Region.

- Die überregionale (bayernweite) Verbreitung des Konzepts knüpft ein Netzwerk mit anderen am Problem arbeitenden Institutionen und Initiativen. Diese Verbreitung erfolgt auf zwei Ebenen:

a) Mithilfe engagierter Bürger, Vereine und Verbände wird die Bildung neuer Arbeitskreise angeregt. Der enge Bezug zur Stadt oder Gemeinde ist besonders wichtig, da der direkte räumliche Kontakt zur „Disco-Unfall"-Problematik bei den Jugendlichen für ein deutlich gesteigertes Problembewusstsein sorgt. Deshalb werden auf lokaler Ebene mit Vertretern von Feuerwehr, Polizei und Rettungsdiensten Aktionstage an Schulen durchgeführt. Die Aktionstage richten sich an Schüler der Klassen 8 bis 13. Für viele Schülerinnen und Schüler sind Verkehrsunfälle ein Thema, das sie aus den Medien kennen. Ein Bewusstsein für die eigene Bedrohung ist nicht vorhanden. „Disco-Fieber"-Aktionstage zeigen, dass Unfälle auch direkt „vor der Haustür" passieren und Freunde und Bekannte (be-)treffen.

Darüber hinaus wird durch eine Mischung aus Fakten und stark emotionalisierenden Darstellungen der Referenten die Basis für eine offene Themenbehandlung im späteren Unterricht gelegt. Aktionstage werden somit zu „Türöffnern" für die eigenverantwortliche Auseinandersetzung der Schülerinnen und Schüler mit dem Thema; 2004 und 2005 wurden 21 Aktionstage durchgeführt.

b) Durch die Zusammenarbeit mit überregionalen Institutionen wird eine größtmögliche Verbreitung angestrebt. Momentan bestehen überregionale Kooperationen mit folgenden Partnern, die die Projektidee als Multiplikatoren weiter tragen und selbst Aktionen durchführen. So werden zum Beispiel „Disco-Fieber"-Informationsmaterialien mittlerweile in rund 280 bayerischen Fahrschulen eingesetzt:

Landesverband Bayerischer Fahrlehrer
Fahrschulen der Bundeswehr
Landesverkehrswacht Bayern
Bayerischer Fußballverband
Seminar Bayern für Verkehrserziehung
Bayerischer Hotel- und Gaststättenverband
Bayerische Notfallseelsorgerkonferenz
Landesfeuerwehrverband Bayern
Deutscher Verkehrssicherheitsrat.

Die Landeszentrale für Gesundheit ist der Knotenpunkt dieses Netzwerks. Hier werden Aktivitäten entwickelt, koordiniert, bewertet und umgesetzt. Dabei hat sich gezeigt, dass die Zielgruppen „Jugendliche", „junge Erwachsene" und „Multiplikatoren" auf verschiedensten Wegen erreicht werden können.

4.2 Das „Stiefkind" Verkehrspädagogik

Die Verkehrserziehung führt in den Lehrplänen der Schulen ein Randdasein. Sie wird meist auf außerschulische Institutionen verlagert oder mit möglichst geringem Aufwand, isoliert von anderen Fächern, „abgehakt". Die Bedeutung des Verkehrs und die positiven wie auch negativen Auswirkungen auf unser Leben stehen in keinem Verhältnis zu der Gewichtung im schulischen Alltag. Dies verwundert umso mehr, als Wissen und Verstehen um den Straßenverkehr einen wesentlichen Faktor des Überlebens darstellen und dem Heranwachsenden ein Stück elementarer Lebenshilfe geben können.[20]

Das Negativimage der Verkehrserziehung ist jedoch vielschichtig: Die Vorurteile reichen von der Banalität der Verkehrserziehung über den mangelnden Erfolg – siehe Unfallstatistiken – bis hin zur Unvereinbarkeit kindlicher Bedürfnisse mit der

Verkehrssicherheit. Das Anliegen der modernen Verkehrserziehung muss sich daher neu orientieren, weg von der bloßen Unfallvermeidung durch Gefahrenlehre hin zu einem integrierten gesamterzieherischen Konzept, das den Heranwachsenden durch alle Instanzen seiner Bildung begleitet. Ausgehend vom Entwicklungsstand und dem Erlebnishorizont des Heranwachsenden muss die Verkehrserziehung in die Inhalte benachbarter Fächer eingebettet werden, um ein Fächer übergreifendes Arbeiten zu gewährleisten. Wie bereits in anderen Fachgebieten, müssen auch in der Verkehrserziehung ein *ganzheitliches* Arbeiten sowie vernetztes Denken und Handeln die Methodik bestimmen.[21]

Die Verkehrserziehung müsste einen Heranwachsenden eigentlich über seine gesamte Schul- bzw. Vorschulerziehung, über die Berufsausbildung bis hin zur Fahrschule begleiten. Darüber hinaus ist, vor allem bei verkehrsauffälligem Verhalten, eine zweite Stufe der Fahrausbildung wünschenswert, die den durchaus sinnvollen Grundgedanken des Führerscheins auf Probe unterstützen kann. Nur so ist es möglich einem Heranwachsenden ein stetes und sicheres Verkehrsverhalten zu vermitteln. Weiterhin müssen bei verhaltensauffälligen Jugendlichen im Straßenverkehr geeignete verkehrspsychologische Schulungsprogramme angewendet werden, um bei späteren Konfliktsituationen auf ein entsprechendes Verhaltensrepertoire zurückgreifen zu können. Ein neues Verkehrsausbildungskonzept ist die notwendige Reaktion auf unser ständig zunehmendes Verkehrsaufkommen und die damit verbundene Erhöhung des Unfallrisikos.

4.3 Chancen und Grenzen der Fahrausbildung

Wenn Jugendliche ihre ersten eigenen Erfahrungen mit der motorisierten Mobilität machen, ist die Phase der institutionellen Verkehrserziehung bereits abgeschlossen. So tritt in der Regel nach der Verkehrserziehung durch die Schule und das Elternhaus bis zum Besuch der Fahrschule eine verkehrserzieherische Pause ein. Gerade in dieser Zeit aber sind Jugendliche bei den ersten Erfahrungen mit motorisierten Fahrzeugen am günstigsten zu beeinflussen. Die Fahrschule ist jedoch immer noch für viele Jugendliche der erste, einzige und somit auch der letzte Ort, an dem versucht wird über ein adäquates Verkehrsverhalten zu informieren. Leider ist jedoch, wie bei vielen Bildungssystemen, das Bestehen einer Prüfung auch das Lernziel. Gelernt werden hauptsächlich das Wissen und Können, das in der abschließenden Prüfung gezeigt werden muss: Der Fahrschüler lernt ein Verkehrsverhalten, mit dem er die praktische Führerscheinprüfung besteht; es werden ihm Verhaltensweisen vermittelt, die dazu dienen, den durch die prüfende Institution gestellten Anforderungen zu genügen. Dieses Verkehrsverhalten ist in vielen Bereichen konträr zu dem üblichen Verhalten der Verkehrsteilnehmer. Dem Fahrschüler fehlt also nach bestandener Fahrprüfung ein pragmatisches Verkehrsverhalten, das er sich selbst erst „er-fahren" muss.

Gründe für eine derart prüfungszentrierte Ausbildung finden sich nicht nur in der Fahrschule. Der Beruf des Fahrlehrers ist kein Ausbildungsberuf, sondern lediglich eine Zusatzqualifikation. Weder eine qualifizierte pädagogische Vorbildung noch einen höheren Schulabschluss benötigt der Fahrlehrer, um seine Tätigkeit auszuüben. Die Prüfinstanz strukturiert sich aus amtlich anerkannten Prüfern oder Sachverständigen, die mit der Prüfung von Menschen und Fahrzeugen beauftragt sind. Die Prüfer haben in der Regel eine ingenieurwissenschaftliche Ausbildung und sind, ebenso wie der Fahrlehrer, weder mit verhaltenswissenschaftlicher noch pädagogischer Zusatzqualifikation ausgestattet.[22]

Zurückzuführen ist dieser Anachronismus auf die Anfänge der Automobilisierung. Damals lag der Schwerpunkt der Fahrausbildung bei den technischen Problemen und nicht in der Persönlichkeitsbildung der Fahrlehrer. Um den ständig steigenden Ansprüchen der modernen Mobilität gewachsen zu sein, müssen didaktische und methodische Kompetenzen bei der Fahrausbildung zum Tragen kommen. Nur so ist es möglich, den Zielen und Inhalten der Fahrschülerausbildungsordnung Genüge zu tun und den Fahrschüler *„zum sicheren, verantwortungsvollen und umweltbewussten Verkehrsteilnehmer"*[23] zu erziehen. Er soll ein Verkehrsverhalten vermittelt bekommen, das die Bereitschaft und Fähigkeit zum rücksichtsvollen und partnerschaftlichen Verhalten und ein Bewusstsein für die Bedeutung von Emotionen beim Fahren sowie Verantwortung für Leben und Gesundheit, Umwelt und Eigentum einschließt.[24] Mit diesem pädagogischen Anspruch der Fahrausbildung muss gleichzeitig die Fahrlehrerausbildung neu gewichtet werden: der Fahrlehrer ist als Verkehrspädagoge und nicht als Fahrtrainer zu verstehen.

5. Resümee

Während die Leistungsanforderungen an die Heranwachsenden in Schule und Beruf von Jahr zu Jahr steigen, definieren sich die gesellschaftlich bezogenen Entwicklungsaufgaben neu: Auf der einen Seite wird den Jugendlichen heutzutage in vielen Bereichen Selbstbestimmung und eigenverantwortliches Handeln abverlangt, andererseits befinden sie sich bis ins dritte Lebensjahrzehnt hinein in finanzieller Abhängigkeit von ihren Eltern.

Durch diese gesellschaftlich determinierte Verlängerung der Jugendphase findet eine Homogenisierung des Freizeitverhaltens in dieser Alterskohorte statt. Die wochenendliche Freizeitgestaltung übernimmt hierbei die Funktion einer zweiten Lebenswirklichkeit. Im Vordergrund steht die initiierte symbolische Selbstdarstellung mit Hilfe von „Action", „Thrill" und „Kicks", die einen partiellen Ausstieg aus der Monotonie der Alltagswelt ermöglichen. In Bezug auf die Verkehrssicherheit bedeutet dies, dass freizeit- und entwicklungsspezifische Rahmenbedingungen Rückschlüsse auf das Gefahrenpotenzial dieses Alterskollektivs zulassen.

In diesem Zusammenhang werden Unfallstrukturen und Determinanten nächtlicher Freizeitunfälle bei 18-24-Jährigen erhoben. Die Unfälle, die sich auf Fahrten zur oder hauptsächlich von der Diskothek nach Hause bzw. zwischen den Diskotheken ereignen, fallen durch die überproportional hohe Zahl der Schwerverletzten und Getöteten auf. Eine Analyse der Bundesanstalt für Straßenwesen im Jahre 1998 ergab, dass bei 359 untersuchten „Disco-Unfällen" insgesamt *„225 junge Leute getötet und 572 schwer verletzt"*[25] wurden. So wurden von insgesamt 1.013 Insassen von Personenkraftwagen, die an diesem Unfällen beteiligt waren (ohne sonstige Fahrzeuge).

- getötet   225   =   22,2%,
- schwer verletzt 572   =   56,5%,
- leicht verletzt 145   =   14,3%,
- nicht verletzt   71   =   7,0%.[26]

Diese Zahlen zeigen, dass die meisten Unfälle in diesem Kontext zu schweren, ja sogar zu tödlichen Verletzungen führen. Sicherlich ist ein Grund hierfür, dass die Fahrzeuge verhältnismäßig stark besetzt sind. So zeigte die Untersuchung der Bundesanstalt für Straßenwesen, dass die Unfallfahrzeuge *„durchschnittlich mit 2,5 Insassen besetzt"*[27] waren. Charakteristisch für diese Unfälle ist, dass der Fahrer allein, ohne Beteiligung anderer Verkehrsteilnehmer verunglückte. Unabhängig vom Alter der Unfallverursacher stellen nächtliche Freizeitunfälle eine eindeutig geschlechtsspezifische Problematik dar: Frauen sind meist nur als Mitfahrerinnen an solchen Unfällen beteiligt.

Da die Freizeitgestaltung die Bedingungen definiert, unter denen gefahren wird, hat sie sowohl Einfluss auf Unfallursachen als auch auf Unfallfolgen. Zum Kontrollverlust über das Fahrzeug tragen in der Hauptsache Alkohol und Übermüdung bei. Inwieweit Drogen innerhalb des untersuchten Unfallkollektivs eine Rolle spielen, ist aufgrund der komplizierten Ermittlungsverfahren schwer zu beurteilen. Aber aus der Tatsache heraus, dass Drogen meist in Verbindung mit Alkohol konsumiert werden, dürfte die Zahl der allein durch Drogen bedingten Unfälle vergleichsweise gering sein.

Unterschiede im Freizeitverhalten und dem damit verbundenen Mobilitätsverhalten ergeben sich aus der jeweiligen Lebenslage der Jugendlichen. Gesellschaftliche Position, individuelle Entwicklungsverläufe und auch der Wohnort dürften hierbei eine Rolle spielen. Das legt die Vermutung nahe, dass das Ursachengefüge, das zur Risikoerhöhung dieser Teilgruppe führt, deutliche Übereinstimmungen aufweist. Aufgrund der gesammelten und analysierten Daten kristallisiert sich eine bestimmte Personengruppe heraus, die sich nach Alter, Geschlecht, Herkunft und Bildungsmerkmalen unterscheiden lässt. Die Angehörigen dieser Gruppe sind

- 18 bis 24 Jahre alt,
- männlich,
- aus ländlichen Gebieten stammend und
- mit niedrigem Bildungsniveau ausgestattet.

Maßnahmen, die wirkungsvoll und nachhaltig auf die Reduzierung der „Disco-Unfall"-Problematik wirken sollen, müssen auf diese Personengruppe hin ausgerichtet sein. Letztlich ist nochmals zu betonen, dass nur dann ein stetes und vernunftgeprägtes Verkehrsverhalten erreichbar ist, wenn möglichst früh mit einer kontinuierlichen und integrierten Verkehrserziehung begonnen wird.

Anmerkungen

[1] Allgemeiner Deutscher Automobil-Club e.V. (Hrsg.): Mobilität und Gesellschaft. In: ADAC motorwelt (1998) 12, S. 67.

[2] Statistisches Bundesamt (Hrsg.): Unfallgeschehen im Straßenverkehr 2004. Wiesbaden 2005, S. 5.

[3] Statistisches Bundesamt (Hrsg.): Unfälle von 18- bis 24-Jährigen im Straßenverkehr 2004. Wiesbaden 2005, S. 5.

[4] Bund gegen Alkohol und Drogen im Straßenverkehr e.V. (Hrsg.): Alkohol und Drogen im Straßenverkehr. Hamburg 2003, S. 21.

[5] Deutscher Verkehrssicherheitsrat e. V. (Hrsg.): „Ohne mich ...": Aktionen zum Thema Alkohol und junge Fahrer. In: DVR Report – Fachmagazin für Verkehrssicherheit (1996) 4, S. 5.

[6] Kühnen, Maria Antonia/Pöppel-Decker, Martin: Berichte der Bundesanstalt für Straßenwesen: Regionalstruktur nächtlicher Freizeitunfälle. Bremerhaven: Wirtschaftsverlag NW 1995, S. 7.

[7] Ebd., S. 18.

[8] Ebd., S. 19.

[9] Mäder, Heike/Pöppel-Decker, Martin: Regionalstruktur nächtlicher Freizeitunfälle junger Fahrer 1997 und 1998. Berichte der Bundesanstalt für Straßenwesen, Unterreihe „Mensch und Sicherheit". Heft M 129. Bremerhaven: Wirtschaftsverlag NW 2001

[10] Vgl. Hauptverband der gewerblichen Berufsgenossenschaften/Deutscher Verkehrssicherheitsrat e.V. (Hrsg.): Faktensammlung: Jugendliche im Straßenverkehr. Bonn 1994, Kap. 3.1-3.3.

[11] Vgl. ebd., Kap. 1.4 und 1.5.

[12] Statistisches Bundesamt (Hrsg.): Unfallgeschehen, a.a.O., S. 22.

[13] Bund gegen Alkohol und Drogen im Straßenverkehr e.V.: www.bads.de

[14] Vgl. Hauptverband, a.a.O., Kap. 6.4 und 6.5.

[15] Vgl. Klebelsberg, Dieter: Verkehrspsychologie. Berlin; Heidelberg: Springer 1984, S. 143.

[16] Vgl. Hauptverband, a.a.O., Kap. 6.6, Blatt I und II.

[17] Vgl. http://www.brauer-bund.de/dbb/news/termine.htm (21.05.1998)

[18] Emsbach, Michael: Berichte der Bundesanstalt für Straßenwesen. Die Aktion „Darauf fahr ich ab: Trinken und Fahren könnt ihr euch sparen". Bremerhaven: Wirtschaftsverlag NW 1998, S. 3.

[19] Vgl. ebd., S. 58ff.

[20] Vgl. Warwitz, Siegbert: Verkehrserziehung vom Kinde aus. 2. Aufl. Baltmannnsweiler: Schneider Verlag Hohengehren 1994, S. 23.

[21] Vgl. ebd., S. 26.

[22] Vgl. Spoerer, Edgar: Einführung in die Verkehrspsychologie. Darmstadt: Wissenschaftliche Buchgesellschaft 1979, S. 77f.

[23] Heiler, Gebhard L./Jagow, Joachim F.: Führerschein. 4. Aufl. München: Vogel Verlag 1998, S. 99.

[24] Vgl. ebd., S. 99.

[25] Schulze, Horst: Berichte der Bundesanstalt für Straßenwesen. Nächtliche Freizeitunfälle junger Fahrerinnen und Fahrer. Bremerhaven: Wirtschaftsverlag NW 1998, S. 13.

[26] Ebd., S. 13.

[27] Ebd., S. 22.

Ergänzende Literatur

Bundesanstalt für Straßenwesen (BASt) (Hrsg.): Regionalstruktur nächtlicher Freizeitunfälle junger Fahrer 1997 und 1998. In: Wissenschaftliche Informationen der Bundesanstalt für Straßenwesen info 16/01

Deutscher Verkehrssicherheitsrat e.V. (Hrsg.): Gefühlswelten im Straßenverkehr. Emotionen, Motive, Einstellungen, Verhalten. Schriftenreihe Verkehrssicherheit. Band 10. Bonn 2002

Heilig, Bruno: Der Fahrlehrer als Verkehrspädagoge. München: Vogel Verlag 1997

Landeszentrale für Gesundheit in Bayern e.V. (Hrsg.): Disco-Fieber. Wir brauchen Dich auch morgen. Handbuch zu einer etwas anderen Aktion. Schriftenreihe der Landeszentrale für Gesundheit. Band 9. 2. Aufl. München 2004

Schulze, Horst: Berichte der Bundesanstalt für Straßenwesen: Lebensstil, Freizeitstil und Verkehrsverhalten 18- bis 24-jähriger Verkehrsteilnehmer. Bremerhaven: Wirtschaftsverlag NW 1999

Spörli, Siro: Psychologie des Autofahrens. Freiburg i. B. u. a.: Herder 1974

Statistisches Bundesamt (Hrsg.): Statistisches Jahrbuch 2005. Wiesbaden 2005

IV. Alkoholkonsum und Alkoholprävention in ausgewählten europäischen Nachbarländern

Die österreichische Alkoholprävention im europäischen Kontext

Alfred Uhl

Österreich ist ein Land mit katholischem Hintergrund, in dem Alkoholkonsum traditionell kulturell ins Alltagsleben integriert ist. Als „Drogenprävention" mit der beginnenden Drogenwelle Ende der 1960er Jahre ein Thema wurde, dachte in diesem Zusammenhang noch kaum jemand auch an Alkohol und Nikotin. Die Etablierung und Professionalisierung des Umgangs mit dem Thema unter dem Schlagwort „Suchtprävention" sind in Österreich charakterisiert durch zwei Entwicklungen: erstens hin zum erweiterten Suchtbegriff, der alle psychoaktiven Substanzen, inklusive Alkohol, Nikotin und Medikamente, sowie nicht stoffgebundene Abhängigkeiten einbezieht, und zweitens durch eine starke Orientierung am „Gesundheitsförderungsansatz" im Sinne der Ottawa Charta (WHO 1986; vgl. Uhl & Gruber 2004). Die Fülle der gesetzlichen Maßnahmen in Bezug auf Alkohol, die weder untereinander abgestimmt sind noch unter einer vornehmlich gesundheitspolitischen bzw. suchtpräventiven Perspektive entworfen wurden, stellen daher keine „Alkoholpolicy" im Sinne eines Gesamtkonzepts dar. Erst mit der Einbindung in die Europäische Gemeinschaft 1995 wurde in Österreich auch die Idee einer „Alkoholkontrollpolitik", wie in angelsächsisch geprägten und nordeuropäischen Kulturen üblich, zum Thema. Die im Norden Europas übliche Gleichsetzung einer paternalistisch orientierten Alkoholkontrollpolitik mit Alkoholprävention ist für Österreich neu und widerspricht den derzeit landesüblichen, emanzipatorisch ausgerichteten Präventionsstrategien diametral.

Vor dem Hintergrund des rasant steigenden Einflusses jener Kräfte, die eine konsequente Alkoholkontrollstrategie für ganz Europa fordern, erscheint es sinnvoll, deren Angemessenheit und behauptete universelle Umsetzbarkeit auch für den alpinen und südeuropäischen Raum kritisch zu hinterfragen. Der vorliegende Artikel versucht, die Theorien, auf die sich die Anhänger eines umfassenden Alkoholkontrollansatzes berufen, anhand der österreichischen Verhältnisse und Entwicklungen zu prüfen. Da Österreich diesbezüglich in vielen Aspekten von anderen europäischen Staaten abweicht, eignet sich dieser Vergleich besonders gut zur Identifizierung von Widersprüchen und Unterschieden.

1. Entwicklung der europäischen Alkoholpolitik

Weitgehende Einigkeit herrscht in Europa unter Gesundheitspolitikern und -forschern darüber, dass Alkoholmissbrauch und Alkoholismus große gesellschaftliche Probleme verursachen und dass hier Handlungsbedarf besteht. Abweichende Vorstellungen gibt es innerhalb der europäischen Staaten allerdings hinsichtlich der Frage, wie die Ziele der Alkoholpolitik konkret zu definieren sind bzw. wie man sich dem Problem präventiv annähern soll:

- Auf der einen Seite existiert eine alkoholkritische Position, die im Alkoholkonsum generell ein Übel sieht, die sich für paternalistische Maßnahmen zur Begrenzung jeglichen Alkoholkonsums ausspricht und die im Konzept kaum zwischen moderatem Alkoholkonsum und Alkoholmissbrauch unterscheidet. Die alkoholkritische Position spielt in den protestantisch beeinflussten, angelsächsisch geprägten und nordeuropäischen Regionen eine große Rolle – in Kulturen also, die Pittmann (1967) den Alkoholkonsum betreffend als *Ambivalenzkulturen*[1] bezeichnete. Da hier Maßnahmen begrüßt werden, die auf die gesamte Bevölkerung – auch auf jenen Teil, dessen Konsumverhalten unbedenklich ist – zielen, wird diese Position häufig als *bevölkerungsbezogener Ansatz* oder „Kontrollansatz" bezeichnet.

- Auf der anderen Seite findet man eine *problemfokussierende* Position, die zwar Alkoholmissbrauch und Alkoholismus als wichtige Problemfelder erkennt, die den moderaten Alkoholkonsum aber als zentralen Teil von Kultur und Lebensqualität sieht und diese keinesfalls problematisiert sehen will. In der Folge wird hier auch streng zwischen *Problem*konsum und *unproblematischem* Konsum unterschieden. Die problemfokussierende Position dominiert in den katholisch geprägten alpinen und südeuropäischen Kulturen, die Pittmann (1967) den Alkoholkonsum betreffend als *Permissivkulturen*[2] bezeichnete. Da Vertreter der problemfokussierenden Position einerseits auf kommunikative Maßnahmen zur Aufklärung und Erziehung der Individuen und andererseits auf die emanzipatorische Förderung von protektiven Faktoren im Sinne der Ottawa-Charta (WHO 1986) setzen, wird dieser Ansatz oft als *personenbezogener Ansatz* oder auch als „Gesundheitsförderungsansatz" bezeichnet.

Wenn man Trinkgewohnheiten und alkoholbezogene Probleme in Europa vergleicht, so stellt man fest, dass *Ambivalenzkulturen* durch eine *restriktive* Alkoholpolitik, durch einen relativ niedrigen Alkoholdurchschnittskonsum, aber durch *viele* Probleme in Zusammenhang mit Rauschexzessen charakterisiert sind (Leifman et al. 2002). In den *Permissivkulturen* hingegen, zu denen auch Österreich zählt, gibt es eine *liberale* Alkoholpolitik, einen relativ hohen Alkoholdurchschnittskonsum, dafür aber vergleichsweise *wenig* Probleme in Zusammenhang mit Rauschexzessen.

Vor der Einbindung in die EU konnten die europäischen Staaten ihre Alkoholpolitik weitgehend souverän gestalten. Es gab daher nur selten heftige innereuropäische Diskussionen über den „richtigen" Zugang zur Alkoholpolitik. Der Gestaltungsspielraum der einzelnen Staaten war damals kaum eingeschränkt, jeder Staat konnte seine Vorstellungen im eigenen Einflussbereich umsetzen, und es bestand keine unmittelbare Notwendigkeit, die anderen Staaten von der eigenen Politik aktiv zu überzeugen. Im Zuge der Integration Europas, der wegfallenden Zollgrenzen, der europäischen Deregulierungsbestrebungen und der wachsenden Zahl europaweiter Gesetze und Regulative hat der alkoholpolitische Gestaltungsspielraum der Einzelstaaten jedoch kontinuierlich abgenommen. In Nordeuropa sanken in Folge dieser Entwicklung Umfang und Ausmaß der Alkoholkontrollmaßnahmen und gleichzeitig begann der Alkoholkonsum zu steigen. Dieser Konsumanstieg wird in Nordeuropa meist im Sinne der „Konsum-reagiert-auf-Policy-Änderungen-Hypothese"[3] interpretiert und nicht im Sinne der angesichts der Datenlage zumindest ebenso plausiblen „europäischen Konvergenzhypothese"[4] (Uhl et al. 2005).

Um das Rad der alkoholpolitischen Entwicklung in ihrem Einflussgebiet zu blockieren bzw. teilweise sogar zurückzudrehen, versuchten die nordischen Staaten anfangs ihr Recht zu verankern, die traditionellen Säulen ihrer Alkoholpolitik beibehalten zu dürfen. Als sich dann aber mehr und mehr herausstellte, dass man sich dem Druck der gesamteuropäischen Entwicklungen langfristig kaum erfolgreich verschließen kann, verschob sich der Schwerpunkt der Aktivitäten zusehends dahingehend, das nordische Modell der Alkoholpolitik verstärkt für ganz Europa zu propagieren. Sehr zugute kam dem Norden hier, dass dort – im Gegensatz zum restlichen Europa – schon über Jahrzehnte sehr viel Geld in epidemiologische Alkoholforschung investiert worden war. Das hat u. a. zur Folge, dass heute der Großteil der international renommierten Alkoholepidemiologen aus diesem Raum stammen, diese kulturell von der nordeuropäischen Perspektive der Alkoholpolitik geprägt sind, die alkoholpolitischen Forderungen des Nordens wohlwollend kommentieren bzw. durch Hinweise auf empirische Forschungsergebnisse stützen und fast eine Monopolstellung erlangt haben.

Von ganz besonderer Bedeutung in diesem Zusammenhang sind drei Publikationen, die von einigen der renommiertesten Alkoholforschern verfasst und von der WHO maßgeblich unterstützt wurden: Bruun et al. 1975; Edwards et al. 1994 und Babor et al. 2005. Das letzte dieser drei Bücher trägt auf Deutsch den Titel „Alkohol: Kein gewöhnliches Konsumgut" und bewertet die existierenden Ansätze der Alkoholprävention nach Effektivität und Kosten. Zentrale Schlussfolgerungen des Buches sind, dass nur auf Kontrolle und Sanktionen aufbauende Maßnahmen nachgewiesenermaßen effektiv und kostengünstig seien und dass sowohl die stationäre Behandlung von Alkoholkranken als auch die primärpräventiv orientierten Gesundheitsförderungsansätze im Sinne der WHO-Charta (1986) als ineffektiv und teuer abzulehnen seien. Inzwischen hat sich in der Alkoholepidemiologie und der darauf gestützten alkoholpolitischen Diskussion eine Sprachregelung etabliert, die „Alkoholkontrollmaßnahmen" mit dem Begriff „evidenzbasierte Alkoholpolitik" umschreibt und alle anderen Zugänge mit dem Stigma der Unwissenschaftlichkeit versieht.

Schon der Begriff „evidenzbasierte Alkoholpolitik" ist stark irreführend und stellt, zumindest bei wörtlicher Interpretation, einen gravierenden logischen Widerspruch in sich selbst dar (Uhl 2007). Sachaussagen, die in Zusammenhang mit der alkoholpolitischen Diskussion formuliert werden, sollten zwar empirisch möglichst gut fundiert sein, aber darauf aufbauend kann man keine praktischen Handlungsanweisungen ableiten. Seit Hume (1740) ist unter Erkenntnistheoretikern weitgehend unbestritten, dass ethische Forderungen (d. h. was sein soll) nicht aus empirischen Fakten (d. h. was ist) abgeleitet werden können. Derartige Schlüsse hat Moore (1903) als „naturalistische Fehlschlüsse" bezeichnet; eine Methode, um implizite Werturteile zu verschleiern und als Sachurteile zu tarnen, anstatt diese, wie namhafte Methodologen fordern, zum expliziten Gegenstand der wissenschaftlichen Erörterung zu machen (Diekmann 1995).

Die Kontroverse zwischen Anhängern einer „evidenzbasierten Alkoholpolitik" im Sinne der zuvor diskutierten Publikation von Babor et al. und Gegnern, die deren Unterteilung von Präventionsansätzen in „nachgewiesenermaßen wirksam und billig" versus „nachgewiesenermaßen unwirksam und teuer"[5] anzweifeln, nimmt an Frequenz und Intensität zu, je mehr diese Ideen aus den wissenschaftlichen Elfenbeintürmen der Alkoholepidemiologen in die politische Praxis getragen werden, je mehr deren Einfluss auf Positionspapiere von WHO und EU offensichtlich wird und je mehr diesen Thesen gestaltender Einfluss auf nationale und europäische Gesetze zugetraut wird. In diesem Zusammenhang ergeben sich für den kritischen Beobachter nun drei Fragen, auf die in den nächsten drei Abschnitten eingegangen wird.

1.1 Sind die von Babor et al. so positiv bewerteten Kontroll- und Sanktionsmaßnahmen außerhalb des englischsprachigen und nordeuropäischen Raums generell praktisch umsetzbar?

Vielen Experten ist bewusst, dass die konsequente Umsetzung von dem, was Babor et al. unter „evidenzbasierter Alkoholpolitik" verstehen, zwar im englischsprachigen und nordeuropäischen Raum von vielen Menschen als „traditioneller Weg" toleriert bzw. gefordert wird, im alpinen und südeuropäischen Raum aber auf viel Unverständnis und Widerstand treffen würde. Das spricht u. a. Romanus (2003) an, wenn er den Verfechtern des Babor'schen Kontrollansatzes zu Zweckoptimismus rät, im Sinne von „sich durch das, was derzeit in Europa politisch realisierbar erscheint" nicht bremsen zu lassen.

**1.2 Sind die von Babor et al. positiv bewerteten Kontroll- und Sanktionsmaß-
nahmen tatsächlich so universell wirksam, wie sie die Autoren vertreten?**

Ein Großteil der Schlussfolgerungen über den Kausalzusammenhang zwischen
Alkoholkontrollmaßnahmen und deren Auswirkungen auf den Konsum baut bloß
auf Korrelationen in epidemiologischen Untersuchungen auf und gelegentlich auf
die Ergebnisse von natürlichen Quasi-Experimenten. Die Grenzen der Interpretier-
barkeit derartiger Daten im Sinne von Ursache-Wirkungs-Zusammenhängen werden von Babor et al. in den einzelnen Kapiteln zwar immer wieder kompetent erörtert, bei den zusammenfassenden Interpretationen gibt es dann allerdings eine starke Tendenz, auf Unsicherheiten nicht mehr einzugehen und jene einfachen Schlussfolgerungen zu forcieren, die als Stützung des bevölkerungsorientierten Alkoholkontrollansatzes verstanden werden können.

**1.3 Sind die von Babor et al. negativ bewerteten Präventions- und Therapie-
maßnahmen tatsächlich nachgewiesenermaßen wissenschaftlich ineffektiv?**

Langsam wird immer mehr Forschern, Suchtprophylaktikern und Suchttherapeuten
bewusst, dass die Babor'schen Ideen nicht bloß dazu dienen, das Inventar der Kon-
trollmaßnahmen im Sinne des bevölkerungsbezogenen Ansatzes argumentativ auf-
zuwerten, sondern auch dazu, die bis dato populären Präventions- und Therapieme-
thoden konsequent abzuwerten. Das wurde inzwischen sogar schon von Experten
heftig kritisiert, die der traditionellen nordeuropäischen Alkoholpolitik ausdrücklich viel Sympathie entgegenbringen, wie Romanus (2003) oder Craplet (2006).
Die Angst der Kritiker ist, dass Politiker das von anerkannten Alkoholexperten
formulierte negative Urteil über letztere Ansätze zum Anlass nehmen könnten, die
dafür vorgesehenen Ressourcen empfindlich zu kürzen. Auf Craplet replizierend
stellten Babor et al. und zwei Koautoren (Rehm et al. 2006) dann zwar klar, dass
die Gleichsetzung von „kein sicherer Erfolgsnachweis" mit „nachgewiesener Un-
wirksamkeit" wissenschaftlich unzulässig sei und dass sie den besagten nicht
kontrollierenden Methoden immer bloß ersteres vorgehalten hätten. Man kann den
Autoren aber trotz dieser Klarstellung den Vorwurf nicht ersparen, durch Über-
simplifizierung bei der abschließenden Beurteilung der unterschiedlichen Präventionsansätze dem forschungsmethodologisch ungebildeten und/oder oberflächlichen
Leser eine unzulässige Schwarz-Weiß-Interpretation nahegelegt zu haben. Die
Meinung, dass man als Autor keine Mitschuld an vorhersehbaren Fehlinterpretatio-
nen eines Textes trage, habe ich anderenorts (Uhl 2007) als „Pilatus' Fehlschluss"
bezeichnet. Gerade wegen dieser abschließenden plakativen Interpretationen, die
u. a. die unterschiedlichen Ansätze, in übersichtlicher Tabellenform gehalten, hinsichtlich ihrer wissenschaftlich gesicherten Effektivität, der interkulturellen Verall-
gemeinerbarkeit und der Kosten nach einer mehrstufigen Skala von „0" bis

„+++" bewerten, erhielt das Buch rasch einen sehr hohen Stellenwert als „Advocacy Tool" für die Vertreter einer einseitig orientierten Alkoholkontrollpolitik. Genau das ist aber auch der Grund, warum es nun auch zusehends zur Zielscheibe von Kritik wird.

2. Alkoholpolitik und Entwicklungen in Österreich – Implikationen für die europäische Alkoholpolitik

In den folgenden Ausführungen werden die drei im letzten Abschnitt angesprochenen Fragestellungen anhand von Beobachtungen und Erfahrungen aus Österreich diskutiert. Österreich, einem traditionell katholischen Land, sind die meisten im englischsprachigen und nordeuropäischen Raum über lange Zeit üblichen Alkoholkontrollmaßnahmen fremd. Da es in Österreich bis dato keine abgestimmten, gesundheitspolitisch motivierten Maßnahmen im Sinne eines Gesamtkonzepts zur Kontrolle bzw. Einschränkung von Alkoholproduktion, -vertrieb oder -konsum gegeben hat, eignen sich die österreichischen Entwicklungen besonders gut als Referenz zu den von Babor et al. interpretierten Befunden, die primär aus dem englischsprachigen und nordeuropäischen Raum stammen.

2.1 „Alkoholpolitik", aber keine „Alkoholpolicy"

In Österreich gibt es derzeit genau genommen nichts, das man dem internationalen Jargon entsprechend als „Alkoholpolicy" bezeichnen könnte. Es existieren zwar zahlreiche gesetzliche Regelungen hierzu, aber diese wurden nie im Sinne einer Gesamtstrategie miteinander abgestimmt und auch nicht primär unter dem Aspekt einer gesundheitspolitischen Maßnahme für die Gesamtbevölkerung erstellt. Die Zielsetzungen hinter den einzelnen Bestimmungen sind z. B. Sicherheit im Straßenverkehr und am Arbeitsplatz, Jugendschutzüberlegungen, Konsumentenschutzüberlegungen, fiskalische Überlegungen, die Interessen von Gastronomie und Weinbaubetrieben usw. Teilweise entsprechen diese Motive zwar gesundheitspolitischen Überlegungen (z. B. Alkohollimits im Straßenverkehr oder Obergrenzen für schädliche Inhaltsstoffe), teilweise laufen sie diesen jedoch klar zuwider (z. B. Absatzförderungsmaßnahmen oder Untergrenzen des Alkoholgehaltes bei bestimmten Getränken). Im Gefolge der alkoholpolitischen Aktivitäten von EU und WHO gibt es nunmehr wachsende Bestrebungen, auch in Österreich eine gesundheitspolitisch motivierte, konzertierte Alkoholpolicy zu formulieren.

2.2 Prävention

Die österreichische Suchtpolitik baut offiziell auf das Vier-Säulen-Modell „Prävention", „Therapie", „Schadensminderung" und „Repression" auf. Der Säule „Prävention" wird dabei ein hoher Stellenwert eingeräumt. Es gibt in allen neun Bundesländern staatlich finanzierte Suchtpräventionsstellen, die über eine Plattform vernetzt sind und den Auftrag haben, die suchtpräventiven Aktivitäten des jeweiligen Bundeslandes zu koordinieren, Präventionsprojekte zu entwickeln und diese durchzuführen. Die Suchtpräventionsstellen sind seit Jahren in ihren Strategien stark am Gesundheitsförderungskonzept im Sinne der WHO-Charta (1986) orientiert, wie man dem Leitbild der österreichischen Suchtpräventionsstellen (Uhl & Springer 2002) entnehmen kann. In dieselbe Richtung gehen auch diverse Präventionskonzepte des Gesundheits- und des Unterrichtsministeriums (vgl. bm:bwk 2003), die in zahlreichen Veröffentlichungen, Broschüren, Erlassen und sogar Gesetzen Niederschlag gefunden haben.

Es gibt in der Fachliteratur durchaus Ergebnisse, die Erfolge der gesundheitsfördernden Primärprävention nahe legen (z. B. Tobler & Stratton 1997). Der eindeutige wissenschaftliche Nachweis, dass konkrete begrenzte Einzelprojekte im Sinne der Zielvorstellungen erfolgreich waren, kann aber gar nicht gelingen. Es muss klar sein, dass Suchtprävention, die sich an den Prinzipien der Gesundheitsförderung orientiert, die also langfristige Ziele verfolgt und sich spezifisch den unterschiedlichen Bedürfnissen bestimmter, relativ kleiner Zielgruppen anpasst, kaum je einen eindeutigen experimentellen Wirksamkeitsnachweis bringen kann. Man muss hier primär auf andere Forschungszugänge wie Prozessevaluation, Ergebnisevaluation mit Surrogatendpunkten usw. zurückgreifen (vgl. Uhl 2000).

2.3 Therapie

Suchttherapie, eine weitere Säule der österreichischen Suchtpolitik, hat in unserem Land eine lange Tradition und ist vor allem im Alkoholbereich stark von der Psychiatrie geprägt. Sowohl die ambulante als auch die stationäre Behandlung des Alkoholismus ist in Österreich mit ausreichender Kapazität flächendeckend organisiert. Da Alkoholismus als Krankheit anerkannt ist, werden die Behandlungskosten von der gesetzlichen Krankenversicherung, unter dessen Versicherungsschutz rund 98% der österreichischen Bevölkerung fallen (Grillitsch 2004), durchwegs übernommen. Das professionelle Behandlungsangebot wird noch durch eine Reihe von Selbsthilfegruppen ergänzt. Wer in Österreich eine Behandlung wegen Alkoholproblemen sucht, kann derzeit also – unabhängig von finanzieller Lage und Wohnort – ausreichend Hilfe und Betreuung finden.

Lange Zeit herrschte unter Therapeuten die Vorstellung, dass Alkoholabhängige sich erst ihre Sucht eingestehen und behandlungsmotiviert sein müssen, bevor es sinnvoll ist, Behandlungsangebote zu formulieren. Das führte dazu, dass viele Alkoholiker den Weg zur Behandlung erst recht spät fanden. In letzter Zeit wird der Ansatz der motivierenden Gesprächsführung („Motivational Interview") bei noch nicht zur Behandlung entschlossenen Alkoholkranken durch Hausärzte immer populärer – ein Zugang, der auch von Babor et al. recht gut bewertet wird. Erfolgreiche Motivationsgespräche können den Zeitraum bis zum Behandlungsbeginn erheblich verkürzen und sind daher eine positive Bereicherung des Behandlungsangebots. Vor dem Hintergrund der von Babor et al. wegen ihrer Kosteneffizienz stark forcierten „Kurzinterventionen" ist es jedoch wichtig zu betonen, dass „Kurzintervention" und „Suchtbehandlung" nicht als konkurrierende Ansätze, sondern als sich harmonisch ergänzende Zugänge zu verstehen sind. Der Stellenwert der ambulanten und stationären Suchttherapie ist in Österreich weithin akzeptiert und die Behandlungserfolge sind keinesfalls so gering, wie das Babor et al. implizieren – das gilt zumindest dann, wenn man bereit ist, Sucht mit McLellan (2002) als chronisch rezitivierende Erkrankung zu begreifen, deren Behandlungserfolge man nicht undifferenziert nach dem Kriterium „lebenslang anhaltende, ununterbrochene Abstinenz" bewerten sollte. Es ist zu wünschen, dass das vielschichtige Behandlungsangebot für Alkoholkranke in Österreich auch in Zeiten schrumpfender öffentlicher Budgets uneingeschränkt aufrecht erhalten wird.

2.4 Der Zusammenhang zwischen Alkoholpreisen und Alkoholkonsum

Die Ökonomie lehrt uns, dass in einer Marktwirtschaft Preisveränderungen meist – wenn auch keinesfalls immer – zu Nachfrageveränderungen in die entgegengesetzte Richtung führen. Babor et al. sehen daher in der gezielten Beeinflussung des Alkoholpreises durch Steuererhöhung eines der wichtigsten, wenn nicht gar *das* wichtigste Instrument zur Verringerung des Alkoholkonsums in der Gesellschaft und beurteilen andere Maßnahmen, wie solche, die längerfristig Einstellungsänderungen bewirken, als relativ unbedeutend. Es stellt sich für den kritischen Beobachter die Frage, ob der Alkoholkonsum tatsächlich in so starkem Maß von Preisen determiniert wird. Hier sind die Entwicklungen in Österreich besonders interessant. Nach den ersten drei Dekaden nach dem Zweiten Weltkrieg blieben in Österreich die realen (inflationsangepassten) Alkoholpreise zwar weitgehend konstant, aber angesichts des rasch steigenden Wohlstands sanken die Preise – relativ zum Durchschnittseinkommen der Österreicher – erheblich. In dieser Zeit stieg der Pro-Kopf-Alkoholkonsum fast auf das Doppelte des Niveaus zu Kriegsende, was der ökonomischen Theorie entspricht und damit auch die Aussagen von Babor et al. stützt. Ab Mitte der 1970er Jahre wurde dann aber alles ganz anders. In den letzten vier Jahrzehnten blieb der reale Weinpreis konstant und sowohl der reale Bier- als auch der reale Spirituosenpreis sanken auf die Hälfte. Bedenkt man den durchschnittlichen Einkommenszuwachs über diese letzten vierzig Jahre, so sind der Weinpreis relativ zum Durchschnittseinkommen beträchtlich und der Bier- bzw. Spirituosen- preis enorm gesunken – und trotzdem ist der Pro-Kopf-Alkoholkonsum nicht stark angestiegen, sondern im Widerspruch zur Theorie um rund ein Fünftel gesunken (Uhl et al. 2005).

Die österreichische Entwicklung macht recht deutlich, dass der Alkoholkonsum eines Landes auch durch preisunabhängige Kräfte maßgeblich beeinflusst werden kann. So lässt sich der deutliche Rückgang des Durchschnittskonsums ab Mitte der 1970er Jahre nur so erklären, dass die anhaltende kritisch-mediale Auseinanderset- zung mit Alkoholisierung, Alkoholismus, Alkohol am Steuer usw. sowie struktu- relle Veränderungen in der Gesellschaft bei den Österreichern eine aus gesund- heitspolitischer Warte positive Einstellungs- und Verhaltensänderung bewirkt haben. Diese Effekte waren offensichtlich so stark, dass der potenziell konsumför- dernde Einfluss des Alkoholpreisrückgangs deutlich überkompensiert wurde (Uhl et al. 2005). Ergänzend ist noch festzuhalten, dass die deutliche relative Verteue- rung des Weins im Verhältnis zu Bier und Spirituosen keine relevante Verringe- rung des Weinkonsums zu Gunsten der anderen beiden Alkoholika hervorgerufen hat (Uhl & Kobrna 2004).

Nicht unerwähnt bleiben soll noch ein anderes in Zusammenhang mit Alkoholkon- sum und Preisgestaltung relevantes Phänomen. In Deutschland, der Schweiz und Frankreich, wo am Höhepunkt der Alkopopumsätze um 2003 spezielle Alkopop- steuern eingeführt wurden, sind die Umsätze danach gewaltig gesunken, was in diesen Staaten als Erfolg der Maßnahmen gefeiert wird. In Österreich, wo keine Alkopopsteuer beschlossen wurde, war allerdings ein völlig paralleler Einbruch des Alkopopmarktes zu beobachten. Es hat damit den Anschein, dass der Alkopop- boom bloß eine kurzfristige Modeerscheinung war, die auch ohne spezielle Ge- genmaßnahmen rasch an Bedeutung verloren hätte bzw. hat. Der Umstand, dass in den neuen EU-Staaten noch kein entsprechender Rückgang bei den Alkopopumsät- zen zu beobachten ist, tut diesem Argument keinen Abbruch, da in diesen Ländern alle modischen Trends erst mit einiger zeitlicher Verzögerung einsetzen.

Angesichts der Tatsache, dass eine sichtbare Einschränkung der Alkoholverfügbar- keit durch eine kräftige Erhöhung der alkoholbezogenen Steuern in Österreich wohl am entschiedenen Widerstand unterschiedlichster gesellschaftlicher Kräfte schei- tern würde und da außerdem von derartigen Steuererhöhungen einkommensschwa- che Bevölkerungsschichten besonders stark betroffen wären, ist positiv festzuhal- ten, dass der Umfang des Alkoholkonsums nicht nur durch den Preis determiniert wird, sondern dass es noch andere Erfolg versprechende Einflüsse zu geben scheint – auch wenn deren Effekte nicht eindeutig und präzise kurzfristig evaluier- bar sind.

2.5 Staatsmonopol, Lizenzierung und eingeschränkte Öffnungszeiten

Wie Eisenbach-Stangl (1991) ausführte, hat das Branntweinmonopol, das in Österreich im ersten Jahr des Ersten Weltkrieges eingeführt und im Jahre 2000 abgeschafft wurde, nie der gesundheitspolitisch motivierten Alkoholkontrolle gedient, sondern sollte bloß gewährleisten, dass in Krisenzeiten nicht zu viel Obst zur Alkoholerzeugung verwendet wird, dass genügend Branntwein zur Verfügung steht und der Fiskus die Abgaben verlässlicher einheben kann. Das Monopol war für Erzeuger, Handel und Konsumenten ohne relevante Auswirkungen und wurde daher weder von den Medien noch von der Politik als bedeutendes Thema erachtet. Die Idee, wie im Norden Europas ein Lizenzierungssystem zu installieren, das nur einer begrenzten Zahl von Geschäften und Gastronomiebetrieben erlaubt Alkohol zu verkaufen bzw. auszuschenken, entspricht nicht der österreichischen Tradition und hat im Zeitalter der Deregulierung noch weniger Chancen angenommen zu werden als früher. Derzeit ist auch schwer vorstellbar, dass stark eingeschränkte Öffnungszeiten für Gastronomie und Handel nach einer Periode umfassender Liberalisierungen – ausschließlich aus alkoholpolitischen Gründen – wieder eingeführt werden könnten. Gut vorstellbar und teilweise auch umgesetzt sind aber moderatere Formen der Einschränkung bei bestimmten Ereignissen, wie z. B. Alkoholverkaufsverbote bei bestimmten Sportveranstaltungen oder Konsumverbote an bestimmten öffentlichen Orten, als Reaktion auf dort auftretende gravierende alkoholbedingte Probleme.

2.6 Alkohol und Straßenverkehrsunfälle

Die Entwicklung der Verkehrsunfälle pro zugelassenem Kraftfahrzeug und der Rückgang der Unfälle mit Alkoholbeteiligung in Österreich könnte man als Erfolgsstory ersten Ranges verkaufen. Im Zeitraum von 1960 bis 2003 ergab sich pro zugelassenem Kraftfahrzeug ein Rückgang der Verkehrsunfälle bzw. Verkehrsverletzten um 74% und der Verkehrstoten um 85% (Uhl et al. 2005). Der ausgewiesene Anteil der Alkohollenker in Verbindung mit Verkehrstoten ist in diesem Zeitraum um rund die Hälfte und in Zusammenhang mit Unfällen und Verletzten um rund ein Drittel zurückgegangen. Da früher Alkoholisierung bei Unfällen weniger genau kontrolliert wurde und vor 1998 Blutalkoholkonzentrationswerte zwischen 0,5 und 0,8 Promille nicht als Alkoholisierung gewertet wurden, ist der tatsächliche Rückgang der Alkoholisierung im Straßenverkehr sogar noch erheblich größer anzusetzen. Interessanterweise wird diese positive Entwicklung kaum je in den Medien dargestellt.

Im Zeitraum seit 1960 wurde neben baulichen Veränderungen und verbesserten Fahrzeugen, die zur Unfallvermeidung beitragen, auch eine Reihe von Maßnahmen gegen Alkoholisierung am Steuer eingeführt. 1989 wurde der Alkotest mittels

Alkomat als zulässige Methode der BAK-Überprüfung anerkannt, 1992 für Führerscheinneulinge der Führerschein auf Probe eingeführt, 1994 die verdachtsfreie Alkoholtestung erlaubt, 1998 die zulässige Blutalkoholkonzentration von 0,8 auf 0,5 Promille heruntergesetzt und 2002 wurden bei Unfällen mit Personenschaden obligatorische Alkotests eingeführt. All diese Maßnahmen wurden von ihren Initiatoren im Rahmen von Evaluationen immer als nachgewiesenermaßen erfolgreich dargestellt und gefeiert, was angesichts des Umstandes, dass es in diesem Zeitraum einen generellen Abwärtstrend im Unfallgeschehen gab, methodologisch unzulässig ist. Wenn man die jeweiligen Werte vor und nach den Interventionen – wie das bei Zeitreihen korrekterweise gemacht werden müsste – relativ zum Trend erfasst, bleibt von „nachgewiesenen Effekten" keine Spur mehr über.

Wenn Maßnahmen gesetzt werden und sich in der Folge Einstellungs- und Verhaltensänderungen abzeichnen, so wird meist spontan davon ausgegangen, dass die Maßnahmen die Einstellungs- und Verhaltensänderungen verursachten – eine Interpretation, die in der methodologischen Literatur als „Post-Hoc-Ergo-Propter-Hoc-Fehlschluss" bezeichnet wird. Tatsächlich ist der Zusammenhang oft umgekehrt: Maßnahmen, die zunächst von der Bevölkerungsmehrheit abgelehnt werden, sind oft nicht Ursache für Veränderungen der öffentlichen Einstellung, sondern deren Folge. So war z. B. das Gesetz über die Absenkung der zulässigen Blutalkoholkonzentration von 0,8 auf 0,5 Promille erst nach jahrelanger, sehr heftiger öffentlicher Diskussion möglich, nachdem infolge einer deutlichen Einstellungsänderung in der Bevölkerung widerstrebende Politiker zum Umdenken motiviert wurden (Uhl et al. 2005).

2.7 Jugendschutz

Jugendschutz ist in Österreich auf Bundes*länder*ebene geregelt und somit existieren neun unterschiedliche Jugend(schutz-)gesetze mit teilweise erheblich abweichenden Bestimmungen. Das Ergebnis dieser unglücklichen Vielfalt ist, dass kaum jemand einen Überblick über alle Bundesländerbestimmungen hat und die meisten Menschen nicht einmal die für ihr Bundesland geltenden Bestimmungen wirklich kennen. Die großen Widersprüche und Ungereimtheiten in den alkoholspezifischen Jugendschutzbestimmungen der Bundesländer spielen in der Praxis allerdings kaum eine Rolle, weil diese Bestimmungen bis dato ohnehin wenig kontrolliert und Verstöße dagegen kaum sanktioniert wurden. Da es aber zunehmend Bestrebungen gibt, die Einhaltung der Jugendschutzbestimmungen stärker zu überwachen und Verfehlungen zu ahnden, ist anzunehmen, dass diese Gesetze in Zukunft deutlich an Relevanz gewinnen werden. Aus diesem Grund erscheint es unabdingbar, die Bestimmungen bundesweit zu vereinheitlichen und möglichst einfach zu formulieren, wie eine von der niederösterreichischen Landesregierung in Auftrag gegebene Expertise (Uhl et al. 2003) nahe legt. Ob die aus der Perspektive eines effizienten und sinnvollen Jugendschutzes sehr wichtige Vereinheitlichung und Vereinfachung der dementsprechenden Landesgesetze, ihren regionalen Gestaltungsspielraum zu erhalten bzw. auszubauen, gelingen können, wird die Zukunft erweisen.

2.8 Werbebeschränkungen

Das österreichische Rundfunkgesetz, das Regionalradiogesetz und das Privatfernsehgesetz verbieten jegliche Werbung für Spirituosen in Radio und Fernsehen. Darüber hinaus schränken diese Gesetze die alkoholspezifische Werbung in vielerlei Hinsicht ein: So ist u. a. verboten, dass sich Alkoholwerbung an Minderjährige richtet, dass diese eine Verbesserung der physischen Leistung, des sozialen oder sexuellen Erfolgs nahe legt, eine therapeutische, stimulierende, beruhigende oder konfliktlösende Wirkung von Alkohol suggeriert oder unmäßigen Alkoholkonsum positiv darstellt. In allen anderen, von diesen Gesetzen nicht tangierten Bereichen unterwirft sich die Werbewirtschaft freiwillig den weitgehend analogen Regeln des österreichischen Werberates. In der Praxis sind allerdings sowohl die gesetzlichen Bestimmungen als auch das Regelwerk der freiwilligen Selbstkontrolle wenig wirksam. Trotzdem nutzen die Werbeprofis diese Grauzonen geschickt aus, um Kinder und Jugendliche gezielt anzusprechen. Der Werberat wird außerdem nur nach Beschwerden tätig, doch im Zusammenhang mit Alkoholwerbung gibt es kaum Anzeigen (Uhl et al. 2004). Die vor allem für die Zielgruppe Kinder und Jugendliche ständig an Bedeutung gewinnenden Werbemöglichkeiten im Internet und Event Sponsoring sind überhaupt keinen Beschränkungen unterworfen. Ausgefeilte Public Relations-Konzepte und damit die indirekte Alkoholwerbung über gezielte Gesellschafts-, Gesundheits- und Wissenschaftsberichterstattung in den Medien ersetzen immer mehr die traditionelle Alkoholwerbung und sind in Österreich allgegenwärtig. Im Gegensatz zur Zigarette gehört das Glas Wein bzw. das Krügerl Bier bei öffentlichen Auftritten von Politikern und hochrangigen Persönlichkeiten nach wie vor zum guten Ton.

3. Zusammenfassung

Da der moderate Alkoholkonsum in Österreich – wie in den Permissivkulturen des mediterranen alpinen Raums üblich – mehrheitlich als positive Komponente des kulturellen, gesellschaftlichen und wirtschaftlichen Lebens gesehen wird, hat eine dem englischsprachigen und nordeuropäischen Raum entsprechende Position, die von einer starken restriktiven Grundhaltung dem Alkohol gegenüber geprägt ist, wenig Chancen die noch zu formulierende österreichische Alkoholpolicy maßgeblich zu bestimmen. Ein Teil der von Babor et al. (2005) vorgeschlagenen Maßnahmen zur Beschränkung der Alkoholverfügbarkeit, wie die Einführung von Alkoholmonopolen, die begrenzte Vergabe von Alkohollizenzen für Gastgewerbe und Lebensmittelhandel oder die alkoholpolitisch motivierte Beschränkung der Öffnungszeiten von Geschäften und/oder gastronomischen Betrieben, widersprechen der österreichischen Tradition und Sichtweise so gravierend, dass diese zur Zeit nicht als realistische Option für Österreich gesehen werden können. Denkbar erscheint hingegen eine begrenzte Erhöhung alkoholbezogener Steuern, eine noch konsequentere Überprüfung der Alkoholbestimmungen im Straßenverkehr sowie eine Vereinheitlichung, Anpassung und Umsetzung alkoholspezifischer Jugendschutzbestimmungen bzw. eine Integration jugendschutzrelevanter und Alkoholexzesse erschwerender Inhalte in andere Gesetze, wie z. B. in die Gewerbeordnung oder die Veranstaltungsgesetze. Auch eine weitere und konsequentere Umsetzung von Maßnahmen zur Begrenzung der Alkoholwerbung erscheint, ganz besonders, wenn das im Gleichklang mit anderen europäischen Staaten passiert, denkbar. Dass Babor et al. zwar große Sympathien für drastische Werbebeschränkungen ausdrücken, deren Potenzial aber gleichzeitig als eher gering einschätzen, wird den Gegnern argumentativ wohl eher nützen als schaden. Problematisch hinsichtlich der Forderungen von Babor et al. erscheint auch, dass diese den Stellenwert der Therapie des Alkoholismus und der Suchtprävention generell äußerst gering einschätzen, was Therapeuten und Prophylaktiker kaum unwidersprochen akzeptieren können und – angesichts des Umstandes, dass beide Disziplinen in Österreich über hohes Ansehen verfügen sowie auf Erfolge verweisen können – auch nicht müssen. Abschließend kann man sagen, dass die Thesen, die im vorliegenden Werk von Babor et al. vorgetragen werden, die Diskussion über eine wirksame Alkoholkontrollpolitik in Österreich durchaus positiv befruchten und beeinflussen können. Man muss aber zur Kenntnis nehmen, dass nur manche der vorgeschlagenen Maßnahmen in Österreich real umsetzbar sind und andere aus kulturellen Gründen derzeit nicht in Frage kommen.

Anmerkungen

[1] Pittman unterscheidet hinsichtlich des Alkoholkonsums vier Kategorien: „Abstinenzkulturen" („abstinent cultures"), „Ambivalenzkulturen" („ambivalent cultures"), „Permissivkulturen" („permissive cultures") und „extreme Permissivkulturen" („over-permissive cultures").

[2] Vgl. Anmerkung 1.

[3] Die „Konsum-reagiert-auf-Policy-Änderungen-Hypothese" nimmt einen einseitigen und nahezu ausschließlichen Ursache-Wirkungs-Zusammenhang zwischen der Lockerung der Kontrollbestimmungen und dem Anstieg des Durchschnittskonsums an.

[4] Die „europäische Konvergenzhypothese" nimmt an, dass sich sowohl die Konsumgewohnheiten als auch die Rahmenbedingungen im Zuge der Integration Europas an den europäischen Durchschnitt angleichen, wodurch ein Scheinzusammenhang entsteht – ein genereller Trend, der keinen Ursache-Wirkungs-Zusammenhang repräsentiert.

[5] Auf die im Kapitel 16 des Buches „Alkohol – Kein gewöhnliches Konsumgut" von Babor et al. unter der Überschrift „Alkoholpolitik ein Ratgeber" angebotene Bewertung der gängigen Präventionsansätze nach den vier Kategorien „Effektivität", „(wissenschaftliche) Bestätigung", „interkultureller Vergleich" und „Kosten" wird in Abschnitt 1.2 eingegangen.

Literatur

Babor, T. et al.: Alkohol – Kein gewöhnliches Konsumgut. Forschung und Alkoholpolitik. Göttingen: Hogrefe 2005

Bildungsberatung/Abt. Schulpsychologie im Bundesministerium für Bildung, Wissenschaft und Kultur/BMBWK (Hrsg.): bm:bwk Bildungswegweiser Österreich. Wien 2003

Bruun, K. et al.: Alcohol Control Policies in Public Health Perspectives. Finish Foundation for Alcohol Studies. Volume 25, 1975

Craplet, M.: Open Letter to my Friends and Colleagues. Addiction 101 (2006), p. 450.

Diekmann, A.: Empirische Sozialforschung – Grundlagen, Methoden, Anwendungen. Reinbek bei Hamburg: rowohlts enzyklopädie 1995

Edwards, G. et al.: Alcohol Policy and the Public Good. Oxford: Oxford University Press 1994

Eisenbach-Stangl, I.: Eine Gesellschaftsgeschichte des Alkohols – Produktion, Konsum und soziale Kontrolle alkoholischer Rausch- und Genußmittel in Österreich 1918-1984. Frankfurt/M.: Campus 1991

Grillitsch, K.: Die österreichische Sozialversicherung in Zahlen. 14. Ausgabe: März 2004. Wien: Hauptverband der österreichischen Sozialversicherungsträger 2004

Hume, D.: A Treatise of Human Nature. Oxford: Oxford University Press 2000; Original: A Treatise of Human Nature. Book 3 of Morals. London: Thomas Longman 1740

Leifman, H./Österberg, E./Ramstedt, M.: Alcohol in Postwar Europe, ECAS II: A Discussion of Indicators on Consumption and Alcohol-Related Harm. Stockholm: National Institute of Public Health 2002

McLellan, T. A.: Have We Evaluated Addiction Treatment Correctly? Pennsylvania: Treatment Research Institute of Pennsylvania 2002

Moore, G. E.: Principia Ethica. Cambridge: Cambridge University Press. First paperback edition, second reprint 1960; First Edition 1903

Pittman, D. J.: International Overview: Social and Cultural Factors in Drinking Patterns, Pathological and Nonpathological. In: Pittman, D. J. (ed.): Alcoholism. New York: Harper & Row 1967, p. 3-20.

Rehm, J./Babor, T./Room, R.: Education, Persuasion and the Reduction of Alcohol-Related Harm: A Reply to Craplet. Addiction 101 (2006), p. 452.

Romanus, G.: Don't Prejudge What is "Politically Possible". Comment on Chapter 16. Addiction 98 (2003), p. 1351-1370.

Tobler, N. S./Stratton, H. H.: Effectiveness of School-Based Drug Prevention Programs: A Meta-Analysis of the Research. In: The Journal of Primary Prevention 18 (1997) 1, p. 71-128.

Uhl, A: The Limits of Evaluation. In: Neaman, R./Nilson, M./Solberg, U. (eds.): Evaluation – A Key Tool for Improving Drug Prevention. EMCDDA Scientific Monograph Series 5. Lisbon: Office for Official Publications of the European Communities: Luxembourg 2000, S. 143-160.

Uhl, A: How to Camouflage Ethical Questions in Addiction Research. In: Fountain, J./Korf, D.: The Social Meaning of Drugs – Research from Europe. Oxford: Radcliffe 2007.

Uhl, A. et al.: Alkoholpolitik in Österreich – Status Quo und Perspektiven. In: Babor, T. et al.: Alkohol – Kein gewöhnliches Konsumgut. Forschung und Alkoholpolitik. Göttingen: Hogrefe 2005, S. 313-333.

Uhl, A./Gruber, Ch.: Suchtprävention. In: Brosch, R./Mader, R. (Hrsg.): Sucht und Suchtbehandlung. Problematik und Therapie in Österreich. Wien: LexisNexis 2004, S. 393-419.

Uhl, A./Kobrna, U.: Epidemiologie des Alkoholkonsums. In: Ebd. , S. 43-75.

Uhl, A. et al.: Handbuch: Alkohol – Österreich: Zahlen, Daten, Fakten, Trends 2005. 3. überarb. u. erg. Aufl. Wien: BMGF 2006

Uhl, A./Springer, A.: Professionelle Suchtprävention in Österreich: Leitbildentwicklung der österreichischen Fachstellen für Suchtprävention. Wien: Bundesministerium für Soziale Sicherheit und Generationen 2002

Uhl, A./Springer, A./Kobrna, U./Bachmayer, S.: Expertise über alkohol- und nikotinspezifische Jugendschutzbestimmungen in Österreich und International. Forschungsbericht des LBISucht. Wien: Eigenverlag 2003

WHO: Ottawa Charta. Geneva: World Health Organisation 1986

Die meisten Publikationen, auf die sich die angeführten Eigenzitate beziehen, können unter www.api.or.at/lbi/download.htm aus dem Internet bezogen werden.

Alkoholprävention in der Schweiz

Gabriela Scherer/Anne Lévy

1. Einleitung

Der Fokus der öffentlichen Aufmerksamkeit in der Schweiz in Bezug auf Sucht-probleme hat sich in den letzten Jahren verändert. Nachdem in den 1980er und 1990er Jahren die Problematik des Konsums illegaler Drogen und deren Folge-erscheinungen im Zentrum lagen (Heroin- und Kokainkonsum, Bildung offener Drogenszenen), wird nun der problematische Alkoholkonsum – insbesondere von Jugendlichen – vermehrt in Öffentlichkeit und Politik wahrgenommen.

In der Schweiz wird zurzeit ein *Nationales Programm Alkohol (NPA)* erarbeitet, in dem die Prioritäten der Alkoholpolitik und die Zusammenarbeit zwischen den Akteuren geregelt werden. Im Rahmen der Programmerarbeitung wird der Fokus vermehrt auf Maßnahmen der Verhältnisprävention gesetzt werden, die diese unter-stützen und ergänzen sollen. Beide Handlungsfelder werden im folgenden Artikel näher erläutert.

Neben Begriffsklärungen und der Wiedergabe der neuesten Forschungsergebnisse betreffend Wirksamkeit von Präventionsmaßnahmen werden aktuelle Entwicklun-gen und einzelne Beispiele praktischer Umsetzung dargestellt. Der Artikel gibt also einerseits einen Überblick über die Präventionsbemühungen in der Schweiz im Allgemeinen, es wird aber auch auf die spezifische Gruppe von Jugendlichen ein-gegangen und schließlich werden Präventionsbeispiele in Gemeinden und in der Schule genannt.

2. Entwicklungen des Alkoholkonsums von Jugendlichen in der Schweiz

Rund 16% der Schweizer Jugendlichen zwischen 11 und 16 Jahren trinken regel-mäßig alkoholische Getränke. Der Anteil dieser Jugendlichen hat seit 1986 dras-tisch zugenommen: 40,5% der 15-16-jährigen Jungen und 25,8% der 15-16-jähri-gen Mädchen trinken wöchentlich Alkohol (vgl. Abb. 1).

Bier ist das beliebteste Getränk bei Schülern, gefolgt von Spirituosen, die in Form von Mischgetränken insbesondere bei Schülerinnen beliebt sind. Untersuchungen weisen darauf hin, dass Jugendliche immer häufiger alkoholische Getränke mit dem erklärten Ziel konsumieren sich zu betrinken. Insofern ist dieser Adressaten-kreis für die Alkoholprävention die wichtigste Zielgruppe.

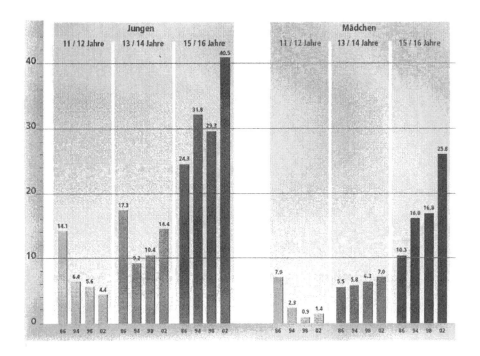

Abb. 1: Wöchentlicher Alkoholkonsum von 11-16-jährigen Schülerinnen und Schülern zwischen 1986-2002.
Quelle: SFA 2003: Trends im Konsum psychoaktiver Substanzen von Schülerinnen und Schülern in der Schweiz. 1986: n=2 393; 1994: n=7 711; 1998: n=4 870; 2002: n=5 553.

Unabhängig von diesen bedenklichen jugendspezifischen Daten muss immer wieder hervorgehoben werden, dass problematischer Alkoholkonsum und Abhängigkeit auch sehr viele Erwachsene, vor allem im erwerbsfähigen Alter, betreffen: 26% der Alkohol konsumierenden Männer trinken mindestens zweimal pro Monat 5 Gläser oder mehr, 15% der Alkohol konsumierenden Frauen trinken mindestens zweimal monatlich 4 Gläser oder mehr: „1 Glas Alkohol", auch „Standarddrink" oder „Standardglas" in Fachkreisen genannt, entspricht 3 dl Bier oder 1 dl Wein oder 2 cl Spirituosen, d. h. jeweils ca. 12 Gramm reinem Alkohol. Nebst diesen Konsumzahlen sind aus gesundheitspolitischer Sicht auch die Konsummuster relevant. Die Schädlichkeit des Alkohols hängt weiter von der getrunkenen Menge pro Gelegenheit und der durchschnittlichen Trinkmenge pro Jahr ab. Die Schweiz gehört nach wie vor zu den Ländern mit hohen Konsumraten.

3. Verständnis von „Verhaltensprävention" und „Verhältnisprävention"

Heute werden in der Schweiz zwei sich ergänzende Präventionsplattformen unterschieden: Die „Verhaltensprävention", die die persönliche und soziale Kompetenz der Individuen zu stärken versucht, und die „Verhältnisprävention", die auf strukturellen und gesetzlichen Rahmenbedingungen basiert, die also die gesellschaftlichen Verhältnisse ändern will.

	Substanzspezifische Suchtprävention	Substanzunspezifische Suchtprävention
Verhaltensprävention (personenorientierte Prävention)	- Information und Aufklärung - Beratung - Früherkennung und Schadensminderung	- Erhöhung der individuellen Kompetenzen - Stärkung der Persönlichkeit
Verhältnisprävention (strukturorientierte Prävention)	- Verbote und Regelungen - Jugendschutzmaßnahmen - Zugangsbeschränkungen - Werbebeschränkungen und Preispolitik	- Schaffung optimaler Lebensbedingungen und Entwicklungsmöglichkeiten

Tab. 1: Beispiele für Verhaltens- und Verhältnisprävention. Quelle: Schweizerische Fachstelle für Alkohol- und andere Drogenprobleme SFA (http://www.sfa-ispa.ch).

4. Organisatorische Grundlagen: Verantwortung von Bund, Kantonen und Gemeinden

Die Schweiz ist ein föderalistischer Staat, die Kompetenzzuteilungen werden so weit wie möglich an die Kantone delegiert. In der Alkoholprävention sind jedoch die Kompetenzen auf alle drei Ebenen, den Bund, die Kantone und die Gemeinden, verteilt. Für eine wirkungsvolle Prävention ist ein gut vernetztes Vorgehen sowohl auf dieser vertikalen Ebene, als auch horizontal mit NGOs, Ärzteschaft und der Wirtschaft nötig.

Der *Bund* ist für die gesetzlichen Rahmenbedingungen (Abgabealter, Steuern, Straßenverkehr), die Sensibilisierung der Bevölkerung und die Koordination zuständig. In der Bundesverwaltung beschäftigen sich verschiedene Ämter aus unterschiedlichen Departementen mit der Alkoholpolitik bzw. mit alkoholpolitisch relevanten Teilaspekten, z. B. das Bundesamt für Gesundheit (Departement des Innern) in den Bereichen Prävention und Lebensmittelgesetz oder die Eidgenössische Alkoholverwaltung (Finanzdepartement), die für das Alkoholgesetz und die Besteuerung von Spirituosen zuständig ist. Das Bundesamt für Landwirtschaft (Volkswirtschaftsdepartement) ist für die Absatzförderung landwirtschaftlicher Rohstoffe zur Herstellung alkoholischer Getränke und für Schweizer Wein zuständig.

Für den Vollzug und die Umsetzung des Bundesrechts im Bereich der Alkoholprävention sind größtenteils die 26 *Kantone* zuständig. In der Schweiz gibt es somit *theoretisch* 26 verschiedene Alkoholpolitiken, so dass die Aktivitäten in der Alkoholprävention von Kanton zu Kanton sehr unterschiedlich sein können. Einen Teil der Aufgaben delegieren die Kantone zudem an ihre *Gemeinden*. Kantone und Gemeinden sind beispielsweise für die Durchsetzung von Jugendschutzbestimmungen zuständig.

Viele Leistungsanbieter im Präventionsbereich arbeiten im Rahmen von Leistungsverträgen mit einem Kanton, mit einer Gemeinde oder mit dem Bund zusammen und bieten ihre Dienste lokal oder regional den Bedürfnissen entsprechend an. Anhand der Leistungsverträge kann das Angebot gesteuert, koordiniert und somit die finanziellen Ressourcen gezielt eingesetzt werden. Für viele bewährte Projekte gilt, dass sie zwar national bzw. regional konzipiert, jedoch lokal umgesetzt werden.

In der Schweiz ist eine Koordination der verschiedenen Maßnahmen unerlässlich, wenn eine Alkoholpolitik erfolgreich sein will. Mit einem *Nationalen Programm Alkohol (NPA)* wird nun erstmals eine nationale Strategie gemeinsam mit allen Partnern erarbeitet.

5. Entwicklung eines Nationalen Programms Alkohol (NPA)

Der Bundesrat hat das Bundesamt für Gesundheit (BAG) beauftragt, ein *Nationales Programm Alkohol (NPA)* für die Jahre 2007-2011 zu erarbeiten, in dem die strategische Stoßrichtung der künftigen Alkoholpolitik festgelegt und entsprechende Maßnahmen entworfen und umgesetzt werden sollen. Ziel ist es, dass alle Akteure eine *gemeinsame* Präventionspolitik verfolgen und ihre Maßnahmen aufeinander abstimmen.

Das NPA knüpft an die bestehenden Alkoholpolitiken auf nationaler, kantonaler und kommunaler Ebene an. Die Stärken der bisherigen Arbeitsansätze sollen im Sinne von „Best practices" im NPA aufgenommen, Schwächen und Lücken sowie Widersprüche in der bisherigen Alkoholpolitik hingegen weitgehend eliminiert werden. Gemäß dem Nationalen Programm Alkohol werden drei Konsummuster unterschieden:

- *Risikoarmer Konsum:* maßvolles und situationsangepasstes Trinken alkoholischer Getränke.
- *Problematischer Konsum:* Rauschtrinken und/oder chronisch zu hoher Konsum sowie Konsum in unpassenden Situationen (z. B. vor dem Autofahren oder während der Arbeit); Konsum von Alkohol, wie beispielsweise von Kindern oder kranken Menschen.

- *Abhängiger Konsum* (Definition nach ICD-10): starkes Verlangen nach Alkohol, verminderte Kontrolle über den Alkoholkonsum, körperliche Entzugssyndrome bei Reduktion oder Absetzen des Alkohols.

6. Das „Würfelmodell"

Die Eidgenössische Kommission für Drogenfragen (EKDF) hat 2005 in ihrem Bericht „psychoaktiv.ch" eine Erweiterung des Modells der mittlerweile etablierten schweizerischen „Vier-Säulen-Politik" vorgeschlagen. Die vier Säulen *„Prävention"*, *„Therapie"*, *„Schadensminderung"* und *„Repression"* wurden neu definiert und im Sinne eines dreidimensionalen Würfelmodells um die bereits oben beschriebenen Konsummuster (risikoarmer Konsum, problematischer Konsum und abhängiger Konsum) erweitert. So kann für jede Substanz die jeweils adäquate Maßnahme für jeden der Interventionsbereiche definiert werden (vgl. Abb. 2).

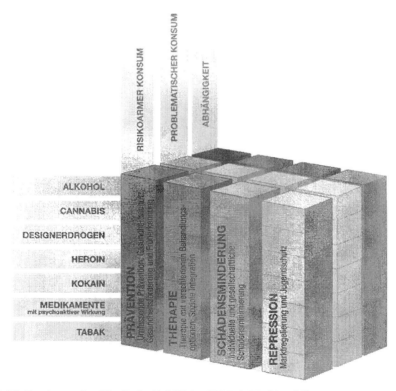

Abb. 2: Die Erweiterung der „Vier-Säulen-Politik" der EKDF als Würfelmodell.
Quelle: Eidgenössische Kommission für Drogenfragen (EKDF): Von der Politik der illegalen Drogen zur Politik der psychoaktiven Substanzen. Bern: Huber 2006.

273

Die vier Säulen für den Bereich Alkohol bedeuten:

- Säule *„Prävention"* mit den Elementen *Gesundheitsschutz, Gesundheitsförderung und Früherkennung:* Alkoholprobleme müssen frühzeitig erkannt und entsprechende Maßnahmen eingeleitet werden.

- Säule *„Therapie"* mit verschiedenen *Behandlungsoptionen:* Eine Therapie sollte nicht erst bei Vorliegen von Gesundheitsschäden oder einer Abhängigkeit einsetzen (Frühintervention). Das Behandlungsziel muss die Befähigung der Betroffenen sein, ein selbstständiges und in die Gesellschaft integriertes Leben zu führen.

- Säule *„Schadensminderung":* Die Schadensminderung will einerseits (*individuelle Schadensminderung*) bei den Betroffenen eine Stabilisierung des Gesundheitszustandes bzw. einen Schutz vor schädlichen Auswirkungen des Alkoholkonsums herbeiführen. Andererseits (*gesellschaftliche Schadensminderung*) muss die Bevölkerung vor Belästigung und Schädigung durch den Alkoholkonsum Dritter geschützt werden.

- Säule *„Repression"* mit den Elementen *Marktregulierung und Jugendschutz:* Der Alkoholmarkt muss von der Politik gesteuert werden, z. B. durch Steuererhebung und dadurch Erhöhung der Preise, durch Kontrolle des Verbots der Abgabe an Minderjährige und durch Verkehrskontrollen.

Das Würfelmodell leistet einen Beitrag zu einer umfassenden, kohärenten Suchtpolitik über alle Suchtformen hinweg. Gleichzeitig erlaubt es, die jeweils spezifischen Voraussetzungen der einzelnen Suchtformen zu berücksichtigen und die angebrachten Maßnahmen situationsbezogen zu definieren.

7. Wirkungsvolle Alkoholprävention

In der Publikation von Babor et al. (2005) werden verschiedene alkoholpolitische Interventionen beleuchtet; ein besonderes Kapitel ist den Schweizer Verhältnissen gewidmet. Das Buch überprüft gemäß neuester Forschungserkenntnisse die Effizienz nationaler und internationaler alkoholpolitischer Maßnahmen. Als „Best practices" werden folgende alkoholpolitische Maßnahmen empfohlen:

- Senkung der Grenze der erlaubten Blutalkoholkonzentration und verdachtsfreie Kontrollen des Blutalkoholspiegels durch Alkoholatemkontrollen im Straßenverkehr;
- Entzug des Führerausweises bei Verstößen gegen Alkoholbestimmungen;
- Mindestkaufalter für Alkohol;
- staatliche Einzelhandelsmonopole;
- Begrenzung der Öffnungszeiten und Beschränkung der Dichte von Verkaufsstellen;

- Besteuerung des Alkohols;
- Kurzinterventionen bei Risikokonsumenten.

8. Gesetzliche Grundlagen für den Jugendschutz in der Schweiz

Im folgenden Abschnitt wird dargestellt, wie ausgewählte Maßnahmen in der Schweiz umgesetzt werden bzw. künftig vollzogen werden sollen.

Altersgrenzen bei Alkoholverkauf bzw. Kontrollen der Altersgrenzen

Zwar bestehen verschiedene gesetzliche Grundlagen für den Jugendschutz auf Bundesebene, z. B. strukturelle Maßnahmen bei Verkaufsstellen (Mindestalter für Ausschank und Verkauf von Wein und Bier bei 16 Jahren, für Spirituosen bei 18 Jahren. Im Kanton Tessin liegt die Altersgrenze für alle Alkoholika bei 18 Jahren.); diese Regelungen werden aber noch ungenügend eingehalten. Die Einhaltung der gesetzlichen Bestimmungen zum Verkauf und Ausschank von Alkohol an Kinder und Jugendliche muss deshalb stärker kontrolliert werden; Strafen und Sanktionen bei Zuwiderhandlungen gehören konsequenterweise dazu. Wiederholte Testkäufe haben sich als effizientes Hilfsmittel zur Durchsetzung erwiesen, weil sie nachlässige Betriebe dazu zwingen, eine gemeinsame Haltung zu entwickeln. Als ergänzende Maßnahmen haben sich Schulungen des Bedienungs- und Verkaufspersonals bewährt.

Besteuerung alkoholhaltiger Getränke

In der Schweiz werden die alkoholischen Getränke unterschiedlich besteuert: Während für Spirituosen ein relativ hoher Steuersatz gilt und für Alkopops gar eine Sondersteuer erhoben wird, sind die Steuern auf Bier sehr gering, auf Wein werden gar keine Steuern erhoben. Die Steuersenkung für ausländische Spirituosen aufgrund einer GATT-Vereinbarung im Jahre 1999 hat nachweislich zu einer Zunahme des Konsums von Spirituosen geführt.

Durch die Produktion der süßen Alkopops, die genau den Geschmack von Mädchen und jungen Frauen trafen, hatte sich das Problem des Alkoholkonsums von Jugendlichen verschärft. 2004 beschloss das Parlament auf diese Getränke eine Sondersteuer zu erheben, so dass der Preis deutlich anstieg und die Alkopops an Attraktivität verloren. Die Industrie reagierte mit neuen alkoholischen Mischgetränken, deren Basis aus Bier oder Wein bestand. Da für diese Getränke keine steuerlichen Sonderbestimmungen gelten, sind diese Getränke sehr billig zu kaufen – mit entsprechenden negativen Auswirkungen auf das Trinkverhalten und die Gesundheit der Jugendlichen.

Gemäß Lebensmittelverordnung (LMV, Art. 37) ist jede Werbung für alkoholische Getränke, die sich speziell an Jugendliche richtet, untersagt. Verboten ist insbesondere Werbung an Orten, an denen sich vor allem Jugendliche aufhalten, in Zeitungen, Zeitschriften oder anderen Publikationen, die hauptsächlich für Jugendliche bestimmt sind, an Kultur-, Sport- oder anderen Veranstaltungen, die von Jugendlichen besucht werden. Die gesetzlichen Bestimmungen enthalten dennoch zahlreiche Lücken, wie beispielsweise Open-Air-Festivals, die maßgeblich von der Alkoholindustrie gesponsert werden.

Nach dem Alkoholgesetz ist auch die Werbung für „gebrannte Wasser" (d. h. für Äthylalkohol in jeder Form ohne Rücksicht auf seine Herstellung) im Radio und Fernsehen, in öffentlichen Gebäuden und öffentlichen Verkehrsmitteln sowie auf Sportplätzen und bei Sportveranstaltungen verboten (Art. 42b AlkG). Die gesetzlichen Bestimmungen von Werbeverboten im Radio und Fernsehen werden zurzeit revidiert, so dass mit einer Lockerung der Bestimmungen zu rechnen ist.

Als Fazit lässt sich festhalten, dass die in der Publikation von Babor et al. als wirksam eingestuften Maßnahmen auch auf die Schweiz übertragbar sind bzw. bereits umgesetzt werden. Die gesetzlichen Bestimmungen sind aber nur dann relevant, wenn sie vollzogen und entsprechend sanktioniert werden.

9. Projekt „Alles im Griff? Die Gemeinden handeln!"

Seit 1998 läuft in der Schweiz das Nationale Alkoholprogramm „Alles im Griff?". Der bekannteste Teil des Programms sind die Kampagnen, die auf die Gefahren des berühmten „1 Glas zu viel" aufmerksam machen:

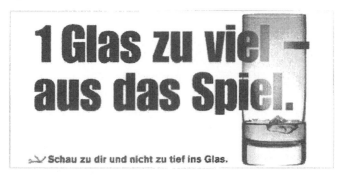

Abb. 3: Beispiel aus der Kampagne „Alles im Griff?" 2006. Konstantes Objekt seit Beginn der Kampagne war das Glas, die dazugehörenden Texte wurden regelmäßig mit neuen Botschaften aktualisiert. Quelle: Bundesamt für Gesundheit, www.bag.admin.ch.

Das Programm „Alles im Griff?" unterstützt aber auch Interventionsprojekte, zum Beispiel das Projekt „Die Gemeinden handeln!". Dieses Projekt motiviert Gemeinden eine lokale Alkoholpolitik zu entwickeln, denn diese sind von den negativen Folgen des problematischen Alkoholkonsums direkt betroffen (beispielsweise durch erhöhte Gewaltbereitschaft betrunkener Jugendlicher, Störung der Nachtruhe, Vandalismus oder Verkehrsunfälle). Die NGO „Radix Gesundheitsförderung" wurde im Rahmen von „Alles im Griff?" beauftragt, Gemeindebehörden bei der Umsetzung einer lokalen und auf die jeweiligen Bedürfnisse zugeschnittenen Alkoholpolitik zu unterstützen. Ziel des Projekts „Die Gemeinden handeln!" ist die Verminderung des exzessiven Alkoholkonsums. Die Gemeinden müssen sich bei der Erarbeitung eines Präventionskonzepts auf die aktuellsten Forschungsergebnisse (evidence-based) stützen und die Effizienz und Effektivität der Interventionen sowie deren Nachhaltigkeit sichern. Die Gemeindepolitik muss sich im Einklang mit der kantonalen Alkoholpolitik befinden und auf die Bedürfnisse der betroffenen Gemeinde abgestimmt sein.

Bis heute wurde in rund 70 Gemeinden die Erarbeitung einer lokalen Alkoholpolitik in Angriff genommen. Unterstützt werden die Behörden dabei von den zuständigen Suchtpräventions- und -beratungsstellen. Entstanden sind ganz unterschiedliche Projekte: Während sich einerseits in den Gemeinden Jugendarbeiter und -arbeiterinnen oder die für Veranstaltungen zuständige Behörde besonders engagieren, sind es andererseits Vereine oder das Gastgewerbe. Das Besondere an diesem Programm besteht darin, dass für jede Gemeinde die für sie nötigen und auf ihre Problemlage zugeschnittenen spezifischen Maßnahmen erarbeitet werden, z. B.

- Aufbau systematischer Strukturen und Ernennung von Schlüsselpersonen der Alkoholpolitik;
- „Runder Tisch" mit Vertretungen verschiedenster wichtiger Gremien wie Gemeindebehörden, Schulpflege, Lehrerschaft, Polizei, Kirche, Sozialdienst, Jugendtreffs;
- Handbücher für die Durchführung von Veranstaltungen;
- Zertifikate für Wirte, die Alkohol verantwortungsbewusst (d .h. nicht an Kinder und Jugendliche unter 16 bzw. 18 Jahre) ausschenken;
- Systeme für die Honorierung von Vorbildverhalten in Vereinen;
- Anregungen für Eltern, wie sie Verantwortung für ihre Kinder übernehmen können;
- Kurse über alkohol*freie* Drinks;
- Aus- und Weiterbildung für Trainer/innen und Leiter/innen von Sportvereinen;
- Testkäufe mit entsprechenden Sanktionen bei Nichteinhaltung der Jugendschutzbestimmungen.

10. Prävention in Schulen

Die Prävention, die sich speziell an Individuen und Gruppen richtet, steht in einer sich ergänzenden Wechselwirkung zur Verhältnisprävention. Viele Projekte, die in den letzten Jahren für die Schule entwickelt und umgesetzt wurden, sind der Kategorie „Gesundheitsförderung" zuzuordnen. Das „bildung + gesundheit Netzwerk Schweiz" bindet die Themen Gesundheit und Prävention in die schulische Ausbildung ein. Die Schule wird dabei als umfassende Lebenswelt verstanden, zu der neben den Schülerinnen und Schülern auch die Lehrerschaft und die Gestaltung der Schulhäuser und Schulwege zählt. Ziel des Programms ist es, langfristig wirkende Prozesse und Verhaltensveränderungen auszulösen, die zur Qualitätsentwicklung in Schulen beitragen und so gesunde Schulen fördern. Die Umsetzung des Konzepts erfolgt durch spezialisierte Kompetenzzentren und Partner/innen (vgl. die Website www.bildungundgesundheit.ch). Sie beraten, stellen Unterrichtsmaterialien zur Verfügung und begleiten diese Entwicklung. Die Themenpalette betrifft neben Alkohol auch weitere gesundheitsrelevante Themen wie illegale Drogen, Rauchen, Ernährung, Bewegung oder Gewalt. Das Netzwerk stellt zudem Materialien und Publikationen zur Verfügung und organisiert Veranstaltungen und Projekte.

Als pädagogisches Hilfsmittel für Lehrpersonen der Oberstufe wurde von der Schweizerischen Fachstelle für Alkohol (SFA) und dem „bildung + gesundheit Netzwerk Schweiz" die Heftreihe „Jugendliche und Alkohol" entwickelt. Darin enthalten sind Vorschläge zur Unterrichtsgestaltung, in denen wichtige und aktuelle Themen rund um den Alkohol aufgegriffen werden. In einem Theorieteil sind jeweils grundlegende Informationen, didaktische Vorschläge für den Unterricht und ergänzende Arbeitsblätter zusammengestellt. Die einzelnen Hefte sind zum Beispiel den Themen „Alkohol im Körper – Wirkung und Abbau", „Alkohol im Straßenverkehr – Risiken erkennen und Verhalten anpassen" oder „Alkohol und Rausch – zwischen Risiken und dem Wunsch nach Entgrenzung" gewidmet. Damit wird es Lehrpersonen erleichtert, Themen rund um den Alkohol tatsächlich in den Unterricht einzubauen und mit den Jugendlichen zu diskutieren.

Literatur

Annaheim, B./Gmel, G.: Alkoholkonsum in der Schweiz. Ein Synthesebericht zum Alkoholkonsum und dessen Entwicklungen auf der Basis der Schweizerischen Gesundheitsbefragungen von 1997 und 2002. Lausanne: SFA 2004

Babor, Th. et al.: Alkohol – Kein gewöhnliches Konsumgut. Forschung und Alkoholpolitik. Göttingen/Bern: Hogrefe Verlag 2005

Bundesamt für Gesundheit: Prävention in der Jugendarbeit. Was haben wir gelernt? Bern: Bundesamt für Gesundheit 2005

Eidgenössische Kommission für Alkoholfragen (EKA): Alkohol und Jugendschutz. In: Abhängig-keiten. Forschung und Praxis der Prävention und Behandlung 3/2005. Lausanne: ISPA Press

Eidgenössische Kommission für Drogenfragen (EKDF): Von der Politik der illegalen Drogen zur Politik der psychoaktiven Substanzen. Bern: Huber 2006. www.psychoaktiv.ch

Schweizerische Fachstelle für Alkohol- und andere Drogenprobleme: Trends im Konsum psychoak-tiver Substanzen bei Schülerinnen und Schülern. Lausanne: SFA 2003

Schweizerische Fachstelle für Alkohol- und andere Drogenprobleme: Zahlen und Fakten. Lausanne: SFA 2004

Weiterführende Websites

- Bundesamt für Gesundheit (BAG): www.bag.admin.ch
- Eidgenössische Alkoholverwaltung: www.eav.admin.ch
- Infoset Die Schweizer Web-Adresse im Suchtbereich: www.infoset.ch
- Institutionen im Alkohol- und Drogenbereich: www.drogindex.ch
- Schweizerische Fachstelle für Alkohol- und andere Drogenprobleme (SFA): www.sfa-ispa.ch
- Gesundheitsförderung Schweiz: www.gesundheitsfoerderung.ch
- Projektdatenbank zu Gesundheitsförderung und Prävention Schweizerische Stiftung für Gesundheitsförderung: www.healthproject.ch
- Datenbank für Akteure im Bereich Gesundheitsförderung und Prävention: www.healthorg.ch
- Radix Gesundheitsförderung: www.radix.ch
- bildung + gesundheit Netzwerk Schweiz: www.bildungundgesundheit.ch
- Die Gemeinden handeln! – Für eine Alkoholpolitik auch in Ihrer Gemeinde: www.diegemeindenhandeln.ch
- Drugs and Gender Gendergerechte Suchtarbeit: www.drugsandgender.ch

Alkoholprophylaxe in Polen

Maria Anna Marchwacka

Vorbemerkungen

Im Vergleich zu Deutschland wird in Polen weniger der Begriff „Prävention", sondern vielmehr der Terminus „Prophylaxe" verwendet. Unter „Prophylaxe" wird eine Tätigkeit verstanden, die der Entstehung eines Phänomens vorbeugt, dieses bekämpft und seine Ausbreitung verhindert; Ziel ist der Schutz aller mittelbar und unmittelbar betroffenen Personen. Nach diesem Verständnis umfasst „Prophylaxe" vor allem zwei Maßnahmen: *Vorbeugung* (in Deutschland: Primärprävention) und *Intervention* (in Deutschland: Sekundärprävention; in Polen: *Ersatzvorbeugung* bei akuter Suchtgefahr). Beide Termini bezeichnen *soziale Tätigkeiten*, die verschiedene Aspekte der Vorsorge sowie Alter, Schultyp und Peergroup der Jugendlichen berücksichtigen. Folglich bilden drei Faktoren die Basis der Prophylaxe, die in einem interdependenten Verhältnis zueinander stehen: *Person, soziales Umfeld* und *Drogen (polnisch: narkomania)*.

Alkoholkonsum unter Jugendlichen ist in ganz Europa ein Hauptproblem. In der „WHO-Deklaration von Stockholm" (2001) wurden Ziele formuliert, die bis zum Jahre 2006 realisiert werden sollen, wie z. B. Reduzierung des Alkoholkonsums, möglichst verzögerter Beginn des Erstkonsums sowie das Engagement von Jugendlichen bei der Mitgestaltung einer gesundheitsfördernden Politik. In Polen wurden bereits in den 1990er Jahren sowohl zahlreiche Untersuchungen durchgeführt als auch Präventionskonzepte entwickelt und -projekte initiiert. Gegenwärtig ist Polen bestrebt, die europäischen Beschlüsse auf nationaler, regionaler und lokaler Ebene zufriedenstellend umzusetzen. Dies geschieht sowohl durch amtliche Gesetze als auch durch die „Staatliche Agentur zur Lösung von Alkoholproblemen" (PARPA) und andere erzieherische Institutionen.

1. Empirische Daten und Trends

Wie Ergebnisse der Sozialforschung[1] dokumentieren, gibt es in der polnischen Bevölkerung eine Vielzahl von gesellschaftlichen Problemen. Neben Arbeitslosigkeit und einem gesunkenen Lebensstandard zählen dazu Gewalt und Aggression, aber auch Alkoholismus und Alkoholkonsum unter Jugendlichen. In Polen gilt es als unstrittig, dass zwischen Alkoholkonsum und Kriminalität ein Zusammenhang besteht. Aber auch für Gewalt ist der Alkoholkonsum mitverantwortlich – sowohl auf den Straßen als auch in vielen Familien.

Der Alkoholkonsum in Polen hat sich in den 1990er Jahren (nach einem großen Anstieg zwischen 1989 und 1992 und einem Rückgang in den Jahren 1995/96) stabilisiert. Laut Angaben der WHO[2] von 1998 gehört Polen zu den Ländern mit einem *mittleren* Alkoholkonsum von 6,5 Litern *reinen* Alkohols pro Kopf im Jahr. Dabei ist anzumerken, dass der Alkoholkonsum in Polen zwischen 1988 und 1998 um fast ein Prozent von 7,1 Liter auf 6,2 Liter pro Kopf gesunken ist.[3]

Im Vergleich zur WHO-Untersuchung zeigen die *nationalen* Erhebungen jedoch einen leicht höheren Alkoholkonsum (vgl. Abb. 1): Nach den Angaben der Polnischen Landeszentrale für Statistik (GUS)[4] beträgt der Pro-Kopf-Verbrauch *reinen* Alkohols im Jahr 2000 durchschnittlich 7 Liter, im Jahr 2001 6,5 Liter. Die letzten Jahre zeigen wieder eine leicht steigende Tendenz: 2002 6,9 Liter pro Kopf, 2003 7,8 Liter.

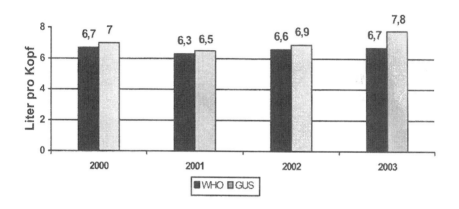

Abb. 1: Alkoholkonsum (in Prozent) in Polen: WHO-Studie im Vergleich zur Polnischen Landeszentrale für Statistik (GUS); vgl. Anmerkungen 4 und 6. Die Angaben für Deutschland sind dem DHS-Jahrbuch 2006 entnommen.

Bemerkenswert ist, dass sich auch die *Konsumgewohnheiten* in den letzten drei Jahren verändert haben: Bis zum Jahre 2002 gehörte Bier noch zu den beliebtesten Alkoholgetränken (ca. 50% aller konsumierten Alkoholgetränke). Die aktuellen Daten von 2005[5] belegen jedoch, dass der Konsum von Spirituosen gegenwärtig leicht steigt, so dass befürchtet wird, er könne wie zu Beginn der 1990 Jahre die Spitzenposition der konsumierten Alkoholika einnehmen.

Die Daten des Jahrbuchs Sucht 2006 der Deutschen Hauptstelle für Suchtfragen e. V. (DHS) bestätigen die nationalen Ergebnisse. So nimmt Polen beim *Bierkonsum* den 14. Rangplatz, beim *Weinkonsum* den 31. und bei den *Spirituosen* den 34. Rangplatz unter 50 Ländern ein (vgl. Abb. 2). Demzufolge wären die nationalen Befürchtungen in Bezug auf eine Wiederholung der Alkoholkonsumgewohnheiten der 1990er Jahre eher unwahrscheinlich. Obwohl Polen im internationalen

Vergleich nur einen mittleren Rang einnimmt, ist der Konsum von Alkohol in diesem Land dennoch ein großes soziales Problem.

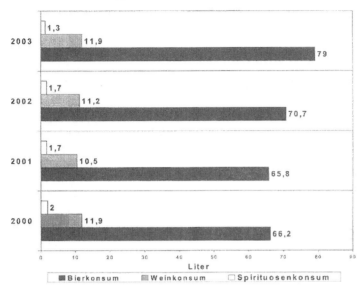

Abb. 2: Alkoholkonsum in Polen[6].

2. Alkoholkonsum unter Jugendlichen

Der politische Wandel im Jahre 1989 brachte der polnischen Jugend nicht nur Freiheiten, sondern auch Gefährdungen. Viele Marketingstrategien richteten sich gezielt auf Jugendliche: neue Pubs, Bars und Discos entstanden, angeboten wurden neue alkoholische Produkte wie z. B. Alkopops. Die Regierung hat zwar die Werbung für alkoholische Getränke stark eingeschränkt, d. h. nur noch zwischen 23 und 6 Uhr durfte für diese Produkte geworben werden, und der Verkauf von Alkohol an Minderjährige war gesetzlich verboten (vgl. Kap. 3), doch die Einhaltung dieser Maßnahme ist bis heute nicht zufriedenstellend.

Die heutige polnische Jugend wächst in einer Gesellschaft auf, die im Vergleich zur kommunistischen Ära durch andere wirtschaftliche und politische Konflikte (z. B. zunehmende Globalisierung, veränderte Lebenssituationen) gekennzeichnet ist. Bronisław Urban hebt hervor, *„die Gefahr des Alkoholismus entspringe [...] nicht nur den kulturellen und sittlichen Traditionen der polnischen Gesellschaft, [...] sondern [...] die freie Marktwirtschaft [beeinflusse d. V.] stark sowohl die Erziehungswerte als auch die Grundsätze in allen Erziehungsprogrammen [...]"*[7]. Faktoren, die einen Alkoholkonsum bei polnischen Jugendlichen auslösen können, sollen im Folgenden erörtert werden.

2.1 Ergebnisse aktueller Untersuchungen

Wie die Ergebnisse der Europäischen Schülerbefragung ESPAD („The European School Survey Project on Alcohol and Other Drugs")[8] belegen, gehört bei vielen 15-Jährigen der Alkoholkonsum zur Normalität, zumindest nach der Statistik. Im Vergleich zu den Jahren 1999 und 2003 ist ein leichter Anstieg des Alkoholkonsums bei den Schülern/innen des Gymnasiums (15-16-jährig; vgl. Abb. 3) und eine Stabilisierung bei den Schülern/innen der Oberschulen bzw. Berufsschulen (17-18-jährig; vgl. Abb. 4) erkennbar: In den letzten 12 Monaten vor der Untersuchung (2003) hatten 84,9% der jüngeren Schüler/innen und 93,4% der älteren Schüler/innen Kontakt mit Alkohol, wobei nach Sierosławski[9] die Geschlechtsunterschiede gegenwärtig kaum eine Rolle spielen.

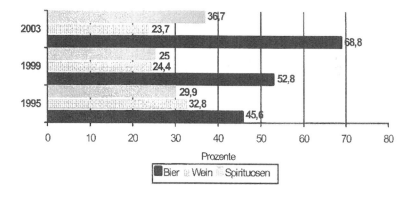

Abb. 3: Alkoholkonsum bei jüngeren Schüler/innen (15-16-jährig) des Gymnasiums zwischen 1995-2003.

Unabhängig von der Altersgruppe wird von den Jugendlichen am häufigsten *Bier* getrunken und diese Tendenz wird voraussichtlich auch bestehen bleiben. Im Unterschied dazu erscheint der *Weinkonsum* leicht rückläufig, wobei der Konsum zwischen Schülern/Schülerinnen des Gymnasiums und denen der Oberschulen und der Berufsschulen etwas differiert.

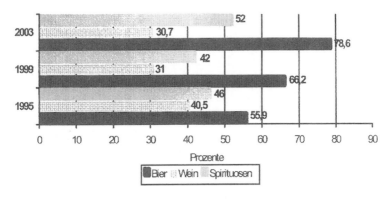

Abb. 4: Alkoholkonsum bei älteren Schülern/innen (17-18-jährig) der Oberschulen bzw. Berufsschulen zwischen 1995-2003.

2.2 Die Auswirkungen von Schule, Familie und Religion auf den Alkoholkonsum

Im Folgenden werden die drei wichtigsten Lebensbereiche beschrieben, die den Alkoholkonsum in Polen beeinflussen.

Lebensbereich: Schule

Noch im Jahre 1996 war die *Abstinenz* in Bezug auf Alkohol bei den Schülern/innen der Oberschulen[10] höher als bei denen der Berufsschulen: 42% der Schüler/innen der Oberschulen waren abstinent, in den Berufsschulen lediglich 27%. Im Jahre 2003 konnte man diesen Unterschied nicht mehr feststellen: Der Prozentsatz der Schüler/innen, die keinen Alkohol tranken, ist in den Oberschulen auf 19% gesunken, in den Berufsschulen auf 16%. Ein ähnlicher Trend spiegelt sich auch beim *Bierkonsum* wider: Während im Jahre 1996 29% der Schüler/innen der Lyzeen regelmäßig Bier tranken bzw. 34% der Schüler/innen der Berufsschulen, ist der regelmäßige Bierkonsum im Jahre 2003 in den Oberschulen auf 37% gestiegen, in den Berufsschulen minimal auf 32% gesunken. Bei den Untersuchungen im Jahre 2003 wurden erstmals auch die *privaten* Oberschulen miteinbezogen, an denen 46% der Schüler/innen regelmäßig Bier trinken. Dieser hohe Prozentsatz unter allen Schultypen kann damit erklärt werden, dass diese Jugendlichen aus Familien stammen, in denen eine stabile ökonomische Situation vorhanden ist, so dass das Taschengeld häufig für Alkohol und Partys ausgegeben wird.

Auch in Bezug auf den *Spirituosenkonsum* haben sich die oben genannten Ergebnisse bestätigt: Zwar gibt es in den öffentlichen Lyzeen immer noch mehr Schüler/innen, die keine Spirituosen trinken, dennoch beträgt der Prozentsatz durchschnittlich 36%, also lediglich 4% mehr als in den Berufsschulen (32%), so dass sich die Diskrepanz zwischen den Berufsschulen und Lyzeen deutlich verringert hat. Die niedrigsten Prozentsätze im Jahre 2003 wurden in den Berufslyzeen (22%) und in den Allgemeinbildenden Lyzeen (25%) ermittelt.

Lebensbereich: Familie

Nach den Daten der WHO[11] scheinen die sozialen Verhältnisse den Alkoholkonsum stark zu beeinflussen: Jugendliche, die aus finanziell gut gestellten Familien stammen, trinken häufiger Alkohol als Schüler/innen, deren Eltern finanziell schlechter gestellt sind.[12] Aufgrund ihrer guten ökonomischen Situation haben diese Familien auch größere Ansprüche hinsichtlich ihrer selbst und ihrer Kinder (gute Ausbildung, Erlernen von Fremdsprachen, Privatunterricht). Dieser hohe Anspruch führt nicht selten dazu, dass die Eltern wenig Zeit für ihre Kinder haben, diese emotional unterversorgt sind und daher eher „zur Flasche greifen".

Ferner spielen Aspekte wie „Hoffnung" und „Zufriedenheit" beim Alkoholkonsum eine große Rolle. So weist die Untersuchung des Instituts für Psychiatrie und Neurologie (IPiN) aus dem Jahre 1999[13] darauf hin, dass die Menge des Alkoholkonsums bei einer Party davon abhängt, ob Jugendliche aus einer „zufriedenen" oder „unzufriedenen" Familie kommen: Jugendliche aus „zufriedenen" Familien trinken in der Regel weniger Alkohol. Dieses Ergebnis führen Jelonkiewicz/Kosińska-Dec darauf zurück, dass in den Familien, in denen eine stärkere familiäre Bindung herrscht und in denen sich die Ehepaare emotional stärker verbunden fühlen, Jugendliche weniger Alkohol trinken. Alkoholmissbrauch findet sich meist bei denjenigen „unzufriedenen" bzw. „verlassenen" Jugendlichen – auch aus finanziell gut situierten Familien –, die Problemen im Elternhaus entfliehen wollen.

Aufgrund der vorliegenden Daten lässt sich folgende These aufstellen: Alkoholprophylaxe hat sich nicht nur an sozial schwache Familien zu richten, sondern auch – nach den neuesten statistischen Angaben – an Familien, in denen es vermeintlich keine Probleme gibt.

Lebensbereich: Religion

Die Häufigkeit der Teilnahme am religiösen Leben wurde als diejenige Variable angegeben, die am stärksten den Alkoholkonsum unter den Jugendlichen beeinflusst. So belegt bereits eine Untersuchung des Statistischen Instituts (CBOS) aus dem Jahre 1996[14], dass jugendliche Abstinenz stark mit dem religiösen Engagement der Heranwachsenden korreliert. Unter Jugendlichen, die mehrmals in der Woche an kirchlichen Aktivitäten teilnahmen, lag der Prozentsatz der Abstinenten bei 68%, bei Jugendlichen dagegen, die im Jahr nur ab und zu religiöse Veranstaltungen besuchten, betrug der Prozentsatz 17%. Die empirischen Daten von 2003 bestätigen diese Tendenz: Unter Schülern/innen, die an religiösen Veranstaltungen einmal pro Woche teilgenommen haben, war jede/r dritte Jugendliche (32%) abstinent, fünf Jahre vorher sogar noch bis zu 57%.[15] Dabei ist hervorzuheben, dass eine tiefe Religiosität die Jugendlichen zwar vor einem *regelmäßigen* Wodkakonsum bewahrt, jedoch nicht zu einer *prinzipiellen* Abstinenz führt.

Auch heutzutage spielt die Religion für polnische Jugendliche eine große Rolle. Wenn man berücksichtigt, dass – nach der Selbsteinschätzung der Bevölkerung – Elternhaus, Schule und Religion (Kirche) zu den einflussreichsten Erziehungsinstanzen gehören, scheint der kontinuierliche Einfluss der Römisch-Katholischen Kirche auf das Verhalten vieler Jugendlicher relativ plausibel, wobei gerade dieses durch ein starkes Stadt-Land-Gefälle gekennzeichnet ist: Die größte Zahl der religiös orientierten Polinnen und Polen wohnt eher in Dörfern und kleinen Städten als in der Metropole. Hinzu kommt, dass „Ausbildung" und „religiöse Orientierung" korrelieren: Polinnen und Polen mit niedriger Ausbildung[16] sind in der Regel stärker praktizierende Katholikinnen/Katholiken als ihre „intellektuellen" Landsleute.

3. Verlautbarungen der Regierung zur Alkoholprophylaxe

Alle polnischen Regierungen des 20. Jahrhunderts haben die gesellschaftliche Relevanz der Droge Alkohol und die damit verbundenen sozialen Probleme für die Bevölkerung erkannt und entsprechende Maßnahmen eingeleitet:

Schon in den Jahren 1920, 1922 und 1933/34 wurden Beschlüsse in Bezug auf eine Alkoholprophylaxe verabschiedet: So durfte Alkohol ausschließlich an Personen verkauft werden, die volljährig (21 Jahre) waren; der Verkauf von 45%igem Alkohol wurde vollständig verboten. Es entstanden Organisationen, die sich für die Alkoholprophylaxe einsetzten, wie z. B. die „Gesellschaft für Nüchternheit" und die „Staatliche Gesundheitsschule in Warschau"; außerdem fanden zahlreiche Kongresse zu dieser Thematik statt, deren Teilnehmer/innen die Einführung von Pflichtprogrammen zur Alkoholprophylaxe in der Schule forderten.[17] Diese Tendenzen wurden positiv von der Gesellschaft aufgenommen: So zeigen bereits die statistischen Angaben von 1929, dass der durchschnittliche Konsum *reinen* Alkohols pro Person 1,6 Liter betrug; zwischen 1931-36 lag dieser Wert sogar unter einem Liter pro Person.[18]

Die Kontrolle der Alkoholproduktion wurde 1944 durch das Polnische Befreiungskomitee verschärft: Heimliche Branntweinerzeugung stand unter Freiheitsstrafe bis zu 15 Jahren[19]. In den 1950er Jahren hat sich aus den Trinkgewohnheiten der Bevölkerung ein so genanntes „kumuliertes Konsumptionsmodell"[20] herauskristallisiert, das zwischen „Landmodell" (unkontrolliertem Trinken) und „Stadtmodell" (regelmäßigem Trinken) unterscheidet.

Nach dem Zweiten Weltkrieg versuchte die Regierung sogar, mit politischen Parolen den Alkoholkonsum zu bekämpfen. Alkoholismus und Alkoholprobleme wurden als Relikte des Kapitalismus betrachtet; ausschließlich der Staat besaß die Legitimation Alkohol zu produzieren. Trotz staatlicher Monopolstellung musste das polnische Parlament 1956 den ersten Nachkriegsplan[21] zur Bekämpfung von Alkoholismus erlassen: Alkoholismus wurde einerseits als eine Krankheit (1956) anerkannt, die ärztlich und therapeutisch behandelt werden müsse,[22] andererseits als ein Gesellschaftsproblem wahrgenommen. Darüber hinaus wurde im Jahre 1959 ein Gesetz zum Schutz der Jugendlichen erlassen: „Wer Minderjährigen (bis 18 Jahre) alkoholhaltige Getränke zugänglich macht bzw. den Konsum von Alkohol begünstigt oder sogar zum Alkoholkonsum verleitet, unterliegt einer Gefängnisstrafe von bis zu drei Jahren."[23] In diesem Zusammenhang soll nicht unerwähnt bleiben, dass bereits 1956 die Altersgrenze für den Alkoholverkauf von 21 auf 18 Jahre herabgesetzt wurde.

Trotz dieser Regierungsbeschlüsse ließ sich der Alkoholkonsum nicht reduzieren; auch der Preisanstieg in den 1970er Jahren verbesserte die Situation nicht. Die Wende erfolgte erst nach 1978, als der Alkoholkonsum auf bis zu 8 Liter reinen Alkohols pro Kopf angestiegen war. Die Ergebnisse der Untersuchung „Polen 2000"[24] des „Komitees der Polnischen Akademie der Wissenschaften" (PAN) waren schockierend: 70% aller kriminellen Delikte im Jahr 1977 wurden unter Einfluss von Alkohol begangen. Diese Forschungsergebnisse sowie der 32. Internationale Anti-Alkohol-Kongress in Warschau haben mit dazu beigetragen, dass Alkoholismus zum Hauptthema *aller* Gesellschaftsschichten in Polen wurde.

Während der politischen und ökonomischen Streiks in der Danziger Schiffswerft (August 1980) wurden Parolen zu mäßigem Alkoholkonsum verkündet, die auch von der Katholischen Kirche unterstützt wurden. Die Kirche deklarierte den Monat August zum „Monat der Nüchternheit". Die Gewerkschaft „Solidarność" hatte die damalige kommunistische Regierung bezichtigt, den Konsum von Alkohol sogar zu fördern, um die aktuellen Wirtschaftsprobleme Polens zu verdecken.[25]

Der im Jahre 1982 gefasste „Erlaß über die Erziehung zur Nüchternheit und Alkoholvorbeugung", der in den folgenden Jahren (1996, 2002 und 2005)[26] novelliert wurde, dokumentiert, dass die polnische Regierung verstärkt für Prophylaxemaßnahmen plädierte, um dem Alkoholmissbrauch Jugendlicher vorzubeugen. Die Terminologie „Kampf gegen Alkoholismus" wurde nun zugunsten des Begriffes „Alkoholprävention" geändert. Mit diesem terminologischen Wandel gingen zugleich eine Veränderung des gesellschaftlichen Bewusstseins sowie die Entwicklung neuer pädagogischer Konzepte einher.

Hier nun einige ausgewählte Artikel aus dem polnischen Grundgesetz (2005):

- Alkoholprävention ist Aufgabe der „Staatlichen Agentur zur Lösung von Alkoholproblemen" (PARPA), die dem Gesundheitsminister untersteht (Art. 3).
- Die Ausführung der Präventionsmaßnahmen ist Aufgabe der Gemeinden (Art. 4).
- Das Erziehungsministerium ist verpflichtet, das Thema Alkohol in die Lernprogramme einzubeziehen. Damit soll gewährleistet werden, dass die Suchtprävention zum obligatorischen Rahmenprogramm jeder Schule gehört (Art. 5).
- Die Erziehungs-, Gesundheits- und Bildungsministerien garantieren die Ausbildung von Fachkräften im Bereich der Alkoholprävention, die von der PARPA an den Hochschulen durchzuführen ist. Für die finanzielle Realisierung des nationalen Präventionsprogramms sind 11% der Alkoholsteuer aus der Haushaltskasse des Staates vorgesehen (Art. 6).
- Beim Verkauf von Alkohol muss die Schädlichkeit des Alkoholkonsums sichtbar deklariert werden (Art. 13).
- Die Werbung für „harten" Alkohol ist verboten; die Werbung für Bier ist zwischen 6 und 23 Uhr verboten[27] (Art. 13.1).
- Alkohol darf nicht an folgenden Orten verkauft werden: an Schulen, Universitäten, am Arbeitsplatz, auf der Straße, in Bahnen und Bussen, in Kurorten usw. Es ist verboten, Alkohol auf der Straße oder in Parks zu konsumieren (Art. 14).
- Es ist verboten, Alkohol an Jugendliche unter 18 Jahren und an betrunkene Personen zu verkaufen (Art. 15).
- [...]Familien eines Alkoholikers werden aufgeklärt und erhalten eine kostenlose Therapie. Kinder aus Alkoholikerfamilien bekommen sozialtherapeutische und psychologische Hilfe – auch gegen den Willen der Eltern (Art. 23).
- Personen, die durch Alkoholkonsum das Leben der Familie zerstören, sind zur Therapie verpflichtet (Art. 24).
- Alkoholabhängige Jugendliche, die in einer Jugendanstalt untergebracht sind, sind zur Therapie verpflichtet (Art. 34).
- Betrunkene Personen, die mit ihrem Verhalten in der Öffentlichkeit oder am Arbeitsplatz auffallen, die ihre Gesundheit oder die der anderen gefährden, können zwangsweise in die Ausnüchterungszelle der Polizei gebracht werden (Art. 40).

Für die Alkoholprävention ist jedenfalls aufschlussreich, wie die Gesetze in der Öffentlichkeit beachtet werden. So wurde z. B. in den letzten Jahren der Alkoholverkauf an Minderjährige untersucht.[28] Danach hatten im Jahre 2003 die befragten Jugendlichen kaum Schwierigkeiten Alkohol zu kaufen: Nur 10% der Verkäufer/innen verkauften diesen Jugendlichen *kein* Bier, 17% *keinen* Wein und 14% *keinen* Wodka. Im Vergleich dazu die Angaben aus dem Jahr 1995: 5,4% verkauften *kein* Bier, 8,8% *keinen* Wein, 18% *keinen* Wodka.

Die empirischen Daten waren zweifellos „ernüchternd", denn die gesetzlichen Maßnahmen wurden hinsichtlich des Alkoholverkaufs an Minderjährige zu ca. 85% missachtet, so dass die Regierung den „Erlaß" bereits im Juni 2001 novellierte. Gegenwärtig drohen für den Alkoholverkauf an Minderjährige Gerichtsverfahren und beim Verkauf in Gaststätten der Entzug der Verkaufslizenz. Die statistischen Angaben dokumentieren einen leicht positiven Einfluss des Gesetzes in der Praxis, gleichwohl können allein gesetzliche Verordnungen nicht präventiv wirken, wenn die Gesellschaft diese nicht mitträgt.

4. Bildungspolitische Präventionsmaßnahmen zum Alkoholkonsum

4.1 Informations- und Aufklärungsmaßnahmen: Institutionen

In Polen sind folgende drei Institutionen für Alkoholprophylaxe verantwortlich:

IPiN (1973)	ETOH (1991)	PARPA (1993)
Institut für Psychiatrie und Neurologie	Stiftung für die Entwicklung der Erziehungsprophylaxe und Therapie von Alkoholproblemen	Staatliche Agentur zur Lösung von Alkoholproblemen

> **IPiN**

Das „Institut für Psychiatrie und Neurologie" (IPiN) wurde auf Initiative von Psychiatern und Neurobiologen 1951 ins Leben gerufen, um auf dem Gebiet der psychischen und neurologischen Krankheiten klinisch und wissenschaftlich zu forschen. 1973 wurden diesem Institut auch die Aufgabe der Alkoholprophylaxe sowie die Anfertigung von Expertisen für die polnische Regierung zur Bekämpfung von Alkohol- und Drogensucht übertragen.

Seit dem Jahr 1976 finden im IPiN regelmäßig Tagungen für Fachleute des „Ständigen Ausschusses des Ministerrats für Alkoholismusbekämpfung" statt. Die Mitarbeiter/innen des Instituts haben bereits zu Beginn der 1980er Jahre auch als Expertinnen/Experten an den Debatten zwischen der Regierung und Vertretern der „Solidarność" teilgenommen und maßgeblich bei dem „Erlaß"[29] mitgewirkt.

Das Institut hat in den letzten 20 Jahren zahlreiche soziologische, psychosoziale und epidemiologische Forschungen zur Alkoholprophylaxe durchgeführt, an denen ca. 100 wissenschaftliche Institutionen aus ganz Polen beteiligt waren. In der letzten Dekade (1995-2005) hat das Institut neue Programme entwickelt, die zum Rückgang des Konsums psychoaktiver Mittel führten; darunter befanden sich auch zahlreiche regionale Programme, die auf die gesundheitlichen Schäden bei Alkoholkonsum hinwiesen.

Das polnische Institut kooperiert inzwischen mit vielen internationalen Organisationen und wurde 1992 zu einem Zentrum der WHO (Collaborating Center for Research and Training in Mental Health) ernannt.

> **ETOH**

Hauptziel dieser 1991 gegründeten „Stiftung zur Entwicklung der Erziehungsprophylaxe und Therapie von Alkoholproblemen" ist es präventive und therapeutische Konzepte zu entwickeln. Darüber hinaus unterstützt sie Aktivitäten, Programme und Institutionen, die der Alkoholprophylaxe dienen. Die Finanzierung solcher Vorhaben erfolgt durch Sponsoring. Ein anderer Schwerpunkt widmet sich der Weiterbildung von Psychologinnen/Psychologen, Pädagoginnen/Pädagogen und

Lehrerinnen/Lehrer auf dem Gebiet der Prophylaxe, Resozialisierung und Diagnostik. Ferner arbeiten die Mitarbeiter/innen an nationalen Projekten und Informationsprogrammen sowie an Forschungs- und Erziehungsprogrammen im Bereich der Sucht-, Aggressions- und Gewaltprävention mit.

➢ **PARPA**

Die „Staatliche Agentur zur Lösung von Alkoholproblemen" (PARPA) wurde 1993 auf Anordnung des polnischen Gesundheitsministers gegründet und untersteht seit 1996 dem Gesundheitsministerium. Ihre Aufgaben bestehen vor allem darin, das Gesundheitswesen zu überwachen, Prophylaxeprojekte zu entwickeln, entsprechende Statistiken zu erstellen, andere Institutionen – die sich mit der Prophylaxearbeit beschäftigen – zu unterstützen sowie Öffentlichkeitsarbeit zu betreiben. Auf Initiative dieser Agentur wurde bereits 1994 ein gesamtpolnisches Programm zur Erfassung sozialer, aus Alkoholmissbrauch resultierender Probleme ins Leben gerufen, so dass jährliche Veränderungen im sozialen Umfeld der Konsumenten ermittelt werden können.

Die von PARPA entwickelten Projekte zur Alkoholprophylaxe stützten sich in den 1990er Jahren vor allem auf Untersuchungen aus den USA (vgl. Hawkins, Cafalono und Kent). Dabei konnte festgestellt werden, dass sich eine starke Bindung zwischen Kindern und Eltern präventiv auf den Alkoholmissbrauch dieses Adressatenkreises auswirken kann. Die Präventionsprogramme werden inzwischen in vielen Schulen angewandt; Tausende von Kindern nehmen jährlich daran teil, Lehrer/innen erhalten für diese schulische Maßnahme eine spezielle Ausbildung.

4.2. Schulen und rechtliche Bildungsmaßnahmen

Nach einer Verordnung des Ministers für Bildung und Sport (2002)[30] sind *alle* Schulen verpflichtet, Prophylaxe in den *Rahmenplan* einzubinden sowie den regionalen Gegebenheiten entsprechende *Erziehungs- und Prophylaxeprogramme* zu entwickeln. Dabei ist jede/r Schulleiter/in verantwortlich für die Realisierung dieser Maßnahmen.

Im *Rahmenplan* sind diejenigen Fächer für die Prophylaxeerziehung relevant, die die Thematik von Alkohol explizit vorsehen, z. B. Biologie und Chemie. Darüber hinaus wird präventiv

- im psychologisch-pädagogischen Unterricht,
- in Erziehungsstunden, die dem/der Klassenlehrer/in vorbehalten sind,
- in Stunden, die der Schulleitung vorbehalten sind,
- in außerunterrichtlichen Stunden und
- im Gemeinschaftsraum der Schule

gearbeitet. Ferner gibt es so genannte „Bildungsstege", in deren Rahmen Gesundheitsförderung, Prophylaxe sowie Probleme des Familienlebens thematisiert werden. Dabei sollen u. a. Kenntnisse über Drogenarten, ihre Wirkung auf den
menschlichen Organismus und seine Psyche sowie Ursachen des Alkoholkonsums
vermittelt werden. Weitere Themenkomplexe beziehen sich auf juristische Verordnungen, die Unterstützung Süchtiger sowie persönliche Schwierigkeiten der
Jugendlichen. Dahinter stehen folgende Grundsatzfragen: Wie komme ich zu einem
positiven Selbstbild? Wie kann ich eigene Probleme lösen? Wie gehe ich mit Stress
um? Wie organisiere ich zufriedenstellend meine Freizeit? Diese „Bildungsstege"
können teilweise als Blockseminare bzw. Projekte stattfinden.

4.3 Prophylaxeprojekte

In den 1980er Jahren gab es nur wenige Prophylaxeprojekte, die an Kinder und
Jugendliche gerichtet waren. Die gegenwärtigen Programme, bereits wissenschaftlich begleitet und evaluiert, thematisieren u. a. auch die durch Alkoholkonsum aus-
gelösten Probleme wie Aggression, Gewalt und kriminelle Handlungen. Der Minis-
terrat hat 2004 ein weiteres Prophylaxeprogramm verabschiedet, das sich vor allem
an nicht angepasste oder kriminelle Kinder und Jugendliche wendet. Dieses Programm, das für alle Schultypen ausgearbeitet wurde, trägt den bemerkenswerten
Titel: „Methodische Hinweise für Lehrer/innen und Maßnahmen für die Zusammenarbeit mit der Polizei bei Kinder- und Jugendgefährdung in Bezug auf kriminelle Handlungen, Demoralisierung, insbesondere Drogen- und Alkoholsucht
sowie Prostitution". An der Programmgestaltung sind zahlreiche Ministerien und
Institutionen beteiligt, wie z. B. das Ministerium für Bildung und Wissenschaft, das
Gesundheits-, Justiz- und Innenministerium sowie das Kommissariat der zentralen
Polizeibehörde.
Im Unterschied dazu werden in den meisten Schulen Prophylaxemodelle mit psychosozialen Schwerpunkten realisiert. Dabei ist die Mehrheit der Programme auf
Wissenserwerb über Drogen sowie auf das Erlernen sozialer Fähigkeiten und Fertigkeiten gerichtet, u. a. auf den Umgang mit Stress, auf Methoden der Konfliktbearbeitung und -lösung sowie auf das Erkennen von Umwelt- und Gesellschaftsein-
flüssen. Inzwischen gibt es auch Projekte für Jugendleader, darunter „Programme
für Gleichaltrige" sowie Programme für Erwachsene, die dazu beitragen sollen, das
Verhalten der Kinder positiv zu beeinflussen. Die meisten Prophylaxeprogramme
werden vom „Methodikzentrum für psychologisch-pädagogische Beratung"
(CMPPP)[31] veröffentlicht, das für die Durchführung und Weiterbildung der Lehrer/
innen und Erzieher/innen verantwortlich ist.
Alkoholprophylaxe wird sowohl vom Staat, von Schulen, von Wojewodschafts-
verwaltungen und Erziehungsinstitutionen als auch von Kirchen durchgeführt.
Darüber hinaus konzentrierte man sich in den letzten Jahren vor allem auf lokale

und regionale Präventionsmaßnahmen. Das neu gebildete „Gesamtpolnische Netz der führenden Gemeinden" beruht auf der Mitarbeit der Gemeindeselbstverwaltungen und der „Staatlichen Agentur zur Lösung von Alkoholproblemen" (PARPA). Die gemeinsamen Treffen von PARPA mit den Gemeindevertretern gewährleisten den notwendigen Austausch von Erfahrungen, beeinflussen neue Konzepte und geben Impulse für weitere Projekte. Darüber hinaus werden auch Kampagnen von der Stadtverwaltung, der Feuerwehr und der Polizei veranstaltet. Da diese Institutionen die Infrastruktur gut kennen, weiten sie ihre Initiativen und Kampagnen auf viele Discos und Jugendeinrichtungen aus.

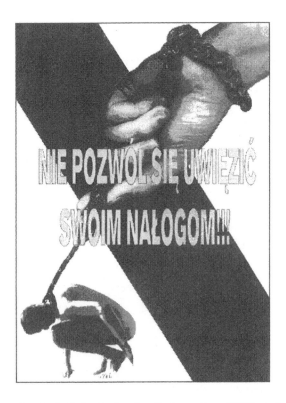

Abbildung 5 dokumentiert eine Initiative der Danziger Stadtverwaltung (2007) mit dem Titel: „Lass dich durch deine Süchte nicht versklaven!!!"

5. Ausblick

Polen hat zwar zahlreiche gesetzliche Maßnahmen zur Alkoholprophylaxe erlassen sowie unterschiedliche Programme entwickelt, dennoch scheint die Umsetzung in die Praxis nicht immer erfolgreich zu sein. Diese kann aber nur dann gelingen, wenn sie fächerübergreifend und in enger Zusammenarbeit mit dem Elternhaus erfolgt:

- Die Prophylaxeziele müssen eindeutig und realistisch formuliert werden (d. h. *nicht* vollkommene Abstinenz von Alkohol ist anzustreben, sondern vielmehr Mäßigung und Kontrolle im Umgang mit dem Konsum dieser Droge).
- Für jede Zielgruppe (z. B. Grundschule, Gymnasium, Lyzeum) sind adäquate Methoden anzuwenden, wobei die Sozialisation der Kinder bzw. Jugendlichen (Familie, Umgebung) berücksichtigt werden soll.
- Die Unterstützung durch Eltern und Gleichaltrige ist Voraussetzung.
- Die gesetzlichen Verordnungen sind einzuhalten und zu kontrollieren, ggf. neu zu verfassen.
- Die Ausbildung von Fachlehrern und Fachlehrerinnen ist zu intensivieren.

Obwohl es zahlreiche Lehrerfort- und -weiterbildungsveranstaltungen gibt, werden diese von vielen Lehrerinnen und Lehrern häufig aus zeitlichen Gründen nicht wahrgenommen; andererseits sind viele Lehrpersonen ohne eine solche Zusatzausbildung nicht ausreichend qualifiziert, die vorgegebenen Prophylaxeprogramme umzusetzen. Hinzu kommt, dass die Berufszufriedenheit der polnischen Lehrer/innen – vor allem aus finanziellen Gründen – niedrig zu sein scheint. Möglicherweise wirkt sich auch diese Situation negativ auf ihr Engagement in Bezug auf die Prophylaxearbeit aus.

Anmerkungen

[1] Vgl. den Bericht des Instituts für Sozialforschung Sopot (PBS), der 2005 im Auftrag der PAR-PA erschien.

[2] Im Vergleich zu Polen (6,7 Liter) gehört Deutschland mit ca. 10,2 Litern reinen Alkohols pro Kopf zu den Ländern mit einem hohem Alkoholkonsum. Quelle: World Drink Trends (1999) und Datenbank „Gesundheit für alle" (WHO-Regionalbüro für Europa). Unabhängig davon gibt es einen statistisch nicht erfassten Alkoholkonsum (Dunkelziffer), der in Polen auf 1,5 Liter reinen Alkohols pro Kopf geschätzt wird.

[3] Im Vergleich dazu ist der Alkoholkonsum in Deutschland bei 10,2 Litern reinen Alkohols pro Kopf konstant geblieben.

[4] Vgl. GUS (Statistisches Hauptamt) (Hrsg.): Mały rocznik statystyczny [Kleines statistisches Jahrbuch]. Warszawa 2005

[5] Vgl. Anmerkung 2.

[6] Commission for Distilled Spirits, 2005. In: Deutsche Hauptstelle für Suchtfragen (DHS) (Hrsg.): Jahrbuch Sucht 2006. Geesthacht 2006, S. 31-33.

[7] Urban, Bronisław: Zachowania dewiacyjne młodzieży [Abweichendes Verhalten von Jugendlichen]. Kraków 1999, S. 93.

[8] Diese Analyse (1995-2005), die im Auftrag von PARPA erfolgte, wurde von Janusz Sierosławski durchgeführt (vgl. http://www.parpa.pl, 10.02.06).

[9] Noch im Jahre 1995 war der Konsum von Alkohol bei Jungen höher als bei Mädchen. In den Jahren zwischen 1995 und 1999 ist dieser Konsum auch bei Mädchen gestiegen. Sierosławski bezeichnet diese Veränderung als ein Signal der „Vereinheitlichung" zwischen den Geschlechtern in der jüngeren Generation.

[10] Unter dem Begriff „Oberschulen" habe ich folgende Schulen zusammengefasst: Allgemeinbildende Lyzeen, Berufslyzeen, Technische Lyzeen.

[11] Vgl. Świątkiewicz, Grażyna (oprac.): Młodzież a substancje psychoaktywne: Komunikat z badań. Warszawa: Instytut Psychiatrii i Neurologii maj 2004; Opracowanie Centrum Badania Opinii Społecznej nr BS/80/2004 [Berichterstattung für das IPiN von Grażyna Świątkiewicz: Jugendliche und psychoaktive Mittel]. Warszawa Mai 2004, S. 8.

[12] Diesen Zusammenhang hat man in Deutschland nicht belegen können; vgl. die WHO-Untersuchung und Interpretation von Bogdan Prajsner: Alkohol a młodzi Europejczycy u progu XXI wieku [Alkohol und junge Europäer zu Beginn des 21. Jahrhunderts]. In: Alkohol und Wissenschaft 14 (2001). In: http://www.psychologia.edu.pl/index.php?dz=strony&op=spis&id=1591,14.02.06.

[13] Vgl. Jelonkiewicz, Irena/Kosińska-Dec, Katarzyna: Rodzinne właściwości a picie alkoholu przez dorastających. Zakład Psychologii Klinicznej Instytutu Psychiatrii i Neurologii w Warszawie na podstawie badań jesienią 1999 [Familiäre Eigenschaften und Alkoholkonsum unter Jugendlichen. IPiN auf der Grundlage: Untersuchungen im Herbst 1999]. In: http://www.ipin.edu.pl, 10.02.06.

[14] Vgl. Anmerkung 11, S. 9.

[15] Vgl. Anmerkung 11, S. 10.

[16] Die Angaben des Statistischen Instituts CBOS (= BS/49/2005 Berichterstattung von Bogna Ciórka. Warszawa März 2005) belegen, dass ca. 97% der polnischen Bevölkerung religiös sind, über die Hälfte der Bevölkerung (58%) praktiziert den Glauben zumindest einmal in der Woche, mehr als die Hälfte (ca. 58% der Bevölkerung) bestätigt eine Bindung zur Kirche. In: www.cbos.pl, 26.02.06.

[17] Vgl. hierzu die Dissertation von Beata Bykowska: Spożywanie alkoholu przez młodzież szkół ponadpodstawowych jako problem polityki społecznej [Alkoholkonsum von Jugendlichen der Oberschulen als Problem der Gesellschaftspolitik]. Danziger Universität 2001, S. 74f.; zitiert nach Nelken, Jan: Koncepcje przeciwdziałania alkoholizmowi i narkomanii w Polsce okresu międzywojennego [Konzepte der Alkohol- und Drogenprävention in der Zwischenkriegszeit in Polen]. Band 1 (1987), S. 211-216.

[18] Vgl. Anmerkung 17: Bykowska, S. 76, zitiert nach Leonhard, B.: Z dziejów pijaństwa i jego zwalczania w Polsce [Aus der Geschichte der Trunksucht und ihrer Bekämpfung in Polen]. In: Zdrowie i Trzeźwość [Gesundheit und Nüchternheit] 5 (1979), S. 147.

[19] Vgl. Dziennik Ustaw [Gesetzesblatt] 1944, Nr. 15, Position 86.

[20] Vgl. Anmerkung 17: Bykowska, S. 78, zitiert nach Moskalewicz, Jacek: Polityka społeczna [Alkoholkonsum und Gesellschaftspolitik in Polen in den Jahren 1944-82]. Warszawa: PARPA 1998, S. 48.

[21] Vgl. Dziennik Ustaw [Gesetzesblatt] 1956, Nr. 12, Position 62.

[22] Vgl. Dziennik Ustaw [Gesetzesblatt] 1956, Nr. 12, Artikel 6 und Anmerkung 17: Bykowska, S. 80 sowie Anmerkung 20, S. 68.

[23] Vgl. Dziennik Ustaw [Gesetzesblatt] 1959, Nr. 69, Position 434.

[24] Vgl. Anmerkung 17: Bykowska, S. 81, zitiert nach Leonhard, B.: Powojenne zmagania z pijaństwem i alkoholizmem [Maßnahmen gegen Trunksucht und Alkoholismus in der Nachkriegszeit]. In: Zdrowie i Trzeźwość [Gesundheit und Nüchternheit] 6 (1979), S. 12.

[25] Vgl. Anmerkung 17: Bykowska, S. 82, zitiert nach Letho, Juhani/Moskalewicz, Jacek: Polityka alkoholowa w okresie głębokich zmian społeczno-ekonomicznych. Alkoholizm i Narkomania [Alkoholpolitik in der Zeit gesellschaftlicher und wirtschaftlicher Veränderungen]. In: Alkohol- und Drogensucht 1 (1995), S. 123.

[26] Vgl. Ustawa o Wychowaniu w Trzeźwości i Przeciwdziałaniu Alkoholizmowi Warszawa, September 1996 [„Erlaß über die Erziehung zur Nüchternheit und Alkoholvorbeugung", unterschrieben vom polnischen Präsidenten am 16. September 1996]. Dieser Erlass wurde mehrmals novelliert, die jüngste Veränderung wurde am 29. Juli 2005 vorgenommen. Die Novellierung gab den Gemeinden mehr Eigenständigkeit in Bezug auf Alkoholprävention.

[27] In den meisten europäischen Ländern wird die Alkoholwerbung eingeschränkt bzw. unterliegt freiwilligen Beschränkungen (voluntary code) durch die Alkoholindustrie. In manchen Ländern (Belarus, Dänemark, Frankreich, Island, Norwegen, Polen, Slowenien, Schweden und im französischen Teil Belgiens) ist die Alkoholwerbung in den Massenmedien vollständig verboten.

[28] Vgl. Anmerkung 9.

[29] Vgl. Anmerkung 26.

[30] Vgl. Dziennik Ustaw [Gesetzesblatt] 2002, Nr. 51, Position 458.

[31] CMPPP = Centrum Metodyczne Pomocy Psychologiczno-Pedagogicznej („Methodikzentrum für psychologisch-pädagogische Beratung", das vom Ministerium für Bildung und Wissenschaft ins Leben gerufen wurde).

Alkoholprävention in der polnischen Grenzstadt Szczecin/Stettin

Stephanie Plückhahn/Aleksandra Sander

Einleitung

Der vorliegende Artikel stellt Ergebnisse einer Untersuchung bei Stettiner Schülerinnen und Schülern der Klassen 7 bis 9 von Gymnasien sowie der 1. Klasse verschiedener Lyzeen dieser Stadt dar (in Deutschland entspricht dies insgesamt der Sekundarstufe I). Die Erhebung erfolgte im Winter 2004/05 im Rahmen eines Kooperationsprojekts zwischen der Technischen Universität Berlin (Wissenschaftliche Mitarbeiterin Stephanie Plückhahn) und der Universität Szczecin/Stettin (Dozentin und Versuchsleitern Dr. Aleksandra Sander). Befragt wurden insgesamt 434 Schülerinnen und Schüler, die freiwillig an diesem Projekt teilnahmen. Die Darstellung der Ergebnisse befasst sich primär mit dem Alkoholkonsum Jugendlicher sowie ihren Erfahrungen und Einstellungen gegenüber dieser Droge. In diesem Kontext wird untersucht, wie Jugendliche ihre Freizeit gestalten, wie sie in ihren Freundeskreis eingebunden sind und welche Rolle dabei der Konsum von Alkohol spielt. Darüber hinaus sollte ermittelt werden, woher die Stettiner Jugendlichen ihr alkoholspezifisches Wissen beziehen und welche Relevanz der schulischen Suchtprävention dabei zukommt.

1. Untersuchungsdesign: Material und Methode

Die Untersuchung in Szczecin/Stettin fand in Form einer schriftlichen Erhebung mit Hilfe eines Fragebogens statt, der an der „Arbeitsstelle zu Suchtproblemen in pädagogischen Feldern" der Technischen Universität Berlin entwickelt worden ist. Der Fragebogen enthielt vier *offene* und 32 weitgehend *geschlossene* Fragen. Einstellungen und Bewertungen der Befragten wurden mittels mehrstufiger Skalen erfasst. Die Gliederung des Fragebogens erstreckte sich auf die *Themenbereiche*: Soziodemografie, Freizeitverhalten, Freundeskreis, Lehrer-Schüler-Bezüge sowie Kenntnisse über Alkoholkonsum und Suchtprävention.

Die Erhebung erfolgte als anonym-schriftliche, klassenweise Befragung während des Schulunterrichts und dauerte ca. 45 Minuten; neben der Versuchsleiterin war in der Regel die Klassenlehrerin/der Klassenlehrer zugegen. Um potenzielle Verzerrungen der Angaben durch die Mitschüler/innen bzw. die Lehrkraft zu vermeiden, wurden alle auftretenden Fragen nur durch die Versuchsleiterin beantwortet. Die Befragung wurde an insgesamt acht Schulen dieser Stadt durchgeführt, hierbei wurden nicht nur Schulen aus dem Zentrum ausgewählt, sondern auch die Außenbezirke mit einbezogen.

Nach Abschluss der Feldphase wurde das erhobene Datenmaterial in Berlin ausgewertet: Die Dateneingabe erfolgte manuell entsprechend eines Codeplans. Fehlende Werte wurden einheitlich codiert, offene Fragen nach vorgegebenen Kategorien bewertet. So wurden z. B. die Antworten auf die Frage „Woran erkennt man, dass jemand Alkoholprobleme hat?" vier Variablen zugeordnet: keine Angaben, körperliche Kennzeichen von Alkoholkonsum und Abhängigkeit, psychische Kennzeichen und soziale Folgen. Die einzelnen Kategorien orientieren sich an verschiedenen Definitionen von Sucht und Abhängigkeit. Inkonsistenzen wurden ausgeschlossen und als fehlende Werte betrachtet. Die elektronische Datenverarbeitung erfolgte mit dem Statistik-Programm SPSS in der Version 12.0.

2. Ergebnisse

2.1 Stichprobe

Die an den einzelnen Schulen befragten Klassen wurden nach Kenntnis der polnischen Dozentin ausgewählt; dabei wurde darauf geachtet, dass diese sich auf das gesamte Stadtgebiet verteilten, so dass auch die Sozialstruktur in etwa ausgewogen war. Obwohl die Beteiligung an der Befragung freiwillig war, nahmen dennoch alle Schüler/innen daran teil: Befragt wurden 324 Gymnasiasten/Gymnasiastinnen (entspricht den 7.-9. Klassen der Sekundarstufe I aller Schultypen) sowie 102 Schüler/innen aus Lyzeen (vergleichbar mit den 10. Klassen eines deutschen Gymnasiums), 8 Schüler/innen haben keine Angaben hierzu gemacht. Von den insgesamt 434 Probandinnen und Probanden und der Stichprobe waren 212 Mädchen und 218 Jungen, 4 Schüler/innen haben keine Angaben zu ihrem Geschlecht gemacht, d. h. beide Geschlechter sind in der Stichprobe annähernd gleich stark vertreten.

Im Vergleich zu Berliner Schulen ist hier der Ausländeranteil der Stichprobe zu vernachlässigen, denn 423 Schüler/innen gaben eine polnische Staatsbürgerschaft an, 8 Schüler/innen machten keine Angaben und nur 3 Schüler/innen gaben eine andere als die polnische an. Die Altersspanne zeigt, dass die jüngsten Teilnehmer/innen 12 Jahre alt sind und die ältesten 17 Jahre. 19 Schüler/innen haben keine Angaben zu ihrem Alter gemacht, der Mittelwert liegt bei 14,26 Jahren (Standardabweichung SD 1,19).

2.2 Verlässlichkeit der Angaben

a) Allgemein

Durch das gewählte Untersuchungsdesign wurde eine Vielzahl an Faktoren ausge-schaltet, die das Antwortverhalten von Jugendlichen beeinflussen können. So kann das gewählte Setting (anonyme Befragung) weitgehend gewährleisten, dass die Schüler/innen offen und ohne Angst vor negativen Konsequenzen die Fragen be-antworten können. Inwieweit jedoch Schüler/innen Konsumerfahrungen ver-schweigen oder aber aus einem Imponiergehabe heraus ihre Konsumerfahrungen übertreiben, kann nicht erfasst werden. Daher stellt sich bei so persönlichen Anga-ben immer die Grundsatzfrage, inwieweit die Fragen wahrheitsgemäß beantwortet wurden und die Angaben den statistischen Kriterien von Gültigkeit und Zuverläs-sigkeit gerecht werden. Als wesentliche Einflussgrößen gelten vor allem die soziale Erwünschtheit, absichtliche Falschangaben und Lücken im Erinnerungsvermögen.

b) Vergleich markanter Daten bei in Polen durchgeführten Untersuchungen

Um die in Stettin erhobenen regionalen Daten interpretieren zu können, wurden sie mit denen der internationalen *Health Behaviour in School-aged Children (HBSC)*-Studie verglichen. Bei der im Auftrag der WHO im Jahr 2001/2002 durchgeführten Studie wurden u. a. auch 13- und 15-jährige Schüler/innen befragt. Hierbei werden der regelmäßige Alkoholkonsum (mindestens einmal pro Woche) unabhängig vom konsumierten Getränk, der regelmäßige Bier-, Wein und Spirituosenkonsum sowie der erste Alkoholkonsum der 15-Jährigen miteinander verglichen (vgl. Tab. 1).
Der Vergleich der WHO-Daten mit denen der Stettiner Stichprobe zeigt gravieren-de Unterschiede: Obwohl der getränkeunabhängige Alkoholkonsum der 13-Jähri-gen etwa gleich ist, treten bei den unterschiedlichen Getränkesorten doch starke Differenzen auf. Besonders auffällig ist hierbei der wesentlich höhere prozentuale Anteil der Stettiner Schüler/innen, die regelmäßig Spirituosen konsumieren. So trinken ca. 5,1 Prozent der 13-jährigen Mädchen und ca. 5,9 Prozent der Jungen *regelmäßig* Spirituosen, während es nach der WHO-Studie nur 1,8 bzw. 2,7 Pro-zent sind. Bei den 15-jährigen Jugendlichen zeichnet sich ein noch gravierenderer Unterschied beim Spirituosenkonsum ab: 8,6 Prozent der 15-jährigen Stettiner Mädchen konsumieren offenbar regelmäßig Spirituosen, während es nach WHO-Angaben nur 1,1 Prozent sind. Interessanterweise korreliert jedoch das Einstiegsal-ter der 15-Jährigen, d. h. die Konsumintensität der regelmäßigen Konsumierenden hat sich anscheinend erhöht, das Einstiegsalter ist jedoch relativ konstant geblie-ben.

		Szczecin/Stettin	HBSC
Regelmäßiger Alkoholkonsum*	Mädchen	6,8%	7,5%
(getränkeunabhängig) der 13-Jährigen	Jungen	16,27%	15,8%
Regelmäßiger Alkoholkonsum*	Mädchen	8,7%	10,1%
(getränkeunabhängig) der 15-Jährigen	Jungen	33,3%	29,0%
Regelmäßiger Bierkonsum* der	Mädchen	1,7%	3,6%
13-Jährigen	Jungen	13,2%	7,5%
Regelmäßiger Bierkonsum* der	Mädchen	4,3%	6,7%
15-Jährigen	Jungen	29,6%	17,6%
Regelmäßiger Weinkonsum* der	Mädchen	0,0%	1,7%
13-Jährigen	Jungen	8,8%	2,4%
Regelmäßiger Weinkonsum* der	Mädchen	4,3%	1,1%
15-Jährigen	Jungen	7,4%	4,4%
Regelmäßiger Spirituosenkonsum* der	Mädchen	5,1%	1,8%
13-Jährigen	Jungen	5,9%	2,7%
Regelmäßiger Spirituosenkonsum* der	Mädchen	8,6%	1,1%
15-Jährigen	Jungen	14,8%	5,2%
Erster Alkoholkontakt der 15-Jährigen	Mädchen	13,2	12,8
in Jahren	Jungen	11,8	11,9

*mindestens einmal pro Woche

Tab. 1: Gegenüberstellung der in Szczecin/Stettin ermittelten Daten mit den vergleichbaren Daten der HBSC-Studie der WHO (Angaben in relativen Häufigkeiten bzw. Jahren).

Diesen ermittelten Differenzen können jedoch unterschiedliche Ursachen zugrunde liegen:

- Es ist denkbar, dass die ausgewählten Schulen in Stettin nicht repräsentativ für Polen sind, sondern nur Extremgruppen abdecken, während die Befragung der WHO repräsentativ für das ganze Land ist.
- Ferner werden zwei unterschiedliche Erhebungszeiträume miteinander verglichen. So fand die Befragung durch die WHO im Vergleich zum Erhebungszeitraum in Szczecin/Stettin bereits drei Jahre vorher statt.

2.3 Konsummuster

Erwartungsgemäß nimmt der Konsum von Alkohol mit dem Alter zu [Konsumverhalten über 4-stufige Ratingskala: Korrelation nach Kendall-Tau-b (1-seitig)=0,32, p=0,000, n=415; vgl. Tab. 3]. Dies gilt insbesondere für den Konsum von *Bier* [Bierkonsum der Konsumenten (über 6-stufige Ratingskala): Korrelation nach Kendall-Tau-b (1-seitig)=0,23, p=0,000, n=189] und *Spirituosen* [Spirituosenkonsum der Konsumenten (über 6-stufige Ratingskala): Korrelation nach Kendall-Tau-b (1-seitig)=0,14, p=0,010, n=192], während sich der Konsum von *Wein/ Schaumwein* und *Mixgetränken* relativ früh zu stabilisieren scheint. Abbildung 1 zeigt den Anteil derjenigen, die in den unterschiedlichen Altersgruppen mindestens einmal pro Woche Bier, Wein/Sekt, Spirituosen oder Mixgetränke trinken: Bei den 13- bis 14-Jährigen ist der regelmäßige Alkoholkonsum noch selten, aber bis zum

16. Lebensjahr steigen die Prävalenzraten deutlich an (vgl. Tab. 2): Das am häufigsten konsumierte Getränk der Stettiner Jugendlichen ist *Bier*. In der Altersklasse der 13-Jährigen trinken 8,6 Prozent regelmäßig Bier, in der Altersklasse der 15-Jährigen trinken bereits 17,6 Prozent und bei den 16-Jährigen sind es 42,6 Prozent.

Alter	abstinent	probiert	gelegentlich	regelmäßig
12 (n=7)	14,3	71,4	14,3	0,0
13 (n = 127)	14,8	55,5	21,1	7,8
14 (n = 131)	5,3	51,1	39,7	3,8
15 (n = 51)	5,9	25,5	54,9	13,7
16 (n = 93)	3,2	24,5	50,0	21,3
17 (n = 4)	0,0	0,0	75,0	25,0

Tab. 2: Alkoholstatus der Stichprobe der 13- bis 17-Jährigen (n=415; fehlend=19; Angaben in relativen Häufigkeiten).

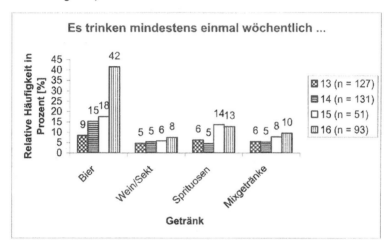

Abb. 1: Wöchentlicher Konsum der 13-16-Jährigen (n=402; fehlend=32).

Geschlechtsspezifische Unterschiede lassen sich nur auf der Ebene der konsumierten Getränkesorten finden: Bei den regelmäßigen und gelegentlichen Konsumenten gibt es signifikante geschlechtsspezifische Unterschiede beim Konsum von Bier [U-Test nach Mann-Whitney Testgröße U=3747.50, p=0,010; 104 Jungen, 91 Mädchen] und von Spirituosen [U-Test nach Mann-Whitney Testgröße U=3940.500, p=0,021, 105 Jungen, 92 Mädchen]: Die Jungen trinken sowohl Bier als auch Spirituosen häufiger als die Mädchen.

Nennenswerte Zusammenhänge zwischen den verschiedenen *Freizeitaktivitäten* und dem Konsum von Alkohol bzw. zwischen der *Wahrnehmung potenzieller*

Problemfelder und dem Alkoholkonsum konnten nicht ermittelt werden. Hierbei wurden u. a. Freizeitaktivitäten wie „mit der Clique treffen", „in die Disco gehen", „Musik machen und hören", „Sport treiben" u. a. sowie die Problemfelder „Aussehen", „Selbstvertrauen", „Gesundheit", „Geld", „Einsamkeit", „Zukunftsangst", „Schulleistungen", „Anerkennung im Freundeskreis" u. a. berücksichtigt. Im Unterschied dazu zeigen sich jedoch deutliche Zusammenhänge zwischen dem eigenen Alkoholkonsum und dem Konsum des besten Freundes sowie zwischen dem Konsum im Freundeskreis (vgl. Tab. 3).

	Eigenes Konsumverhalten (über 4-stufige Ratingskala)	Bierkonsum (über 6-stufige Ratingskala)	Spirituosenkonsum (über 6-stufige Ratingskala)
Alkoholkonsum des besten Freundes (Ja-/Nein-Antwort)	.53***	.39***	.43***
Alkoholkonsum im Freundeskreis (über 5-stufige Ratingskala)	.55***	.33***	.38***

Korrelation nach Kendall-Tau-b (2-seitig) *p<0.05, **p<0.01, ***p<0,001

Tab. 3: Zusammenhänge zwischen verschiedenen den eigenen Konsum und/oder das Konsumverhalten im Freundeskreis beschreibenden Variablen.
[*Anmerkung:* Lesebeispiel: Es gibt einen mittleren Zusammenhang zwischen dem eigenen Konsumverhalten und dem Alkoholkonsum des besten Freundes, d. h. Schüler/innen, deren bester Freund mehr Alkohol trinkt, trinken selber auch verstärkt.]

So trinken Jugendliche, in deren Freundeskreis häufiger Alkohol getrunken wird bzw. deren bester Freund Alkohol trinkt, mehr Alkohol als Jugendliche, in deren Freundeskreis kein Alkohol getrunken wird bzw. deren bester Freund keinen Alkohol trinkt. Gleiches gilt für den Konsum von Bier und Spirituosen. Dieser starke Effekt könnte auf die Struktur des Freundeskreises und den dort herrschenden Gruppendruck zurückzuführen sein.

2.4 Beurteilung des Suchtpotenzials

Über alle Klassenstufen hinweg wird das Suchtpotenzial der verschiedenen psychoaktiven Substanzen sehr differenziert wahrgenommen, jahrgangsspezifische Unterschiede sind nicht zu verzeichnen (Kruskal-Wallice-H-Test). Die *illegalen* Drogen werden dabei als „eher gefährlich" eingeschätzt, die *legalen* Drogen hingegen eher ambivalent beurteilt (vgl. Tab. 4). *Alkohol* beispielsweise wird der Kategorie „teils/teils" (Mittelwert 3,14) zugeordnet. Somit wird weder das Suchtpotenzial der Substanz Alkohol von der Mehrheit der Jugendlichen erkannt, noch wird Alkohol von der Mehrzahl der Jugendlichen als Droge wahrgenommen: Nur

103 Schüler/innen bezeichnen Alkohol als Droge, während 314 die Frage „Ist Alkohol eine Droge?" verneinen.

Substanz	Anzahl/gültige Werte	Mittelwert	Standardabweichung
Heroin	431	4,64	0,76
Halluzinogene	428	4,43	0,91
Ecstasy	427	4,40	0,90
Kokain	429	4,31	1,06
Cannabis	430	4,06	1,19
Nikotin	431	3,66	1,24
Klebstoff	430	3,60	1,22
Alkohol	**432**	**3,14**	**1,08**
Schlafmittel	429	2,90	1,19
Beruhigungsmittel	432	2,77	1,11
Koffein	430	2,38	1,28

Tab. 4: Beurteilung des Suchtpotenzials legaler und illegaler Drogen [über 5-stufige Ratingskala, 1 = sehr ungefährlich, 2 = eher ungefährlich, 3 = teils/teils, 4 = eher gefährlich, 5 = sehr gefährlich].

Die Zusammenhänge, die zwischen dem Konsumverhalten oder der Einschätzung der Gefährlichkeit der Substanz Alkohol und verschiedenen den Konsum von Alkohol betreffenden Aussagen bestehen, dokumentiert Tabelle 5: Hier zeigt sich ein gegenläufiger Zusammenhang zwischen dem eigenen Konsumverhalten und der Einschätzung der Gefährlichkeit der Substanz Alkohol [Konsumverhalten über 4-stufige Ratingskala: Korrelation nach Kendall-Tau-b (2-seitig)=-0,36, p=0,000, n=430] oder der Einschätzung der Substanz Alkohol als Droge [Einschätzung als Droge als Ja-/Nein-Antwort: Korrelation nach Kendall-Tau-b (2-seitig)=-0,22, p=0,000, n=416]: Jugendliche, die häufiger Alkohol trinken, schätzen die Gefährlichkeit der Substanz Alkohol geringer ein als abstinente. Selbst bei höherem Alkoholkonsum wird Alkohol eher nicht als Droge wahrgenommen. Es wird zwar die Gefahr des Konsums für andere gesehen, nicht jedoch für sich selbst. Beispielsweise wird die Aussage „Alkohol kann zu körperlicher und psychischer Abhängigkeit führen" mit zunehmendem Konsum eher verneint, wohingegen die Aussage „Alkohol ist nur für bestimmte Menschen gefährlich" eher bejaht wird. Ebenso wird die Gefahr, körperlichen Schaden zu erleiden, von Konsumenten geringer eingeschätzt als von Abstinenten.

	Konsumverhalten (4-stufige Ratingskala)	Einschätzung der Gefähr-lichkeit der Substanz Alkohol (5-stufige Ratingskala)
Alkoholkonsum kann zu körperlicher und psychischer Abhängigkeit führen (Ja-/Nein-Antwort).	,10*	-,19***
Alkohol ist nur für bestimmte Menschen gefährlich (Ja-/Nein-Antwort).	-,13**	,17***
Einschätzung der Gefahr ,durch den regel-mäßigen Konsum von Alkohol körperlichen Schaden zu erleiden (4-stufige Ratingskala).	-,40***	,43***
Täglicher Alkoholkonsum ist Ausdruck einer Krankheit (5-stufige Ratingskala).	-,15***	,30***
Täglicher Konsum ist Ausdruck des persönli-chen Versagens infolge einer Willensschwäche (5-stufige Ratingskala).	-,32***	,28***
Täglicher Konsum ist Ausdruck von Lebens-freude (5-stufige Ratingskala).	,21***	-,10*

Korrelation nach Kendall-Tau-b (2-seitig) *p<0.05, **p<0.01, ***p<0,001.

Tab. 5: Zusammenhänge zwischen dem Konsumverhalten oder der Einschätzung der Gefährlichkeit der Substanz Alkohol und verschiedenen den Konsum von Alkohol betreffenden Aussagen. [*Anmerkung:* Lesebeispiel: Es gibt einen sehr geringen Zusammenhang zwischen dem eige-nen Konsumverhalten und der Einschätzung der Aussage „Alkohol kann zu körperlicher und psychischer Abhängigkeit" führen, d. h. je regelmäßiger Schüler/innen Alkohol trinken, des-to eher verneinen sie die Aussage.]

2.5 Informationsquellen über Alkohol und deren Beurteilung

Informationen über Alkohol erhalten die polnischen Jugendlichen aus verschiede-nen Quellen: Über 50 Prozent der Befragten haben ihre Kenntnisse von konsumie-renden Jugendlichen; annähernd gleich oft werden Eltern und Medien (Filme/ Videos/Internet) benannt (vgl. Abb. 2), die zu den Hauptinformationsquellen gehö-ren, wobei 57,6 Prozent der Jugendlichen sich mehrfach informieren. 7,8 Prozent der Jugendlichen haben keine Angaben zu dieser Frage gemacht. Diese Befunde verdeutlichen, dass einerseits über die Hälfte der Befragten in eine Peergroup ein-gebunden ist, in der Alkohol konsumiert wird, und dass andererseits die Familie in Polen noch eine zentrale Rolle im Kontext der Vermittlung alkoholbezogener Informationen spielt. Dennoch scheint der Einfluss der Medien nicht unerheblich zu sein. Wie und welche Informationen den Medien entnommen werden, kann jedoch nicht ermittelt werden; denkbar sind sowohl die Werbung als auch die kritische Berichterstattung als mögliche Gegenpole dieser Informationsquelle.

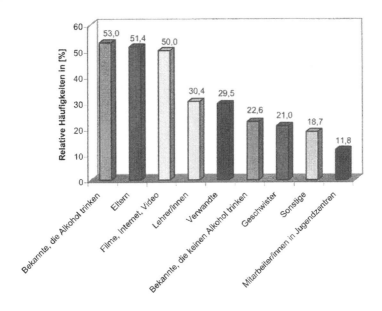

Abb. 2: Informationsquellen für Alkohol. Mehrfachnennungen möglich (Angaben in relativen Häufigkeiten).

2.5.1 Schulische Suchtprävention

Alkoholprävention findet in Polen überwiegend in den Fächern Biologie, Chemie, Polnisch, Geschichte, Sozialkunde, Religion sowie in so genannten „Erziehungsstunden" statt, die dem/der Klassenlehrer/in zur Verfügung stehen. Die themenspezifische Behandlung ist jedoch sehr verschieden: In den Fächern Chemie, Polnisch, Sozialkunde und Geschichte wird vor allem alkoholspezifisches Wissen vermittelt, während der Themenkomplex „Alkoholprobleme" überwiegend in der „Erziehungsstunde", in Biologie sowie im Religionsunterricht thematisiert wird (vgl. Abb. 3). Über die Qualität und Quantität des Unterrichts können jedoch nur indirekte Aussagen gemacht werden. Erstaunlich ist, dass trotz der hohen Häufigkeit der genannten Fächer Lehrer/innen bei der Vermittlung von Informationen zum Thema Alkohol offenbar eher eine untergeordnete Rolle spielen (vgl. Abb. 2). Dies mag u. a. damit zusammenhängen, dass das Wissen der Lehrer/innen von den Schülern/Schülerinnen zum Themenkomplex „Alkoholprobleme" als eher mittelmäßig eingeschätzt wird (Mittelwert M 3,29, Standardabweichung SD 1,125) und damit schlechter als das von ehemaligen Alkoholikern (M 4,23, SD 1,119); gleichwohl wird den Lehrerinnen und Lehrern bei der Behandlung des Themas im Unterricht eine relativ hohe Glaubwürdigkeit eingeräumt (M 2,09, SD 0,839).

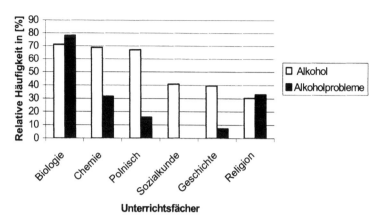

Abb. 3: Die Behandlung der Themen Alkohol und Alkoholprobleme im Schulunterricht. Relative Häufigkeiten.

Was das *Wissen* der Schüler/innen über Alkohol betrifft, so fällt auf, dass es *keine nennenswerten Zusammenhänge* zwischen „fachspezifischem" Wissen und den einzelnen Fächern gibt. Obwohl z. B. von 234 Schülerinnen und Schülern angegeben wurde, dass sie das Thema Alkohol im Chemie-Unterricht behandelt haben, wurde die Aussage „Alle alkoholischen Getränke enthalten den chemischen Stoff Ethanol" nur von 134 Schülerinnen und Schülern richtig beantwortet. 47 Schüler/innen verneinten die Aussage und 241 Schüler/innen gaben an, dass sie das nicht wüssten (Kategorien: „Ja, das stimmt", „Nein, das stimmt nicht", „Das weiß ich nicht"). Insofern scheint das biologische Wissen ausgeprägter zu sein als das chemische. Das mag vielleicht auch daran liegen, dass die Schwierigkeitsniveaus der einzustufenden Aussagen zwischen den Fächern und innerhalb der Fächer divergieren (vgl. Tab. 9). Als Beispiel seien hier die Aussagen „Alkohol hat einen Einfluss auf die Gehirnfunktion" und „Alkoholkonsum kann zu Nierenkrebs führen" benannt. Erstere wird in 87,1 Prozent der Fälle richtig beantwortet, letztere nur von 27,4 Prozent, wobei die Aussage „Alkohol hat einen Einfluss auf die Gehirnfunktion" als allgemein bekannt gelten kann und folglich kein spezielles fachspezifisches Wissen erfordert. Bemerkenswert ist der Anteil der Schülerinnen und Schüler, die das Krankheitsbild der Alkoholembryopathie benennen: 77,0 Prozent der Befragten beantworten die Aussage: „Wenn schwangere Frauen Alkohol trinken, kann dies zu Missbildungen des ungeborenen Babys führen" mit „Ja, das stimmt!"; auch diese Aussage scheint als allgemein bekannt zu gelten, da auch hier kein Zusammenhang zwischen der Benennung des „Phänomens" und der Behandlung der Themen „Alkohol" oder „Alkoholprobleme" in den einzelnen Unterrichtsfächern besteht.

	Ja, das stimmt.	Nein, das stimmt nicht.	Das weiß ich nicht.
Alle alkoholischen Getränke enthalten den chemischen Stoff Ethanol.	134 30,9%	47 10,8%	241 **55,5%**
Durch das Verfahren der Destillation entsteht Alkohol.	133 30,6%	30 6,9%	254 58,5%
Bei der alkoholischen Gärung entsteht Alkohol.	214 49,3%	27 6,2%	177 40,8%
Alkohol hat einen Einfluss auf die Gehirnfunktion.	378 **87,1%**	16 3,7%	32 7,4%
Alkohol wird in der Leber abgebaut.	200 46,1%	16 3,7%	200 46,1%
Wenn schwangere Frauen Alkohol trinken, kann dies zu Missbildungen des ungeborenen Babys führen. (Alkoholembryopathie)	334 **77,0%**	23 5,3%	63 14,5%
Alkoholkonsum kann zu Nierenkrebs führen.	119 27,4%	55 12,7%	241 **55,5%**
Vom Alkohol kann man körperlich und psychisch abhängig werden.	381 87,8%	26 6,0%	19 4,4%

Tab. 9: Einschätzung verschiedener Aussagen. Angabe in absoluten und relativen Häufigkeiten.
[*Anmerkung:* Lesebeispiel: Ingesamt wurde die Aussage „Alle alkoholischen Getränke enthalten den chemischen Stoff Ethanol" 134-mal mit „Ja, das stimmt" beantwortet, dies entspricht 30,9% aller sich an der Untersuchung beteiligten Schüler/innen.]

Die Antworten auf die offene Frage „Woran erkennt man, ob jemand Alkoholprobleme hat?" konnten in 190 Fällen mindestens einer der inhaltlichen Kategorien zugeordnet werden, in 60 Fällen zwei und in 2 Fällen wurden sogar drei Merkmale (körperliche, psychische und soziale Folgen) benannt. Schüler/innen nennen hierbei mehrheitlich körperliche Kennzeichen (181 Nennungen), gefolgt von psychischen Kennzeichen (97 Angaben) und sozialen Folgen (71 Benennungen). Die Qualität der Aussagen divergiert jedoch stark. Nicht qualifizierbar sind beispielsweise Aussagen wie „an dem Benehmen, Aussehen" eines Menschen, da sie inhaltlich zu abstrakt formuliert sind und keine konkreten Merkmale eines Alkoholabhängigen benennen. Dennoch finden sich aber auch vereinzelt Beschreibungen wie „wenn diese Person Probleme hat, greift sie/er nach Alkohol; das ist seine/ihre Flucht von den Alltagsschwierigkeiten". Darüber hinaus fällt u. a. auf, dass die Schüleraussagen sich innerhalb einer Klasse stark unterscheiden: Dies kann einerseits darauf zurückzuführen sein, dass der primärpräventive Unterricht die Schüler/innen unterschiedlich stark erreicht, andererseits aber auch darauf, dass manche der Schüler/innen ihr Wissen aus anderen Informationsquellen gewonnen haben.

2.6 Implikationen für schulische Suchtprävention

Eine Verbesserung der Informationslage der Schüler/innen ist ohne Frage wichtig. Zwar wird von den Schülern eine Vielzahl an Fächern angegeben, in denen schulische Alkoholprävention stattfindet, doch spiegelt sich dies nicht in dem alkoholspezifischen Wissen der Schüler wider. Hier muss der schulische Unterricht verstärkt dazu beitragen, dass eine Diskussion über Drogen, insbesondere auch über Alkohol, stattfindet. So wird beispielsweise Alkohol mehrheitlich nicht als Droge wahrgenommen (vgl. Kap. 2.4). Folglich ist im Bewusstsein der Schüler/innen auch nicht verankert, dass diese Droge eine derartige gesundheitsschädigende Wirkung erzielt. Demnach ist es im Kontext des eigenen Konsumverhaltens der Schüler/innen besonders wichtig, idealisierende Einstellungen zum eigenen Alkoholkonsum zu hinterfragen und diese durch eine realistischere Einschätzung zu ersetzen. Dies kann jedoch nur gelingen, wenn die Kompetenz der Lehrkräfte in Bezug auf die Droge Alkohol gesteigert wird, so dass sie als fachkundige und vertauenswürdige Informationsgeber/innen von den Schülern/innen erlebt werden. Da Jugendliche einer Vielzahl von medialen Einflüssen ausgesetzt sind und hieraus auch ihr alkoholspezifisches Wissen generieren, sollte Alkoholprävention auch im Bereich Medienerziehung stärker angesiedelt werden; hierbei können die verschiedenen gesellschaftlichen Positionen zum Alkoholkonsum thematisiert und diskutiert werden. Beispielsweise kann das Interesse der Alkoholindustrie im Kontext der Analyse von Werbebotschaften verdeutlicht werden.

Abschließend sei auch darauf hingewiesen, dass nicht nur die Kenntnisse über Alkohol bei den Stettiner Jugendlichen defizitär sind, sondern auch das Informationsniveau der Schüler/innen bezüglich psychoaktiver Arzneimittel besonders schlecht ist. Damit das Sucht- und Missbrauchspotential dieser Stoffe im Bewusstsein der Schülerinnen und Schüler tiefer verankert wird, sollten bei der Konzeption künftiger Prophylaxe-Programme diese Aspekte stärker thematisiert werden.

Literatur

Weber, N. H. u. a.: Fragebogen zum Thema „Alkohol und Schule". Unveröffentlichtes Manuskript. Berlin 2004

Plückhahn, S.: Bewertungsbogen. Unveröffentlichtes Manuskript. Berlin 2004

World Health Organisation Europe (Hrsg.): Young People's Health in Context. Health Behaviour in School-aged Children (HBSC) Study: international report from the 2001/2002 Survey. Editiert von Currie, C./Roberts, C./Morgan, A./Smith, R./Settertobulte, W./Samdal, O./ Barnekow Rasmussen, V. Health Policy for Children and Adolescents. No. 4. 2004. Online im Internet: URL: (30.03.2006) http://www.euro.who.int/InformationSources/Publications/Catalogue/20040604_1

Hibell, B./Andersson, B./Bjarnason, T./Ahlström, S./Balakireva, O./Kokkevi, A./Morgan, M.: The ESPAD Report. Alcohol and Other Drug Use Among Students in 35 European Countries. Stockholm 2004

Sachinformationen zum Thema „Alkohol"

Die Daten wurden von Nina Anderweit zusammengestellt und sind vorwiegend folgenden Quellen entnommen:

- Deutsche Hauptstelle für Suchtfragen e.V. (Hrsg.): Jahrbuch Sucht 2006. Geesthacht 2006
- Wissenschaftliches Kuratorium der Deutschen Hauptstelle für Suchtfragen e.V. (Hrsg.): Alkoholabhängigkeit. Suchtmedizinische Reihe. Band 1. Hamm 2003
- Bundeszentrale für gesundheitliche Aufklärung (Hrsg.): Alkohol. Reihe Gesundheitserziehung und Schule (G+S). Köln 2004

Etymologische Bedeutung

Das Wort „Alkohol", dem Arabischen *al-kuhl* entlehnt, bedeutete ursprünglich „feines, trockenes Pulver"; über Spanien gelangte der Begriff nach Europa und bezeichnete die feinen stofflichen und flüchtigen Bestandteile des Weines („Weingeist").

Chemische Aspekte

Alkohole sind organische Verbindungen aus Kohlenstoff, Wasserstoff und einer oder mehreren OH-Gruppen. Bei dem für den menschlichen Konsum verwendeten Alkohol handelt es sich um Ethylalkohol (Ethanol) mit der Formel C_2H_5OH, eine farblose, charakteristisch streng riechende Flüssigkeit, die leicht entzündlich ist und mit blauer Flamme brennt.

Die Herstellung erfolgt hauptsächlich durch alkoholische Gärung. Hierbei entstehen aus einfachen Kohlenhydraten (z. B. Zucker) unter Zuhilfenahme bestimmter Hefepilze Ethylalkohol und Kohlenstoffdioxid. Aus diesem Herstellungsverfahren können jedoch keine Getränke mit mehr als 18% Alkoholgehalt entstehen, da diese Hefepilze einen höheren Gehalt nicht vertragen.

Hochprozentige alkoholische Getränke werden durch Destillation der aus der Gärung entstandenen Lösung hergestellt. Die gewünschte Alkoholkonzentration kann durch mehrmalige Wiederholung des Destillationsvorgangs erreicht werden.

Medizinische Aspekte

Bei der oralen Aufnahme erfolgt die Resorption fast ausschließlich im Magen-Darm-Trakt mit zeitgleicher Verteilung im Körper (Organe, Körperwasser des gesamten Körpergewebes) durch Blutstrom und Diffusion, wobei die Gefäß erweiternde Wirkung des Alkohols diesen Vorgang katalytisch beschleunigt. Somit gelangt er auch in das Gehirn und wirkt dort auf die Informationsübertragung der

Nervenzellen. Schon wenige Minuten nach der Aufnahme ist der Alkohol im Blut nachweisbar, zugleich beginnt aber auch sein Abbau. Der Abbauvorgang wird von zahlreichen individuellen und physiologischen Faktoren beeinflusst (z. B. Geschlecht, Alter, Körpergewicht und Gesundheitszustand). Die Hauptmenge des Alkohols wird enzymatisch (Alkoholhydrogenase) in der Leber, dem Zentralorgan des Stoffwechsels abgebaut. Im statistischen Mittel liegt die stündliche Abbauquote bei 0,15 Promille:

- für den Mann 0,1 g Alkohol pro kg Körpergewicht pro Stunde
- für die Frau 0,085 g Alkohol pro kg Körpergewicht pro Stunde.

Alkoholgehalt ausgewählter Getränke

Bier		Wein		Spirituosen	
Pils, Export, Weizen	5 Vol.-%	Tischwein	8 Vol.-%	Eierlikör	20 Vol.-%
Bockbier	8,5 Vol.-%	Prädikats- wein	12 Vol.-%	Korn	43 Vol.-%
Malzbier	1 Vol.-%	Spätlese	15 Vol.-%	Weinbrand (z. B. Cognac)	42 Vol.-%
bierhaltige Mixgetränke	2,5 Vol.-%	Sherry	22 Vol.-%	Whisky	50 Vol.-%
		Sekt	11 Vol.-%	Gin	40 Vol.-%
		Apfel- wein	6 Vol.-%	Wodka	50 Vol.-%
				Rum	40-80 Vol.-%
				Magenbitter	49 Vol.-%
				spirituosenhalti- ge Mixgetränke (Alkopops)	5,5 Vol.-%

Grenzwerte für den Konsum *reinen* Alkohols im Tagesdurchschnitt

Die Grenzwerte reinen Alkohols werden in Gramm angegeben und gelten für gesunde Menschen ohne zusätzliches genetisches oder erworbenes Risiko. Wichtig ist der Hinweis, dass die risikoarme Trinkmenge nicht jeden Tag getrunken werden sollte. 20-24 g reinen Alkohols entsprechen etwa 0,5-0,6 l Bier oder 0,25-0,3 l Wein mit einem durchschnittlichen Alkoholgehalt.

	Frauen	Männer
risikoarmer Alkoholkonsum	bis 20 g	3-30 g
riskanter Alkoholkonsum	20-40 g	30-60 g
gefährlicher Alkoholkonsum	40-80 g	60-120 g
Hochkonsum	mehr als 80 g	mehr als 120 g

Blutalkoholkonzentration (BAK)

Die alkoholische Belastung einer Person wird über die Blutalkoholkonzentration erfasst und dient z. B. im Straßenverkehr als Indiz für die Verkehrstauglichkeit. Die BAK lässt sich mithilfe von **zwei** Formeln berechnen:

a) Berechnung des Grammgehaltes eines alkoholischen Getränkes:

$$Alkoholgehalt\ [in\ Gramm] = \frac{Volumen\ [in\ cm^3]\ x\ Alkoholgehalt\ [in\ Vol.\text{-}\%]\ x\ 0,8}{100}$$

Da alkoholische Getränke in der Regel eine spezifische Menge Wasser enthalten, besteht für diese Stoffe seitens der EU eine Auszeichnungspflicht in Volumenprozent (Vol.-%). Die Angabe in Volumenprozent gibt die Menge gelösten Ethanols in Gramm an, die in 100 g einer Lösung enthalten ist. Bei dieser Umrechnung von Vol.-% in Gramm muss das spezifische Gewicht *reinen* Alkohols berücksichtigt werden. Bei 20° C sind die Volumenprozentangaben daher mit dem Faktor 0,8 (genaue Angabe 0,7893) zu multiplizieren.

b) Berechnung der Blutalkoholkonzentration (BAK):

$$C\ [in\ Promille] = \frac{A\ [in\ g]}{P\ [in\ kg]\ x\ r}$$

C = Blutalkoholkonzentration (in Promille)
A = aufgenommene Alkoholmenge im Körper (in Gramm)
P = Körpergewicht (in Kilogramm)
r = Verteilungsfaktor.

Der Verteilungsfaktor **r** drückt das Verhältnis der Alkoholkonzentration im Gesamtkörper zu der im Blut aus und ist ein Maß für den Wassergehalt des Körpers: **r** beträgt durchschnittlich 0,7 (bei Frauen und fettleibigen Personen eher 0,6; bei hageren Personen 0,8).

Der niedrigere Verteilungsfaktor bedeutet bei Frauen eine etwa um ein Fünftel höhere Blutalkoholkonzentration bei Aufnahme der gleichen Alkoholmenge. Des Weiteren verfügt der weibliche Körper im Vergleich zum männlichen nur über ein Viertel des Alkohol abbauenden Enzyms Alkoholhydrogenase.

c) Beispielrechnung

Die Blutalkoholkonzentration (BAK) eines Mannes mit einem Gewicht von 80 kg, der 1 Liter Bier mit einem Alkoholgehalt von 4 Vol.-% getrunken hat, beträgt:

Alkoholgehalt des getrunkenen Bieres: $\dfrac{1000 \times 4 \times 0,8}{100}$ $= 32\,g$

Blutalkoholkonzentration: $\dfrac{32}{80 \times 0,7}$ $= 0,57\,‰$

Wer 1 l Bier trinkt (s. o.), hat in der Regel bereits die im Straßenverkehrsgesetz festgelegte Grenze von 0,5 ‰ überschritten. Die für den Abbau der aufgenommenen Menge Alkohols benötigte Zeit beträgt ca. 4 Stunden.

Folgen der Blutalkoholkonzentration

Trunken-heitsgrad	BAK	Symptome	Menge alkoholi-scher Getränke (Näherungswerte)
Stadium: **angeheitert**	ab 0,2 Promille	Entspannung, Heiterkeit, Beruhigung	ein Glas Bier (0,3 l) oder 0,1 l Wein
Stadium: **leichter Rausch**	ab 0,5 Promille	Ambivalente Symptome: • Euphorie mit fröhlicher Stimmung, Aggressivität, Enthemmung, Redelust • oder aber Müdigkeit und Depressivität, erhöhte Risikobereitschaft, sinkendes Reaktionsvermögen, Nachlassen der Seh- und Konzentrationsfähigkeit	3 Glas Bier (je 0,5 l) oder 0,5 l Wein
Stadium: **mittlerer Rausch**	ab 1,5 Promille	Gleichgewichts-, Hör- und Sprachstörungen, Verlust des Erinnerungsvermögens, Betrunkenheitsgefühl, motorische Inkoordination, gestörte Hell- und Dunkeladaption des Auges	6 Glas Bier (je 0,4 l) oder 0,75 l Wein
Stadium: **schwerer Rausch**	über 2,5 Promille	Störungen des Orientierungsvermögens, Bewusstseins- und Gleichgewichtsstörungen	ab 12 Glas Bier (je 0,4 l) oder 1,5 l Wein
Stadium: **volltrunken**	über 3,5 Promille	Bewusstlosigkeit, schwere Alkoholvergiftung (alkoholisches Koma ab 4,0 Promille), Tod durch Atemlähmung	

Alkoholbedingte Störungsbilder, Folge- und Begleiterkrankungen

- *Körperliche Schäden*

  a) *bei Erwachsenen:* Verdauungsstörungen, Herz- und Kreislauferkrankungen (Herzmuskelstörungen, Bluthochdruck), Leber- (Fettleber, Hepatitis, Leberzirrhose), Pankreas- und Nierenerkrankungen, Magenschleimhautentzündungen (infolge verstärkter Salzsäure-Produktion), gestörte Immunabwehr und gehäuftes Auftreten von Infektionskrankheiten, Stoffwechselstörungen (Vermehrung der Harnsäure im Blut), Nervenschäden (Nervenentzündungen), Hirnschädigungen, Krebserkrankungen (insbesondere der Atemwege und des Verdauungstraktes).

  b) *bei Kindern und Jugendlichen:* Hirnschädigungen, schwere Vergiftungserscheinungen oder gar Tod.

  c) *bei Föten:* Fehlentwicklungen durch Alkoholkonsum während der Schwangerschaft (Alkoholembryopathie): Intelligenzminderung, Verhaltensstörungen, Hirnleistungsschwäche, Hyperaktivität, emotionale Unausgeglichenheit, Sprachstörungen, körperliche Fehlbildungen (z. B. Minderwuchs, Kleinköpfigkeit, verkürzter Nasenrücken, anomale Handfurchen, Skelett-, Gliedmaßen- und Gesichtsveränderungen), Koordinationsstörungen.

- *Psychische Störungen:* Delirium tremens und Halluzinose („weiße Mäuse"); Eifersuchtswahn; Auftreten von Psychosen; Beeinträchtigung der Auffassungs-, Reaktions-, Denk- und Handlungsfähigkeit.

- *Soziale Folgen:* starke Belastung für Partnerschaft und Familie, den Freundeskreis sowie den Arbeitsplatz, Verlust an Interessen und der Gefühlsrealität mit unangemessenen Reaktionen, beruflicher Abstieg, Neigung zu Streitereien, Vernachlässigung und Rückzug von familiärer Verantwortung, starke psychische Belastungen der Kinder, Trennung von Partner/in bzw. Ehescheidung, frühe Berentung, Kleinkriminalität, Obdachlosigkeit.

- *Volkswirtschaftliche Schäden:* Erhebliche Verursachung von Kosten sowohl in der Wirtschaft als auch im Gesundheits-, Sozial-, Rechts- und Verkehrswesen. Die Weltgesundheitsorganisation (WHO) schätzt die *Gesamtkosten*, die der Gesellschaft durch den Alkoholkonsum entstehen, auf 5-10 Prozent des Bruttosozialprodukts; die Gewinne aus der Alkoholproduktion betragen jedoch weniger als 2 Prozent. Die finanziellen Verluste, die der Gesellschaft durch Alkoholmissbrauch entstehen, sind mindestens dreimal so groß wie die durch Alkoholproduktion und Steuern erzielten Gewinne. Nach Angaben der Deutschen Hauptstelle für Suchtfragen (DHS) wird dieser wirtschaftliche Schaden (bedingt durch Arbeitsausfall, Unfälle und verminderte Arbeitsleistungen) jährlich auf 20,2 Milliarden Euro geschätzt.

Auswahlbibliografie

Die Bibliografie wurde von *Sandra Rauch* erstellt und enthält grundlegende Literaturangaben sowohl zum Jugendalkoholismus als auch zur Sucht- und Drogenprävention. Insbesondere die Publikationen zur Sucht- und Drogenprävention ließen sich nicht immer thematisch eindeutig den Gliederungspunkten zuordnen, so dass Zweifachnennungen auftreten. Eine besondere Berücksichtigung gilt der geschlechtsspezifischen Prävention.

1. Jugend und Alkohol

Aufenanger, S./Große-Loheide, M./Hasenbrink, U. u. a.: Alkohol – Fernsehen – Jugendliche. Programmanalyse und medienpädagogische Praxisprojekte. Hamburg 2002

Bayerisches Staatsministerium für Umwelt, Gesundheit und Verbraucherschutz (Hrsg.): Gesundheitsverhalten von Jugendlichen in Bayern 2005. Die Ergebnisse der aktuellen repräsentativen bayerischen Gesundheitsstudie. Gesundheitsberichterstattung für Bayern II. München 2006 [Internet: www.stmugv.bayern.de]

Bergler, R. u. a.: Ursachen des Alkoholkonsums Jugendlicher. Eine sozialpsychologische Grundlagenstudie. Zusammenfassung. Psychologisches Institut der Universität Bonn, Institut für empirische Sozialforschung. Bonn 2003

Bornhäuser, A.: Alkoholabhängigkeit bei Jugendlichen und jungen Erwachsenen: Versorgungskonzepte der modernen Suchtkrankenhilfe. Bern 2001

BZgA (Hrsg.): Die Drogenaffinität Jugendlicher in der Bundesrepublik Deutschland 2004. Eine Wiederholungsbefragung der BZgA. Teilband Alkohol. Köln 2004

BZgA (Hrsg.): Entwicklung des Alkoholkonsums bei Jugendlichen – unter besonderer Berücksichtigung der Konsumgewohnheiten von Alkopops (Alkopops-Studie). Eine Befragung der BZgA. Köln 2005

BZgA (Hrsg.): Alkoholkonsum der Jugendlichen in Deutschland 2004-2007. Ergebnisse der Repräsentativbefragungen der BZgA. Kurzbericht. Köln 2007

Deutsche Hauptstelle für Suchtfragen e.V. (Hrsg.): Jugend und Sucht. Eine Initiative der DHS und ihrer Mitgliedsverbände 2003. Schwerpunkt Jugend und Sucht. Hamm 2002

Dober, R./Sünkel, G.: Droge Alkohol – Aktionen gegen den Jugendalkoholismus. Donauwörth 2001

Doubek, K.: Ich bin doch keine Flasche! Wenn Jugendliche zu viel trinken. München 2002

Duymel, C.: Drogengebrauch in jugendkulturellen Szenen: Zwischen genussvollem Konsum, Abhängigkeit und Sucht. Münster 2004

Farke, W./Graß, H./Hurrelmann, K.: Drogen bei Kindern und Jugendlichen. Legale und illegale Substanzen in der ärztlichen Praxis. Stuttgart 2002

Haustein, S.: Werbung als Verführerin? Beeinflusst Werbung den Alkoholkonsum von Kindern und Jugendlichen? In: ajs-Informationen 39 (2003) 3, S. 13-16

Heilig, B.: Aktionsplan Jugend und Alkohol. In: Pro Jugend. Fachzeitschrift der Aktion Jugendschutz. Thema: Alltagsdroge Alkohol. Landesarbeitsstellen Bayern und Schleswig-Holstein (2002) 1, S. 12-15

Hüllinghorst, R.: Alkoholkonsum von Kindern und Jugendlichen. Aktionspläne, Kampagnen und viel guter Wille. In: Bundesarbeitsgemeinschaft Kinder- und Jugendschutz (Hrsg.): Risikofaktor Alkopops: Alkoholkonsum von Jugendlichen als Thema des Kinder- und Jugendschutzes. Berlin 2003, S. 17-22

Hurrelmann, K./Klocke, A./Melzer, W./Ravens-Sieberer, U. (Hrsg.): Jugendgesundheitssurvey. Internationale Vergleichsstudie im Auftrag der Weltgesundheitsorganisation WHO. Weinheim 2003

Klingemann, H.: Gewalt, Alkohol und Drogen in der Schule: Von der alltäglichen Schikane zum Waffentragen. In: Schmid, H. (Hrsg.): Anpassen, ausweichen, auflehnen? Fakten und Hintergründe zur psychosozialen Gesundheit und zum Konsum psychoaktiver Substanzen von Schülerinnen und Schülern. Bern 2001, S. 266-304

Kommission der Europäischen Gemeinschaft (Hrsg.): Eine EU-Strategie zur Unterstützung der Mitgliedsstaaten bei der Verringerung alkoholbedingter Schäden. Brüssel 24.10.2006, KOM (2006) 625 endg.

Kraus, L.: Die Europäische Schülerstudie zu Alkohol und anderen Drogen (ESPAD): Befragung von Schülerinnen und Schülern der 9. und 10. Klasse in Bayern, Berlin, Brandenburg, Hessen, Mecklenburg-Vorpommern und Thüringen. Forschungsbericht. Bundesministerium für Gesundheit und Soziale Sicherung. Bonn 2004

Kuntsche, E.: Radikalisierung? Ein Interpretationsmodell jugendlichen Alkoholkonsums von 1986 bis 1998 in der Schweiz. In: Sucht. Zeitschrift für Wissenschaft und Praxis 47 (2001) 6, S. 393-403

Leppin, A./Hurrelmann, K./Petermann, H. (Hrsg.): Jugendliche und Alltagsdrogen. Konsum und Perspektiven der Prävention. Neuwied 2000

Müller, R.: Jugendliche und Alkohol: Zwischen Anpassung und Protest. In: Suchtmagazin 24 (1998) 3, S. 3-9

Ranzetta, L./Fitzpatrick, J./Seljmani, F.: Megapoles: Jugend und Alkohol. Abschlussbericht. London: Greater London Authority 2003

Richter, M./Bauer, U./Hurrelmann, K.: Substanzkonsum im Jugendalter. Der Einfluss sozialer Ungleichheit. Ergebnisse der WHO-Studie „Health Behaviour in School-aged Children". In: Aus Politik und Zeitgeschichte. Beilage zur Wochenzeitung „Das Parlament" B 1-2/2004, S. 30-37

Schlieckau, J.: Alcopops. Die süße Einstiegsdroge. Neue Formen des Alkoholkonsums bei Jugendlichen. Geesthacht 2004

Settertobulte, W./Jensen, B./Hurrelmann, K.: Alkoholkonsum unter jungen Europäern. WHO Regionalbüro für Europa. Kopenhagen 2001

WHO Europa: Alkoholpolitik in der Europäischen Region der WHO. Gegenwärtiger Stand und künftiger Weg. Faktenblatt EURO/10/05. Kopenhagen; Bukarest 2005

Wissenschaftliches Kuratorium der Deutschen Hauptstelle für Suchtfragen e.V (Hrsg.): Alkoholabhängigkeit. Suchtmedizinische Reihe. Band 1. Hamm 2003

2. Sucht- und Drogenprävention

2.1 Allgemeine Literatur

Alfs, G.: Drogenprävention III. Schulische Drogen- und Suchtprävention in der Bundesrepublik Deutschland von 1970 bis heute – ein Vergleich der Unterrichtseinheiten und Materialien unter konzeptionellen Gesichtspunkten. Schlußfolgerungen für die Lehreraus- und Lehrerfortbildung. Oldenburg 1986

Arnold, H./Schille, H.-J. (Hrsg.): Praxishandbuch Drogen und Drogenprävention. Handlungsfelder. Handlungskonzepte. Praxisschritte. Weinheim; München 2002

Bäuerle, D.: Sucht und Drogen. Prävention in der Schule. München 1996

Brinkhoff, K.-P./Gomolinsky, U.: Suchtprävention im Kinder- und Jugendsport. Theoretische Einordnung und Evaluation der Qualifizierungsinitiative „Kinder stark machen". Eine Expertise im Auftrag der BZgA. Köln 2003

Bundesarbeitsgemeinschaft Kinder- und Jugendschutz (Hrsg.): Suchtprävention im Kinder- und Jugendschutz: Theoretische Grundlagen und Praxisprojekte. Bonn 1999

Bundesministerium für Gesundheit (Hrsg.): Vorbeugen. Verhindern. Helfen. Neue Konzepte der Drogen- und Suchtpolitik. Bonn 2002

BZgA (Hrsg.): Expertise zur Primärprävention des Substanzmißbrauchs. Bearbeitet von J. Künzel-Böhmer, G. Bühringer und T. Janik-Konecny. Baden-Baden 1993

BZgA (Hrsg.): Fortschreibung der Expertise zur Primärprävention des Substanzmißbrauchs. Bearbeitet von A. Denis, S. Heynen und Ch. Kröger. Köln 1994

BZgA (Hrsg.): Leitbegriffe der Gesundheitsförderung. Glossar zu Konzepten, Strategien und Methoden der Gesundheitsförderung. Schwabenheim 1996

BZgA (Hrsg.): Step by step: Suchtvorbeugung in der Schule. Programm zur Früherkennung und Intervention. Handbuch für Lehrerinnen und Lehrer zur Suchtprävention. Köln 1998

BZgA (Hrsg.): Starke Kinder brauchen starke Eltern. Familienbezogene Suchtprävention – Konzepte und Praxisbeispiele. Ein Modellprojekt der Bundesarbeitsgemeinschaft Katholischer Familienbildungsstätten in Zusammenarbeit mit der BZgA. Eine Dokumentation von Th. Suckfüll und B. Stillger. Köln 1999

BZgA (Hrsg.): Suchtprävention im Sportverein. Erfahrungen, Möglichkeiten und Perspektiven für die Zukunft. Dokumentation einer Fachtagung der BZgA vom 20. bis 22. März 2000. Köln 2001

BZgA (Hrsg.): Schule und Cannabis: Regeln, Maßnahmen, Frühintervention. Leitfaden für Schulen und Lehrpersonen. Köln 2004

BZgA (Hrsg.): Suchtprävention in der Bundesrepublik Deutschland. Grundlagen und Konzeption. Bearbeitet von B. Schmidt.. Köln 2004 (Forschung und Praxis der Gesundheitsförderung. Band 24)

BZgA (Hrsg.): Gesundheitsförderung durch Lebenskompetenzprogramme in Deutschland. Grundlagen und kommentierte Übersicht. Bearbeitet von A. Bühler und K. Heppekausen. Köln 2005 (Gesundheitsforschung Konkret. Band 6)

BZgA (Hrsg.): Expertise zur Prävention des Substanzmissbrauchs. Bearbeitet von A. Bühler und Ch. Kröger. Köln 2006 (Forschung und Praxis der Gesundheitsförderung. Band 29)

Die Drogenbeauftragte der Bundesregierung (Hrsg.): Deutsch-französische Fachtagung zur Sucht-prävention bei Jugendlichen. Dokumentation der Fachtagung vom 7. Juni 2004 in Freiburg/ Breisgau. Berlin 2005

Die Drogenbeauftragte der Bundesregierung (Hrsg.): Drogen- und Suchtbericht. Bundesministerium für Gesundheit. Berlin 2006

Fischer, V.: Suchtprävention bei Jugendlichen. Theoretische Aspekte und empirische Ergebnisse. Regensburg 2001

Frahm, H./Latten, M./Giese, S.: Aktive Suchtprävention – für das Leben lernen. Zielsetzungen, erprobte Handlungsvorschläge, praktische Hinweise. Schulmanagement-Handbuch 120. 25. Jg. München 2006 [Internet: www.oldenbourg-bsv.de]

Frahm, H./Sperber, P./Kostrzewa, R. (Hrsg.): 10 Jahre Gläserne Schule. Rückblick, Draufblick, Ausblick. Kiel 2005

Franz, H.-J./Lumpp, R. (Hrsg.): ... und damit das Kind nicht in den Brunnen fällt! Aspekte zeitge-mäßer Suchtprävention. Frankfurt am Main 2000

Franzkowiak, P.: Lebenskompetenzen fördern, Netzwerke schaffen – eine neue Richtung für die Suchtvorbeugung? In: Landeszentrale für Gesundheitsförderung (LZG) in Rheinland-Pfalz, Büro für Suchtprävention (Hrsg.): Dokumentation der länderübergreifenden Fachtagung „Lebenskompetenzen fördern, Netzwerke schaffen". Mainz 1995, S. 5-13

Franzkowiak, P.: Risikokompetenz – eine neue Leitlinie für die primäre Suchtprävention? In: neue praxis 26 (1996) 5, S. 409-425

Franzkowiak, P./Schlömer, H.: Entwicklung der Suchtprävention in Deutschland: Konzepte und Praxis. In: Suchttherapie. Prävention, Behandlung, wissenschaftliche Grundlagen 4 (2003) 4, S. 175-182

Fromm, A./Skasa-Weiß, W.: „Die Schülermultis." Erfahrungen aus einem Projekt zur Suchtpräven-tion an Schulen. Hrsg. von der Aktion Jugendschutz, Landesarbeitsstelle Bayern. München 2001

Günter, R.: Suchtprävention Bremen. Suchtberatung und Suchtprävention im Handlungsfeld Schule. Bremen 1998

Hafen, M.: Die Geschichte von Prävention und Gesundheitsförderung. Teil 1: Frühe Konzepte. In: SuchtMagazin 27 (2001) 2, S. 40-43

Hafen, M.: Präventionsgeschichte. Teil 2: Die Karriere des Suchtbegriffs und die Entstehungsphase der „modernen" Prävention. In: SuchtMagazin 27 (2001) 3, S. 56-60

Hallmann, H. J.: Theorie und Praxis pädagogischer Suchtprävention in Schule und Jugendarbeit. Moers 1995

Harten, R. (Hrsg.): Normal und süchtig. Suchtprobleme in unserer Gesellschaft. Geesthacht 1994

Hessische Landesstelle für Suchtfragen (HLS) e.V. (Hrsg.): Suchtprävention in Hessen. Ergebnisse der Landesauswertung 2005. Frankfurt a. M. 2006 [Internet: www.hls-online.org]

Heß, M./Reinhardt, V.: Drogenprävention im Internet. Unter Berücksichtigung pädagogischer und schulischer Bedingungen der Drogenprävention. Mannheim 2002

Hillenberg, L./Fries, B.: Starke Kinder – zu stark für Drogen. Handbuch zur praktischen Suchtvor-beugung. München 1998

Höfling, S. (Hrsg.): Kampf gegen Sucht und Drogen. Hanns-Seidel-Stiftung. München 1999

Hülsmann, J.: Im Anfang ist die Beziehung. Der pädagogische Anspruch suchtpräventiver Arbeit in der Schule. Münster 2005 (Ethik im Unterricht. Band 6)

Hurrelmann, K./Unverzagt, G.: Wenn es um Drogen geht. So helfen Sie Ihrem Kind und verlieren Ihre Panik. Freiburg 2000

Kähnert, H./Bauer, U./Hurrelmann, K.: Suchtprävention und Schule. In: Pädagogik 57 (2005) 2, S. 6-9

Kalke, J./Raschke, P.: Selbsterfahrungsübungen als Methode der Suchtprävention – den Umgang mit Sucht- und Genussmitteln lernen? In: Suchttherapie. Prävention, Behandlung, wissenschaftliche Grundlagen 4 (2003) 4, S. 192-196

Kalke, J./Raschke, P./Kern, W. u. a. (Hrsg.): Handbuch der Suchtprävention. Programme, Projekte und Maßnahmen aus Deutschland, Österreich und der Schweiz. Freiburg i. Br. 2004

Kammerer, B. (Hrsg.): Jugend Sucht Hilfe. Sekundärprävention in der Jugendhilfe. Nürnberg 2001

Kammerer, B./Rumrich, R. (Hrsg.): ... und es gibt sie doch! Suchtprävention an Schulen – Konzepte, Modelle und Projekte. Nürnberg 2001

Kammerer, B./Kretzschmar, K./Rumrich, R. (Hrsg.): Zukunft der Suchtprävention – Suchtprävention der Zukunft. Nürnberg 2002

Kim, J.: Drogenkonsum von Jugendlichen und suchtpräventive Arbeit. Akzeptierende Drogenerziehung als Alternative. Frankfurt/Main 2004

Knapp, R. (Hrsg.): Vorbeugung gegenüber Suchtgefahren. Aufgabe einer Gesundheitserziehung und Gesundheitsförderung im Kindes- und Jugendalter. 2. Aufl. Neuwied 1996

Kolip, P. (Hrsg.): Programme gegen Sucht. Internationale Ansätze zur Suchtprävention im Jugendalter. Weinheim; München 1999

Kollehn, K./Weber, N. H. (Hrsg.): Der drogengefährdete Schüler. 2. erw. Aufl. Düsseldorf 1991

Kuß, G./Scholz, W.-D./Tielking, K. (Hrsg.): Oldenburger Präventionssymposium zum Thema „Suchtprävention als Beitrag zur Gesundheitsförderung in Schulen". Im Rahmen der Präventionsmaßnahme „Sign". Oldenburg 2001 (Schriftenreihe „Sucht- und Drogenforschung". Band 6)

Laging, M.: Riskanter Suchtmittelkonsum bei Jugendlichen. Entstehungszusammenhänge, Möglichkeiten der Identifizierung und Prävention. Hamburg 2005

Landesstelle gegen die Suchtgefahren Baden-Württemberg e.V. (Hrsg.): Alkohol – ein Problem, aber kein Thema? Überlegungen zu einer zeitgemäßen Alkoholprävention und Alkoholpolitik. Stuttgart 1999

Landesstelle für Suchtfragen Schleswig-Holstein e.V. (LSSH) (Hrsg.): „Alles in Bewegung." Sport und Suchtprävention. Kiel 2000

Ministerium für Gesundheit, Soziales, Frauen und Familie des Landes Nordrhein-Westfalen (Hrsg.): Sucht hat immer eine Geschichte. Leitfaden zur Aktion Suchtvorbeugung. 8. Aufl. Düsseldorf 2002

Niebaum, I.: Leitlinien einer schulischen Suchtprävention. Baltmannsweiler 2001

Nöcker, G.: Von der Drogen- zur Suchtprävention. Hrsg. v. Ministerium für Arbeit, Gesundheit und Soziales des Landes Nordrhein-Westfalen. Herford 1990

Petermann, H./Müller, H./Kersch, B. u. a.: Erwachsen werden ohne Drogen. Ergebnisse schulischer Drogenprävention. Weinheim 1997

Petermann, H./Roth, M. (Hrsg.): Sucht und Suchtprävention. Berlin 2002

Petermann, H./Roth, M.: Suchtprävention im Jugendalter. Interventionstheoretische Grundlagen und entwicklungspsychologische Perspektiven. Weinheim 2006

Prüß, F.: Suchtvorbeugung in der Schule – Grundlagen und das „Vier-Säulen-Modell". In: Das Lehrerhandbuch – der pädagogische Ratgeber für Lehrerinnen und Lehrer. Stuttgart: Raabe 2005, S. 1-24 (F 9.1 [F = Erziehung, 9 = Drogen- und Suchtprävention], Februar 2005)

Quensel, S.: Das Elend der Suchtprävention. Analyse – Kritik – Alternative. Wiesbaden 2004

Raschke, P./Kalke, J.: Lernen durch Verzicht. Konzept und Wirkungen des suchtpräventiven Unterrichtsprogramms „Gläserne Schule". Baltmannsweiler 2002

Salman, R./Tuna, S./Lessing, A. (Hrsg.): Handbuch interkulturelle Suchthilfe. Modelle, Konzepte und Ansätze der Prävention, Beratung und Therapie. 2. Aufl. Gießen 2002

Schmidt, B./Hurrelmann, K. (Hrsg.): Präventive Sucht- und Drogenpolitik. Ein Handbuch. Opladen 2000.

Schwarzkopf, M.: Alkoholabhängigkeit. Entstehung, Behandlung und Vorbeugung unter didaktischen Perspektiven. Stuttgart 2001

Seifert, B./Gross, M.: Teenex – ein Programm zur primären Suchtprävention im Jugendalter. Hrsg. vom Bundesministerium für Familie, Senioren, Frauen und Jugend. Stuttgart 2000

Silbereisen, R. K./Weichold, K.: Alkoholkonsum bei Kindern und Jugendlichen. In: Schwarzer, R./Jerusalem, M./Weber, H. (Hrsg.): Lexikon der Gesundheitspsychologie. Göttingen 2002, S. 12-15.

Sting, S./Blum, C.: Soziale Arbeit in der Suchtprävention. München 2003

Vontobel, J./Baumann, A.: Auch mein Kind ...? Gespräche mit Eltern über Süchte und Drogen. Zürich 1996

Waibel, E. M.: Von der Suchtprävention zur Gesundheitserziehung in der Schule. Der lange Weg der kleinen Schritte. 3. Aufl. Frankfurt/Main u. a. 1994

Wais, M.: Suchtprävention beginnt im Kindesalter. Erziehung als Begleitung zur Eigenständigkeit. Stuttgart; Berlin 2003

Walter, U.: Sozialrechtliche Verankerung von Prävention und ihre Wahrnehmung. In: Aktion Psychisch Kranke (Hrsg.): Prävention bei psychischen Erkrankungen. Neue Wege in Praxis und Gesetzgebung. Tagungsbericht Berlin 12./13. Mai 2004. Bonn 2004, S. 149-167

Wischnewski, R.: Das Internet in der Suchtprävention – Möglichkeiten und Modelle – Neue Drogen, neues Medium, neue Möglichkeiten? In: Farke, W. (Hrsg.): Drogen bei Kindern und Jugendlichen. Legale und illegale Substanzen in der ärztlichen Praxis. Stuttgart; New York 2002, S. 156-168

2.2 (Unterrichts-)Materialien

Aktion Jugendschutz, Landesarbeitsstelle Bayern e.V. (Hrsg.): Materialmappe Suchtprävention. 6. Aufl. München 2000

Aktion Jugendschutz, Landesarbeitsstelle Bayern e.V. (Hrsg.): Was wir als Eltern tun können. Eine Broschüre zur Suchtvorbeugung für Eltern von jugendlichen Spätaussiedlern. München 2006

Bergstedt, Ch. u. a. (Hrsg.): Sucht. Naturwissenschaften: Biologie – Chemie – Physik. Berlin 2004

BZgA (Hrsg.): Kinder stark machen – zu stark für Drogen! Elternbroschüre in 3 Teilen. Teil 1: „Wir können viel dagegen tun, dass Kinder süchtig werden." Teil 2: „Ich will mein Kind vor Drogen schützen." Teil 3: „Suchtmittel, Behandlungsmöglichkeiten. Beratungsstellen." Köln 2005

BZgA (Hrsg.): Spiele zur Suchtprävention. Sonderdruck der Zeitschrift „Gruppe & Spiel" – Zeitschrift für kreative Gruppenarbeit. Köln 1998

Hoffmann, W.: Alles im grünen Bereich. Das Praxishandbuch zur Suchtprävention. Lichtenau-Scherzheim 2001

IFT-Nord, Institut für Therapie und Gesundheitsforschung (Hrsg.): „Be Smart - Don't Start." Nichtrauchen 2002/2003. Der internationale Wettbewerb für smarte Schulklassen. Aktionsmappe für Schülerinnen, Schüler und Lehrkräfte. Kiel 2003

Jugendamt der Stadt Nürnberg (Hrsg.): „JUMP IN" – Basiswissen für LehrerInnen. Arbeitsmaterial zum Thema Suchtprävention. Nürnberg 2000

Kammerer, B.: Starke Kinder – keine Drogen. Das Projekte-Handbuch zur Suchtprävention mit Kindern. Einführung, Grundlagen, Praxis und Projekte. Nürnberg 2000

Landesinstitut für Erziehung und Unterricht Stuttgart (Hrsg.): Suchtvorbeugung – Gesundheitsförderung – Lebenskompetenzen. Eine Handreichung für Lehrerinnen und Lehrer für Informationen zur Suchtprävention in Baden-Württemberg. Stuttgart 2004 (Informationen zur Suchtprävention, Ausgabe 15)

Landesinstitut für Schule und Weiterbildung (NRW): Suchtvorbeugung in den Schulen der Sekundarstufe I und II. Band I: Konzepte, Fachliche Grundlagen, Rechtsaspekte. Band II: Suchtvorbeugung im Unterricht, Beratung, Elternarbeit. Bönen 2001

Tilke, B./Wurz, A.: Eltern stark machen. Bausteine für Elternabende zu Suchtvorbeugung und ähnlichen Erziehungsaufgaben. Hrsg. von der Aktion Jugendschutz, Landesarbeitsstelle Baden-Württemberg. Stuttgart 1998

Thüringer Institut für Lehrerfortbildung, Lehrplanentwicklung und Medien (Hrsg.): Suchtprävention. Handreichungen für Pädagogen und Eltern. Bad Berka 2000

3. Kindergarten und Vorschule

3.1 Literatur

BZgA (Hrsg.): Gesundheitsförderung im Kindergarten. Aus der Reihe Konzepte. Band 3. Köln 2001

Ehmke, I./Schaller, H.: Kinder stark machen gegen Sucht. Freiburg 1997

Haug-Schnabel, G./Schmid-Steinbrunner, B: Suchtprävention im Kindergarten: So helfen Sie Kindern stark zu werden. Freiburg i. Br. 2000

Kammerer, B. (Hrsg.): Suchtprävention im Vorschulalter: Konzepte und Projekte. Nürnberg 1999

Landeszentrale für Gesundheitsförderung Rheinland-Pfalz (Hrsg.): Kinder stark machen – Umgang mit Konflikten. Eine Projektdokumentation. Suchtvorbeugung in Kindertagesstätten. Mainz 2003

Link, Christine: Suchtprävention bei Kindern durch Puppenspiel. Geesthacht 2007

Schubert, E./Strick, R.: Spielzeugfreier Kindergarten – ein Projekt zur Suchtprävention für Kinder und mit Kindern. Hrsg. von der Aktion Jugendschutz, Landesarbeitsstelle Bayern e.V. 10. Aufl. München 2000

Weisz, S.: Auch Sucht fängt klein an. Chancen und Grenzen suchtspezifischer Vorbeugung in Kindergarten, Schule, Kinder- und Jugendarbeit. In: Jugend und Gesellschaft (1994) 3, S. 1-5

Winner, A.: Der „Spielzeugfreie Kindergarten" – ein Projekt zur Förderung von Lebenskompetenzen bei Kindern? Hrsg. von der Aktion Jugendschutz, Landesarbeitsstelle Bayern e.V. 4. Aufl. München 2003

3.2 Materialien

Mast, J. von: Ganzheitlich orientierte Suchtprophylaxe als Hilfe zur Persönlichkeitsentfaltung von Kindern – Materialien für den Kindergarten. Arbeitsmappe. Hrsg. i. A. d. Sozialministeriums Baden-Württemberg. 2. Aufl. Freiburg 1995

Robra, A.: Das Suchtspielbuch. Spiele und Übungen zur Suchtprävention in Kindergarten, Schule, Jugendarbeit und Betrieben. Seelze 1999

Schlieckau, T./Tilke, B.: „Mäxchen, trau' dich!" Arbeitsmaterialien zur Suchtvorbeugung im Kindergarten. Hrsg. von der Aktion Jugendschutz, Landesarbeitsstelle Baden-Württemberg/ Landesstelle Jugendschutz Niedersachsen. 3. Aufl. Stuttgart; Hannover 2000

Sozia Verlag GmbH (Hrsg.): Ganzheitlich orientierte Suchtprophylaxe als Hilfe zur Persönlichkeitsentfaltung von Kindern. Materialien für den Kindergarten. Band 1. 2. Aufl. Freiburg 1995

4. Grundschule

4.1 Literatur

BZgA (Hrsg.): Schulische Gesundheitserziehung und Förderung. Aus der Reihe Konzepte. Band 2. Köln 2000

Glöckner, H. (Hrsg.): Ein starkes Gefühl. Suchtprävention durch Sexualerziehung in der Grundschule. Würzburg 1998

Glöckner, H. (Hrsg.): Mal richtig streiten. Suchtprävention durch Konfliktbearbeitung in der Grundschule. Würzburg 1999

Hollederer, A./Bölcskei, P.-L.: Einsatz von Präventionsfachleuten im Grundschulprogramm Klasse2000. Kooperativer Unterricht im Programm Klasse2000. In: Das Gesundheitswesen 64 (2001) 10, S. 619-624

Kaufmann, H.: Glotze, Pommes, Drogen – und dann? Kinder gegen Süchte stärken. Berlin 2004

Keupp, H./Strauss, F.: Gewalt- und Suchtprävention für Kinder und Jugendliche an Kindertageseinrichtungen, Schulen und im Sport. Bericht zum Gesamtprojekt in 2 Bänden. Hrsg. von der Landeshauptstadt München, Schul- und Kulturreferat. München 2004

Ostbomk-Fischer, E.: Alkoholprävention im Kindesalter. In: Jugendwohl. Zeitschrift für Kinder- und Jugendhilfe (1993) 4, S. 460-466

Tossmann, H. P. (Hrsg.): Gesundheitsförderung in der Grundschule. Praxisbeispiele für die Suchtprävention. Neuwied 1995

Verein Programm Klasse2000 e.V. (Hrsg.): Klasse2000. Gesundheitsförderung in der Grundschule. Gewaltvorbeugung und Suchtvorbeugung:
1. Jahrgangsstufe. Das ist doch KLARO. Unterrichtsvorschläge für Lehrer und Gesundheitsförderer. Schuljahr 2007/2008
2. Jahrgangsstufe. Fit mit KLARO. Gewaltvorbeugung und Suchtvorbeugung. Unterrichtsvorschläge für Lehrer und Gesundheitsförderer. Schuljahr 2007/2008
3. Jahrgangsstufe. Ich und die Anderen. Unterrichtsvorschläge für Lehrer und Gesundheitsförderer. Schuljahr 2007/2008
4. Jahrgangsstufe. Ich entscheide mich! Unterrichtsvorschläge für Lehrer und Gesundheitsförderer. Schuljahr 2007/2008
Nürnberg 2007 [Internet: www.klasse2000.de]

4.2 Materialien

Bauer, R./Hegenauer, A./Näger, S.: Ganzheitlich orientierte Suchtprävention für Kinder in der Grundschule. Eine praktische Arbeitshilfe für Lehrerinnen und Lehrer. Freiburg 1996

Landesinstitut für Schule Bremen (Hrsg.): „... ganz schön stark!" Lebenskompetenzförderung in der Grundschule. Bremen 2002

Peschel, A.: „Ich bin froh, dass es mich gibt!" Fächerübergreifende Unterrichtsmodelle und Projekte zur Entwicklung von Persönlichkeit und Ich-Stärke für die 1.-4. Jahrgangsstufe. Band 1. 2. Aufl. Neuwied 1998

Pfiffigunde. e.V. (Hrsg.): Echt stark. Ein Grundschulprojekt für starke Kids. Autor: A. Robra. Heilbronn o. J. (2004)

Reif, M.: Alkoholprävention in der Unterstufe. Begleitmaterialien zum Erstlesetext „Der Besuch". Zürich 2001

Sozia Verlag GmbH (Hrsg.): Arbeitsmappe Kinder brauchen Zukunft. Ganzheitlich orientierte Suchtprävention für Kinder in der Grundschule. Materialien für die Grundschule. Freiburg 1996

Walden, K. u. a.: ALF – Allgemeine Lebenskompetenzen und Fertigkeiten. Programm für Schüler und Schülerinnen der 5. und 6. Klasse mit Informationen zu Nikotin und Alkohol. Lehrermanual mit Kopiervorlagen zur Unterrichtsgestaltung. 2 Bände. 2. Aufl. Baltmannsweiler 2000 (IFT = Institut für Therapieforschung München)

5. Sekundarstufe I und II

5.1 Literatur

BZgA (Hrsg.): Gesundheit für Kinder und Jugendliche. Aus der Reihe Konzepte. Band 1. 2. Aufl. Köln 2001

Fischer, V.: Suchtprävention bei Jugendlichen. Theoretische Aspekte und empirische Befunde. Regensburg 2001

Hoinkes, M./Wilms, E.: Persönliche und soziale Stärken entwickeln. Lebenskompetenzförderung mit dem Lions-Quest-Programm „Erwachsen werden". In: Pädagogik 57 (2005) 2, S. 10-13

Kaufmann, H.: Suchtvorbeugung in der Praxis. Ein Arbeitsbuch für Schule und Jugendarbeit. 99 Übungen und Anregungen. Weinheim 2001

Kähnert, H.: Evaluation des schulischen Lebenskompetenzförderprogramms „Erwachsen werden". Dissertation. Universität Bielefeld 2004 [http://ub.uni-bielefeld.de/volltexte/2004/2005/pdf/dissertation/_kaehnert_2004.pdf]

Markert, C.: Schule, Alkohol und Zigaretten. Erklärungsmodelle und Befunde. Berlin 2003

Mittag, W./Jerusalem, M.: Prävention von Alkohol- und Medikamentenkonsum in der Schule. In: Leppin, A. (Hrsg.): Jugendliche und Alltagsdrogen. Konsum und Perspektiven der Prävention. Neuwied; Berlin 2000, S. 162-194

Müller, A./Schmidt, M./Reißig, B./Petermann, H.: Praxis schulischer Sucht- und Drogenprävention. Unterrichtsmaterial für die Klassenstufen 6-8. Schwarzenberg 2001

Romaus, A./Güther, B.: Cool ohne Qualm – Abheben ohne Alkohol: Suchtprävention für Jugendliche. Informationsbroschüre für Lehrerinnen, Lehrer und andere Multiplikatorinnen und Multiplikatoren. Hrsg. von der Landeszentrale für Gesundheit in Bayern. München 2004

Wilms, E.: Das Programm „Erwachsen werden" von Lions-Quest als Beitrag zum sozialen Lernen in der Schule. In: Melzer, W./Schwind, H.-D. (Hrsg.): Gewaltprävention in der Schule. Grundlagen – Praxismodelle – Perspektiven. Baden-Baden 2004, S. 101-112

5.2. Materialien

Aktion Jugendschutz, Landesarbeitsstelle Bayern e.V. (Hrsg.): „Wenn-ich-Karten." Eine spielerische Auseinandersetzung mit dem Thema Sucht. München 2004

Aktion Jugendschutz, Landesarbeitsstelle Bayern e.V. (Hrsg.): Es muss nicht immer Wodka sein … Ideenbuch zur Suchtprävention mit jugendlichen Spätaussiedlern. München 2004

Boßmann, S./Viereck, H.: Position beziehen. Drogen: Flucht in die Sucht? Mit Arbeitsblättern und Projektangaben. Klassen 7 und 8. Hrsg. von P. Moritz. Berlin 2003

Brown, T.: Neinsagen lernen, Alkohol. Mülheim 2000

BZgA (Hrsg.): Sucht- und Drogenprävention. Materialien für das 5.-10. Schuljahr. Stuttgart 1994

BZgA (Hrsg.): Alkohol. Materialien für die Suchtprävention in den Klassen 5-10. Köln 2004

Drechsler-Schubkegel, K.: Suchtprävention. Süchte erkennen, mit Süchten umgehen, Süchte bekämpfen. Ein Projekt für die Jahrgangsstufen 7 und 8. Donauwörth 1999

Frahm, H.: „Saufen will gelernt sein." Ein Baustein aus dem Projekt „Gläserne Schule" zur schulischen Suchtprävention bei Jungen und Mädchen ab ca. 13 Jahren. Eckernförde 2006

Hilfswerk der Deutschen Lions e. V. (Hrsg.): Erwachsen werden. Life-Skills-Programm für Schülerinnen und Schüler der Sekundarstufe I. Handbuch für Lehrerinnen und Lehrer (Autoren: H. und E. Wilms). Wiesbaden 2000 [Internet: www.lions-quest.de]

Kaufmann, H.: Suchtvorbeugung in Schule und Jugendarbeit. Ein Arbeitsbuch mit 111 Übungen und Anregungen. Weinheim 2001

Knapp, A.: Wer Sorgen hat, hat auch Likör. Die Droge Alkohol. Wissenswertes für den Unterricht kurzgefaßt. Regensburg 1999

Landesstelle Jugendschutz Niedersachsen (Hrsg.): Weniger Alkohol, mehr Genuss. Materialien zur Suchtprävention. Hannover 2001

Landesstelle Jugendschutz Niedersachsen (Hrsg.): Risikoverhalten Jugendlicher in der mobilen Gesellschaft. Arbeitsmaterialien zur Suchtprävention. Hannover 2002

Lang, P./Müller, W.: Sommeraktion „Bist Du stärker als Alkohol?" Ein Projekt zur Alkoholprävention im Jugendbereich. In: Bundesarbeitsgemeinschaft Kinder- und Jugendschutz (Hrsg.): Risikofaktor Alkopops. Alkoholkonsum von Jugendlichen als Thema des Kinder- und Jugendschutzes. Berlin 2003, S. 41-46

Medienzentrum Prenzlauer Berg, Werkstatt neue Technologien und Kultur (WeTek) e.V./Scherer, Ch. u. a. (Hrsg.): CD-Rom hot spot – die abgefahrene Scheibe zu Lust, Frust, Sucht und Drogen, gemacht mit Jugendlichen für Jugendliche. Berlin 1999

Röhling, P. (Hrsg.): Theater-Rollenspiel in der Suchtprävention. Sammlung von 27 praxisnahen Theaterrollenspielen, mit denen Suchtprävention in der Gruppenarbeit lebendig wird. Landesstelle für Suchtgefahren Schleswig-Holstein e.V. (LSSH). Kiel 1999

Slaby, P.: „Jäder nur einen wänzigen Schlock." Alkohol als Unterrichtsprojekt. Lichtenau 1995

Walden, K. u. a.: ALF. Allgemeine Lebenskompetenzen und Fertigkeiten – ALF. Programm für Schüler und Schülerinnen der 5. und 6. Klasse mit Informationen zu Nikotin und Alkohol. Lehrermanual mit Kopiervorlagen zur Unterrichtsgestaltung. 2 Bände. 2. Aufl. Baltmannsweiler 2000 (IFT = Institut für Therapieforschung München)

Wilms, H./Wilms, E.: Erwachsen werden. Life-Skills-Programm für Schülerinnen und Schüler der Sekundarstufe I. Handbuch für Lehrerinnen und Lehrer. Wiesbaden 2000

Zamjatnins, M.: Der Flaschengeist – Ein schneller Helfer in der Not? Film und Begleitheft zum Comic. Hrsg. von der Landesstelle gegen die Suchtgefahren Schleswig-Holstein (LSSH). Kiel o. J.

6. Geschlechtsspezifische Prävention

6.1 Literatur

Bartjes, H.: Aspekte der Suchtgefährdung und Prävention bei Jungen. In: Aktion Jugendschutz Bayern (Hrsg.): Materialmappe Suchtprävention. Abschnitt C 2-2. 4. Aufl. München 1995, S. 33-39

Brenner, G./Grubauer, F.: Typisch Mädchen? Typisch Junge? Persönlichkeitsentwicklung und Wandel der Geschlechterrollen. Weinheim; München 2002

Büro für Suchtprävention der Hamburgischen Landesstelle gegen die Suchtgefahren (Hrsg.): „Das Gleiche ist nicht dasselbe." Geschlechtsspezifische Suchtprävention mit Mädchen! Und mit Jungen? Hamburg 1996

Bundesarbeitsgemeinschaft Kinder- und Jugendschutz (Hrsg.): Mädchen hier ... Jungen da ...!? Überlegungen zur geschlechtsbewussten Arbeit in Handlungsfeldern des Kinder- und Jugendschutzes. Berlin 2001

BZgA (Hrsg.): Geschlechtsbezogene Suchtprävention. Praxisansätze. Theorieentwicklung. Definitionen. Abschlussbericht eines Forschungsprojekts von P. Franzkowiak, C. Helfferich und E. Wiese im Auftrag der BZgA. Köln 1998 (vergriffen; nur noch als PDF-Datei online)

Eisenbach-Stangl, I./Lentner, S./Mader, R. (Hrsg.): Männer, Frauen, Sucht. Wien 2005

Gilbert, S.: Typisch Mädchen! Typisch Jungen! Praxisbuch für den Erziehungsalltag. München 2004

Jugendamt der Stadt Nürnberg (Hrsg.): Tagungsdokumentation „Geschlechtsspezifische Suchtprävention in der offenen Jugendarbeit" im Rahmen des Jugend-Modell-Projekts zur Prävention JUMP. Nürnberg o. J. (1994), S. 20-26

Kolip, P. (Hrsg.): Lebenslust und Wohlbefinden – Beiträge zur geschlechtsspezifischen Jugendgesundheitsforschung. Weinheim; München 1994

Krüger, A.: Aspekte der Suchtgefährdung und Prävention bei Mädchen. In: Aktion Jugendschutz Bayern (Hrsg.): Materialmappe Suchtprävention. Abschnitt C 2-1. 4. Aufl. München 1995, S. 25-33

Kunert-Zier, M.: Erziehung der Geschlechter. Entwicklungen, Konzepte und Genderkompetenz in sozialpädagogischen Feldern. Wiesbaden 2005

Landeshauptstadt Stuttgart (Hrsg.): mädchen Sucht junge. Ein fächerverbindendes Schulprojekt für die 7. Klasse zur geschlechtsspezifischen Suchtprävention. Stuttgart 1997

Malz-Teske, R.: Mädchen stärken – Mädchen werden stark. In: Pädagogik 46 (1994) 9, S. 20-23

Pott, E.: Frauenleben – vom Druck perfekt zu sein. Suchtprävention bei Mädchen und Frauen. In: Arbeitskreis Frauengesundheit in Medizin, Psychotherapie und Gesellschaft (Hrsg.): Tüchtig und süchtig: Frauen, Sucht und Essstörungen. Dokumentation der 9. Jahrestagung des Arbeitskreises Frauengesundheit in Medizin, Psychotherapie und Gesellschaft e.V. am 9. und 10. November 2002 in Kassel – Bad Wilhelmshöhe, Habichtswaldklinik. Bremen 2003, S. 59-73

Pro Jugend: Fachzeitschrift der Aktion Jugendschutz. Landesarbeitsstellen Bayern und Schleswig-Holstein. Thema: Suchtprävention für Mädchen und Jungen (1999) 3

Richter, M./Hurrelmann, K.: Jugend und Drogen – Eine Studie zum wachsenden Bedarf an jungenspezifischer Suchtprävention. In: Blickpunkt der Mann. Wissenschaftliches Journal für Männergesundheit 2 (2004) 2, S. 6-10

Schmidt, B.: Suchtprävention bei konsumierenden Jugendlichen. Sekundärpräventive Ansätze in der geschlechtsbezogenen Drogenarbeit. Weinheim 1998

Schmidt, B.: Suchtprävention – geschlechtersensibel betrachtet. In: Farke, W. (Hrsg.): Drogen bei Kindern und Jugendlichen: Legale und illegale Substanzen in der ärztlichen Praxis. Stuttgart; New York 2002, S. 137-147

Wagner, H.: Pädagogischer Führerschein zur geschlechtsspezifischen Suchtprävention. Sie wollen, dass das Kind nicht süchtig wird? Ein neuer Ratgeber für Eltern und Pädagogen. Gelnhausen 2002

6.2 Materialien

Fromm, A./Proissl, E.: laut-stark und hoch-hinaus. Ideenbuch zur mädchenspezifischen Suchtprävention. Aktion Jugendschutz, Landesarbeitsstelle Bayern e.V. 3. Aufl. München 2003

Jugendamt der Stadt Nürnberg (Hrsg.): Boys and Girls 2000. Jugendliche auf der Suche nach dem eigenen Ich. Begleitmaterial für die Ausstellung zur geschlechtsspezifischen Suchtprävention an Schulen. Nürnberg 1995

Landesstelle Jugendschutz Niedersachsen; Bundesarbeitsgemeinschaft Kinder und Jugendschutz (Hrsg.): Grenzen und Brücken. Arbeitsmaterial zu Prävention und Geschlecht. Hannover 2003

Vogel, G.: „... immer gut drauf?" Ideenbuch zur jungenspezifischen Suchtprävention. Hrsg. von der Aktion Jugendschutz, Landesarbeitsstelle Bayern e.V. München 2003

Autorinnen und Autoren

Anderweit, Nina; Studium der Fächer Biologie und Grundschulpädagogik an der TU Berlin. Tutorin am Institut für Erziehungswissenschaft.

Bätzing, Sabine, Dipl.-Verwaltungswirtin; seit September 2002 Mitglied des Deutschen Bundestages (SPD-Fraktion); seit Dezember 2005 Drogenbeauftragte der Bundesregierung.

Bergann, Susanne, Dipl. Päd.; seit März 2007 Wiss. Mitarbeiterin am Arbeitsbereich Empirische Bildungsforschung an der Freien Universität Berlin. Forschungsinteressen: Psychosoziale Entwicklung und Entwicklung von Problemverhalten im Jugendalter; familiäre und schulische Sozialisations- und Bildungsprozesse.

Bilke, Oliver, Dr. med.; Chefarzt der Kliniken für Kinder- und Jugendpsychiatrie, Psychotherapie und Psychosomatik des Vivantes Netzwerks für Gesundheit, Berlin; Diplom-Betriebswirtschaftler SGBS; Co-Autor der „Leitlinien *Sucht*" der Deutschen Gesellschaft für Kinder- und Jugendpsychiatrie, Psychosomatik und Psychotherapie e.V. (dgkjp).

Fleck, Jürgen, Dr. jur.; Rechtsanwalt und Notar; Gründungsmitglied und seit 1995 Vorsitzender des „Notdienstes für Suchtmittelgefährdete und -abhängige Berlin e.V.".

Holterhoff-Schulte, Ingeborg, Dipl.-Soz. Päd.; Referentin für Suchtprävention an der Niedersächsischen Landesstelle gegen die Suchtgefahren (NLS).

Hurrelmann, Klaus, Dr. rer. soc.; Professor für Sozial- und Gesundheitswissenschaften an der Fakultät für Gesundheitswissenschaften der Universität Bielefeld. Forschungsschwerpunkte: Kinder- und Jugendgesundheit, Sozialisation, Prävention und Gesundheitsförderung.

Ittel, Angela, Dr. phil., PD; seit April 2007 Professorin für Sozialisation und Erziehung an der Universität der Bundeswehr München. Forschungsschwerpunkte: Sozialisation im Kindes- und Jugendalter; Projekte zu geschlechtsspezifischer Entwicklung von Problemverhalten; familiale Sozialisationsprozesse, speziell zwischen Geschwistern; Mediennutzung im frühen Jugendalter.

Jung, Konstanze, M.A.; Studium der Fächer Deutsch und Sozialkunde für das Amt der Studienrätin an der TU Berlin. 2005 Erstes Staatsexamen. Seit 2005 Wiss. Mitarbeiterin für Neuere Deutsche Literatur und ihre Didaktik an der Universität Marburg. Forschungsschwerpunkte: Interkulturelle Germanistik/Interkultureller Literaturunterricht, didaktische Ansätze zur Kinder- und Jugendliteraturforschung.

Kähnert, Heike, Dr. PH (Doctor of Public Health); Wissenschaftliche Mitarbeiterin an der Fakultät für Gesundheitswissenschaften der Universität Bielefeld. Forschungsschwerpunkte: Prävention und Gesundheitsförderung von Kindern und Jugendlichen, Konzeption und Evaluation von Interventionsmaßnahmen.

Krebs, Bernd, Dr. theol.; Pfarrer der Ev.-Reformierten Gemeinde in Berlin-Neukölln.

Kuttler, Heidi, Dipl.-Päd.; langjährige Tätigkeit in der Suchtprävention. Seit 2002 Aufbau und Leitung der „Villa Schöpflin" in Lörrach. Arbeitsschwerpunkte: Entwicklung und Umsetzung von innovativen Projekten, z. B. Mitarbeit bei der Entwicklung des Bundesmodellprojekts „HaLT – Hart am LimiT".

Langenheim, Heike; Studium der Fächer Latein und Deutsch für das Amt der Studienrätin an der TU Berlin. Seit 2005 Studienrätin in Elmshorn/Schleswig-Holstein.

Lévy, Anne, lic. sc. pol.; Studium der Politischen Wissenschaften an der Universität Lausanne. Seit 2004 Leiterin der Sektion „Alkohol" im Bundesamt für Gesundheit (Bern/Schweiz). Mitglied des „Ethical Advisory Board of the EU research project 'DRUID' (Driving under the influence of drugs, alcohol and medicines)".

Marchwacka, Maria Anna, M.A.; Diplom für Deutsch am Fremdsprachenkolleg (Kalisz/Polen). Studium der Fächer Erziehungswissenschaft, Deutsch als Fremdsprache (DAF) und Neuere Deutsche Literatur an der TU Berlin. Seit 2005 Wiss. Mitarbeiterin am Institut für Erziehungswissenschaft der TU Berlin. Forschungsschwerpunkte: Interkulturelle Erziehung, Suchtprävention, DAF.

Michelis, Maike; Studium der Fächer Deutsch und Chemie für das Amt der Studienrätin an der TU Berlin. Zur Zeit Referendariat an einem Berliner Gymnasium.

Plückhahn, Stephanie, M.A.; Studium der Fächer Biologie und Arbeitslehre an der TU Berlin. 2002 Erstes Staatsexamen für das Lehramt mit 2 Fächern. Seit 2002 Wiss. Mitarbeiterin am Institut für Erziehungswissenschaft der TU Berlin. Forschungsschwerpunkte: u. a. schulische Suchtprävention.

Rauch, Sandra, Dipl.-Biologin; Studium der Fächer Biologie und Arbeitslehre an der TU Berlin. 2006 Erstes Staatsexamen für das Lehramt mit 2 Fächern. Zur Zeit Referendariat in Hessen.

Richter, Uwe, Professor i. R. für Didaktik der Sozialkunde am Fachbereich Erziehungs- und Unterrichtswissenschaft der TU Berlin.

Sander, Aleksandra, M.A.; Dr. phil.; Studium der Pädagogik an der Universität Szczecin/Stettin (Polen). Seit Januar 2004 Adjunkt (= Wissenschaftliche Mitarbeiterin) am Lehrstuhl für Sozialpädagogik der Universität Szczecin. Forschungsschwerpunkte: u. a. Suchtprophylaxe.

Scheithauer, Herbert, Dipl.-Psych., Dr. phil.; seit April 2004 Juniorprofessor für Entwicklungswissenschaft und Angewandte Entwicklungspsychologie an der Freien Universität Berlin. Seit 2005 zudem Faculty Associate an der International Max Planck Research School „The Life Course: Evolutionary and Ontogenetic Dynamics" am Max Planck Institute for Human Development, Berlin.

Scherer, Gabriela, lic. phil.; Studium der Sozialarbeit an der Universität Fribourg (Schweiz), Nachdiplomstudium in Public Management. Seit November 2005 Wissenschaftliche Mitarbeiterin am Bundesamt für Gesundheit (Bern/Schweiz), Abteilung Nationale Präventionsprogramme, Sektion „Alkohol".

Tossmann, H. Peter, Dipl.-Psych., Dr. phil.; langjährige Tätigkeit in der Beratung und Behandlung Suchtmittelabhängiger sowie in der Forschung und Projektentwicklung zu Fragen des Substanzkonsums im Jugendalter. Seit 2001 Geschäftsführer der delphi-Gesellschaft für Forschung, Beratung und Projektentwicklung in Berlin.

Uhl, Alfred, Dipl.-Gesundheitspsychologe, Dr. phil.; verschiedene universitäre Tätigkeiten als Referent in der Suchtarbeit. Seit 2000 Leiter der Alkohol-Koordinations- und Informationsstelle (AKIS) des Anton-Proksch-Instituts (API) in Wien. Mitglied des wissenschaftlichen Beirats der Zeitschrift „Sucht".

Weber, Norbert H., Dr. phil.; Professor (i.R.) für Erziehungswissenschaft/Allgemeine Didaktik an der Technischen Universität Berlin. Gründungsmitglied und langjähriger Vorsitzender des „Notdienstes für Suchtmittelgefährdete und -abhängige Berlin e.V.". Forschungsschwerpunkte: u. a. schulische Sucht- und Drogenprävention.

Weichold, Karina, Dipl.-Psych., Dr. phil.; Wissenschaftliche Assistentin an der Universität Jena. Forschungsschwerpunkte: jugendlicher Alkoholkonsum in Zeiten sozialen Wandels, biopsychosoziale Mechanismen der Entwicklung von Fehlanpassung während der Pubertät und Adoleszenz, Interventionen gegen Problemverhalten im Jugendalter.

Wenninger, Matthias, Dipl.-Päd., Fahrlehrer; Studium der Erziehungswissenschaft am Institut für Erziehungswissenschaft der TU Berlin. Dozent der Akademie für Verkehrsberufe GmbH Bamberg.

**Besuchen Sie unsere
Internetseite!**

*Dort finden Sie
Informationen
über alle Bücher
aus unserem Verlag.*

www.centaurus-verlag.de

Printed in Poland
by Amazon Fulfillment
Poland Sp. z o.o., Wrocław

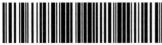

50331384R00188